U0746063

谨以此书献给为肉苁蓉研究和产业发展做出
贡献的所有学者、科技人员和企业家

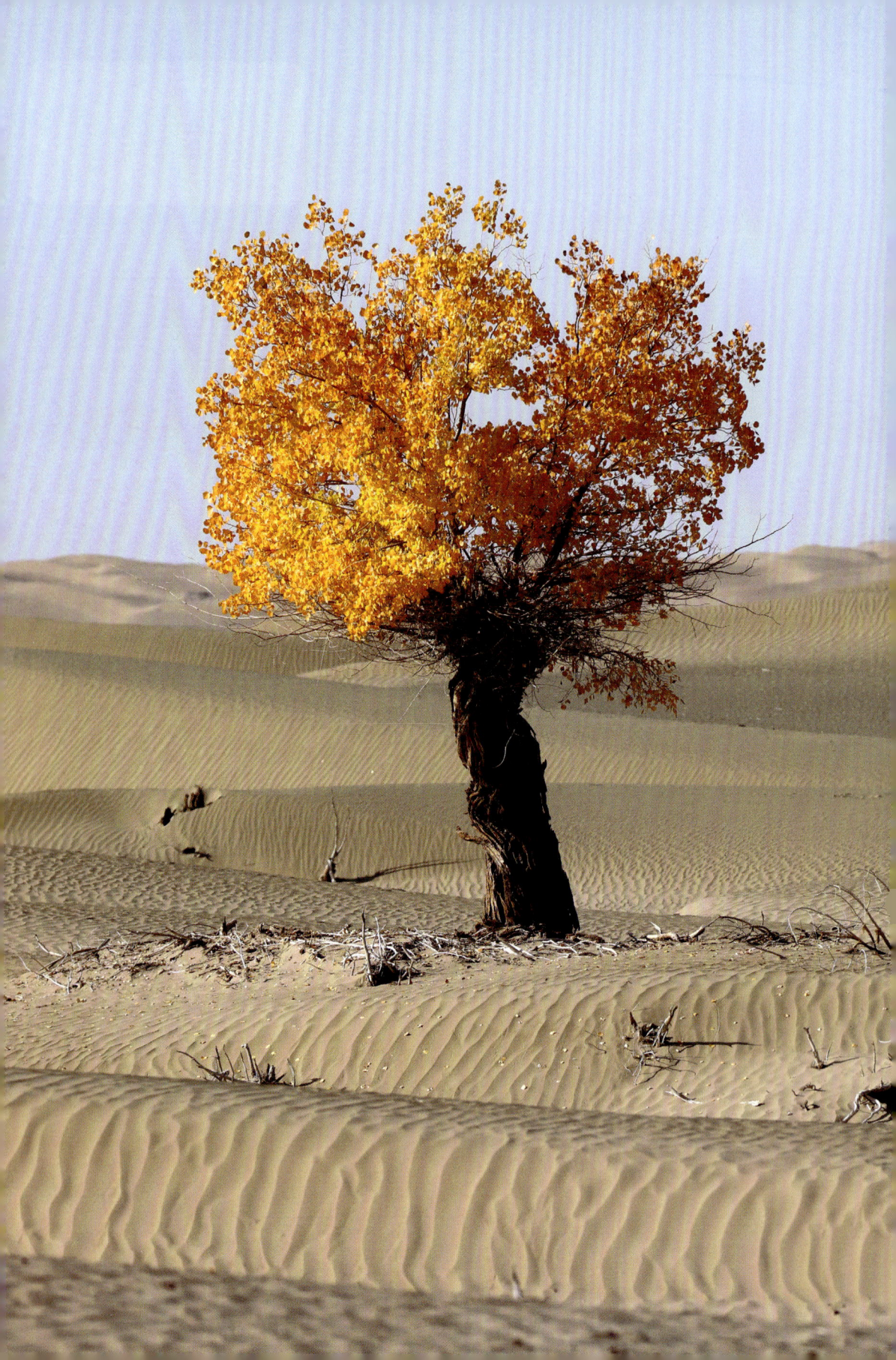

# 大漠仙草
# 肉苁蓉

主编◎屠鹏飞

中国健康传媒集团
中国医药科技出版社

**图书在版编目（CIP）数据**

大漠仙草肉苁蓉 / 屠鹏飞主编 . -- 北京：中国医
药科技出版社，2025.2. -- ISBN 978-7-5214-4796-5

Ⅰ . R282.71

中国国家版本馆 CIP 数据核字第 20245F48C0 号

**策划编辑** 于海平　**责任编辑** 曹化雨
**美术编辑** 陈君杞　**版式设计** 也　在

出版　**中国健康传媒集团** ｜ 中国医药科技出版社
地址　北京市海淀区文慧园北路甲 22 号
邮编　100082
电话　发行：010-62227427　邮购：010-62236938
网址　www.cmstp.com
规格　710 × 1000 mm $\frac{1}{16}$
印张　28 $\frac{1}{2}$
字数　439 千字
版次　2025 年 2 月第 1 版
印次　2025 年 2 月第 1 次印刷
印刷　天津市银博印刷集团有限公司
经销　全国各地新华书店
书号　ISBN 978-7-5214-4796-5
**定价　168.00 元**

获取新书信息、投稿、
为图书纠错，请扫码
联系我们。

**版权所有　盗版必究**
举报电话：010-62228771
本社图书如存在印装质量问题请与本社联系调换

# 编 委 会

主　　编　屠鹏飞

副主编　姜　勇　曾克武　宋月林

编　　者　（以姓氏笔画为序）

王丽超　王启新　王富江　石子仪

田永祯　朱月美　刘文静　李　正

李　征　李　春　李　鹤　李晓波

宋月林　宋青青　张学智　陈庆亮

赵晶晶　姜　勇　贾存勤　高云佳

郭玉海　盛　庆　崔海鸥　屠鹏飞

屠鹏越　彭　颖　程　杰　曾克武

## 屠鹏飞

博士、教授、博士生导师
国家杰出青年、岐黄学者

1963 年 4 月出生于浙江台州。

1985 年毕业于中国药科大学，获学士学位。

1988 年至 1989 年在日本富山医科药科大学学习。

1990 年 7 月在中国药科大学获得博士学位。

1990 年 9 月进入北京大学药学院进行博士后研究。

1992 年 12 月博士后出站后留校工作至今。

现为北京大学长聘教授、博士生导师，北京大学中医药现代研究中心主任。

第八至十二届国家药典委员会委员、执行委员、中药材和饮片专业委员会主任委员，国家药品监督管理局中药管理战略决策专家咨询委员会委员，中国野生植物保护协会肉苁蓉保育委员会主任委员，中国中药协会沙地中药材专业委员会主任委员。

主要从事中药药效物质与资源挖掘研究工作，承担了国家和省部级项目 70 余项，对肉苁蓉、黄芪、红花等百余种中药材开展了系统的药效物质与作用机制、资源利用与质量控制等研究。成功创制有效部位新药 2 项，取得新药证书 4 个，临床批件 7 个。以通讯作者在 PNAS、Nat Commun 等国际知名期刊发表论文 368 篇，著作 19 部，授权专利 117 件。以第一完成人获得国家科技进步奖二等奖 1 项，教育部等部级一等奖 5 项。获得

2016 年"全国脱贫攻坚奖""最美生态公益人物"，2017 年"全国创新争先奖状""吴阶平医药创新奖"，第十六届中国药学发展奖创新药物特别贡献奖，中国药学会"2021 年最美科技工作者"，中国中药协会"致敬——中药材产业突出贡献人物"等荣誉。作为负责人，其团队荣获第三批"全国高校黄大年式教师团队"、2024 年"北京市工人先锋号"等荣誉。

1990 年以来，屠鹏飞及其团队潜心新疆、内蒙古、甘肃等地的沙区，系统开展中药肉苁蓉研究与推广应用。深入我国肉苁蓉属植物分布的西北沙漠和荒漠地区，开展肉苁蓉属植物及其资源研究与开发，发现管花肉苁蓉优势资源，通过系统的本草考证、化学成分、药理作用和安全性等比较研究，建立并起草管花肉苁蓉质量标准，通过国家药典委员会评审后将其作为肉苁蓉的基原之一收入 2005 年版《中国药典》，实现管花肉苁蓉"从草到药"的转变，缓解了肉苁蓉资源紧缺，使新疆南疆发展肉苁蓉生态产业有了国家标准。率领团队深入阐明肉苁蓉寄生机制，突破寄生植物人工种植的系列关键技术，创建肉苁蓉及其寄主植物高产稳产栽培技术体系，在内蒙古西部、甘肃和新疆等省区沙漠推广种植肉苁蓉寄主梭梭、柽柳 900 万亩，接种肉苁蓉 300 万亩，年产药材 8500 余吨。深入阐明肉苁蓉补肾、益精、润肠通便的药效物质和作用机制，发现肉苁蓉苯乙醇苷类成分具有提高学习记忆能力、抗老年痴呆症和帕金森病、保肝、提高免疫功能、抗衰老等新的药效作用和临床价值。以肉苁蓉为原料，成功创制治疗血管性痴呆有效部位新药"苁蓉总苷""苁蓉总苷胶囊"，2005 年批准上市；治疗血管性痴呆新药"松果菊苷及其片剂"和治疗便秘新药"肉苁蓉总糖醇及口服液"分别完成Ⅰ期和Ⅱ期临床试验；以肉苁蓉为主要原料研发 50 余个健康产品，建立了肉苁蓉全产业链。项目的实施，彻底解决肉苁蓉资源问题，保护野生资源；治理沙漠 6000 平方公里，为国家节省治沙资金 180 亿元；促进地方经济发展，带动 20 万沙区人民致富。创造了可持续治理沙漠和沙区振兴新模式，取得了巨大的生态、经济和社会效益，为中药产业可持续发展以及沙区生态文明建设、经济发展、民族和谐做出了突出贡献。

肉苁蓉是著名的补益中药，能补肾阳、滋肾阴、益精血，具有提高记忆能力、抗衰老、抗疲劳、保护性功能、通便等多方面临床作用。

肉苁蓉为寄生植物，主要分布于我国西北沙漠、荒漠地区，其寄主为防沙固沙优良植物梭梭、柽柳等。由于长期不合理采挖，不仅造成肉苁蓉野生资源濒于枯竭，而且也造成寄主植物死亡和沙漠环境破坏。与此同时，随着人口老龄化和人民健康意识的增强，肉苁蓉需求量快速增长，野生资源已无法满足市场需求。所以发展大规模栽培，不仅是解决肉苁蓉资源短缺、满足临床用药需求和中药产业可持续发展的必由之路，也是利用肉苁蓉的寄生特性实现可持续治理沙漠的有效途径。

屠鹏飞教授及其团队潜心西北沙区 30 余年，对我国肉苁蓉属植物资源和栽培技术进行了系统研究，突破寄生植物人工种植的多项关键技术，创建了肉苁蓉高产稳产栽培技术体系。他们克服重重困难，多措并举，在新疆、内蒙古、甘肃等西部地区的沙区推广种植肉苁蓉及寄主植物 900 多万亩，不仅有效解决了肉苁蓉资源短缺问题，而且治理了大片沙漠。此外，他们的研究深入阐明了肉苁蓉补肾益精、润肠通便等传统功效的药效物质和作用机制，发现肉苁蓉苯乙醇苷类成分具有提高学习记忆能力、抗老年痴呆症和帕金森病、保肝等新的药用价值，继而将肉苁蓉苯乙醇总苷开发成为治疗血管性痴呆新药"苁蓉总苷胶囊"，为临床提供了急需的药物，拓展了肉苁蓉的临床应用范围。他们还以肉苁蓉为主要原料，研发了 50 余个健康产品，建立了肉苁蓉全产业链。屠鹏飞教授及其团队的工作促进了西北沙区经济发展、乡村振兴和农牧民致富，取得了巨大的生态效益、经济效益和社会效益，践行了"绿水青山就是金山银山"的理念，是"把论文写在祖国的大地上"的典范。

屠鹏飞是北京大学医学部的知名教授，也是九三学社优秀社员，荣获第二届"九三楷模"，我们经常一起参加活动和交流，非常了解他。为了支持屠鹏飞的工作，2016 年 9 月，我曾亲自带队到新疆于田县肉苁蓉栽培基地考察和调研，置身 10 多万亩成片红柳林中，亲眼目睹寄生的肉苁蓉，深感震撼，更加体会到他们工作的重大意义。

在国家卫生健康委和国家市场监管总局将肉苁蓉列入"食药同源"中药材目录之际，屠鹏飞及其团队以他们 30 多年研究的经历和体会，将肉苁蓉的生长特性、应用历史、药用和保健价值、科学用药和产业发展历程等以科普形式展现出来，编写了《大漠仙草肉苁蓉》一书。此书深入浅出，图文并茂，融入了研究成果的详细数据、肉苁蓉精美图片、大漠风光美图，同时介绍了肉苁蓉的历史文化、保健功能和使用方法等知识，不仅为普通百姓了解和使用肉苁蓉提供了很好的科普著作，而且为业内人士和肉苁蓉产业发展提供第一手参考材料，也能为其他中药材产业发展提供示范。

是为序。

中国科学院院士
中国科学技术协会名誉主席　　
2024 年 10 月于北京

　　肉苁蓉，又名地精、大芸，最早记载于《神农本草经》，列为上品，为我国西北地区名贵中药材之一，被誉为"沙漠人参"。肉苁蓉常年寄生在 –20℃ ~50℃的干旱、盐碱沙漠地带，恶劣的生态环境，造就了肉苁蓉卓越的功效。肉苁蓉具有补肾阳，滋肾阴，益精血，润肠通便的功效，为历代使用频度较高的补肾中药。其温而不燥，补而不峻，故曰苁蓉。现代研究表明，肉苁蓉具有提高性功能、抗衰老、提高学习记忆能力、抗老年痴呆症和帕金森病、抗疲劳、保肝、通便等多方面的临床作用，广泛用于临床处方、中成药和保健产品之中。

　　肉苁蓉属植物为根寄生植物，主要分布于我国西北沙漠地区，其寄主为防沙固沙先锋植物梭梭、柽柳等。由于其特殊的生存特性，自然繁殖能力很弱，加上长期乱采滥挖，肉苁蓉野生资源已濒于枯竭。随着人民生活水平的提高和人口老龄化，以及中药大健康产业的发展，作为补益良药，肉苁蓉的需求量迅速增长，野生资源已无法满足市场需求，过去长期依赖进口。因此，发展大规模人工种植，是解决药用资源、满足临床需求和产业可持续发展的唯一出路。

　　为了解决肉苁蓉资源短缺问题，屠鹏飞教授三十多年来，长期扎根西北沙区，不畏艰辛，开拓进取，带领北京大学科研团队从 20 世纪 90 年代初就致力于肉苁蓉的系统研究，足迹遍布我国肉苁蓉属植物分布的西北沙漠、荒漠地区，系统调查我国肉苁蓉属植物的种类、分布和资源状况，发现管花肉苁蓉优势资源，并通过本草考证和系统比较研究，将管花肉苁蓉作为基原之一收入 2005 年版《中国药典》，有效缓解了当时肉苁蓉药材资源紧缺问题。阐明肉苁蓉寄生机制，突破了国际上寄生植物人工种植的多项技术难题，开发了种子萌发诱导剂、机械化接种机等多种配套产品和农机，首次建立了肉苁蓉大面积高产、稳产规范化种植技术，顺利通过国家药监局组织的 GAP 认证。通过建立示范基地、免费培训技术人员和农牧民、在产地组织召开学术研讨会等多种举措，在新疆、内蒙古、甘肃等西部沙区推广种植肉苁蓉及寄主植物 900 多万亩，年产肉苁蓉药材 8500 多吨，既满足了肉苁蓉的市场需求，也保护了野生资源。更可贵的是治理了大片沙漠，形成了中国特色的可持续治理沙漠新模式，国际荒漠化治理组织给予了高度关注，也为野生珍稀濒危物种保护树立了典范。

作为经典中药材，屠鹏飞教授及其团队系统阐明了肉苁蓉补肾阳、益精血、润肠通便的传统功效、药效物质和作用机制，发现肉苁蓉具有抗衰老、提高免疫功能、抗老年痴呆症和帕金森病、保肝等药理作用，并阐明其作用靶点和分子机制，挖掘了肉苁蓉的药用价值。将管花肉苁蓉苯乙醇总苷研制成为治疗血管性痴呆新药"苁蓉总苷胶囊"并获批上市，惠及百姓；治疗血管性痴呆新药"松果菊苷片"和治疗便秘新药"肉苁蓉总糖醇口服液"分别完成 I 期和 II 期临床试验；同时，研发了一批以肉苁蓉为主要原料的健康产品，打造了肉苁蓉全产业链。取得了巨大的生态效益、经济效益和社会效益，尤其在促进南疆地区农牧民致富、特色产业发展等方面发挥了重要作用。

随着人口老龄化和"健康中国"的实施，特别是肉苁蓉列入"食药同源"中药材目录，其在疾病防治和养生保健中的使用以及健康产品的开发必将引起更广泛的重视和应用。

为了弘扬中医药优秀文化，推进肉苁蓉产业发展和荒漠化治理，屠鹏飞教授以他们长期从事肉苁蓉研究经历和体会，将肉苁蓉的生长环境、寄生特性、古今应用、药用和保健价值、使用方法和产业发展历程等以科普形式展现出来，编写了《大漠仙草肉苁蓉》一书。此书图文并茂，融入了大漠风光、肉苁蓉精美照片、研究成果的详细数据，特别是肉苁蓉背后鲜为人知的故事，不仅为普通百姓了解和使用肉苁蓉提供了深入浅出的专著，而且也为业内人士和肉苁蓉产业发展提供了第一手的宣传和参考材料。此书的出版，不仅能够更好地发挥肉苁蓉在养生保健中的作用，促进肉苁蓉产业发展，同时对于弘扬中医药优秀文化、促进中华各族人民的团结具有重要的意义，也将成为中药科普著作编著的新范式。

我与屠鹏飞教授相识二十多年，在中医药科研、项目组织及咨询评审等活动中多有交流，佩服他的专业素养和丰富知识，他还是一位自然摄影的高级发烧友，拍出了无数自然风光和动植物的精美照片，我更为他的诚朴人品和敬业精神所感动。他痴迷工作同时也热心公益，有着一颗温暖的爱心，为新疆于田县捐资助学 50 多万元，连续资助多名少数民族贫困学生读完大学，成为建设边疆的人才。屠鹏飞教授将自己的知识转化为改造沙漠、修复环境、致富于民的力量，为边疆区域经济发展、农牧民致富、民族团结做出了巨大贡献。他三十年如一日，扎根沙漠，服务边疆，默默奉献，被授予阿拉善盟荣誉公民，获得新疆和田地区科技特等奖。我为中医药界有这样的科学家感到荣光，为有这样的挚友而倍感自豪。我曾作诗感赞：

天净沙·苁蓉

扎根固在沙中，
驻守塞北锁风。
劣境育出良药，
扶贫救疾，
鹏飞鳌疆苁蓉。

书将付梓，欣然为序，并郑重推荐，除了书还有他们的精神。

中国工程院院士

国医大师

中国中医科学院名誉院长　　张伯礼

天津中医药大学名誉校长

2024 年 9 月于天津静海团泊湖畔

# 自　序

　　肉苁蓉为著名的补益中药，具有补肾阳、滋肾阴、益精血、润肠通便的功效，传统用于肾阳不足、精血亏虚、阳痿不孕、腰膝酸软、筋骨无力、髓海亏空、神经衰弱、失眠健忘、肠燥便秘，为历代使用频度最高的补肾药物之一。现代药理研究表明，肉苁蓉具有提高性功能、抗衰老、提高学习记忆能力、抗老年痴呆症和帕金森病、抗抑郁、抗疲劳、保肝、通便等多方面的作用，广泛用于中医临床处方、中成药和保健产品中，为我国西北地区名贵中药材之一，被誉为"沙漠人参"。

　　肉苁蓉属植物为根寄生植物，其寄主为固沙植物梭梭、柽柳属植物等，自然分布于新疆、内蒙古、甘肃、宁夏等省区的沙漠、荒漠地区。《中国药典》1963 年版首次收载中药肉苁蓉，其来源为"列当科（Orobanchaceae）植物肉苁蓉 Cistanche salsa (C. A. Mey.) G. Beck 的干燥带鳞叶的肉质茎"。1977 年版至 2000 年版《中国药典》收载的肉苁蓉来源为"列当科植物肉苁蓉 Cistanche deserticola Y. C. Ma 的干燥带鳞叶肉质茎"。由于长期乱采滥挖，肉苁蓉野生资源已濒于枯竭。

　　1990 年 8 月，中国药科大学中药学院博士毕业后，我受著名生药学家楼之岑教授邀请，来到北京大学药学院进行博士后研究。在与楼先生讨论博士后研究课题时，先生让我自己选课题。我查阅了历代本草和现代文献，想选择一个能够让自己研究一辈子的中药。此时，一种沙漠寄生植物、历代本草都作为补肾要药记载、现代研究很少的中药——肉苁蓉进入了我的视野。我立即向楼先生汇报了自己的想法和思路，先生告诉我："肉苁蓉是个好中药，很值得研究。"在先生的赞许下，我选择了肉苁蓉作为自己的博士后研究课题，通过楼先生与我的博士生导师、著名生药学家徐国钧教授的协调，我承接了"八五"攻关项目的肉苁蓉课题，从此开始了"苁蓉一生"的科研之路。

1990 年 10 月，在秋收时节，我来到了肉苁蓉的道地产地内蒙古阿拉善盟进行资源调查和样品收集。当我第一次踏进沙漠，进入梭梭林后，看到成片枯死的梭梭、梭梭林下穿梭的采药人以及到处都是采挖肉苁蓉后留下的深坑，顿感万分悲伤，立志要解决肉苁蓉的种植问题。

在市场调研和查阅文献过程中，我发现市场上除了《中国药典》收载的肉苁蓉（以下称其为"荒漠肉苁蓉"）外，还有一种肉苁蓉，其性状与荒漠肉苁蓉有着明显的差别，在安国等药市上甚至比荒漠肉苁蓉更常见，经鉴定为管花肉苁蓉 *Cistanche tubulosa* (Schenk) Wight，主要分布于新疆塔克拉玛干沙漠及其周围地区，于田县为其主要产地。1990 年 10 月下旬和 1991 年 5 月，我两次来到于田县，特别是管花肉苁蓉最大的自然分布区达里雅布依乡，进行资源调查和生物学研究，发现管花肉苁蓉产量明显高于荒漠肉苁蓉，其寄主柽柳属植物易于种植、生物量大，是解决肉苁蓉资源问题的优势物种。因当时管花肉苁蓉没有收入《中国药典》，国内销售都被作为假药销毁。于是我从本草考证着手，发现管花肉苁蓉历史上就被作为肉苁蓉使用。接着，我就开展了管花肉苁蓉与荒漠肉苁蓉的化学成分、药理作用、安全性等比较研究，发现二者化学成分和药理作用基本一致，且安全性高。2003 年，我向国家药典委员会提出将管花肉苁蓉作为中药肉苁蓉的基原收入《中国药典》，缓解当时肉苁蓉的资源紧缺问题，国家药典委员会立项并委托我研究和起草管花肉苁蓉的质量标准。2004 年 8 月，国家药典委员会组织召开中药材和饮片专业委员会会议，经过反复论证，决定将管花肉苁蓉作为肉苁蓉的基原之一收入 2005 年版《中国药典》，实现了管花肉苁蓉从"草"到"药"的转变。当时正将肉苁蓉列入农业三大支柱产业发展的和田地区得知这个消息，马上组织召开了新闻发布会，并授予我本人"和田地区科技特等奖"，这是和田地区第一次将此重奖授予和田以外的科技人员，这也是和田地区对我本人和我们团队在和田十几年辛勤工作的认可。

作为寄生植物，肉苁蓉的人工种植在全世界都没有先例。内蒙古阿拉善盟医药公司职工戈建新是最早尝试肉苁蓉种植的人。1985年夏天，他收集了一些肉苁蓉的种子，在吉兰泰镇附近的梭梭林保护区进行接种试验，并建立了第一个肉苁蓉栽培试验场——阿拉善盟医药公司肉苁蓉栽培试验场。1990年10月，我加入他的团队，利用试验场开展肉苁蓉的生物学基础和栽培技术研究，直到1994年试验场解散。此后，我就与阿拉善盟林业治沙研究所的田永祯所长合作，利用他们的梭梭栽培基地开展肉苁蓉栽培技术研究。为了突破肉苁蓉人工种植的关键技术，1996年，我邀请了中国农业大学郭玉海教授、上海交通大学李晓波教授加入我们团队，组成了多学科合作团队。1998年，我们基本建立了荒漠肉苁蓉和管花肉苁蓉高产稳产栽培技术体系，并开始大规模推广。

20世纪90年代和21世纪初，在西部地区推广一项新技术是非常困难的。为了大规模推广肉苁蓉的栽培技术，我们采取了三大举措：首先，建立示范基地，让当地领导和农牧民来参观学习，让他们了解肉苁蓉确实是能够种出来的，而且经济效益和生态效益都很好；第二，免费举办培训班和发放教材，特别是我们利用2012年开始实施的国家科技惠民计划项目，在于田县免费给种植户发放优质种子，要求种植户严格按照种植规范进行种植，2014年于田县17万亩管花肉苁蓉取得了全面高产，为全国肉苁蓉大规模栽培提供了示范和动力；第三，在产地召开"国际肉苁蓉暨沙生药用植物学术研讨会"，提高地方政府和农牧民对种植肉苁蓉生态效益、经济效益和社会效益的认识。

在肉苁蓉产区各级政府的大力支持和积极组织下，在肉苁蓉团队的积极推广下，在肉苁蓉学界和产业界的共同努力下，至今已在新疆、内蒙古、甘肃等省区的沙漠地区推广种植肉苁蓉及其寄主植物 900 多万亩，接种肉苁蓉 300 万亩，年产肉苁蓉药材 8500 多吨，彻底解决了肉苁蓉的药用资源问题，大片沙漠得到有效治理，带动 20 余万沙区人民脱贫致富，成为沙区振兴的精准产业。

作为名贵中药，我和我的团队深入阐明了肉苁蓉补肾、益精、润肠通便等传统功效的药效物质和作用机制，发现苯乙醇苷类成分和多糖类成分是其补肾、益精的主要药效物质，甘露醇、甜菜碱和寡糖类是其润肠通便的主要药效物质。在此基础上，对肉苁蓉的药用价值进行了深入挖掘，发现肉苁蓉具有抗衰老、提高免疫功能、防治老年痴呆症、帕金森病、抑郁症、骨质疏松、保肝等新的药理作用，并阐明了其作用靶点和分子机制。利用管花肉苁蓉，成功研发了治疗血管性痴呆新药，获得"苁蓉总苷""苁蓉总苷胶囊" 2 个新药证书；将松果菊苷研发成为治疗血管性痴呆新药"松果菊苷片"，完成 I 期临床试验；将荒漠肉苁蓉润肠通便有效部位总糖醇研发成为治疗便秘新药"苁蓉润通口服液"，完成 II 期临床试验。利用肉苁蓉进入"食药同源"中药材目录之际，研发了 50 多个以肉苁蓉为主要原料的保健食品和食品，并对汇仁肾宝、劲酒、七味苁蓉酒等一批名优产品进行二次研究和质量提升。打造了肉苁蓉全产业链，全面推进肉苁蓉生态产业高质量发展，取得巨大的生态效益、经济效益和社会效益。

2023 年国家卫健委等将肉苁蓉列入"食药同源"中药材物质目录，为肉苁蓉作为健康食品使用和产品开发提供了新的途径。为了让大家全面认识"大漠仙草肉苁蓉"作为寄生植物神秘的生长方式，肉苁蓉的药用和保健价值、科学使用方法，发展肉苁蓉生态产业对荒漠化治理和沙区振兴的巨大作用，促进肉苁蓉产业高质量发展，并为濒危中药材资源可持续发展和中药产业发展提供借鉴，我们根据 30 多年肉苁蓉研究的经历、体会和研究成果，将大漠风光、肉苁蓉精美照片、历史使用、研究成果详细数据、养生保健使用方法和产业发展历程以科普形式展现出来，编写成《大漠仙草肉苁蓉》一书。

本书大部分照片为我亲自拍摄。著名大漠摄影记者刘辉先生和张良先生提供部分照片，在此致以衷心的感谢！本书编写过程中，内蒙古王爷地苁蓉生物有限公司董事长魏均先生、阿拉善苁蓉集团原董事长宋军先生和总经理翟彦奎先生提供了部分资料，并对相关内容进行了核实，在此一并致以衷心的感谢！

　　三十年时光流水，早年的苁蓉人，有的百年仙逝，有的英年早逝，有的安享天年，有的改弦易辙，我们这些当年的年轻小伙儿，也步入花甲之年，面对一张张老照片，不禁满目泪盈。在此，向为肉苁蓉研究和产业发展做出贡献的所有学者、科技人员和企业家表示崇高的敬意和衷心的感谢！

2024 年 5 月于北京

**1991 年 5 月**

屠鹏飞在阿拉善调查肉苁蓉资源

**1997 年 3 月**

屠鹏飞（右 2）在日本养命酒株式会社交流肉苁蓉研究时与会社科研人员合影

**1992 年 5 月**

屠鹏飞在阿拉善盟沙区调查期间，看到沙区家家堆的梭梭柴，深感悲伤

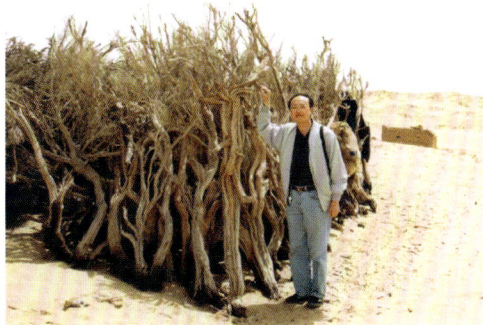

**1999 年 5 月**

屠鹏飞在阿拉善沙漠资源调查和采集样品

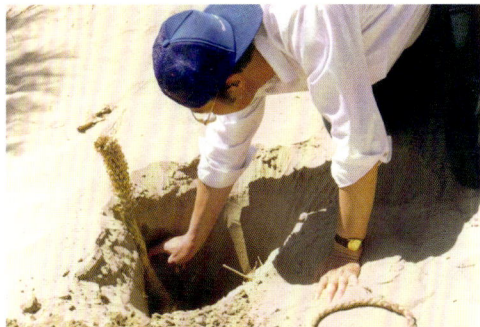

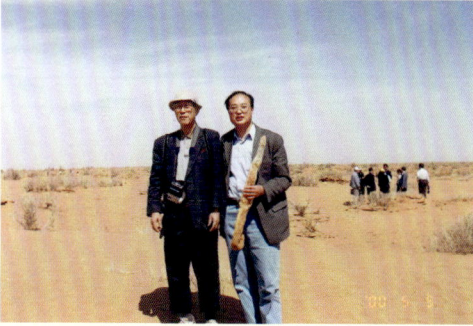

**2000 年 5 月**

屠鹏飞邀请其导师、日本著名生药学家难波恒雄教授参加首届肉苁蓉学术研讨会，并陪同考察肉苁蓉基地

**2005 年 5 月**

屠鹏飞在阿拉善基地研究神舟四号搭载种子接种的荒漠肉苁蓉生长状况和取样

**2003 年 6 月**

屠鹏飞在阿拉善调查和采集沙苁蓉样品

**2009 年 5 月**

屠鹏飞陪同国家药监局原副局长任德权先生在内蒙古磴口县王爷地肉苁蓉栽培基地考察

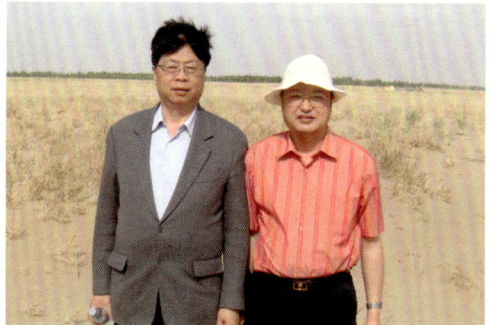

## 2009 年 5 月

第五届肉苁蓉学术研讨会期间，有感于屠鹏飞教授长期从事肉苁蓉研究，当地书法家为其挥毫题写"苁蓉一生"

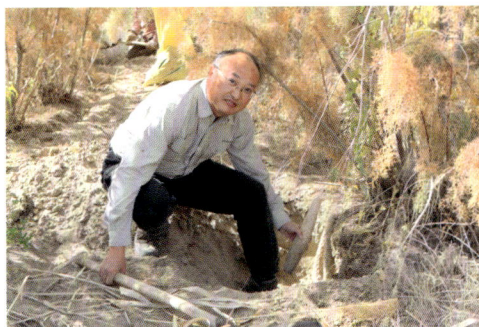

## 2011 年 10 月

秋收时节，屠鹏飞在于田基地调查管花肉苁蓉产量，采挖样品

## 2011 年 5 月

屠鹏飞在新疆吉木萨尔县调查盐生肉苁蓉资源

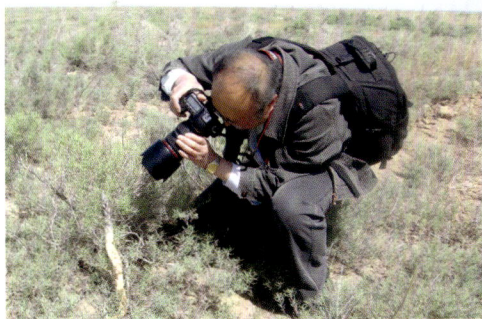

## 2013 年 2 月

屠鹏飞检查国家科技惠民计划项目种植的第一批柽柳的生长情况

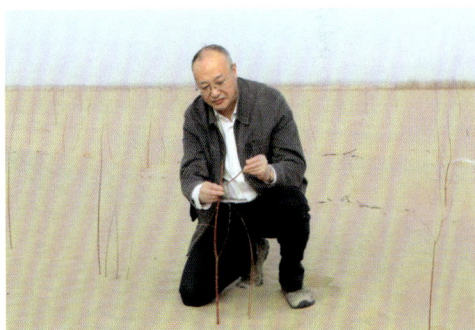

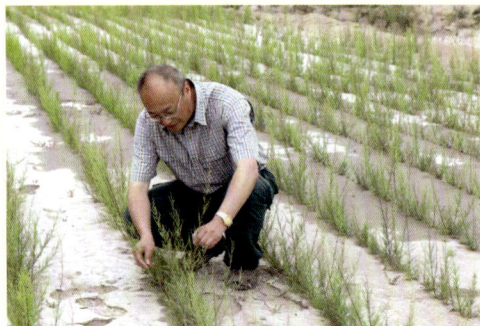

## 2013 年 6 月

屠鹏飞在于田检查国家科技惠民计划项目柽柳苗木的生长状况

## 2014 年 9 月

在国家科技惠民计划项目实施期间，屠鹏飞给于田县农民免费发放管花肉苁蓉优质种子

## 2014 年 5 月

屠鹏飞在于田工作期间，突遇特大沙尘暴，他毫不犹豫地冲向国家科技惠民计划项目新种植的柽柳地，检查柽柳的损失情况

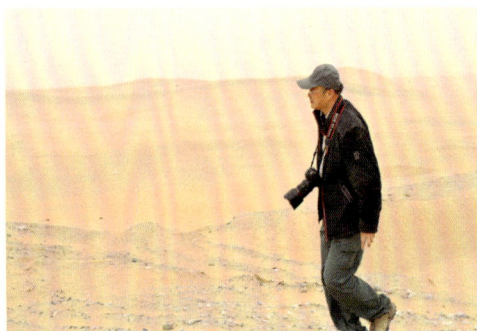

## 2014 年 10 月

肉苁蓉采收时节，丰收的老汉握着屠鹏飞的手，感谢他们给当地农民开辟了一条致富之路

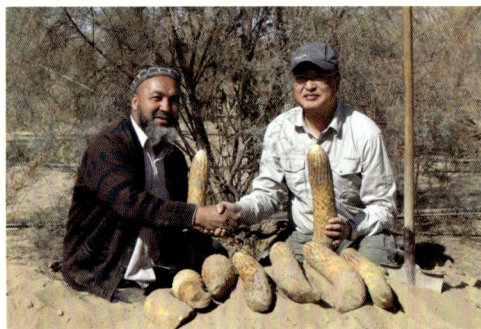

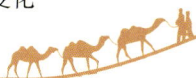

## 2015 年 5 月

屠鹏飞在基地工作期间，在地头向种植户了解国家科技惠民计划项目的实施，给他们生产和生活带来的变化

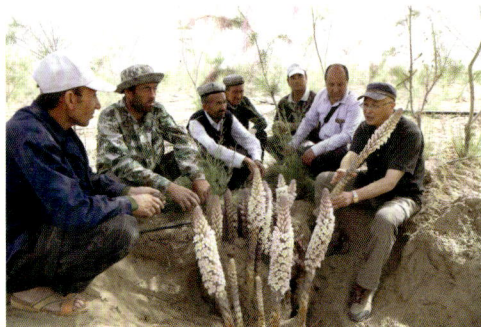

## 2017 年 5 月

屠鹏飞指导于田县林业站技术人员进行管花肉苁蓉优良种质选育

## 2016 年 4 月

屠鹏飞与帮助其管理基地的弟弟屠鹏越（左1）等一起检查种子基地管花肉苁蓉的出土情况

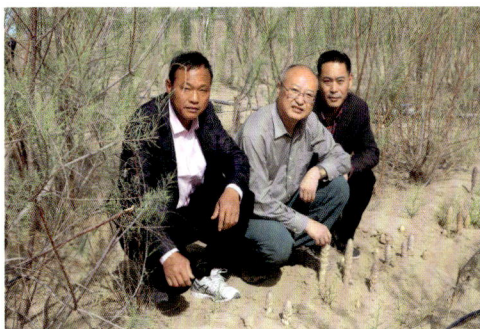

## 2018 年 4 月

屠鹏飞在于田基地筛选荒漠肉苁蓉优良种质

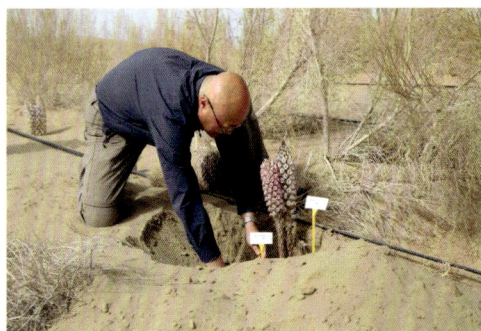

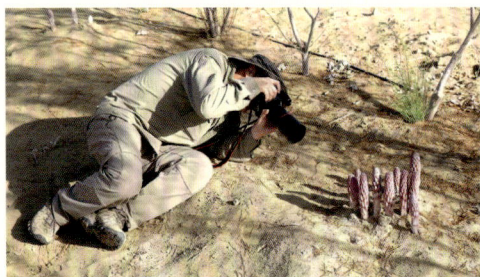

屠鹏飞以其精湛的摄影技术和专业的细微观察，拍摄了数万张不同生长时期的肉苁蓉照片，为肉苁蓉研究积累了珍贵的资料

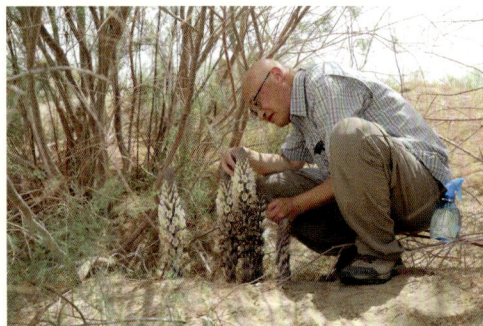

## 2020 年 5 月

屠鹏飞深入民丰县尼雅自然保护区调查野生管花肉苁蓉的资源保护状况

## 2020 年 5 月

疫情防控放缓，屠鹏飞赶到于田基地组织除草、灌溉等工作

## 2020 年 10 月

屠鹏飞在于田县达里雅布依调查野生管花肉苁蓉。从红柳林出来，蹲在胡杨树旁，吃一碗热汤面是最好的享受

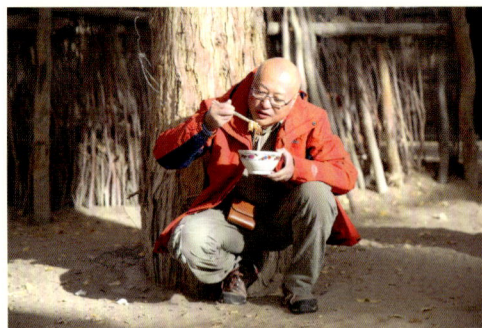

由于多次去达里雅布依调查，屠鹏飞与当地牧民"泡子老汉"（买提库尔班·托胡提）建立了深厚的友谊（左1：泡子老汉；中间：泡子老汉的妹妹）

## 2016 年 9 月 6 日

全国政协副主席、九三学社中央委员会主席、北京大学原常务副校长、中国科学院院士韩启德一行到于田县肉苁蓉栽培基地视察，屠鹏飞与老校长合影

## 2015 年 5 月 17 日

屠鹏飞陪同九三学社中央委员会副主席、中国工程院院士丛斌教授考察于田县肉苁蓉栽培示范基地

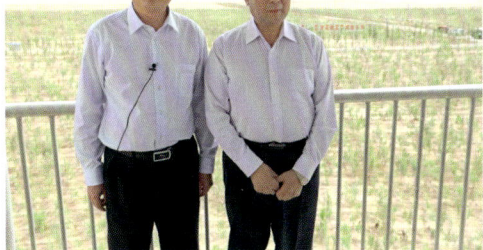

## 2019 年 6 月 4 日

全国政协副主席、九三学社中央委员会常务副主席邵鸿一行到于田县肉苁蓉栽培基地视察，屠鹏飞教授和姜勇教授与邵鸿副主席合影

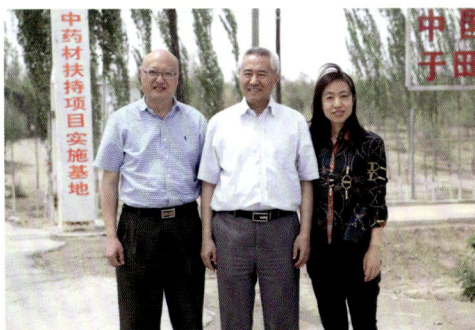

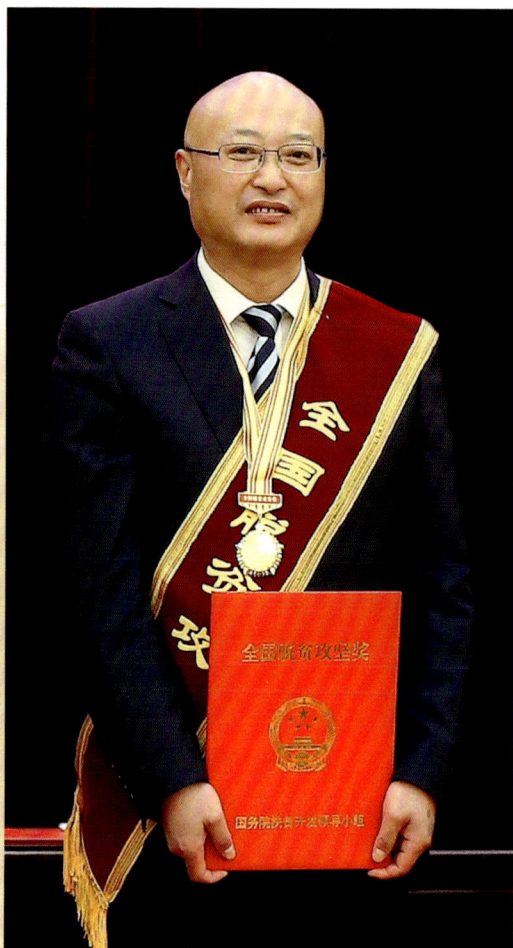

**2016 年 10 月**

屠鹏飞荣获首届"全国脱贫攻坚奖"

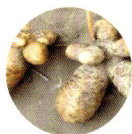

# 目　录

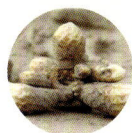

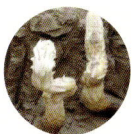

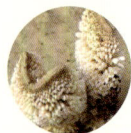

**第四章**

# 现代药理看苁蓉

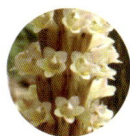

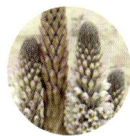

第一章

神奇植物

肉苁蓉

春末夏初，来到内蒙古西部阿拉善盟或新疆南北疆一望无际的沙漠，漫步在沙漠植物梭梭或红柳林间，如果幸运，可能会在梭梭林或红柳林下发现一株非常美丽的鲜花，它与以往见过的植物完全不同，没有枝和绿色的叶，只有亭亭玉立的花，其花序高达数十厘米，甚至超过 1m，盛开花朵的顶端呈现紫红色、红色，或整个花朵呈现白色、黄色，这就是名贵中药肉苁蓉，一种被称为"沙漠人参"的补益中药。

# 第一节　神奇的生长方式

肉苁蓉属 *Cistanche* 植物隶属于列当科 Orobanchaceae，为典型的根寄生植物，寄生在沙漠植物梭梭 *Haloxylon ammodendron*（C. A. Mey.）Bunge（老百姓习称"梭梭柴"）、柽柳属 *Tamarix* 植物（老百姓习称"红柳"）、盐爪爪 *Kalidium foliatum*（Pall.）Moq. 等根部。它本身没有根，其叶也退化成为鳞片状，没有叶绿素，没法进行光合作用，不会制造养分，完全靠吸取寄主植物的水分和养分生长。

在茫茫的沙漠、荒漠之中，肉苁蓉是如何寄生到寄主植物的根上的呢？这是一个非常神奇的过程。肉苁蓉的种子刚好掉到寄主植物的根上，这几乎是不可能的。那么，肉苁蓉与寄主之间是如何建立寄生关系的？

肉苁蓉与寄主植物建立寄生关系，就像人类谈恋爱一样。肉苁蓉属植物为双子叶植物，作为寄生植物，其种子与我们平时见到的普通的双子叶植物的种子完全不同。普通的种子，如大家熟悉的黄豆，其组织高度分化，种子内的细胞已分化为胚根、胚轴、胚芽和子叶，而肉苁蓉的种子内部只有一团未分化的细胞，植物学上称其为原胚。肉苁蓉的果实成熟后，蒴果开裂，将种子撒落在沙漠上，随着风吹沙子，其种子慢慢掩埋到沙子下面。肉苁蓉种子会发出一种信号物质，诱导寄主的根向肉苁蓉种子方向分化毛状根，并向其一侧延伸生长。当肉苁蓉种子感觉到寄主根的信号物质，其种子开始萌发，一团未分化的细胞开始分裂，形成"芽管（类似芽的器官）"；"芽管"末端膨大形成吸器，吸到寄主的毛状根表面，吸器的顶部分化出毛状结构，插入寄主的毛状根；吸器分化维管束，与寄主根的维管束融合，从而建立起寄生关系（图1.1，图1.2）。如果没有寄主根的存在，肉苁蓉的种子在沙漠中永远不会萌发，这也是寄生植物长期进化的结果。否则，种子萌发，又没有寄主根，种子则会死亡，这个物种也不会延续下去。肉苁蓉的种子在沙漠下面如果没有寄主根的存在，可以保持活力数十年。

肉苁蓉与寄主建立寄生关系后，吸器基部的细胞开始分化，形成芽体，芽体发育形成肉苁蓉的肉质茎。肉苁蓉的营养生长期，其肉质茎长期在沙漠下面生长，直至长到离地面20cm左右，在感受到地表的温度与光照

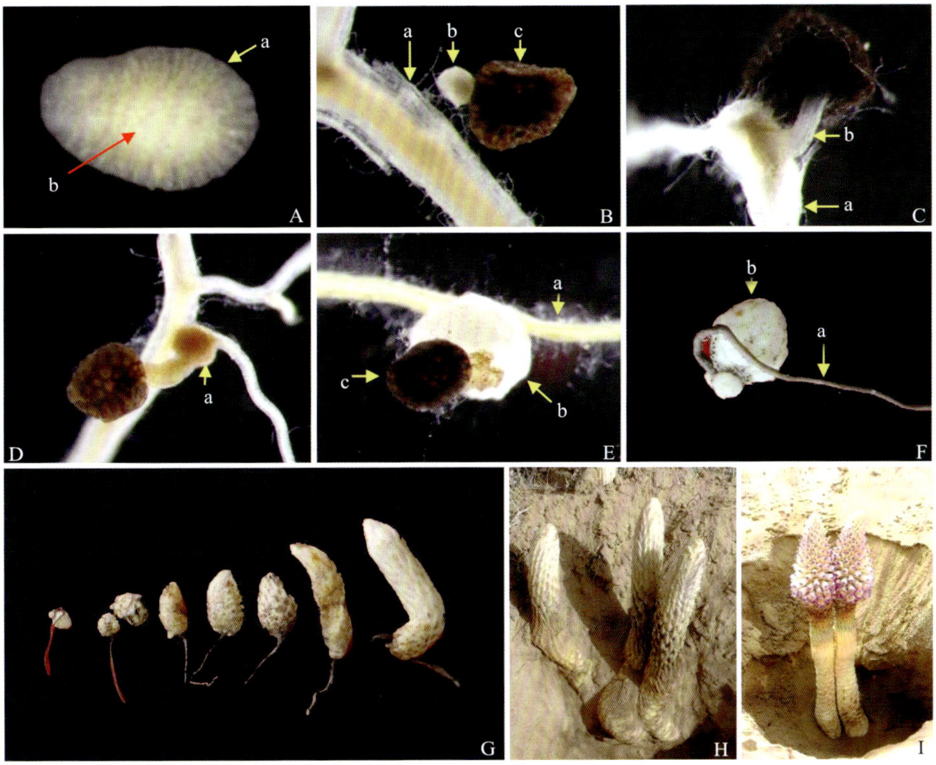

图1.1　荒漠肉苁蓉寄生过程及其生活史

A. 荒漠肉苁蓉种子（a. 种皮，b. 内侧白色组织为胚乳和胚）；B. 荒漠肉苁蓉种子萌发，形成"芽管"（a. 寄主毛状根，b. 荒漠肉苁蓉"芽管"，c. 荒漠肉苁蓉种皮）；C. 荒漠肉苁蓉"芽管"前端形成吸器吸附于寄主毛状根，前端已扎入毛状根，建立寄生关系（a. 寄主毛状根，b. 荒漠肉苁蓉"芽管"）；D. 荒漠肉苁蓉吸器基部细胞分化膨大（a. 荒漠肉苁蓉吸器基部）；E. 荒漠肉苁蓉吸器基部形成芽体（a. 寄主毛状根，b. 荒漠肉苁蓉芽体，c. 即将脱落的种皮）；F. 荒漠肉苁蓉小肉质茎（a. 已变粗的寄主根，b. 小肉质茎）；G. 荒漠肉苁蓉肉质茎的生长过程；H. 荒漠肉苁蓉的生长状况；I. 荒漠肉苁蓉的开花状况

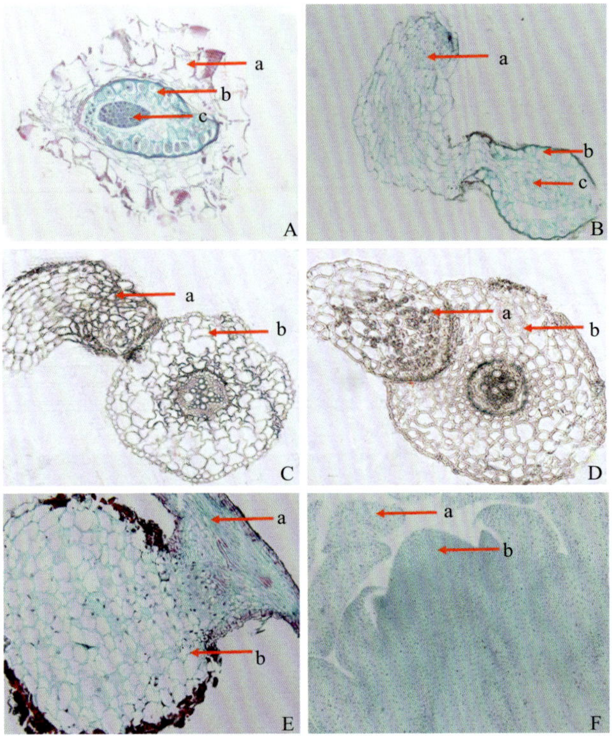

图 1.2　管花肉苁蓉种子萌发与寄生过程组织图（石蜡切片）

A. 管花肉苁蓉种子（a. 种皮，b. 胚乳，c. 胚）；B. 管花肉苁蓉种子萌发，形成吸器（a. 吸器，b. 胚乳，c. 胚）；C. 管花肉苁蓉吸器吸附柽柳毛状根（a. 吸器，b. 柽柳毛状根）；D. 管花肉苁蓉吸器侵入柽柳毛状根（a. 吸器，b. 柽柳毛状根）；E. 管花肉苁蓉吸器基部膨大，细胞分化形成芽体（a. 柽柳毛状根，b. 芽体）；F. 管花肉苁蓉幼体（a. 鳞片叶，b. 生长点）

时，肉质茎开始抽薹，快速生长，到 3 月底至 5 月初长出地面（出土时间决定于分布区的气温），开花、结果，即生殖生长期。生殖生长过程中，寄主的营养难以满足其生长，基本上靠消耗自身的养分进行生长，因此，肉质茎枯萎，完成其生命周期。在野生环境中，由于每年风沙不断地往上掩埋，其肉质茎一直在地下生长，有些甚至十几年、二十多年才长出地面，因此，有些肉苁蓉的植株可以长到很长、很粗，尤其是荒漠肉苁蓉（图 1.3，图 1.4）。据说，最大的荒漠肉苁蓉的植株，长度达 3.5m，直径达 60cm。难以想象这么长、这么粗的白白肉质茎在沙漠下面生长，这是多么神奇的一类植物。

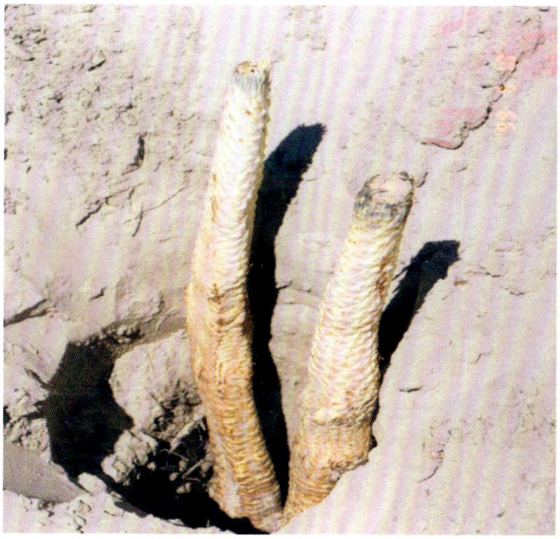

图 1.3　荒漠肉苁蓉肉质茎在地下生长状况

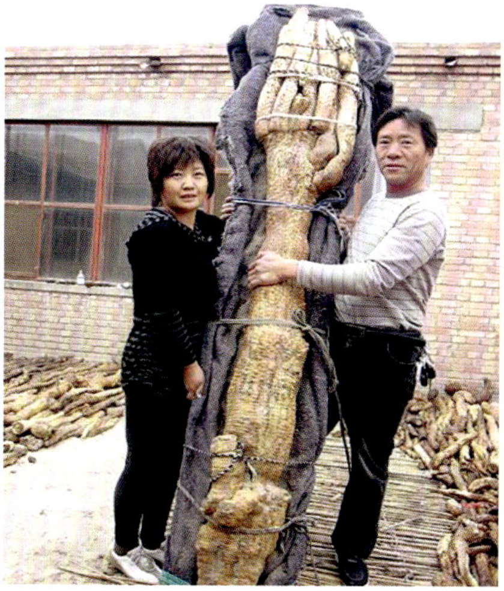

图 1.4　2012 年阿拉善盟采挖的野生荒漠肉苁蓉

# 第二节　种类与分布

　　肉苁蓉属植物全世界约有 20 种，主要分布于欧、亚洲温暖的干燥地区，自欧洲的伊比利亚半岛，经非洲北部、亚洲的阿拉伯半岛、伊朗、阿富汗、巴基斯坦、印度北部、哈萨克斯坦、乌兹别克斯坦、蒙古，到我国西北部[1]。我国肉苁蓉属植物有 4 种，包括荒漠肉苁蓉 Cistanche deserticola Y. C. Ma、管花肉苁蓉 C. tubulosa（Schenk）Wight、盐生肉苁蓉 C. salsa（C. A. Mey.）G. Beck 和沙苁蓉 C. sinensis G. Beck，分布于内蒙古、宁夏、甘肃、新疆等地。荒漠肉苁蓉和管花肉苁蓉为《中华人民共和国药典》（以下简称《中国药典》）2020 年版规定的中药肉苁蓉的正品来源[2]，盐生肉苁蓉在内蒙古、宁夏、新疆等地也作为肉苁蓉使用，并收入《新疆维吾尔自治区药品标准》1987 年版[3] 和《内蒙古中药材标准》1988 年版[4]。随着市场需求量的不断增加和长期的乱采滥挖，肉苁蓉属植物的野生资源锐减，特别是荒漠肉苁蓉，其野生资源已濒临枯竭，已被列入《濒危野生动植物种国际贸易公约》附录Ⅱ；荒漠肉苁蓉和管花肉苁蓉均被列入《国家重点保护野生植物名录》（2021 年 8 月 7 日起施行）的 II 级保护。为解决肉苁蓉的资源问题，满足市场需求和中药产业的可持续发展，目前已在内蒙古、新疆、甘肃、宁夏和青海发展荒漠肉苁蓉的大面积栽培，在新疆的南疆地区发展管花肉苁蓉的大规模栽培，有效地解决了肉苁蓉的药用资源短缺问题，保护了野生资源。本节详细介绍我国肉苁蓉属植物的种类、分布及其资源状况，可为野生资源保护和适宜产区的选择提供参考。

## 🗻 荒漠肉苁蓉

荒漠肉苁蓉习称肉苁蓉、大芸、梭梭大芸，为高大肉质草本，高 20~200cm，少数高达 350cm，大部分时间（营养生长）在地下生长。茎鲜时白色，干后褐色，鲜茎断面常白色，稀红紫色，红紫色者茎表面油性较大，含糖量高，干后质地绵软，产地俗称"油肉苁蓉"；维管束常排列成深波状圆环；不分枝或自基部分枝，有些分枝达数十支，茎截断或受伤部位也常发出多个新枝；土质较硬的沙地受挤压、茎顶端损伤或虫害，有时会造成肉质茎变形为扁平至扇形，有些在顶端长出多支甚至数十支花序，文献[5]发表的扇形肉苁蓉实际上是外部因素造成的形态变异，并非新变种；下部直径 5~25cm，少数大型植株直径至 60cm，向上渐变细，直径 2~10cm。叶退化成鳞片状，在肉质茎上呈螺旋排列，宽卵形或三角状卵形，长 0.5~1.5cm，宽 1~2cm，生于茎下部的较密，上部的较稀疏并变窄，披针形或狭披针形，长 2~4cm，宽 0.5~1cm。穗状花序顶生，长 10~50cm，直径 4~15cm；花序下半部或全部苞片较长，与花冠等长或稍长，卵状披针形、披针形或线状披针形，连同小苞片和花冠裂片外面及边缘疏被柔毛或近无毛；小苞片 2 枚，卵状披针形或披针形，与花萼等长或稍长。花萼钟状，长 1~1.5cm，顶端 5 浅裂，裂片近圆形，长 2.5~4mm，宽 3~5mm。花冠管状钟形，长 3~4cm，顶端 5 裂，裂片近半圆形，长 4~6mm，宽 0.6~1cm，边缘常稍外卷，淡黄白色、淡紫色或紫色，栽培后花色变异较大，白色、黄色、粉红色、淡紫色或紫色，干后常变棕褐色。雄蕊 4 枚，花丝着生于距筒基部 5~6mm 处，长 1.5~2.5cm，基部被皱曲长柔毛，花药长卵形，长 3.5~4.5mm，密被长柔毛，基部有骤尖头。子房椭圆形，长约 1cm，基部有蜜腺，花柱比雄蕊稍长，柱头近球形。蒴果卵球形，长 1.5~2.7cm，直径 1.3~1.4cm，2 瓣开裂，顶端常具宿存的花柱。花期 4~6 月，果期 5~7 月。

自然分布于内蒙古西部（阿拉善盟、巴彦淖尔市）、甘肃（民勤、金昌、昌马、酒泉、金塔）和新疆北部，生于有梭梭自然分布的荒漠地区，海拔 225~1250m，自然寄生于梭梭 *Haloxylon ammodendron*（C. A. Mey.）Bunge（当地习称"梭梭柴"）的根部。近年来，王帅、屠鹏飞等通过接种试验，发现荒漠肉苁蓉也能寄生于美国引种的藜科植物四翅滨藜 *Atriplex canescens*（Pursh）Nutt. 的根部。[6]

荒漠肉苁蓉为历代本草记载的中药肉苁蓉的来源植物之一，商品药材主产于内蒙古阿拉善盟和新疆北疆，甘肃也有少量出产。目前野生荒漠肉苁蓉的年产量约为 400 吨。值得一提的是宁夏没有荒漠肉苁蓉的自然分布，过去文献记载的宁夏产荒漠肉苁蓉是因为 1969 年至 1979 年阿拉善左旗曾归宁夏回族自治区管辖。

荒漠肉苁蓉的人工接种于 1985 年在阿拉善盟医药公司肉苁蓉栽培试验场获得成功，为最先实现人工接种的肉苁蓉属植物。目前，内蒙古阿拉善盟结合沙漠治理，人工种植梭梭 500 多万亩，接种荒漠肉苁蓉 96 万亩，年产量已达到 1300 多吨。内蒙古巴彦淖尔市磴口县已人工种植荒漠肉苁蓉近 10 万亩，年产量已达 100 多吨。甘肃民勤县结合沙漠治理，接种肉苁蓉 10 多万亩，年产量已达 100 多吨。宁夏永宁县栽培荒漠肉苁蓉 6000 多亩，年

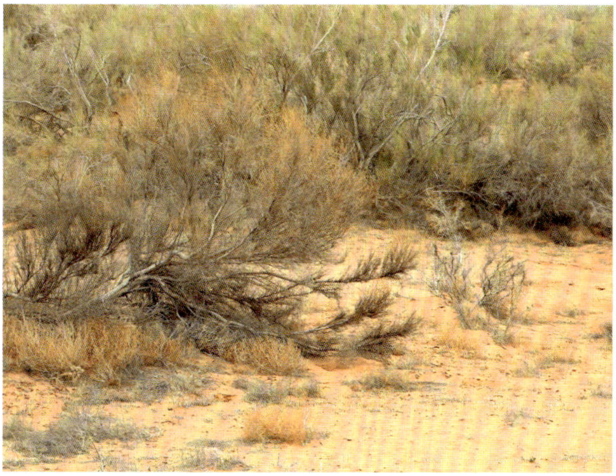

图 1.5　野生荒漠肉苁蓉生态环境（梭梭自然林）

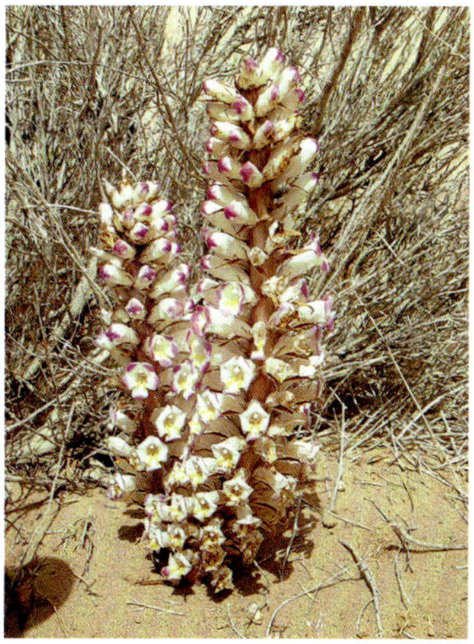

图 1.6　野生荒漠肉苁蓉

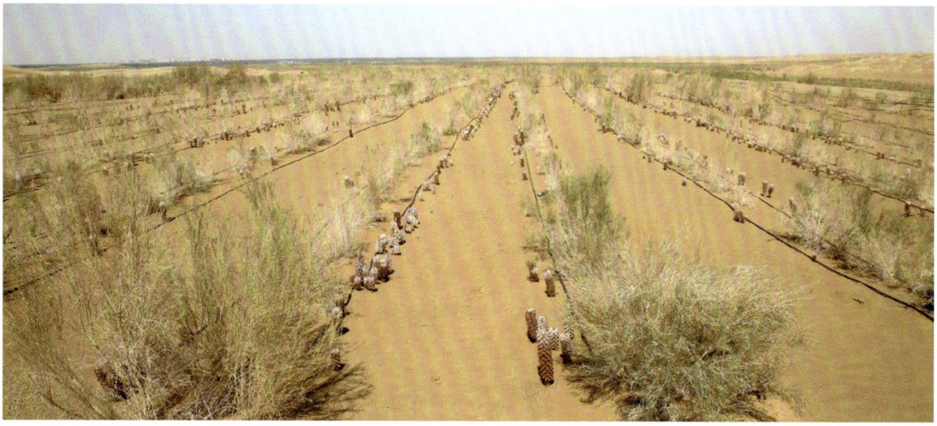

图 1.7　新疆于田县荒漠肉苁蓉栽培基地

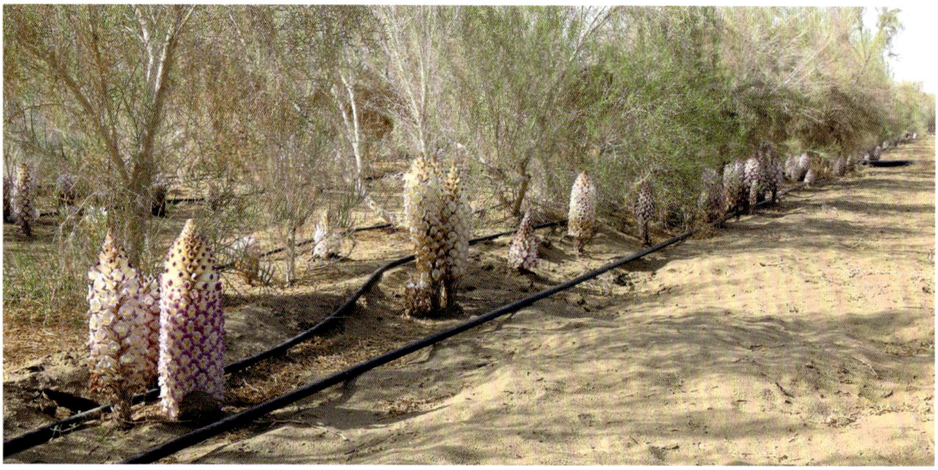

图 1.8　新疆于田县荒漠肉苁蓉花开盛景

产量达到 10 多吨。新疆吐鲁番市各县近年来大力发展荒漠肉苁蓉的人工种植，面积达到 13 万亩，年产量达到 350 多吨。近年来，受管花肉苁蓉大面积高产稳产技术推广的影响，新疆南疆的于田县和且末县开始大面积发展荒漠肉苁蓉人工种植，2021 年种植面积超过 15 万亩，荒漠肉苁蓉药材的产量超过 500 多吨。由于南疆气温高，荒漠肉苁蓉生长快，接种一年采收鲜药材的亩产达到 60~200kg，远高于内蒙古和其他产区接种三年的荒漠肉苁蓉的产量，可以预见在不远的将来，南疆地区将成为产量最大的荒漠肉苁蓉的产地。

　　2019 年荒漠肉苁蓉的产量见表 1.1。

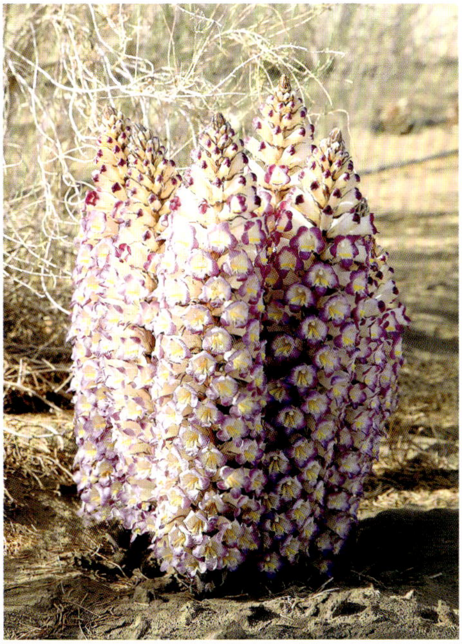

图1.9 新疆荒漠肉苁蓉花序

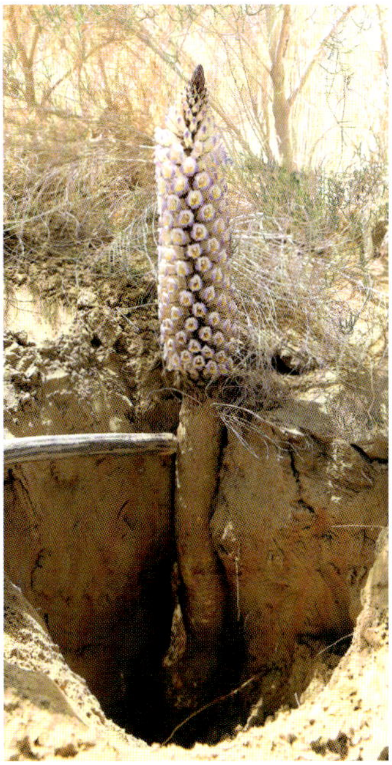

图1.10 新疆荒漠肉苁蓉的生长状况

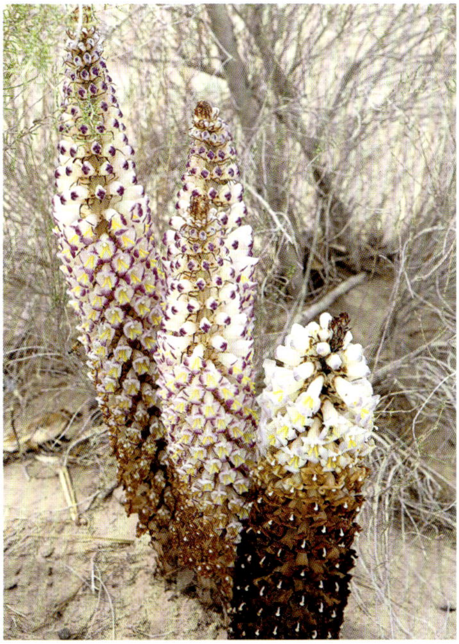

图1.11 内蒙古荒漠肉苁蓉花序

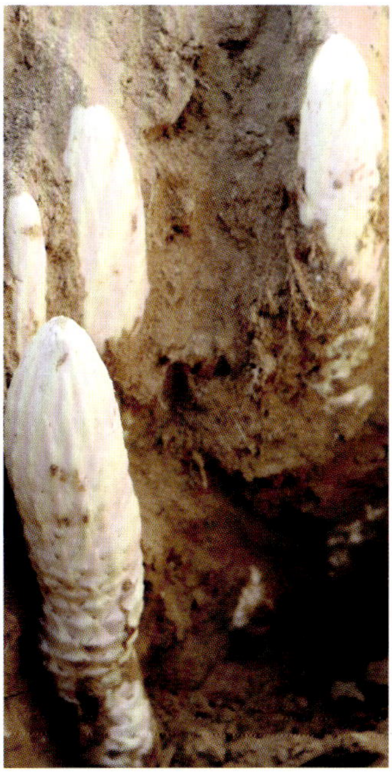

图1.12 内蒙古荒漠肉苁蓉的生长状况

表 1.1　2019 年全国肉苁蓉药材产量

| 原植物 | 野生品（吨） | 栽培品（吨） | 合计（吨） |
|---|---|---|---|
| 荒漠肉苁蓉 | 400 | 2360 | 2760 |
| 管花肉苁蓉 | 50 | 5000 | 5050 |
| 盐生肉苁蓉 | 30 | - | 30 |
| 全国肉苁蓉药材年产量合计（吨） | | | 7840 |

## 🏔 管花肉苁蓉

管花肉苁蓉习称大芸、红柳大芸，为高大肉质草本，植株高 60~200cm，少数植株高达 250cm，地上部分高 30~70cm，少数植株高达 120cm。茎鲜时白色，或基部表面呈棕褐色，干后亮棕褐色，鲜时断面白色，维管束散生，少数维管束部位呈淡紫色至紫黑色；不分枝或自基部分枝，有些分枝达数十支，茎截断或受伤部位也常发出多个新枝；土质较硬的沙地受挤压、茎顶端损伤或虫害，有时肉质茎变形为扁平至扇形，有些在顶端长出多支花序；地下部分常呈纺锤形，基部直径 3~15cm。叶退化成鳞片状，在肉质茎上螺旋排列，乳白色，干后变褐色，三角形，长 2~3cm，宽约 5mm，生于茎上部的叶渐狭为三角状披针形或披针形。穗状花序顶生，长 12~70cm，少数长达 110cm，直径 5~10cm；苞片长圆状披针形或卵状披针形，长 2~2.7cm，宽 5~11mm，边缘被柔毛，两面无毛；小苞片 2 枚，线状披针形或匙形，长 1.5~1.7cm，宽 1~5mm，近无毛。花萼管状，长 1.5~1.8cm，顶端 5 裂至近中部，有的裂片再分裂成 2~3 个小裂片，乳白色，后变黄白色，近等大，长卵状三角形或披针形，长 6~10mm，宽 2.5~3mm；花冠管状漏斗形，中上部近 90° 向外反折，长 3.5~4.2cm，顶端 5 裂，近等大，近圆形，长约 8mm，宽 8~12mm，裂片白色、淡紫色或紫色，后变棕褐色，栽培后花色变异较大，白色、黄色、粉红色、淡紫色或紫色。雄蕊 4 枚，花丝着生于距筒基部 7~8mm 处，长 1.5~1.7cm，基部膨大并密被黄白色长柔毛，花药卵形，长 4~6mm，密被黄白色长柔毛，基部钝圆，不具小尖头。子房长卵形，花柱长 2.2~2.5cm，柱头扁圆球形，2 浅裂。蒴果长圆形，长 1~1.2cm，直径 7mm。种子多数，近圆形，干后变黑褐色，外面网状。花期 4~6 月，果期 6~8 月。

自然分布于新疆南疆的塔克拉玛干沙漠及其周边地区，生于有柽柳属 *Tamarix* 植物分布的荒漠地区，海拔 800~1400m，寄生于柽柳属植物的根部。主产于新疆和田地区和巴州的且末县、若羌县，塔克拉玛干沙漠的周边各地区阿克苏地区、喀什地区、巴州的其他县也有出产。野生管花肉苁蓉的最高年产量为 700 吨，由于大面积高产稳产技术的推广，管花肉苁蓉

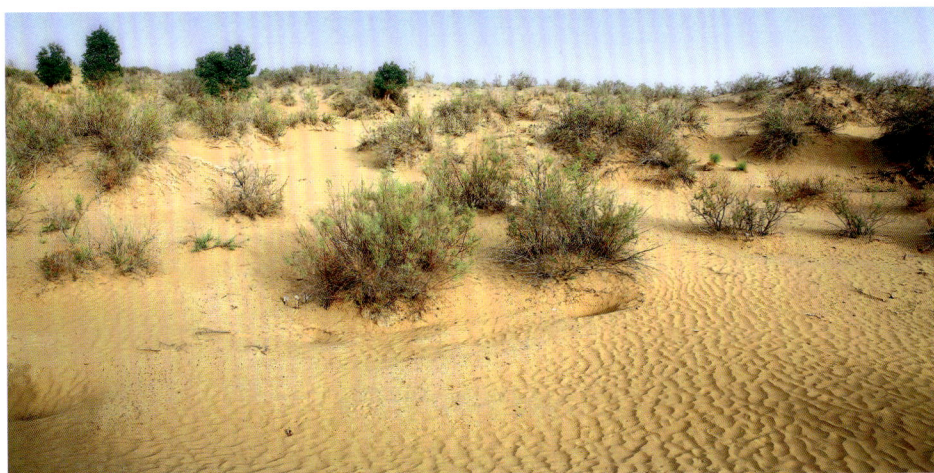

图 1.13　野生管花肉苁蓉生态环境（新疆于田县达里雅布依）

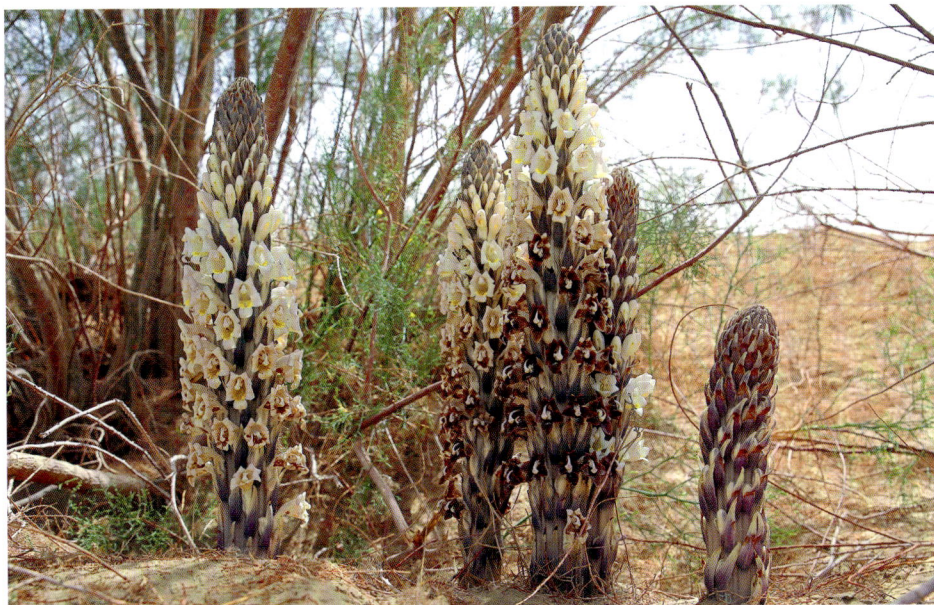

图 1.14　野生管花肉苁蓉（新疆民丰县尼雅自然保护区）

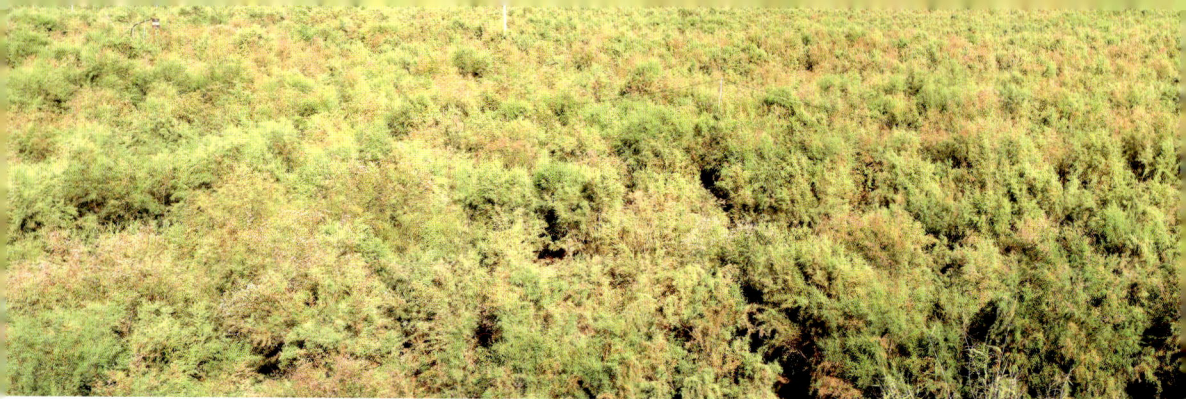

图 1.15 新疆于田县万亩柽柳和管花肉苁蓉栽培基地

的价格大幅度下降，采挖野生药材的人越来越少。2014 年以后，野生管花肉苁蓉的年采挖量已降至 100 吨以下，这也有效保护了管花肉苁蓉的野生资源和沙漠生态。

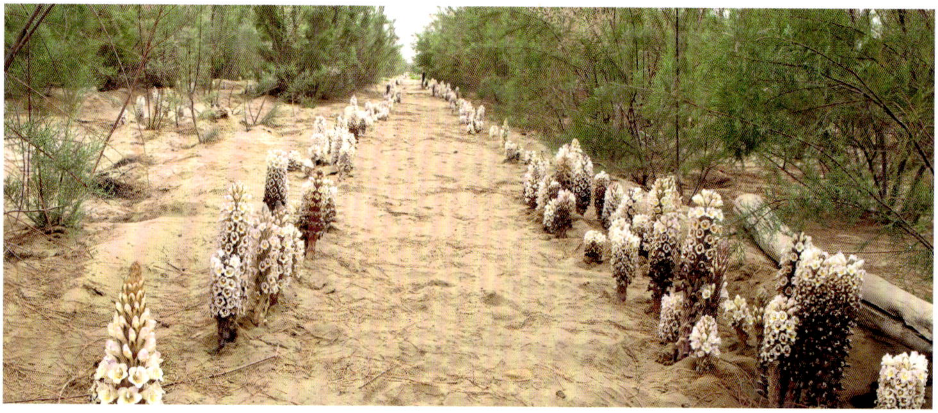

图 1.16 于田县栽培基地管花肉苁蓉开花景象

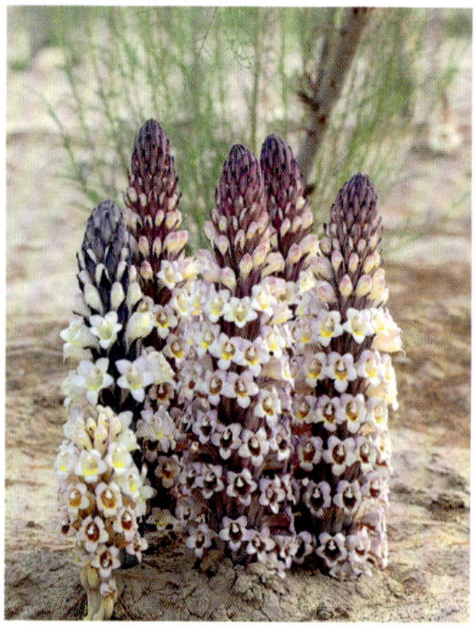

图 1.17 管花肉苁蓉花序

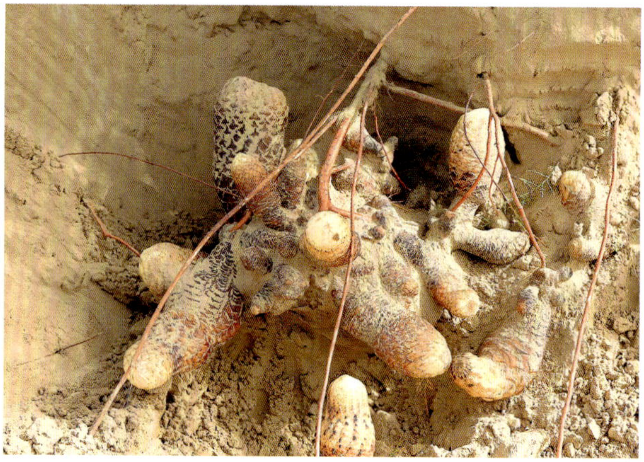

图 1.18 管花肉苁蓉寄生状况

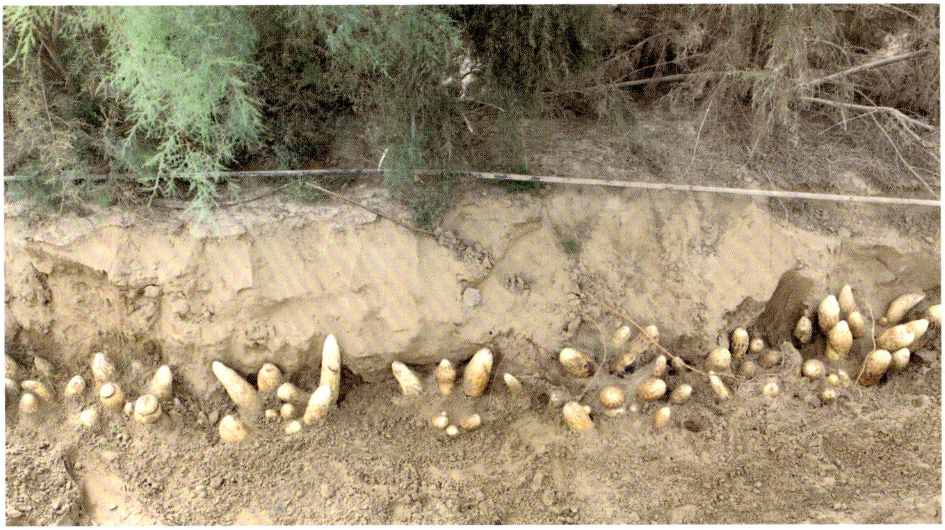

图 1.19　秋收时节管花肉苁蓉生长状况

　　管花肉苁蓉的人工栽培起始于 20 世纪 90 年代初，2002 年开始在于田县大面积种植，至 2008 年，在和田地区的种植面积达到 20 多万亩，但由于种子质量差以及接种和田间管理等方面存在的问题，其产量一直很低。2008 年以后，随着北京大学及其合作单位和田天力沙生药物开发有限公司在于田县进行大面积高产稳产技术的推广，管花肉苁蓉的产量有了明显的提高，同时也带动了和田地区各县和阿克苏地区管花肉苁蓉的大面积种植。为了全面提升管花肉苁蓉的产量，切实提高种植农牧民的经济收入，2012 年，屠鹏飞教授以北京大学为牵头单位，联合于田县林业站、中国农业大学和中国科学院新疆生态与地理研究所等单位，申请并获得国家科技惠民计划项目的支持，在于田县建立管花肉苁蓉种子基地 4300 亩，建立柽柳苗木基地 1010 亩；建立管花肉苁蓉高产稳产示范基地 5000 多亩，亩产鲜药材达到 300kg 以上；对原有的 9 万亩低产基地进行了全面改良，新建基地 8 万亩，改良基地和新建基地平均亩产鲜药材达到 100kg 以上。目前整个和田地区种植柽柳接种管花肉苁蓉达到 40 多万亩，药材年产量达到5000 吨。

　　2019 年管花肉苁蓉的产量见表 1.1。

## 盐生肉苁蓉

　　盐生肉苁蓉植株较小，高 10~45cm，土壤松软的山坡偶见高达 100cm 的植株。茎鲜时为白色，断面常白色，稀红紫色，维管束排列成波状或深波状圆环；不分枝或稀自基部分 2~3 枝，直径 1~5cm，向上渐变窄。叶鳞片状，卵状长圆形，长约 3~6mm，宽 2~5mm，两面无毛，生于茎上部的渐狭，卵形或卵状披针形，长 1.4~1.6cm，宽 4~8mm。穗状花序长 3~20cm，直径 2.5~7cm；苞片卵形或长圆状披针形，长 0.8~2cm，约为花冠的二分之一，宽 3~8mm，外面被柔毛或无毛，边缘密被黄白色长柔毛，稀近无毛；小苞片 2 枚，长圆状披针形，与花萼等长或稍长，外面及边缘被柔毛或无毛。花萼钟状，淡黄色、紫褐色或白色，长度为花冠的三分之一，顶端 5 浅裂，裂片卵形或近圆形，近等大，长 2.5~5mm，宽 3~4mm；花冠筒状钟形，长 2.5~4cm，筒近白色或淡黄白色，花丝着生处无毛或密生一圈长柔毛，顶端 5 裂，裂片淡紫色、紫色或白色，干后常保持原色不变，近

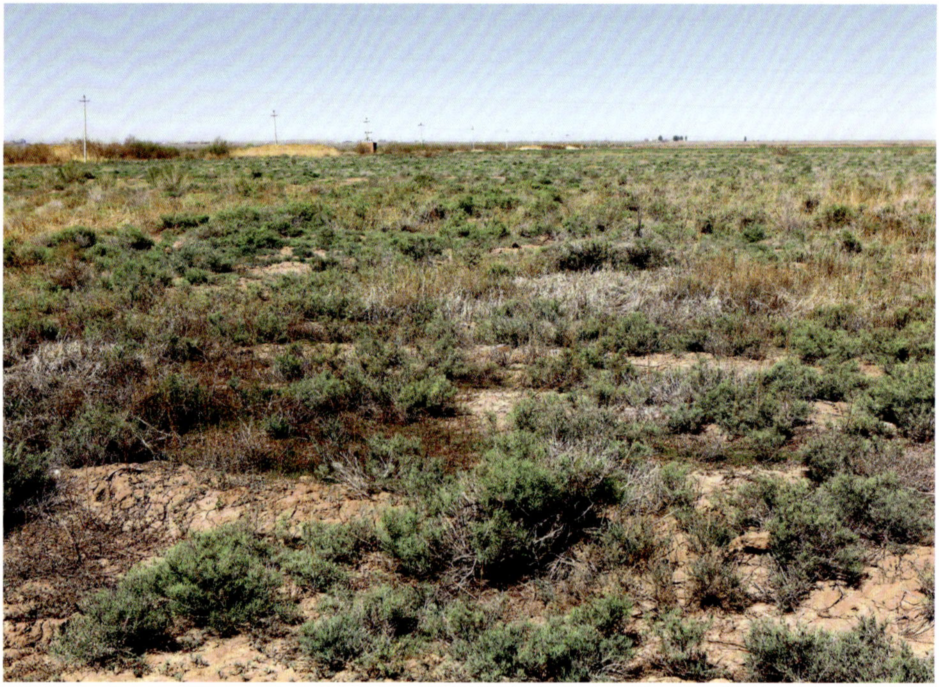

图 1.20　盐生肉苁蓉生态环境（囊果碱蓬自然分布区）

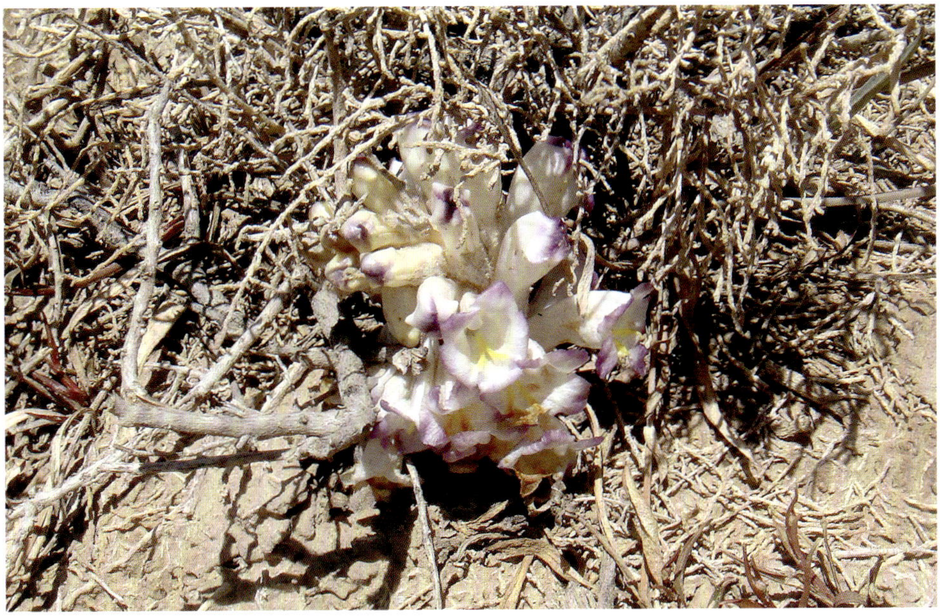

图 1.21　寄生于盐爪爪的盐生肉苁蓉花序

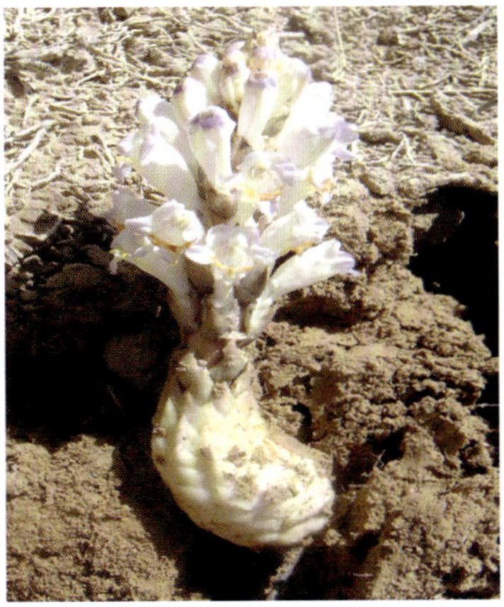

图 1.22　寄生于盐爪爪的盐生肉苁蓉植株

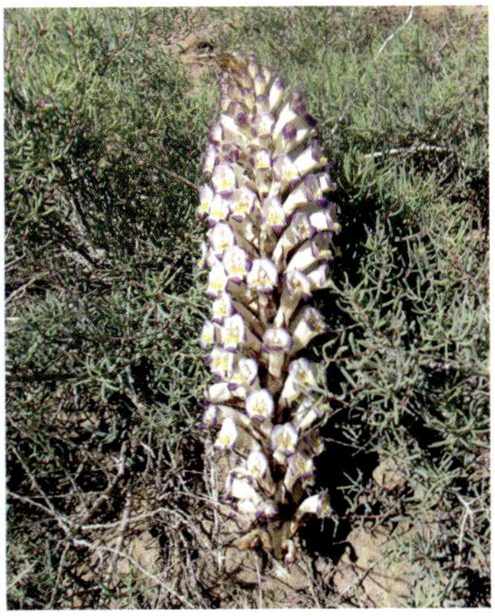

图 1.23　寄生于囊果碱蓬的盐生肉苁蓉花序

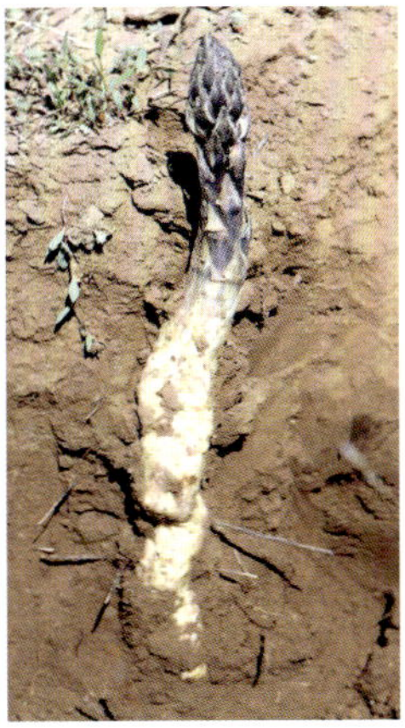

图 1.24　寄生于囊果碱蓬的盐生肉苁蓉植株

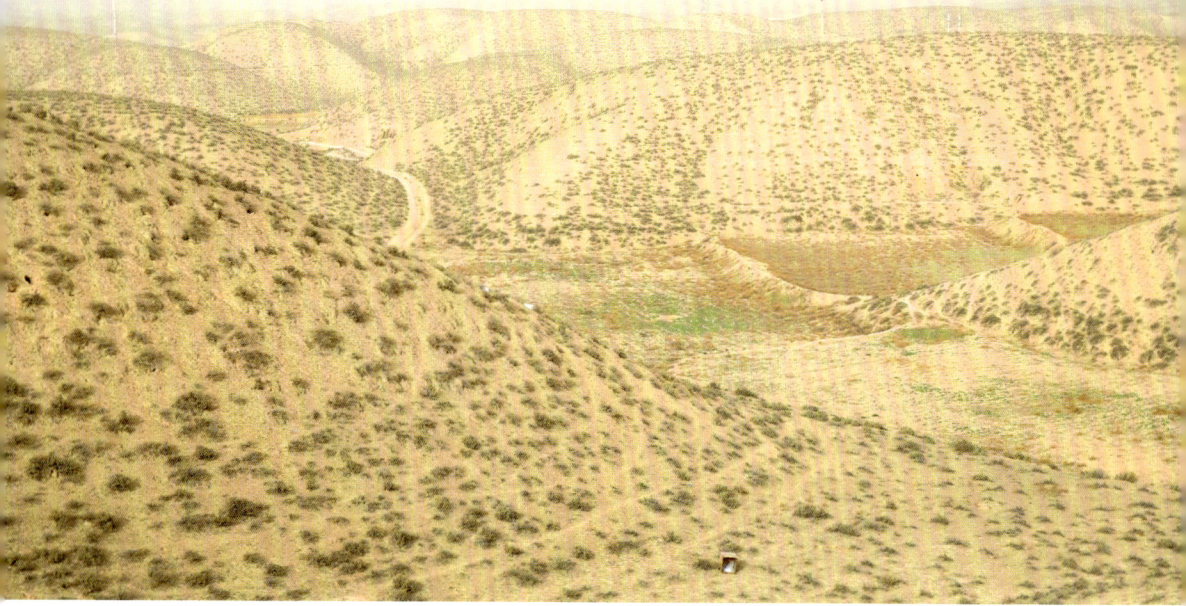

图 1.25　荒漠山丘盐生肉苁蓉分布区（甘肃靖远，珍珠柴分布区）

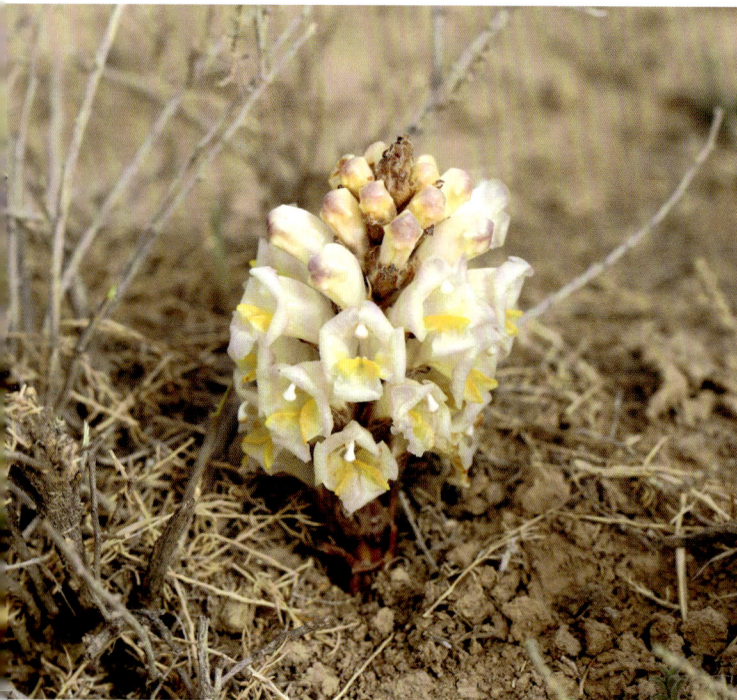

图 1.26　寄生于珍珠柴的盐生肉苁蓉花序

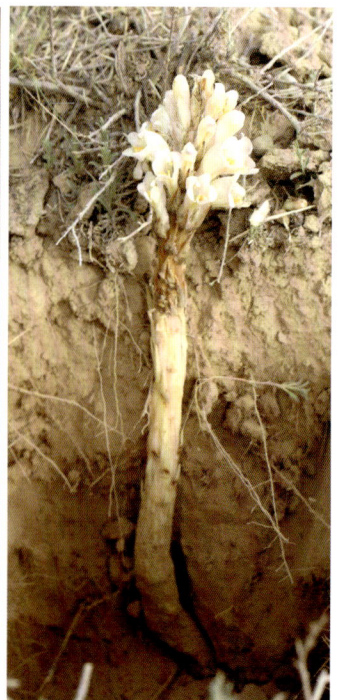

图 1.27　寄生于珍珠柴的盐生肉苁蓉植株

圆形，长 4~7mm，宽 4~9mm。雄蕊 4 枚，花丝着生于距筒基部 3~4mm 处，长 1.2~1.4cm，花药长卵形，长约 2.5mm，基部具小尖头，连同花丝基部密被白色皱曲长柔毛。子房卵形，花柱长 1.6~2mm，无毛，柱头基部近球形。蒴果卵形或椭圆形，长 1~1.4cm，直径 8~9mm，具宿存的花柱基部。种子近球形，直径 0.4~0.5mm。花期 4~6 月，果期 5~8 月。

分布于内蒙古、陕西、宁夏、甘肃、新疆、青海等省区，生于荒漠草原带，荒漠区的丘陵山坡、湖盆低地及盐碱较重的地方，海拔 700~2650m。该种寄主较广泛，常见的寄主有盐爪爪 *Kalidium foliatum*（Pall.）Moq.、细枝盐爪爪 *K. gracile* Fenzel.、凸尖盐爪爪 *K. cuspidatum*（Ung.-Sterb.）Grub.、红砂 *Reaumuria soongarica*（Pall.）Maxim.、珍珠柴 *Salsola passerina* Bunge 和囊果碱蓬 *Suaeda physophora* Pall. 等。该种植株较小，野生药材只有在宁夏、甘肃和新疆有少量商品，年产量约 30 吨。盐生肉苁蓉为历代本草记载的肉苁蓉的基原植物之一，目前仍在宁夏、甘肃、新疆等部分地区作为肉苁蓉入药，但由于产量很小，不成规模，未收入《中国药典》。

屠鹏飞曾报道盐生肉苁蓉的一个新变种白花盐苁蓉 *C. salsa* var. *albiflora* P. F. Tu et Z. C. Lou[7]，经长期大量的野外观察，认为仍然是盐生肉苁蓉花色的变化，不是一个新的变种。

盐生肉苁蓉的人工栽培起始于 20 世纪 90 年代，由于其产量很低，一直未得到发展。目前仅在新疆吉木萨尔县有少量栽培，寄生于囊果碱蓬的根上。


## 🔺 沙苁蓉

沙苁蓉植株细长，高 15~70cm。常具肉质状不定根，不定根能分生芽体，形成新的植株；根表面褐色，直径 3~4mm。茎鲜时黄色，干后亮褐色，不分枝或自基部分 2~10 枝，茎截断或受伤部位常形成数个新枝，直径 1~2.2cm，基部稍增粗，断面白色，中柱维管束排列成圆环或多边形。鳞片状叶肉质，黄色，下部叶排列紧密，卵状三角形，长 0.6~1cm，宽 4~8mm，两面近无毛，上部叶排列较稀疏，卵状披针形，长 0.5~2.0cm，宽 5~6mm，干燥后叶不易脱落。穗状花序顶生，长 5~15cm，直径 3~6cm；苞片、小苞片和花萼裂片外面及边缘均被白色或黄色的蛛丝状长柔毛，边缘毛密，外面毛常脱落；苞片卵状披针形或线状披针形，长 1.6~2.5cm，宽 3~7mm；小苞片 2 枚，比花萼稍短，线形或窄长圆状披针形，长 1.2~2cm，宽 1~2mm，基部渐窄；花近无梗。花萼近钟状，长 1.2~2.2cm，顶端 4 或 5 裂至中部或中部以下，如为 5 裂，近轴裂片常较小；裂片线形或长圆状披针形，长 1~1.2cm，基部宽 2~3mm，常具 3 脉。花冠管状钟形，长 2.2~3cm，淡黄色，稀裂片带淡红色，干后常变蓝黑色，极稀不变色，在花丝着生处密生一圈长柔毛，顶端 5 裂，裂片近圆形或半圆形，长 6~8mm，宽 6~12mm，全缘，外面及边缘无毛，内面被稀疏柔毛。雄蕊 4 枚，花丝着生于距管基部 4~7mm 处，长 1.4~1.6cm，基部密被一小簇黄白色长柔毛，向上渐变无毛，花药长卵形，长 3~4mm，密被皱曲长柔毛，基部具小尖头。子房卵形，长 6~7mm，宽 3mm，侧膜胎座 2，花柱比花丝稍长，近无毛，柱头近球状。蒴果长卵球状或长圆状，长 1~1.5cm，直径约 1cm，具宿存的花柱基部。种

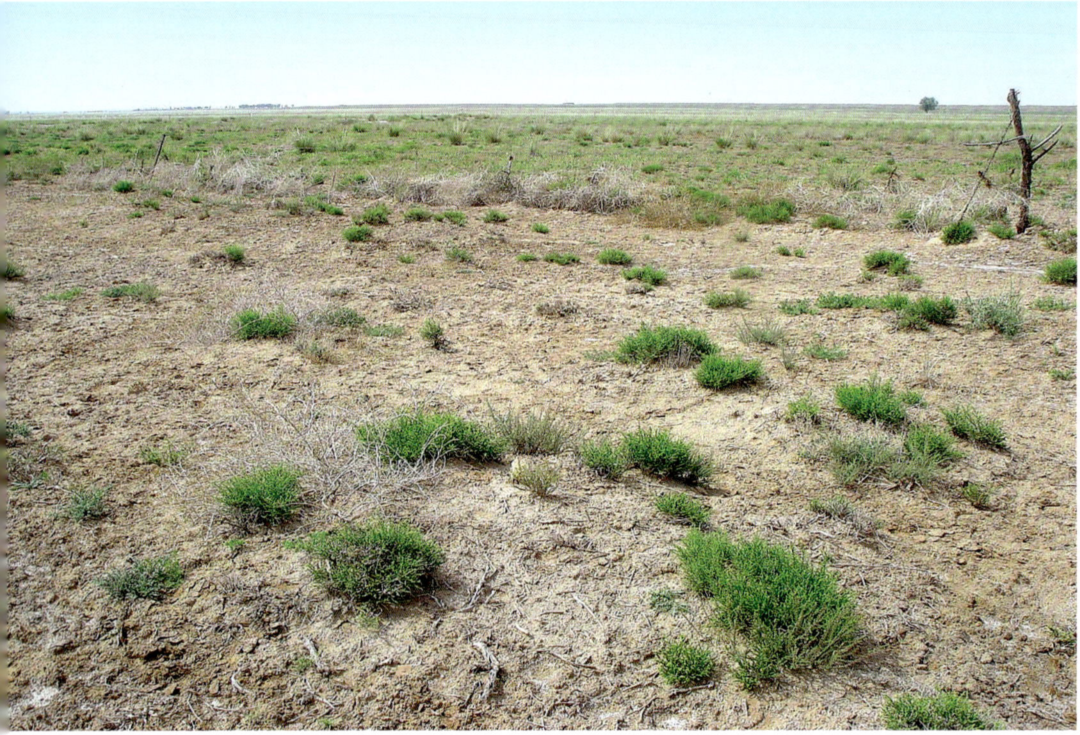

图 1.28　沙苁蓉的生态环境（红砂自然分布区）

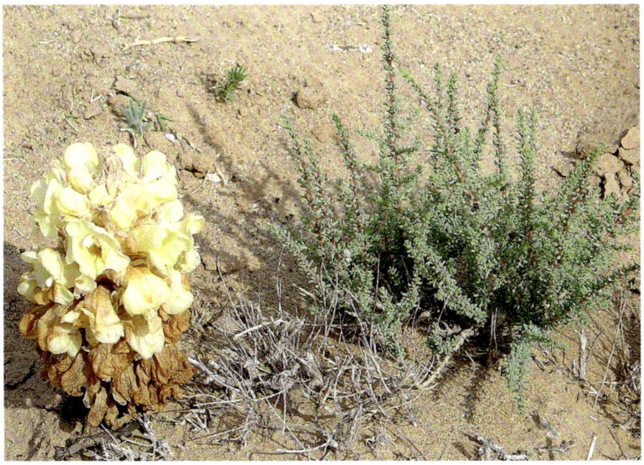

图 1.29　沙苁蓉与寄主红砂

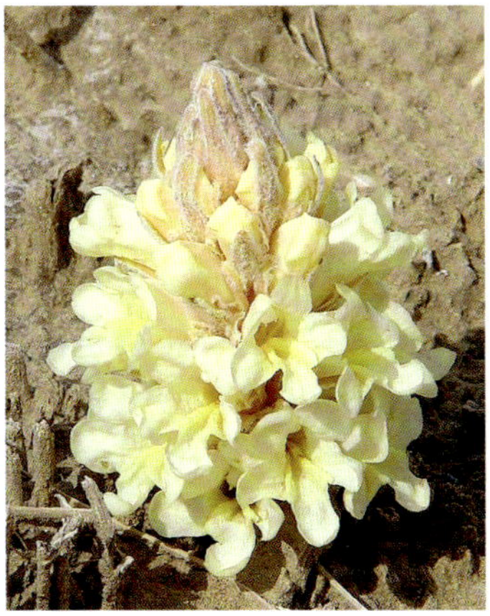

图 1.30　沙苁蓉花序

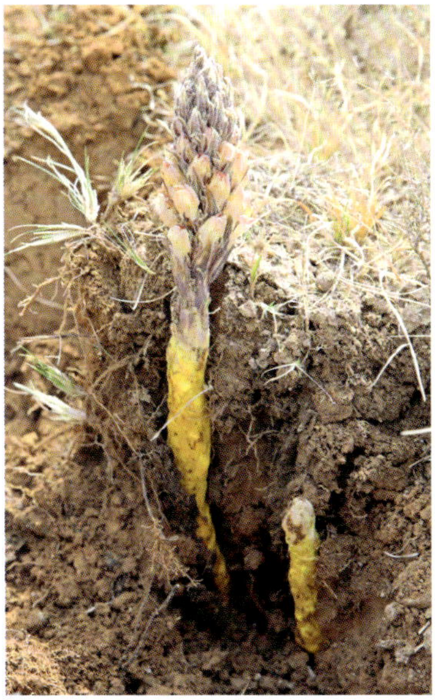

图 1.31　沙苁蓉生长状况（淡粉
红色花与肉质茎）

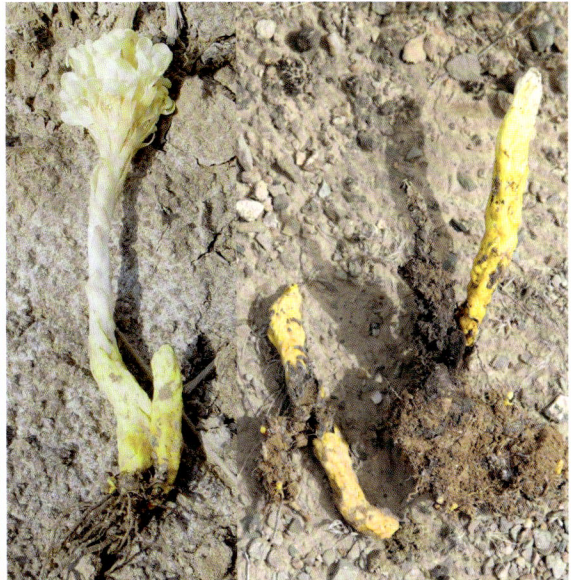

图 1.32　沙苁蓉植株（不定根和不定根上芽体）

子多数，长圆球状，长约 0.4mm，干后褐色，外面网状。花期 5~6 月，果期 6~8 月。

分布于内蒙古、宁夏、甘肃，常生于荒漠草原带及荒漠区的沙质地、砾石地或丘陵坡地，海拔 1000~2240m。文献记载[1]该种的寄主有红砂 *Reaumuria soongarica*（Pall.）Maxim.、珍珠柴 *Salsola passerina* Bunge、沙冬青 *Ammopiptanthus mongolicus*（Maxim.）Chng f.、藏锦鸡儿 *Caragana tibetica* Kom.、霸王 *Zygophyllum xanthoxylum*（Bunge）Maxim.、四合木 *Tetraena mongolica* Maxim.、绵刺 *Potaninia mongolica* Maxim. 等，但在长期的调查中发现该种的寄主只有红砂。

经长期的野外观察，发现文献报道的兰州肉苁蓉 *Cistanche lanzhouensis* Z. Y. Zhang[8]和宁夏肉苁蓉 *Cistanche ningxiaensis* D. Z Ma et J. A. Duan[9]实际上就是沙苁蓉，在此予以订正。

沙苁蓉在 20 世纪 90 年代从未有人采挖，在市场上也从未见过，但近年来发现甘肃、宁夏的老百姓大量采挖沙苁蓉，并在市场上发现不少沙苁蓉的商品，也有在盐生肉苁蓉中混入沙苁蓉。沙苁蓉的化学成分与其他三种肉苁蓉有明显的差别，相关的药效学试验也显示其基本没有作用，不能作为药用。此种情况需引起药监部门的重视，也应提醒购买者仔细辨别。

## 第三节　大漠奇葩数苁蓉

荒漠肉苁蓉和管花肉苁蓉为大型肉质根寄生植物，其营养生长都是在土壤下面，也就是说，它的肉质茎一直在地下生长，露出地面后才开花结果。荒漠肉苁蓉和管花肉苁蓉的花序高大，花朵大而鲜艳，五颜六色，非常漂亮。春夏之交，当走进茫茫沙漠，一片绿色梭梭林或红柳林出现在眼前，林间成片鲜花盛开的肉苁蓉，一定会让你感觉进入人间仙境；当用手挖开松软的沙土，底下一棵棵、一排排白白的肉苁蓉，一定会让你兴奋不已。肉苁蓉是真正的大漠奇葩。

## 🌾 春夏之交赏苁蓉

新疆于田县，古称"于阗"，是古丝绸之路上一颗璀璨的明珠。于田，南枕千山之祖——昆仑，北依死亡之海——塔克拉玛干沙漠，抬头翘首雪山连绵，回眸远眺黄沙不断；发源于昆仑山深处远古冰川的克里雅河，由南向北，穿过于田县城，一直流向塔克拉玛干沙漠中心，消失在茫茫沙漠之中。克里雅河流域分布着70多万亩自然胡杨林和130多万亩自然红柳林，不仅形成了于田县独具风格的自然风光，而且也寄生了大量的管花肉苁蓉，因此，于田县自古以来就是肉苁蓉的道地产区。

由于肉苁蓉野生资源的逐渐枯竭，1990年，北京大学的屠鹏飞博士来到于田县进行肉苁蓉资源调查，发现于田县管花肉苁蓉资源相对丰富，其寄主柽柳属植物易于栽培、生长旺盛，是一个很有发展前景的肉苁蓉优势资源。但是当时管花肉苁蓉没有收入《中国药典》，若销往内地如上海、江苏、浙江等省市，都作为假药销毁，这严重影响了新疆南疆地区管花肉苁蓉产业的发展。屠鹏飞在进行系统的本草考证证实管花肉苁蓉自古作为中药肉苁蓉使用的基础上，对管花肉苁蓉与当时药典收载的荒漠肉苁蓉进行了化学成分、药理作用等比较研究，发现两者化学成分和药理作用基本一致，而且管花肉苁蓉的有效成分苯乙醇苷类成分含量远远高于荒漠肉苁蓉。2003年，屠鹏飞向国家药典委员会提出将管花肉苁蓉作为肉苁蓉的基原之一收入《中国药典》，并起草了管花肉苁蓉的质量标准。2004年，国家药典委员会经过讨论，决定将管花肉苁蓉收入2005年版《中国药典》。自此，确定了管花肉苁蓉的药用问题，这对新疆南疆，尤其是当时已经决定将肉苁蓉作为农业三大支柱产业发展的和田地区，是一件非常重要的大事。得知此消息后，和田地区专门召开了新闻发布会，并授予屠鹏飞教授"和田地区科技特等奖"，这是和田地区第一次将此奖项授予和田以外的科技人员。

20世纪90年代以来，屠鹏飞教授及其团队分别以内蒙古阿拉善盟和新疆于田县为基地开展荒漠肉苁蓉和管花肉苁蓉的栽培技术研究和规模化栽培试验，在阐明肉苁蓉的寄生生物学基础上，建立了荒漠肉苁蓉和管花肉苁蓉的栽培技术体系，并进行技术推广。

在屠鹏飞教授的推动下，于田县从 2002 年开始大规模发展管花肉苁蓉的规范化种植，至今已种植红柳接种管花肉苁蓉 17 万亩。近年又引种了梭梭，接种荒漠肉苁蓉。由于于田县冬季气温较高，肉苁蓉一年四季生长，再加上于田县有规范化种植管花肉苁蓉的经验，荒漠肉苁蓉产量很高，发展很快，目前于田县已发展荒漠肉苁蓉 3 万亩。因此，于田县是我国肉苁蓉产区中唯一同时种植管花肉苁蓉和荒漠肉苁蓉的产区，也是肉苁蓉赏花的最佳之地。

于田县的荒漠肉苁蓉开花远比新疆北疆和内蒙古、甘肃等地早，每年 4 月初，荒漠肉苁蓉就开始陆续开花，一般 4 月 10 日至 15 日进入盛花期，4 月 20 日左右基本上进入果期。于田县的荒漠肉苁蓉都是规范化种植，行间距 4~5m，梭梭边上一行行鲜花盛开的荒漠肉苁蓉远远就能看见。这个时节进入梭梭林地，红色、紫红色、白色、黄色的肉苁蓉花序亭亭玉立，让你应接不暇，一阵阵芳香扑鼻而来，沁人心脾，勤劳的蜜蜂穿梭其间。此时此刻会彻底改变你对"死亡之海"的认识——大漠之中有仙境。

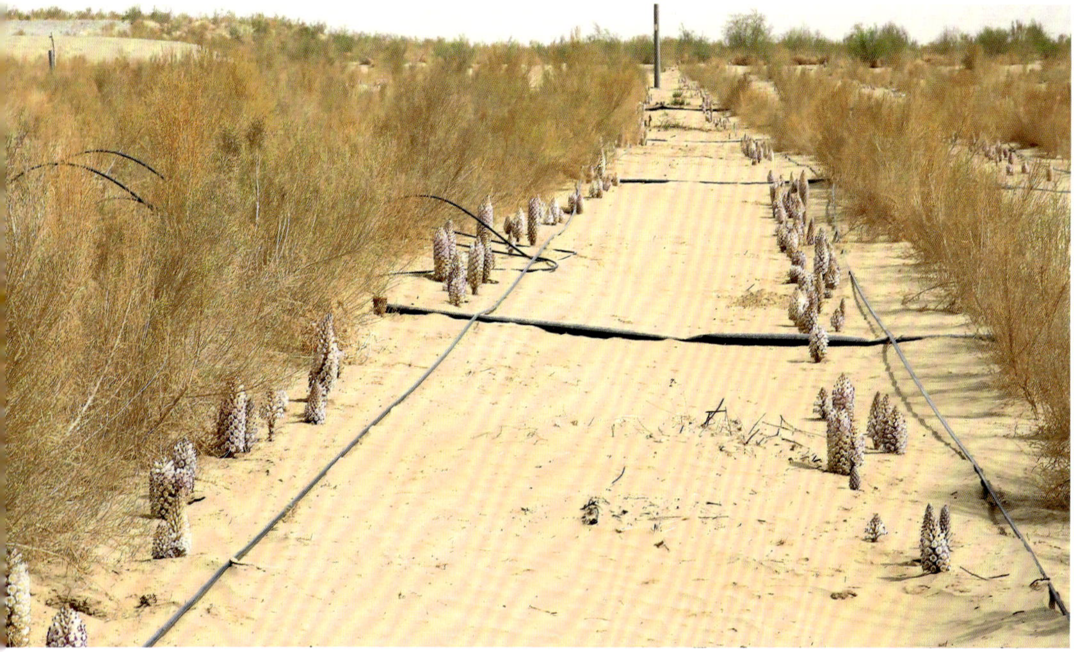

图 1.33　于田县栽培基地荒漠肉苁蓉开花的场景

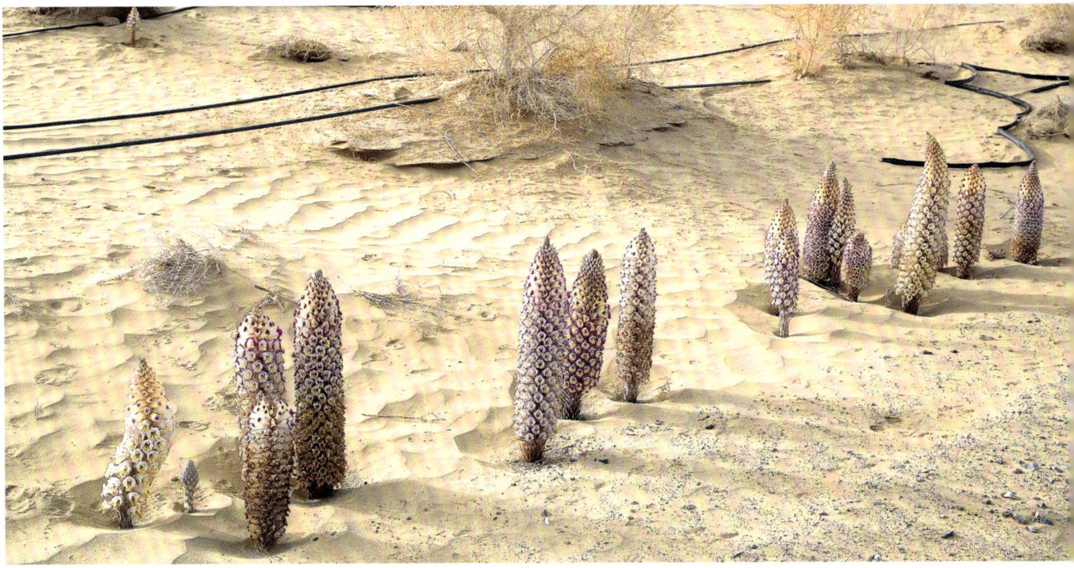

图 1.34　盛开的荒漠肉苁蓉花序

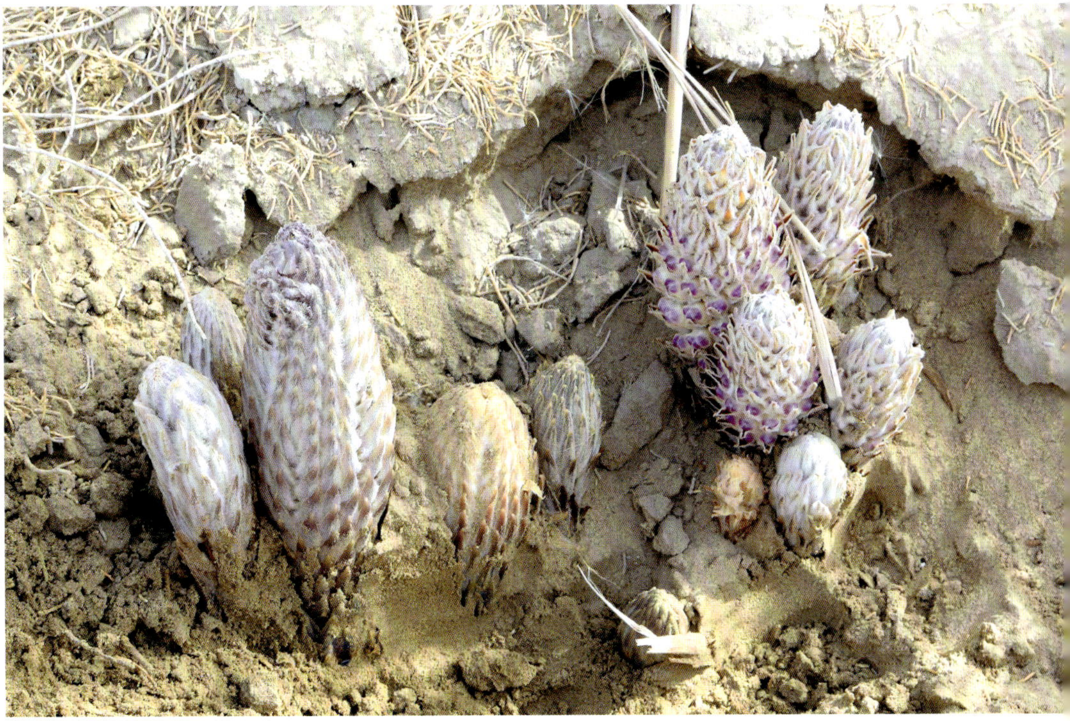

图 1.35　刚出土的荒漠肉苁蓉花序

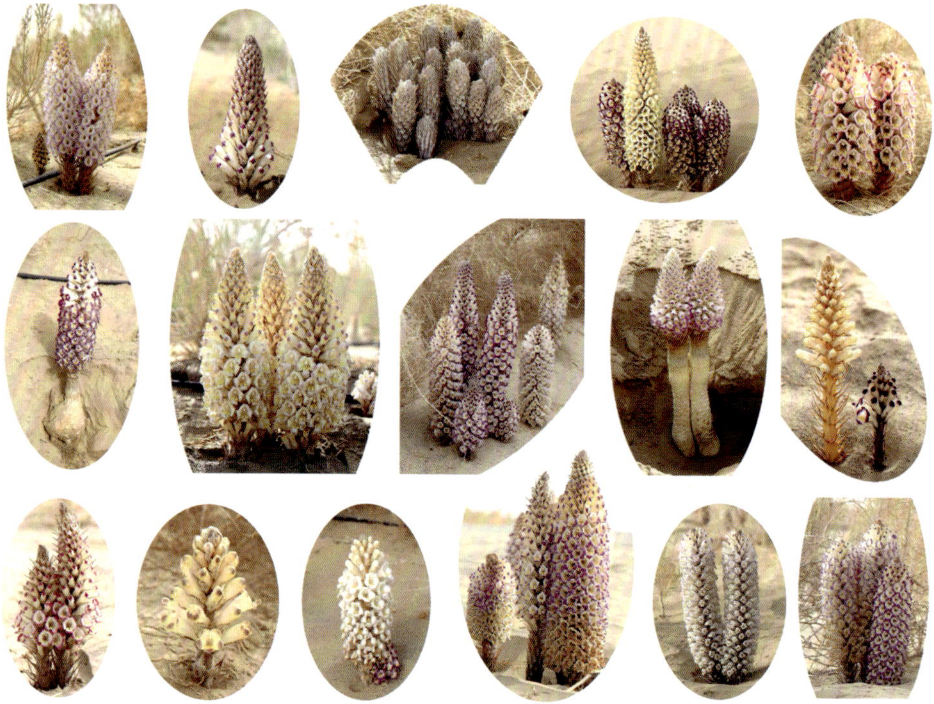

图 1.36 万紫千红苁蓉花——荒漠肉苁蓉

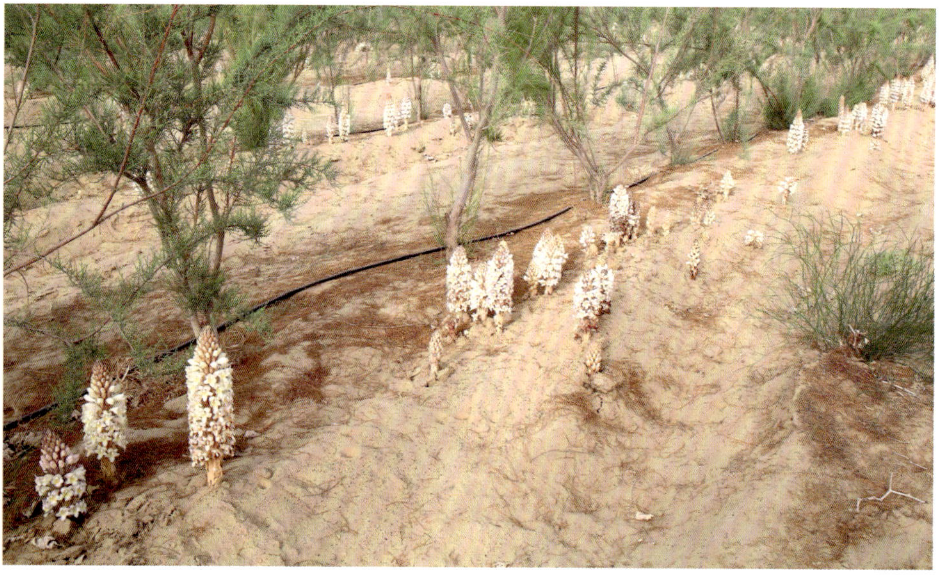

图 1.37 于田县栽培基地管花肉苁蓉开花的场景

五月的于田，公路两侧、大漠深处，遍地红柳花开，此时此刻，当你走进红柳林中，盛开的管花肉苁蓉映入眼帘。管花肉苁蓉的花期一般为每年4月下旬至5月中旬，盛花期为5月5日至10日，5月20日左右基本上进入果期。于田县管花肉苁蓉种植面积大，接种密度高，管理规范，花序高达1m多，再配上一望无际随风摇曳的红柳花，大有大漠胜江南的感觉。此情此景定能让你流连忘返。

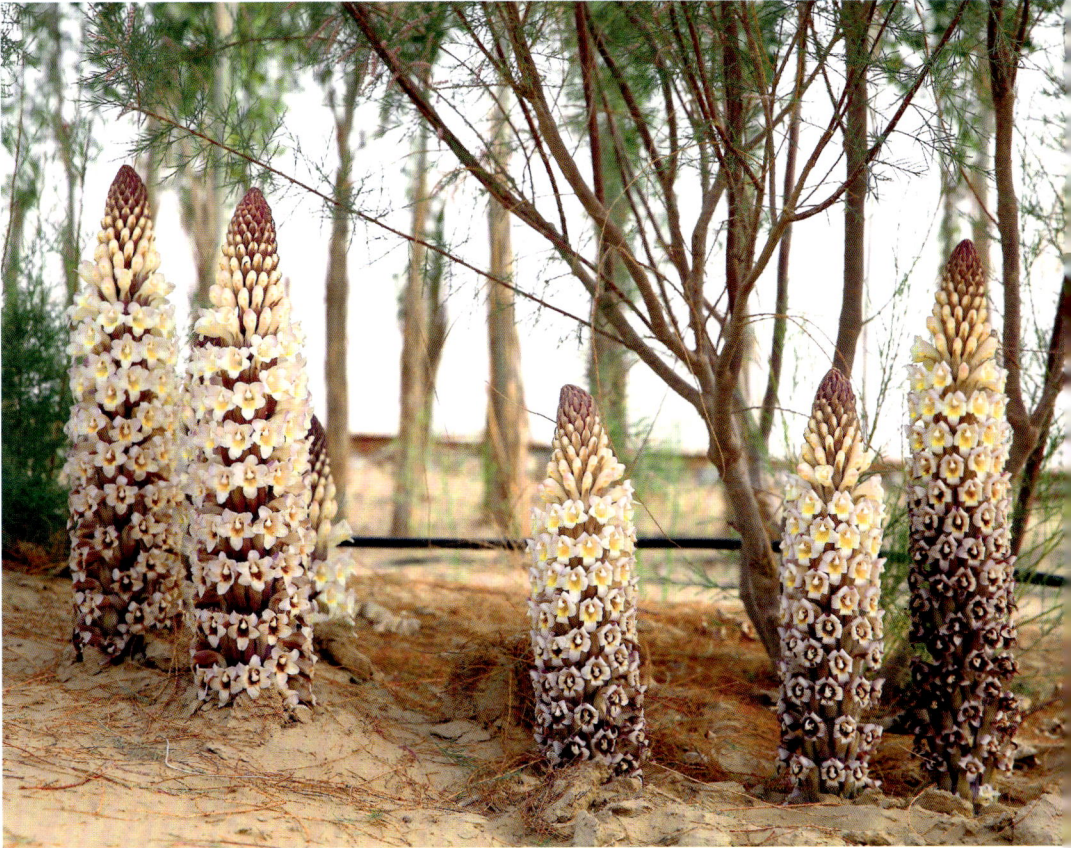

图1.38　盛开的管花肉苁蓉花序（1）

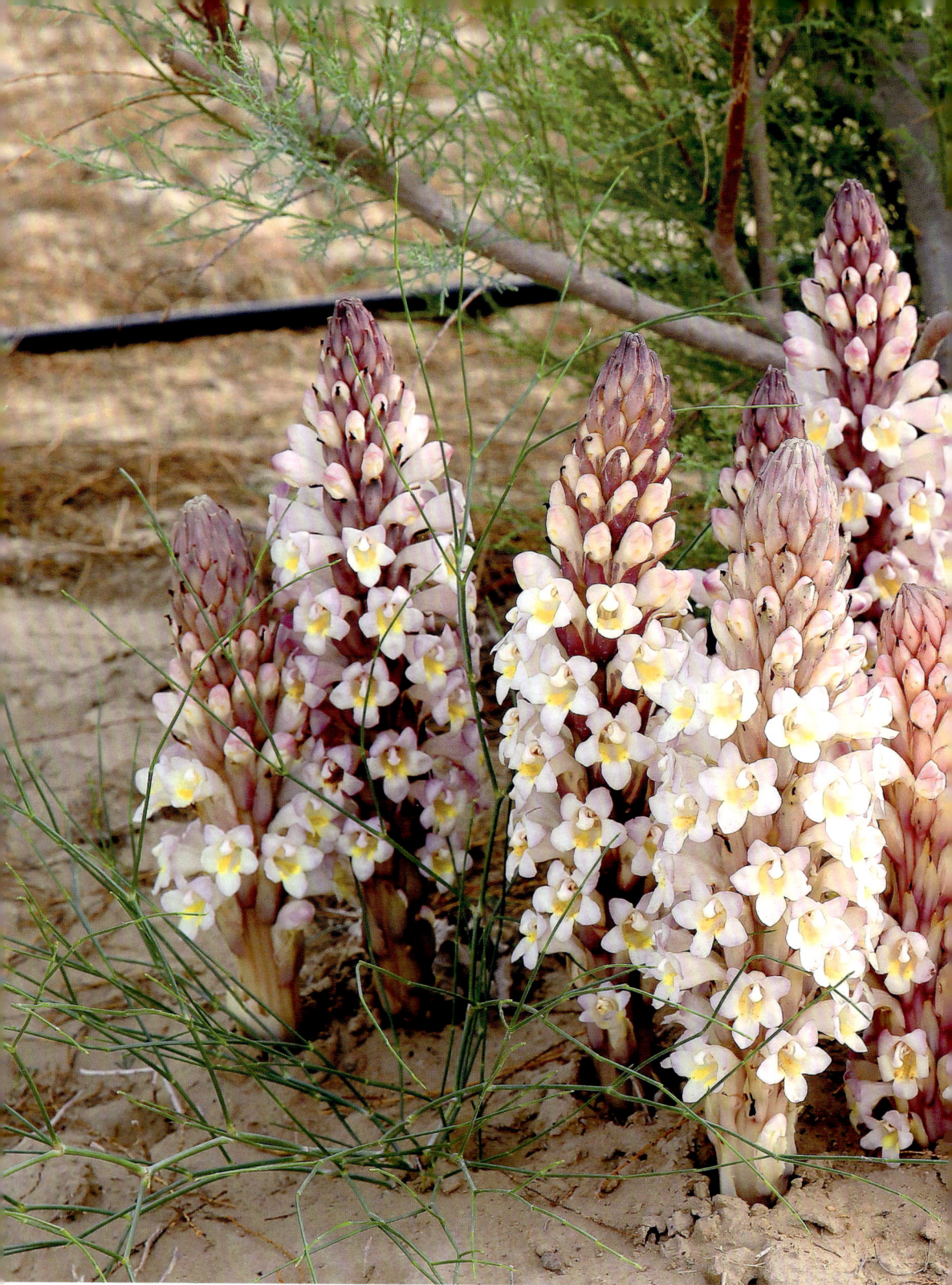

图 1.39　盛开的管花肉苁蓉花序（2）

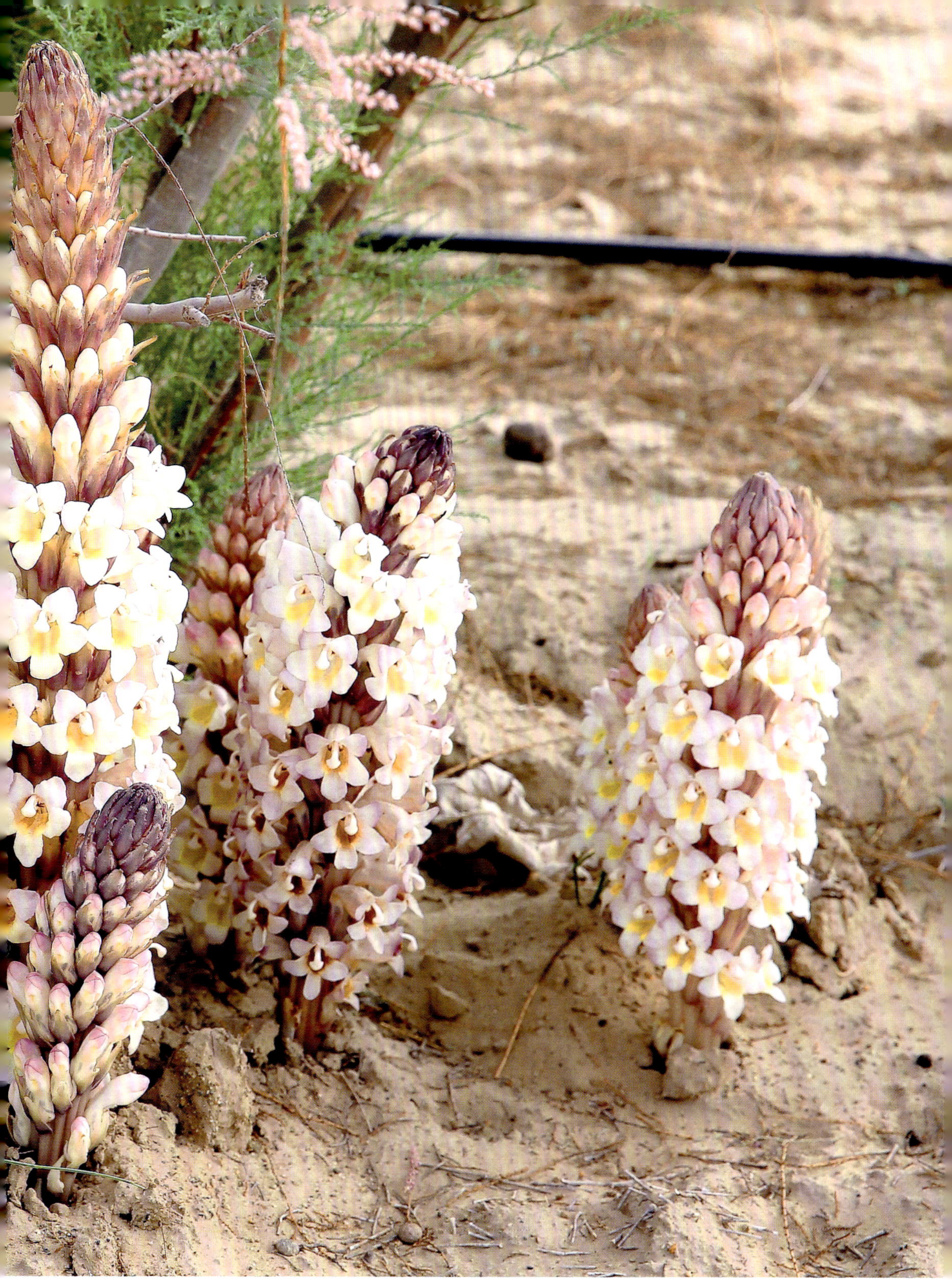

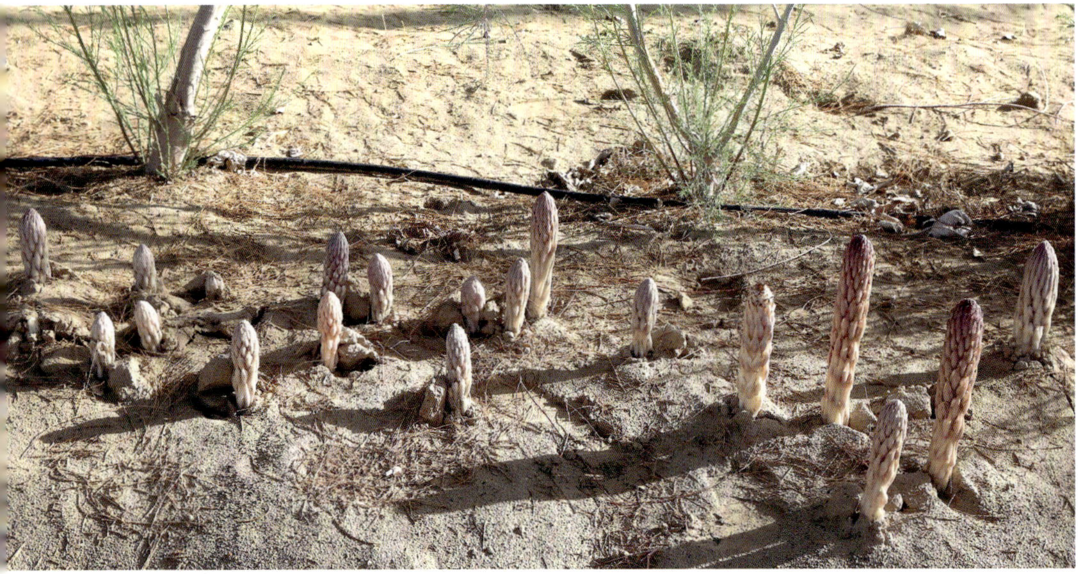

图 1.40　刚出土的管花肉苁蓉花序

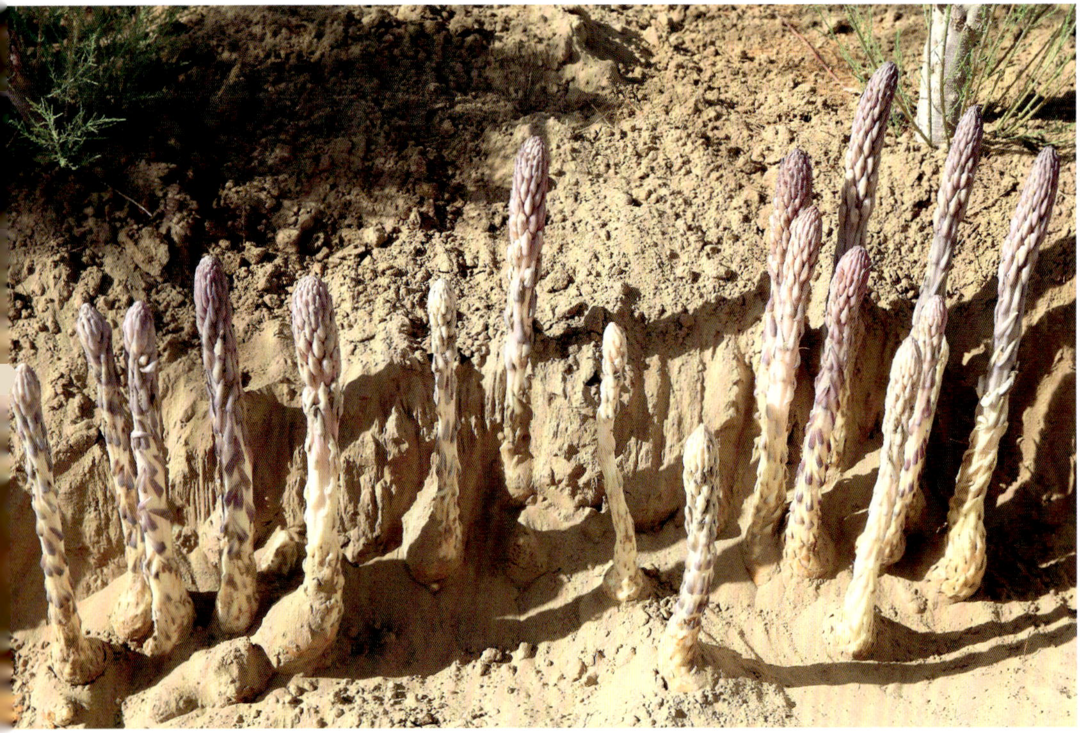

图 1.41　管花肉苁蓉植株

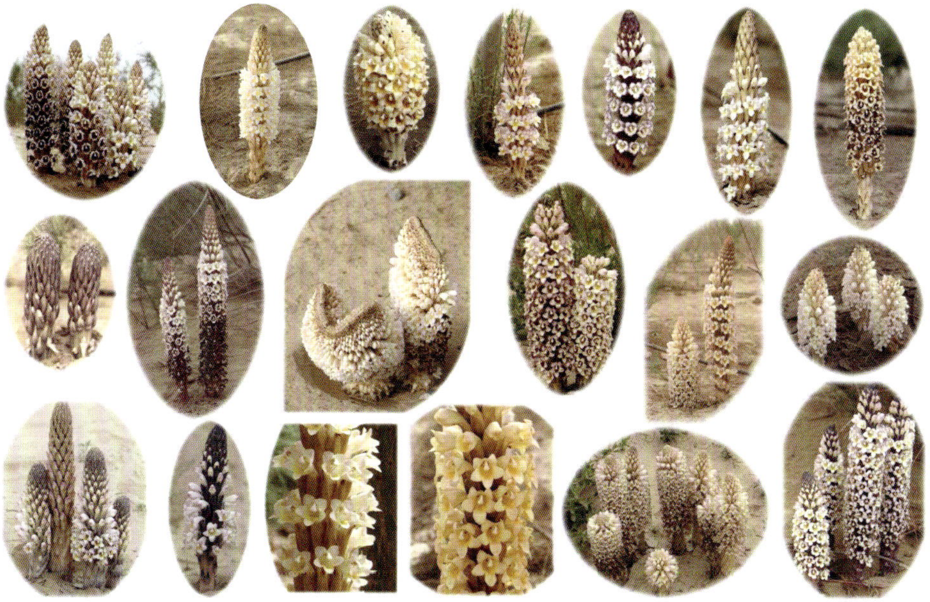

图 1.42　万紫千红苁蓉花——管花肉苁蓉

　　阿拉善盟位于内蒙古最西部，拥有巴丹吉林、腾格里、乌兰布和三大沙漠。这里不仅有中国最美丽的沙海，而且也是中药肉苁蓉著名的道地产区。这里分布着大面积的自然梭梭林，历史上面积最大的时候达到 1800 万亩，现在仍然有 1300 万亩，是 20 世纪 70 年代以前野生肉苁蓉产量最大的地区。由于长期的乱采滥挖，其野生资源锐减，同时也造成沙漠生态的严重破坏。从 20 世纪 90 年代开始，阿拉善人民为了保护绿色屏障、恢复沙漠生态、阻挡三大沙漠握手，全盟实施禁牧限牧，发展新型沙产业，人工种植了 500 多万亩梭梭林，并逐步开始接种肉苁蓉，打造可持续发展的新型沙漠生态产业。因此，阿拉善成为观赏肉苁蓉的一个必去地点。

　　阿拉善的肉苁蓉为荒漠肉苁蓉，一般花期在 4 月底至 5 月中旬，盛花期在 5 月 5 日至 15 日，5 月 20 日以后陆续进入果期。阿拉善的梭梭是按照沙漠治理模式进行种植，肉苁蓉接种也是一株梭梭接种一窝，所以肉苁蓉开花虽然没有新疆于田这么壮观，但其面积很大，加上周围一望无际起伏的沙浪，同样形成一道美丽的风景线。

　　到阿拉善看肉苁蓉，除了实地观赏，有两个地方是值得打卡的——阿拉善沙生植物园和阿拉善沙产业展览馆。

　　阿拉善沙生植物园位于阿拉善盟巴彦浩特镇，占地面积1321亩，是一个集沙生植物引种驯化、科学研究、试验示范、技术推广、科普教育和旅游观光等功能为一体的综合性园区。园区分为南北两个区域，北区占地面积534亩，始建于2012年，作为肉苁蓉的种质资源圃、高产稳产试验示范基地和优质种源生产基地，实现了肉苁蓉的资源保护、种质优选以及栽培技术的示范推广；南区占地面积787亩，始建于2015年，主要包括三大功能区：①荒漠植物种子库和种植圃，旨在实现阿拉善各类荒漠植物种质资源的收集和迁地保护；②阿拉善荒漠植物展示区，通过科学系统的方式展示荒漠区植物的分布特征、生物特性以及历史进程中人类与自然的互动过程，向社会大众全方位地普及荒漠化知识；③沙生资源植物科研示范区，对目前阿拉善准备和正在推广的十余种有市场需求的沙生植物进行种植试验，并总结种植技术规范。在这里不仅可以看到千奇百态的沙生植物，如果在5月初，还可以看到鲜花盛开的肉苁蓉。阿拉善作为荒漠肉苁蓉的传统产区和道地产区，"阿拉善肉苁蓉"于2012年获得了农业部的农产品地理标志和国家工商总局的地理标志证明商标称号，并于2013年获得了"中国肉苁蓉之乡"的称号。阿拉善盟政府为了推动阿拉善肉苁蓉品牌价值提升，发掘和发扬阿拉善肉苁蓉特色文化，促进阿拉善肉苁蓉产业快速发展，从2018年开始，每年五月初在阿拉善沙生植物园举办为期三天的阿拉善苁蓉文化节，主要活动内容包括"苁蓉王"评比大赛、苁蓉花观赏、苁蓉采挖体验、苁蓉产品展示交易会、拍卖会以及学术交流等活动。特别是"苁蓉王"评比大赛，汇聚了全盟当年采挖的大型、形态特异的肉苁蓉，有些长达2.5米，直径达数十厘米，有的形态像观音手、扇子、盘蛇等（图1.43和图1.44）。如果能亲临现场，一定会让您震撼！

　　阿拉善沙产业展览馆位于阿拉善盟巴彦浩特镇的阿拉善沙产业健康科技创业园内，展馆总建筑面积2800m²，主要面向公众介绍阿拉善盟的沙漠资源、沙生动植物资源以及阿拉善沙产业的发展现状。肉苁蓉产业作为阿拉善沙产业发展的核心产业，是展馆展示的重点。一方面通过实物标本和动画、视频等多媒体相结合的方式科学生动地展示了肉苁蓉从种子萌发、形成寄生、生长发育、开花结果的生命史，以及肉苁蓉的生长环境及其为了适应环境而进化的生存策略。另一方面全面系统地展示了肉苁蓉的药用价值和悠久历史，以及阿拉善从事肉苁蓉产业的相关企业情况和产品开发情况。在这里，可以看到琳琅满目的肉苁蓉相关产品，还可以体验肉苁蓉产品的保健功效。

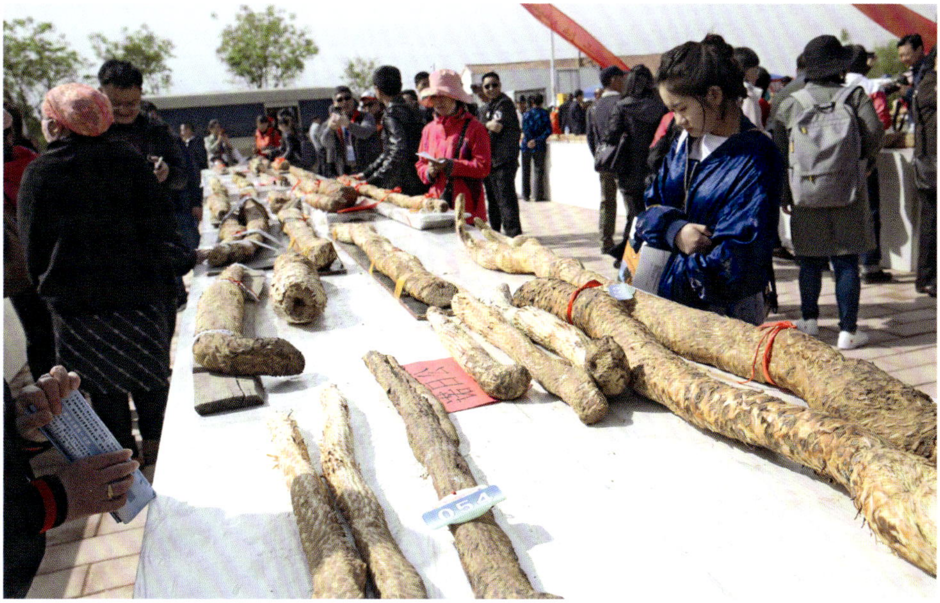

图 1.43　2019 年阿拉善肉苁蓉文化节 "肉苁蓉王" 评选现场

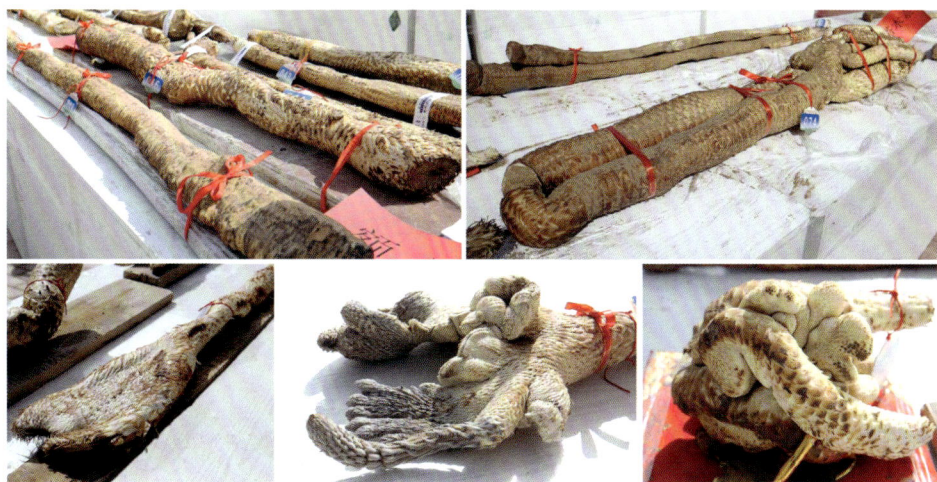

图 1.44　2019 年部分 "肉苁蓉王" 评选参选药材

## 🔥 深秋时节挖苁蓉

秋天是新疆于田最好的季节，气温宜人，晴空万里，很少有浮尘，特别是 10 月 10 日至 11 月 5 日的深秋，公路两侧挺拔极目的新疆杨防护林叶子变黄，随着微风沙沙摇曳，间或点缀着几颗金色胡杨；湿地中一望无际的金色芦苇，在侧光下黄中透红，中间点缀着一片片深红色红柳。一路上美景不断。顺着克里雅河一路奔向塔克拉玛干沙漠中心——神秘的达里雅布依，240 千米的路程，150 千米在完全无路的沙海中颠簸，沙漠冲浪的感觉时刻陪伴，沿途一望无际的沙海起伏，中间分布着大片金色胡杨；克里雅河在身旁静静地随意流淌，远远望去，如一条撕裂的银色飘带在金色沙海中飘荡；河两侧连绵不断的金色胡杨、芦苇与深红色的红柳，中间洒落着一群群白色的羊群，偶尔还能看到一群群懒洋洋的骆驼荡漾在芦苇丛中或胡杨林下；沿河而居的克里雅人，简朴的木架土房，独特的民族服饰和热情好客的性格，仿佛跨越到了史前社会。达里雅布依的胡杨是全国最漂亮的胡杨，这里的胡杨没有新疆轮台胡杨林公园这么成片，但是生长在大沙包之间的胡杨，久经沧桑，狂野苍劲，不管是枝茂叶盛的胡杨，还是枯死百年的胡杨，都有独特的景象，这里是摄影家的天堂。200 多千米的路程全是风景。

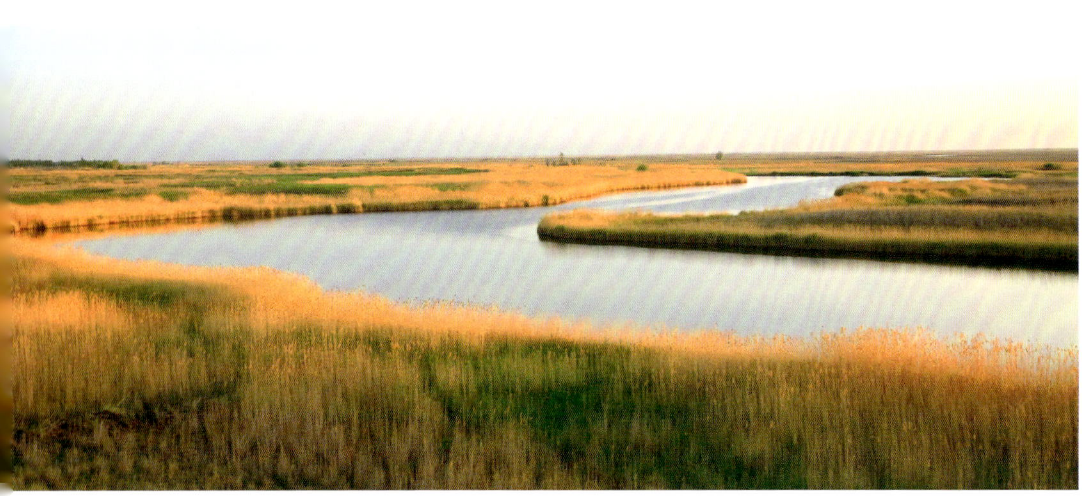

图 1.45　于田县龙湖晨色

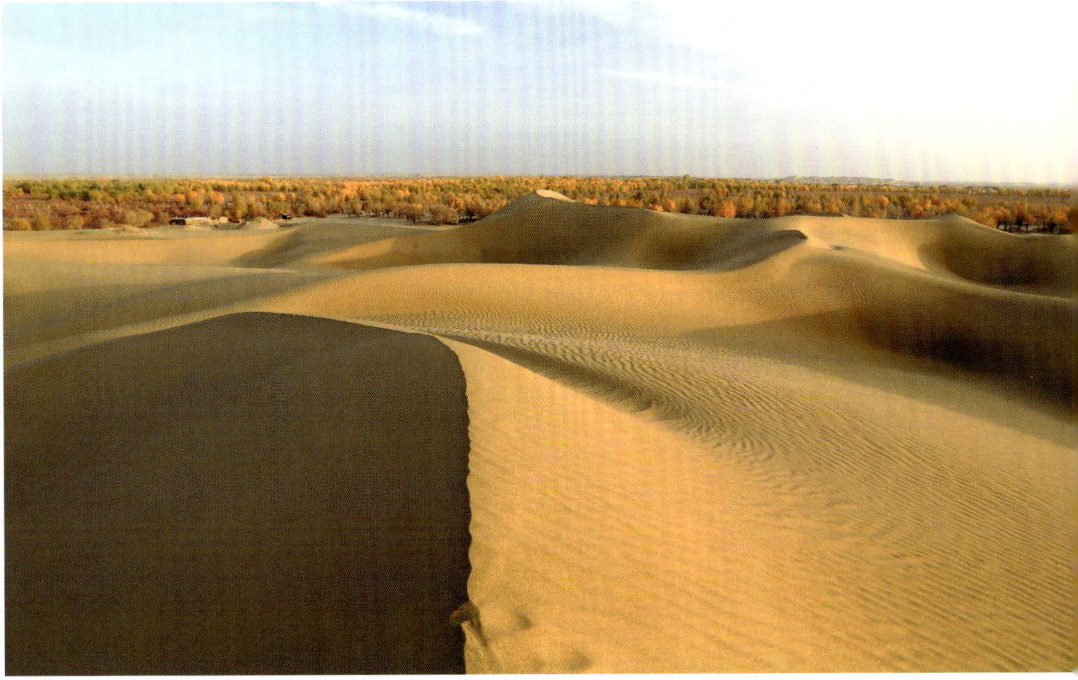

图 1.46　达里雅布依秋景

　　秋天正是于田肉苁蓉收获的季节。当你进入红柳林或梭梭林中，能看到一家家维吾尔族群众，老少出动，在地里采挖肉苁蓉。他们用铁锹在寄主边上铲开沙土，露出一排排白色的肉苁蓉，然后一个一个掰下来，收获的喜悦洋溢在脸上。如果感兴趣，甚至可以不用工具，直接用手就能扒出肉苁蓉。此时，到了维吾尔族百姓家中，家家门口和房顶上都晒着肉苁蓉，这也成为于田一道亮丽的风景线。到于田可别忘了，一定要尝一尝"沙漠人参"肉苁蓉，凉拌苁蓉丝、苁蓉炒肉片、苁蓉炖羊肉……不仅味道独特，而且补肾、通便、益智、助眠、保肝、抗疲劳，长途奔波的疲劳，一吃全消。

　　作为根寄生植物的肉苁蓉，它的肉质茎形状和寄生状态也是千姿百态，有如站立的神鹰、伸开的五指、合拢的佛掌、大串的玛瑙，更多的是像南方竹林下的冬笋，犹如一个个艺术品。每挖出一个，你都会感叹生物界的神奇。

　　金秋时节，你一定要去看看"万方乐奏有于阗"的地方，一定要亲自去挖挖肉苁蓉，品尝一顿苁蓉美餐。

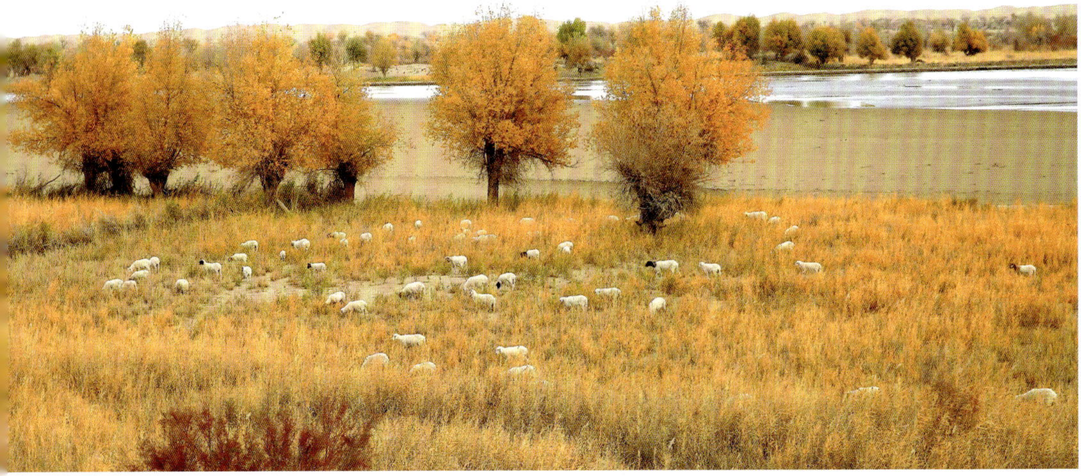

图 1.47 克里雅河秋色

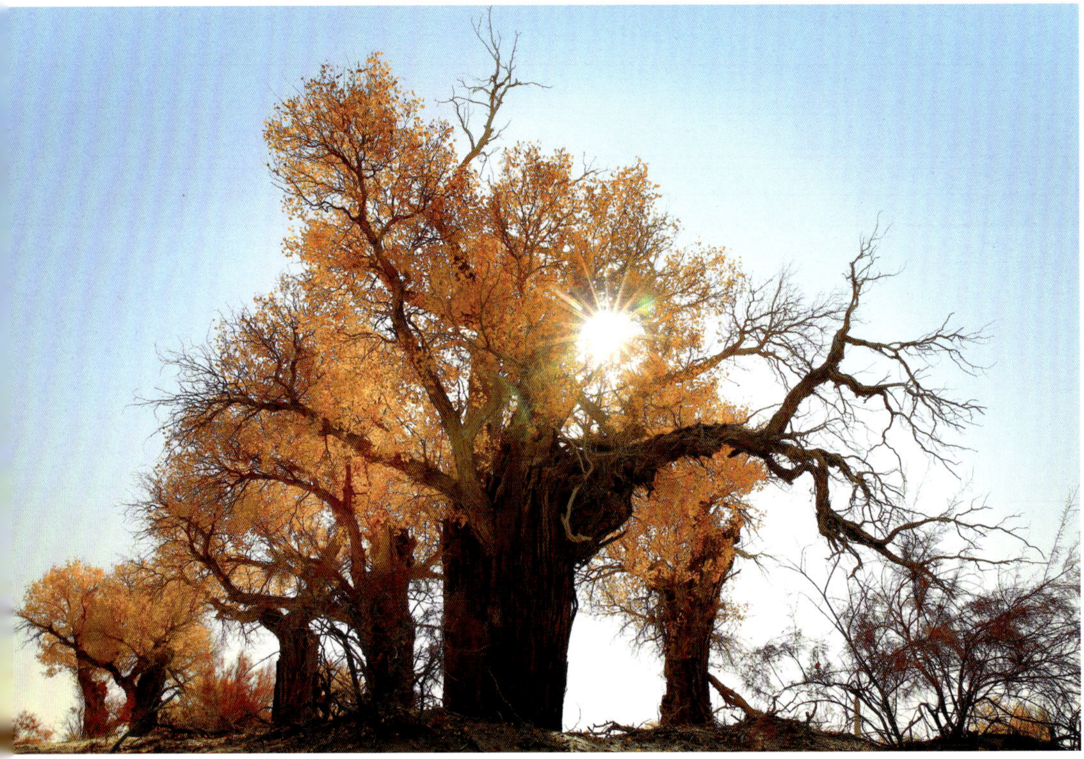

图 1.48 百年胡杨犹苍劲

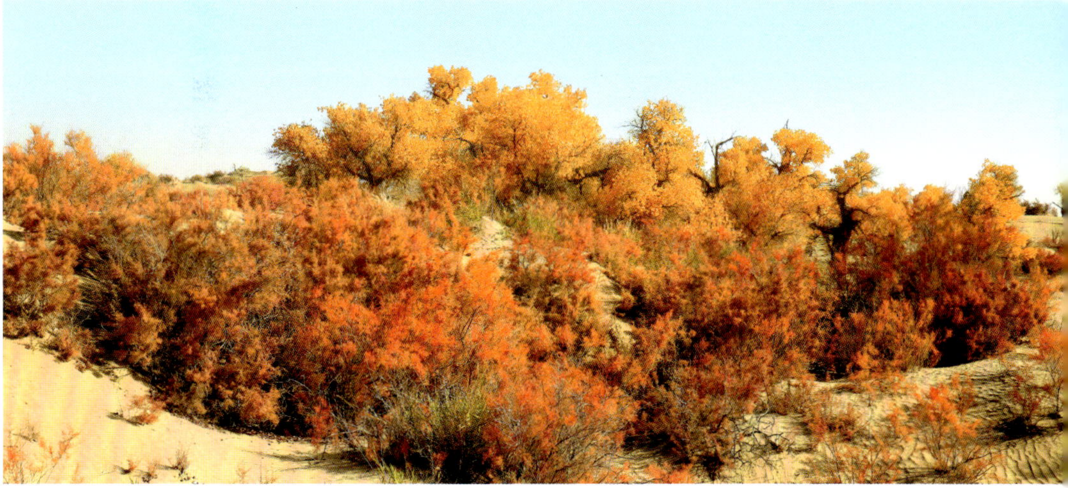

图 1.49　红柳胡杨相辉映

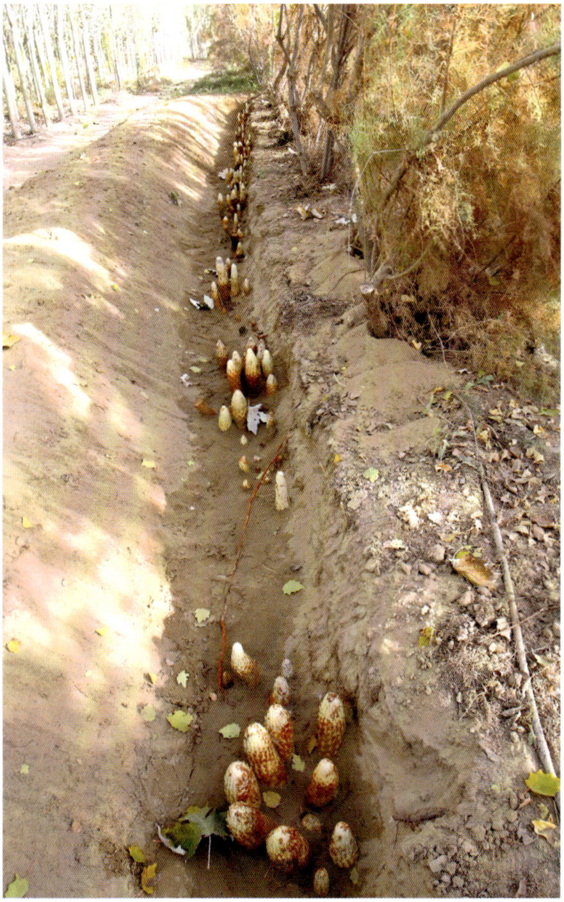

图 1.50　秋收时节，管花肉苁蓉的生长状况

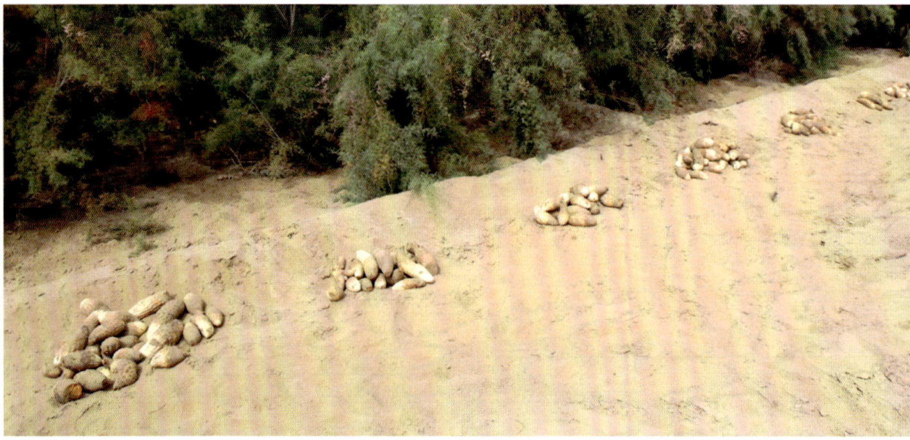

图 1.51 管花肉苁蓉秋收场景

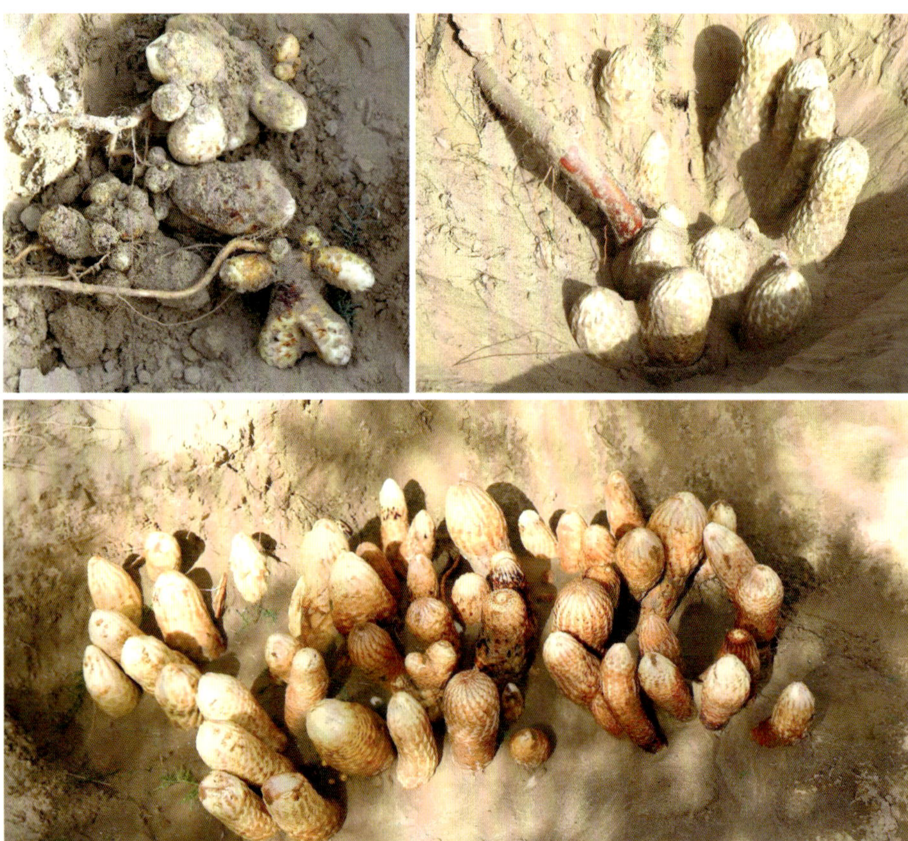

图 1.52 管花肉苁蓉寄生状况

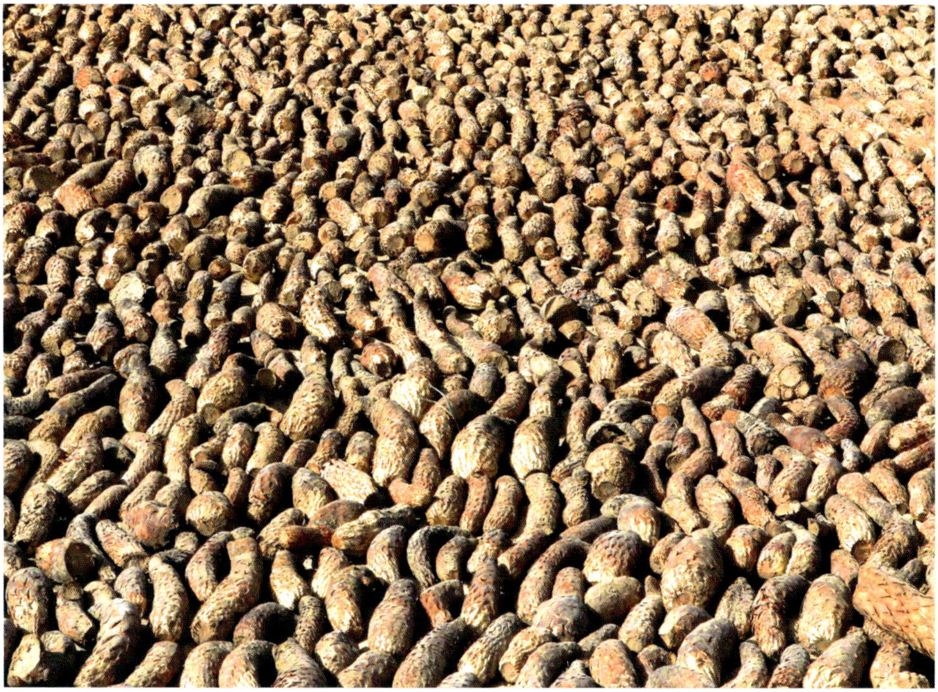

图 1.53　肉苁蓉药材晾晒场

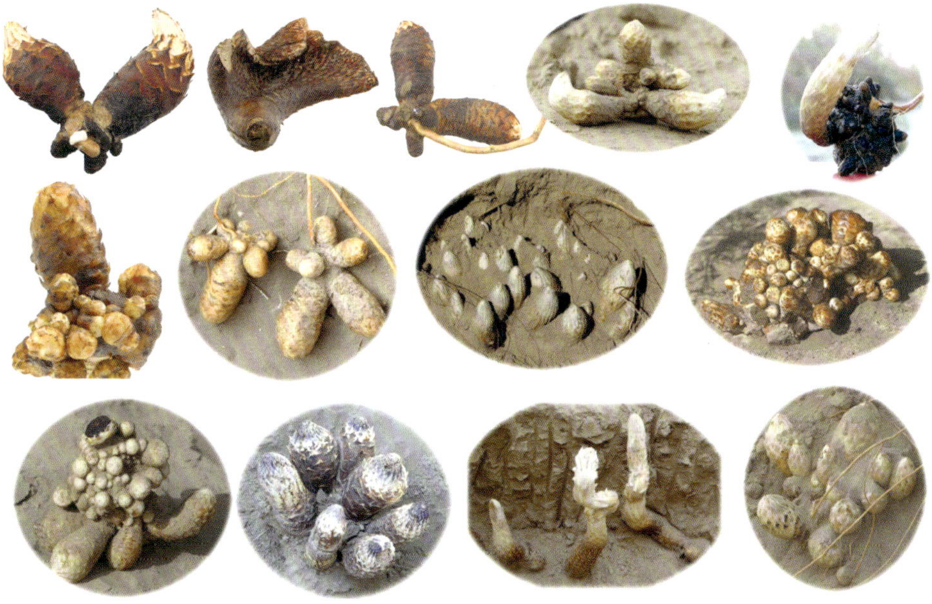

图 1.54　千姿百态赏寄生——管花肉苁蓉

# 参考文献

［1］中国科学院中国植物志编委会. 中国植物志［M］. 第 69 卷. 北京：科学出版社，1990：82-89.

［2］国家药典委员会. 中华人民共和国药典［S］. 2020 年版一部. 北京：中国医药科技出版社，2020：140-141.

［3］新疆维吾尔自治区卫生厅. 新疆维吾尔自治区药品标准［S］. 1987：3.

［4］内蒙古自治区卫生厅. 内蒙古中药材标准［S］. 1988：99.

［5］马琴，曹瑞. 内蒙古肉苁蓉属肉苁蓉一新变种——扇形肉苁蓉［J］. 西北植物学报，2011，31（3）：0639-0641.

［6］Fangming Wang a, Bingyu Zhuo b, Shuai Wang, et al. Atriplex canescens：A new host for Cistanche deserticola［J］. Heliyon, 2021, 7（6）: e07368.

［7］屠鹏飞，何燕萍，楼之岑. 宁夏产盐生肉苁蓉一新变种［J］. 植物研究，1994，14（1）：32-34.

［8］张志耘. 中国列当科的研究（一）［J］. 植物研究，1984，4（4）：111-119.

［9］马德滋，段金廒. 宁夏肉苁蓉属一新种［J］. 西北植物学报，1993，13（1）：75-76.

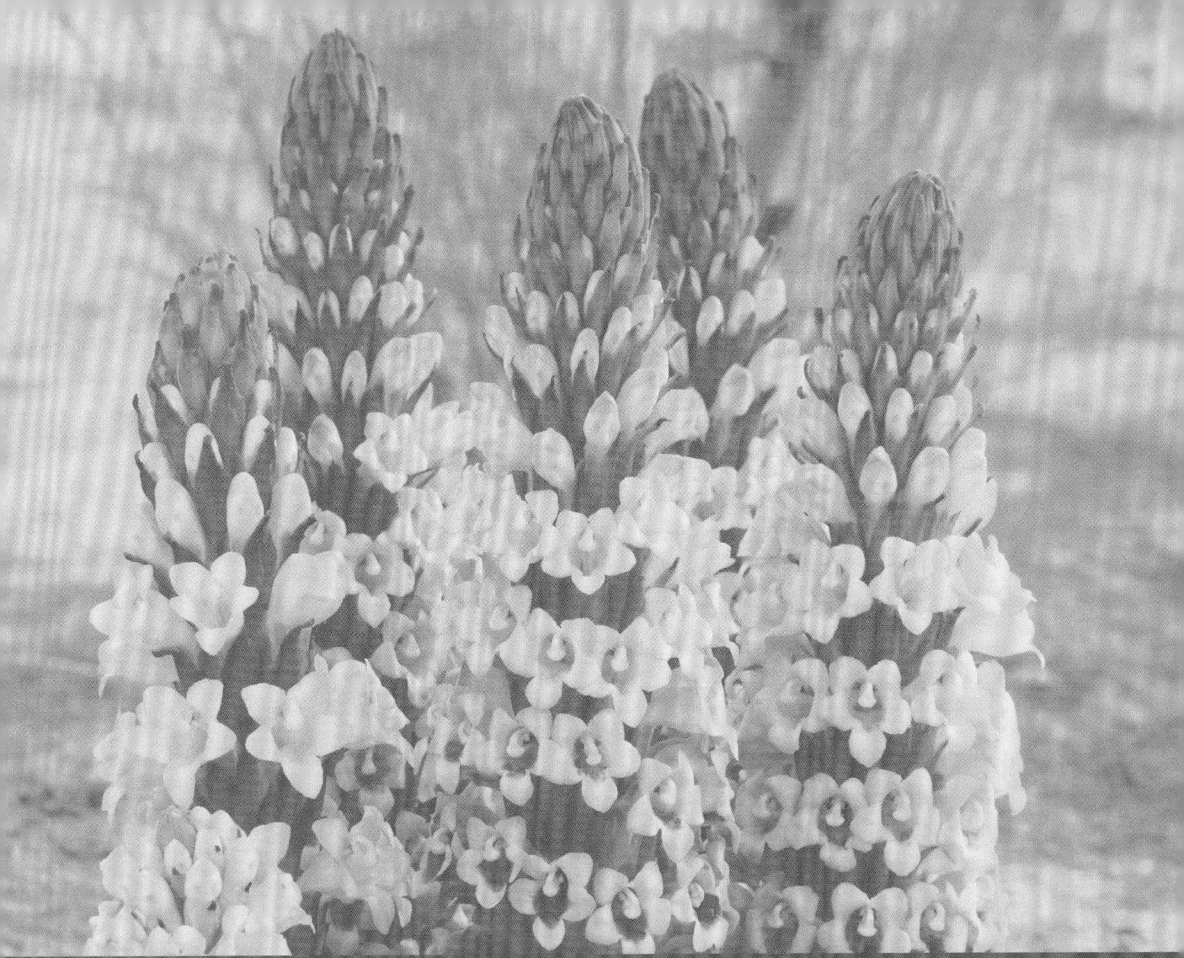

# 第二章 历代本草论苁蓉

　　中医药是中华民族的伟大创造，为中华民族的繁荣昌盛作出了巨大贡献。我国幅员辽阔，地理条件复杂，气候差别大，由此孕育了丰富的生物资源，为中医药的发展提供了保障。但中药作为自然资源，由于受地域、自然环境、各地区和民族用药习惯以及古代交通的限制，特别是早期不断发生的战争，在五千年中华民族的发展史上，中药的来源和产地不断发生着变化，同名异物、同物异名现象非常严重，甚至不同科属的生物作为同一中药使用。如现在大家熟知人参 *Panax ginseng* C. A. Mey. 的产地在东北三省，但在越国大夫范蠡所著的《计然》一书中描述"人参出上党，状类人形者善。"《名医别录》描述人参"生上党山谷及辽东。"[1]秦汉时期的上党在什么地方？上党就是"上党郡"，隋代改为"潞州"，现在山西省长治市所辖区域即是上党郡的主要区域。由于上党人参资源枯竭，当地人用另外一种根形类似人参的植物的根冒充人参，即后来成为另外一种中药的党参 *Codonopsis pilosula*（Franch.）Nannf.。[2]现在"上党"不再有人参，只有党参，而且以"潞州"所产党参为地道药材，即"潞党参"。再如，常用滋阴清肺中药沙参，在明代以前历代本草记载的沙参没有南北之分，其来源是指现在的桔梗科沙参属 *Adenophora* 植物。清代的《本经逢原》首次出现"沙参有南北二种"，《本草从新》首次把南沙参和北沙参单列，但根据其形状描述"体虚无心"，仍然指沙参属植物。后人将沿海分布的伞形科植物珊瑚菜 *Glehnia littoralis* Fr. Schmidt ex Miq. 的根（因主产地为山东莱阳，当地称为"莱阳参"）作为北沙参使用，推测可能为明清时期将沙参、莱阳参、桔梗等形似人参的植物根加工后冒充人参使用，在冒充人参过程中发生混乱。[3]而如今，河北安国、内蒙古赤峰等没有珊瑚菜自然分布的地区却成为"北沙参"的主产地和"地道产地"。

　　中药本草考证就是对历代本草记载的中药的名称、基原（植物、动物和矿物的种类）、药用部位、采收和加工方法、炮制方法、产地、功能主治等进行系统的考证，结合植（动）物和矿物的自然分布、产地调研等信息，厘清中药的历史演变及其脉络，提出去伪存真的合理见解，达到正本清源的目的，是中药临床疗效和安全性的源头保障，对中医药事业和中药产业的发展具有重要的作用。

　　肉苁蓉作为常用中药最早记载于距今约 2000 年的汉代本草著作《神

农本草经》[4]，此后历代本草著作、现代中药材相关专著都对其进行了记载。肉苁蓉属植物自然分布于中国的西北地区，尤其是内蒙古、甘肃、新疆等省区的沙漠、荒漠地区，这些地区在历史上战争不断，唐代以前常易"旗帜"，多数时间属于西羌、匈奴、西域诸国、突厥、回鹘等所有。由于地理位置的限制，加上连年战争，古代的医药学家很难目睹肉苁蓉的原植物和生长状况，所以古本草多"言是野马精落地所生"，这种据传言得来的信息未必可靠。即使在交通发达的今天，很多研究肉苁蓉的学者也未见过自然生长的肉苁蓉属植物。因此，肉苁蓉在历代使用和本草记载，包括名称、来源、产地和临床应用等，都非常混乱，甚至产生了多种伪品和代用品。本章详细梳理了肉苁蓉的名称、基原、产地、加工和炮制、功能主治等，让大家了解"大漠仙草"的前世今生。

# 第一节　药名趣谈识苁蓉

　　中医药历史悠久，加之我国地域辽阔，语言文化差异较大，因此，在漫漫历史长河中，每一种常用中药都演绎出了无数个名字，而每一个名字都有其文化内涵或历史背景，这也是中医药文化的重要组成部分。肉苁蓉就是拥有众多名称的中药之一。

　　纵观历代本草、现代文献以及肉苁蓉各主产区老百姓的叫法，肉苁蓉的异名很多，主要异名有：肉松容、肉松蓉、黑司命、肉丛蓉、肉纵蓉、地精、马足、马芝、苁蓉、花苁蓉、大云（芸）、寸云（芸）、秋苁蓉（秋大芸）、春苁蓉（春大芸）、盐苁蓉或咸苁蓉（盐大芸或咸大芸）、淡苁蓉（淡大芸）、甜肉苁蓉、甜苁蓉（甜大芸）、软苁蓉（软大芸）、硬苁蓉（硬大芸）、柴肉苁蓉（柴大芸）等。本节详细介绍肉苁蓉的名称、起源和含义。

## 🗻 肉苁蓉、苁蓉和肉纵容

　　"肉苁蓉"这个名称最早出现在《神农本草经》[4]，此后历代本草都将其作为该药材的正名并沿用至今。李时珍对此解释为"此物补而不峻，故有从容之号。从容，和缓之貌。"[5]他认为"肉苁蓉"的名称源自其功效特点"补而不峻"。倪朱谟的"肉苁蓉……此乃平补之剂，温而不热，补而不峻，暖而不燥，滑而不泄，故有从容之名"[6]，进一步解释了肉苁蓉这个名称。肉苁蓉尽管是补药，但属于温补之品，所以有"从容"的名号，加上陶弘景称其"生时似肉"[4]，又是草本植物，故名"肉苁蓉"。

"苁蓉"为"肉苁蓉"的简称，多部本草在肉苁蓉品种后面的叙述中，都采用"苁蓉"的名称。如《本草拾遗》在肉苁蓉功效描述中记载"苁蓉、鳝鱼为末，黄精酒丸服之，力可十倍"[4]；《汤液本草》在肉苁蓉性味描述中记载"苁蓉气温，味甘、咸、酸，无毒"[7]。

"肉纵容"最早见于日本医学家丹波康赖编撰的《本草和名》[8]和《医心方》[9]，且以正名出现。此后，日本本草学家森立之在《本草经考注》[10]中，也将"肉纵容"作为肉苁蓉的正名。我国学者马继兴等在《神农本草经辑注》[8]中也注意到日本医籍的这一名称，但对其为什么使用"肉纵容"尚无法深究，猜测有可能是古代的繁体字"從"与"縱"很难辨别，书稿又都是毛笔书写的，容易混淆。

## 🔺 肉松容和肉松蓉

"肉松容"一名最早见于《吴普本草》[4]，作为肉苁蓉的异名出现。"肉松蓉"是历代不同的本草著作对吴普"肉松容"的不同的写法。《本草原始》对该名的解释为"皮如松，稍有鳞甲，形柔软如肉，故吴普名肉松蓉"[11]。因此，"肉松容"之名主要是根据肉苁蓉药材质地如肉，外表密布鳞叶、形如干燥的松树果而得名，取"该药材肉质，且具有松果的容貌"之意。这也为肉苁蓉的基原考证提供了非常形象的性状描述。《本草图经》在肉苁蓉性状描述中记载："肉苁蓉……皮如松子鳞甲，根长尺余。"[12]《本草衍义》对《本草图经》的描述进行了补充，"肉苁蓉：《图经》以谓皮如松子，有鳞。子字当为壳，于义为允。"[13]

## 🔺 黑司命

"黑司命"作为肉苁蓉的异名最早见于唐代侯宁极的《药谱》,《本草纲目》[5]误注出处为《吴普本草》。《医宗必读·本草征要》肉苁蓉项下有记载,"温而不热,补而不骤。故有从容之名。别名黑司命,亦多其功力之意云。"[14]《本草崇原》记载"肉苁蓉,乃野马之精入于土中而生……马属午畜,以少阴为正化,子水为对化,故名黑司命"。[15]其意为肉苁蓉为野马的精液流入土中所生,根据运气学说,在干支、五行中,马属"午、火",其对应者为"子、水",其色为黑,故名"黑司命"。据此推演,"黑司命"可能是古人根据肉苁蓉专补命门肾水,结合其干燥药材呈黑色(古代多为盐湖腌制的药材)而得名。

## 🔺 地精

"地精"之名最早见于《石药尔雅》[16]。古代将药用部位生长于地下、具有很强滋补功效的药材称为"地精",有"地下的精灵""大地的灵气"之意,如人参和何首乌都有异名叫"地精"。说明肉苁蓉自古以来就被认为是"名贵药材,滋补佳品"。

## 🔺 马足和马芝

"马足"和"马芝"都最早见于《宝庆本草折衷》[17],"肉苁蓉验方用者,名马足。续说云:……旧说马有遗沥堕地,苁蓉感其气而生,故又号马芝,宜其力能补壮也。"主要源于肉苁蓉分布区在古代野马较多,旧有传说肉苁蓉是"野马遗沥堕地",苁蓉感应野马遗沥之气而生。这里的"马芝"道出了肉苁蓉寄生植物的特性,说明古人隐约意识到肉苁蓉与一般的高等植物不同,认为它是与灵芝相似的真菌类植物,实际上现代社会也有很多人认为肉苁蓉是个菌类。

## 🗻 花苁蓉

"花苁蓉"见于《嘉祐本草》肉苁蓉项下引《日华子》云:"又有花苁蓉,即是春抽苗者,力较微耳。"[4]指出"花苁蓉"就是肉苁蓉春天抽薹开花后的药材,功效比较差。这说明古人很早就认识到肉苁蓉作为药材,不能开花后采收,这与现代肉苁蓉的采收和药效学研究的结果完全一致。《本草原始》在草苁蓉项下谓:"日华子名花苁蓉,俗呼紫花地丁"。[11]此处所说的"花苁蓉"与《日华子》所云"花苁蓉"恐怕并非一物。

## 🗻 大云(芸)和寸云(芸)

"大芸"和"寸芸"这两个肉苁蓉的异名,对于中药材行业的从业人员和肉苁蓉主产地内蒙古阿拉善盟、新疆和田和吐鲁番等地区的人来说,都是很熟悉的名称,当地有些人甚至不知道肉苁蓉是什么,却知道"大芸"是什么。"大芸"和"寸芸"在古代本草著作中未见记载,但在现代的多部中药材专著中作为肉苁蓉的异名记载[18-20]。关于这两个异名还有一个鲜为人知的故事。1990年10月,屠鹏飞博士在内蒙古阿拉善盟调研肉苁蓉时,向当地医药公司一位收购肉苁蓉的老人请教为什么称肉苁蓉为"大芸",医药公司的人说,以前山西是全国药材的集散地之一,在内蒙古收购药材的多数是山西人,山西人的口音叫"苁蓉"为"cunying"。由于过去繁体字"蓯蓉"比较难写,从事药材生意的很多人文化程度不高,就在包药材的麻包或草纸包上按山西口音写上与之谐音的简化字"寸云"。但是苁蓉以大为好,有人觉得"寸"字不好,又改称"大寸云"或"大云"。有点文化的人,觉得肉苁蓉是草本中药材,用"云"不合适,应改用"芸",于是又出现了"大芸"和"寸芸"。说的人多了,这2个错别字的名称就成了肉苁蓉的异名。实际上,类似情况在全国几大药材市场很普遍,很多包装药材和饮片的麻袋上写的名称是白字,大家都见怪不怪了。

## ▲ 春苁蓉（春大芸）和秋苁蓉（秋大芸）

肉苁蓉一年采收 2 次，一般在春末夏初（根据各地气候而定）肉苁蓉未出土或刚出土时采收，称为"春苁蓉"或"春大芸"；或在秋天冻土之前采收，称为"秋苁蓉"或"秋大芸"。在 2010 年前，肉苁蓉主要依靠野生资源，野生肉苁蓉春天会"拱土"或露土，容易看见；秋天长在沙土下面，除少数会"拱土"出现裂隙或土包外，很难发现，因此，野生肉苁蓉主要在春天采收。2010 年后，随着肉苁蓉的大面积人工种植，因秋天采收的肉苁蓉的质量明显优于春天，目前"秋苁蓉"的产量高于"春苁蓉"。

## ▲ 盐苁蓉（盐大芸）、咸苁蓉（咸大芸）和淡苁蓉（淡大芸）

肉苁蓉含水量很高，很难晒干。《本草图经》有记载，"肉苁蓉……三月、四月掘根，切取中央好者三四寸，绳穿阴干。八月始好。"[12]现代春天采收的肉苁蓉一般置石砾滩或戈壁滩上晾晒，2~3 个月后基本上干燥；秋天采收的肉苁蓉一般晾晒到第二年的 3 月份才能基本干燥，进入霜冻期后不能放在户外，否则会冻烂掉。为防止肉苁蓉发霉变质，过去秋天采收的肉苁蓉都是直接浸泡在盐湖中（肉苁蓉的分布区都是盐碱严重的地区，附近一般都有盐湖），待第二年 5 月再从盐湖中捞出，晒干，有些甚至在盐湖中浸泡 2~3 年。这样加工的肉苁蓉颜色一般呈灰黑色，表面有一层白白的盐结晶，这类肉苁蓉称为"盐苁蓉（盐大芸）"或"咸苁蓉（咸大芸）"。20世纪 70 年代后，肉苁蓉的资源逐渐减少，肉苁蓉逐渐成为贵重药材，加之加工条件和交通改善，肉苁蓉才不再浸泡在盐湖中了。但目前市场上仍然可见表面有一层白花花的盐析出来的肉苁蓉药材，这有两个方面的原因。其一，南方某些省区如广东省历史上就有使用"盐苁蓉"的习惯；其二，多数是为了增加重量有意为之。在古代本草著作中，未见肉苁蓉采收后浸泡在盐湖中的记载，但在性味中都描述肉苁蓉"味酸、咸"或"味甘、酸、咸"，只有《本草纲目》等少数著作描述肉苁蓉"味甘"或"味淡"。但在炮制中多数要求将肉苁蓉漂洗至淡，如《药品化义》在肉苁蓉使用方法中记载"用酒浸去浮甲，净出盐味，劈破中心，刷去白膜一重，再用白酒煮烂为度。"[21]《得配本草》在肉苁蓉炮制方法中记载"漂极淡，蒸半日用，以酥炙用亦可。"[22]而且肉苁蓉伪品描述中都有记载"盖肉苁蓉难得，人多以金莲根用盐盆制而为之"或"今人以嫩松梢盐润之为"[5]。肉苁蓉生长在盐碱比较严重的沙漠和荒漠地区，干燥后含盐量较高，仔细品尝确实有微微的咸味，但不至于需要漂洗，也不至于伪品需要用盐浸泡后充当肉苁蓉。由此推测古代是为防止肉苁蓉发霉变质或虫蛀，所以养成将肉苁蓉浸泡在盐湖中，或用盐腌制后再干燥的习惯。这种"盐苁蓉（盐大芸）"在入药前一般都需漂洗去盐，漂洗后的肉苁蓉称为"淡苁蓉（淡大芸）"。

### 🔺 甜肉苁蓉（甜苁蓉、甜大芸）、软苁蓉（软大芸）、硬苁蓉（硬大芸）、柴苁蓉（柴大芸）、梭梭肉苁蓉（梭梭大芸）、红柳肉苁蓉（红柳大芸）

历史上作为肉苁蓉药材使用的肉苁蓉属植物包括荒漠肉苁蓉 *Cistanche deserticola* Y. C. Ma、盐生肉苁蓉 *Cistanche salsa*（C. A. Mey）G. Beck 和管花肉苁蓉 *Cistanche tubulosa*（Schenk）Wight 3 个种。荒漠肉苁蓉和盐生肉苁蓉含糖和甘露醇等甜味物质的量很高，荒漠肉苁蓉的甘露醇、果糖、蔗糖、葡萄糖等甜味成分的平均总含量达到31.6%，干燥后质地比较柔软，味较甜；管花肉苁蓉含糖和甘露醇的量相对较低，平均总含量为15.0%，但含苯乙醇苷类成分很高，干燥后质地很硬，苦涩味较重。[23-25]因此，在中药材行业尤其是几大中药材市场都称"荒漠肉苁蓉"为"甜肉苁蓉""甜苁蓉（甜大芸）"或"软苁蓉（软大芸）"，称"管花肉苁蓉"为"硬苁蓉（硬大芸）"。野生荒漠肉苁蓉，内蒙古所产的含糖量较高，比较柔软，新疆的含糖类成分相对较低，干燥后没有内蒙古所产的柔软。20 世纪 90 年代，业界有称新疆所产的荒漠肉苁蓉为"柴苁蓉（柴大芸）"，现今很少有人称新疆的荒漠肉苁蓉为"柴苁蓉（柴大芸）"。荒漠肉苁蓉的寄主为梭梭，因此也称为"梭梭肉苁蓉"或"梭梭大芸"；管花肉苁蓉的寄主为柽柳属植物（俗名"红柳"），因此也称为"红柳肉苁蓉"或"红柳大芸"。

## 总结与讨论

肉苁蓉及其丰富的异名，不仅体现了肉苁蓉的功效和作用特点，而且体现了肉苁蓉的性状特征、采收加工和炮制方法，一些现代出现的异名还反映了肉苁蓉的基原植物及其寄主，对肉苁蓉的基原和用药考证具有重要意义。也有一些白字发展成为大家公认的"异名"，其身后的故事也为认识肉苁蓉增添了一些乐趣。还有一些异名如"肉纵容"或"肉纵蓉"，由于缺少相关材料，其含义很难解释。从肉苁蓉及其异名的考证和探究可以看出，对中药名称及其异名进行深入研究和挖掘，其中蕴含着丰富的中华文化，对于弘扬中医药优秀文化具有重要意义。

# 第二节　正本清源论苁蓉

从历代本草记载肉苁蓉的产地可以看出，肉苁蓉主产于现我国的西北地区和山西的北部，尤其是甘肃河西地区、内蒙古西部和新疆等地。在唐朝以前，这些地区多属于西羌、匈奴、西域诸国、突厥、回鹘等所有，且战争不断。而且肉苁蓉的分布区又多数在沙漠和荒漠之中，交通不便，人迹罕至，加上其作为根寄生植物，在开花时才露出地面，一般很难见其原植物的真容，古代的医学家也多数未见其原植物。古代本草对肉苁蓉的产地、生长环境和形态描述非常粗犷，尤其在生长特性描述上充满神话色彩，加上肉苁蓉资源较少，价格较贵，历代伪品和代用品较多，因此，肉苁蓉在古代一直是来源较混乱的中药材之一。对肉苁蓉进行系统考证，对于正本清源、保障临床用药的有效性及资源挖掘都具有重要意义。

## 🔔 基原考证

### 汉魏六朝时期

肉苁蓉最早记载于汉代《神农本草经》，列为上品，并记载"生山谷"[4]。

汉末《名医别录》载："生河西山谷及代郡雁门，五月五日采，阴干。"[4]魏《吴普本草》云："肉苁蓉，一名肉松蓉……生河西山阴地。长三四寸，丛生。或代郡、雁门，二月至八月采，阴干用之。"[4]

汉魏时期的"河西"泛指黄河以西地区，包括现今甘肃省西北部的武威、酒泉、张掖等河西走廊大部分地区以及内蒙古西部的阿拉善盟。"代郡"为今河北省蔚县西南及其附近地区，"雁门"为今山西省河曲、五寨、宁武以北、恒山以西地区。"河西山谷"分布有盐生肉苁蓉 *Cistanche salsa*（C. A. Mey.）G. Beck，"河西"沙漠地区分布有荒漠肉苁蓉 *Cistanche deserticola* Y. C. Ma；"代郡"和"雁门"则分布有盐生肉苁蓉。

"肉苁蓉，一名肉松蓉"反映其"肉质，外形似松果"的特征，与肉苁蓉属植物的肉质茎基本一致。"长三四寸，丛生"描述的应是盐生肉苁蓉的植物形态。因为盐生肉苁蓉较短小，多数丛生，其地下肉质茎长度一般为10~40cm，花序高度3~20cm；而荒漠肉苁蓉较粗长，地下肉质茎的长度一般为20~200cm，花序高度10~50cm，且多数单生。

肉苁蓉开花前都在地下生长，一般人很难发现，只有花期露出地面时才能看见，因此，"五月五日采"即说明其花期为农历五月份（现在的肉苁蓉花期为阳历4~6月），与现在的肉苁蓉属植物的分布和花期基本相符。"二月至八月采，阴干用之"即指肉苁蓉春、秋两次采收，春天的采收时间为阳历3~4月，秋天的采收时间为阳历10~11月，其采收时间与现在基本一致。

梁代陶弘景《本草经集注》云"代郡雁门属并州，多马处便有，言是野马精落地所生。生时似肉……芮芮河南间至多，今第一出陇西，形扁广，柔润，多花而味甘。次出北国者，形短而少花。巴东、建平间亦有而不如也。"[4]其较详细记载了肉苁蓉的产地、生境和生长状况，陶弘景是丹阳秣陵（今江苏南京）人，未亲眼见过肉苁蓉，仅听说马多的地方就有，据说是野马精液落地所生，新鲜时像肉。此传说虽荒谬，但却道出肉苁蓉这种本身无根的寄生植物的特征。"芮芮"，即柔然古国，其地域以现今蒙古国为核心，鼎盛时北达贝加尔湖畔，南抵阴山北麓，东北到大兴安岭，西边远及准噶尔盆地和伊犁河流域。"芮芮河南"应是指今我国内蒙古的阴山以北、蒙古国的鄂尔浑河以南地区，是荒漠肉苁蓉的主要分布区之一。"陇西"在当时泛指陇山（六盘山）以西、黄河以东地区；"北国"是指陕西、山西一带。陶氏认为产自陇西的肉苁蓉质量为佳，外形扁宽，柔润，花序较大且味甘。其次是产于北国的，较短小，花也少。产于"陇西"和"北国"的肉苁蓉，应是盐生肉苁蓉。"巴东、建平"指今鄂西、川东的三峡附近各县，陶弘景所说的"巴东、建平间也有而不如也"，实际上是非肉苁蓉属植物。

综上所述，汉魏六朝时期本草记载的肉苁蓉的产地为现今的山西、陕西、甘肃、内蒙古西部以及蒙古国，且以"陇西"所产质量为佳，山西和陕西所产质量次之；其原植物为现今的肉苁蓉属植物，基原包括盐生肉苁蓉和荒漠肉苁蓉，且以盐生肉苁蓉为多，这与盐生肉苁蓉分布于中原或靠近中原有关。

### 唐宋时期

唐宋以后本草著作的写作格调基本上都是先对前面本草著作的内容进行引述，然后提出自己的看法或补充新的内容。因此，本文不再重复讨论引述内容，仅对新的看法和内容进行讨论。

唐代苏敬等《新修本草》在引述《本草经集注》"巴东、建平间亦有，而不如也"后注云："此注论草苁蓉，陶未见肉者。今人所用亦草苁蓉，刮去花用代肉尔。《本经》有肉苁蓉，功力殊胜。比来医人，时有用者。"[26] 苏敬认为巴东和建平间所产的为草苁蓉，陶弘景未见过肉苁蓉。现今所用的也是草苁蓉，不过要除去花，用来代替肉苁蓉。《神农本草经》有肉苁蓉，功力很强，近来也有使用的。苏敬所说的草苁蓉实际上是另种植物列当。

宋代掌禹锡等《嘉祐本草》载："按《蜀本》：图经云：出肃州禄福县沙中，三月、四月掘根，切取中央好者三四寸，绳穿阴干。八月始好，皮如松子鳞甲，根长尺余。又引《日华子》之说：据《本草》云：即是野马精余沥结成。采访人方知勃落树下并土壍上，此即非马交之处，陶说误耳。又有花苁蓉，即是春抽苗者，力较微耳。"[4] 宋代掌禹锡《嘉祐本草》转载《蜀本草》所引唐《图经》，对肉苁蓉的产地、性状、采收时间、加工方法等进行了比较详细的描述，并对陶弘景所说进行了纠正。"肃州禄福县"为现今的酒泉市，是荒漠肉苁蓉的主要分布区之一。"皮如松子鳞甲，根长尺余"的性状描述与肉苁蓉属植物肉质茎表面排列密集的鳞叶基本一致，古人误认为肉苁蓉的地下肉质茎是根，现今仍有很多人误认为肉苁蓉的药用部位为根或根茎。《日华子》认为《本草经集注》记载的"野马精余沥结成"有误，采访人才知道肉苁蓉生长在勃落树下和土墼上，这些地方并非马交配之处。《日华子》还记载了"花苁蓉"，即春天抽苗后的肉苁蓉，其功力很小。该见解与现代药效研究和成分分析完全一致，为肉苁蓉采收时间的确定提供了依据。根据其产地、生长环境、形态和采收时间等描述，即今肉苁蓉属植物。产地"出肃州禄福县沙中"和生境"勃落树下"应该指的是荒漠肉苁蓉，此处的勃落树应该为肉苁蓉的寄主植物，而且既然称其为树，应该是比较高大的植物，推测可能为现今的荒漠肉苁蓉的寄主梭梭；生境"土墼上"应该指的是盐生肉苁蓉。

宋代苏颂《本草图经》曰：肉苁蓉，生河西山谷及代郡雁门，今陕西州郡多有之，然不及西羌界中来者，肉厚而力紧。旧说是野马遗沥落地所生。今西人云大木间及土墼垣中多生此，非游牝之所而乃有，则知自有种类耳。或疑其初生于马沥，后乃滋殖，如茜根生于人血之类是也。皮如松子，有鳞甲。苗下有一细扁根，长尺余，三月采根，采时掘取中央好者，以绳穿，阴干。至八月乃堪用。本经云：五月五日采。五月恐已老不堪，故多三月采之。[12]（图2.1）《本草图经》详细记载了肉苁蓉的产地、生境、形态、采收时间和加工方法，并对此前本草记载的生长状况、采收时间等进行了纠正。"西人"主要指现今甘肃西部、新疆等西部地区的人。该书根据"西人"所说大树间和土墼上多生此，并非在雌马出没（游牝）的地方才有，推测肉苁蓉有不同的种类。还有人怀疑其先生长于有野马遗精的地方，而后再自身生长，类似茜草根生长于人血中一样——这只不过是古人的猜想。说肉苁蓉生于野马遗精之地、红色根的茜草生于人血中，都是错误的，但这也从一个侧面说明肉苁蓉这种寄生植物具有不同于一般植物的独特生长方式。根据其产地、生境、形态等描述以及所附的肉苁蓉图，与肉苁蓉属植物基本一致。苏颂还指出"今陕西州郡多有之，然不及西羌界中来者，肉厚而力紧。"此前本草描述肉苁蓉都用"柔润""形扁广"等词，此处用"肉厚而力紧"描述，说明西羌所产肉苁蓉确与其他地方所产性状和质地不同。古时的西羌实际上是指西域大片土地，包括现今的甘肃西部、青海北部、新疆的大片土地，现今新疆的"若羌"的名称就是从"古羌族"中来。若羌和且末部分区域在古代都是属于西羌范围，这些区域就分布着管花肉苁蓉。若羌是古"丝绸之路"的必经要道，管花肉苁蓉为当地的特产，应该会流入中原。因此，从其产地"西羌"和质地"肉厚而力紧（功效强劲）"描述，推测应该是管花肉苁蓉 *Cistanche tubulosa*（Schenk）Wight。综上，《本草图经》记载的肉苁蓉应该包括盐生肉苁蓉、荒漠肉苁蓉和管花肉苁蓉。

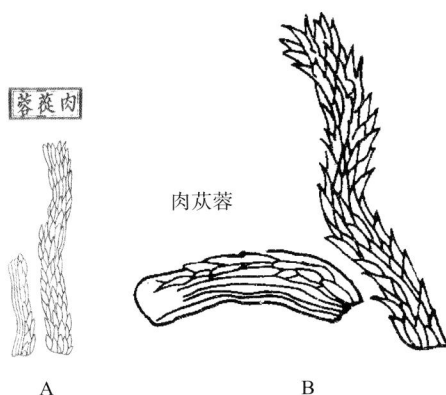

图 2.1 《本草图经》肉苁蓉图

A. 存于《大观本草》；B. 存于《政和本草》

北宋寇宗奭《本草衍义》曰："肉苁蓉：《图经》以谓皮如松子，有鳞。子字当为壳，于义为允。"[13]该书对《本草图经》的"皮如松子"进行了纠正，认为皮如松壳，即松果的壳，更加形象地描述了肉苁蓉药材肉质茎上的鳞叶特征。

南宋陈衍《宝庆本草折衷》云："肉苁蓉……真者状如鲮鲤甲，尾鳞细薄而肉肥柔，味甘咸而气芬郁，切之则煤而有纹，咀之则化而无滓。不如是，则木下或土之上所生者，皆无甚力也。"[17]"真者状如鲮鲤甲，尾鳞细薄而肉肥柔"更加真实地描述了肉苁蓉药材的性状；"煤"指黑色，是盐腌制后的"咸肉苁蓉"的特征。并指出如果形状不是这样，可能是树下或土上所生的其他植物，没有什么效力。肉苁蓉含水量很高，很难干燥。干燥过程中也容易发霉变质。20 世纪 60 年代，还可见当地人为解决此问题，利用肉苁蓉分布区都有盐湖的特点，将肉苁蓉采收后直接丢入盐湖，第二年再捞起来晾干。没有盐湖的地方，则将肉苁蓉用盐腌制后，再晾干。秋天采收的肉苁蓉尤多用此法。这种加工方法有可能是古法的遗存。

综上所述，唐宋时期本草记载的肉苁蓉的产地包括山西、陕西、甘肃、内蒙古西部和新疆，原植物包括盐生肉苁蓉、荒漠肉苁蓉和管花肉苁蓉，且认为管花肉苁蓉"肉厚而力紧"，质量为佳。

### 明清时期

明代刘文泰《本草品汇精要》对此前本草有关肉苁蓉的记载按照【名】【苗】【地】等进行了系统的总结和归纳，内容较全，表达明了。部分内容如："肉苁蓉出《神农本经》……【道地】西羌、陇西。【时】生：春生。【用】根肥润者为好。【质】形似松塔而长软。【色】紫。"[27]并附图（图2.2）。刘氏认为肉苁蓉的道地产地为西羌和陇西，春天出土，根粗柔润者质量为佳，其形状如松塔而长软，花紫色。其性状描述、出土时间、花的颜色以及所附肉苁蓉药材图与肉苁蓉属植物一致，并首次提出西羌和陇西为道地产地。

明代许希周《药性粗评》曰："肉苁蓉……二三月生苗数寸许，皮如松子有鳞甲，苗下掘地有一细匾根，长尺余，中有一段肥嫩者，三四寸为苁蓉。出西北并州、肃州，宿处沙野。三月掘采，绳穿阴干，至八月方美。"[28]该书首次描述肉苁蓉二三月出土，高数寸许，苗下挖下去有一细扁根（实际为地下肉质茎），长尺余，中间有一段肥嫩部位，长三四寸，即为肉苁蓉药材。产于西北并州、肃州，在沙野上生长。三月采挖，用绳穿起来，阴干，到八月才干透。根据其产地和性状描述，与盐生肉苁蓉和荒漠肉苁蓉基本一致。

明代郑宁《药性要略大全》曰："肉苁蓉出西方，形广而扁，肉厚味美。草苁蓉出北方，根短而形圆，紫色肉薄，功力劣尔。"[29]肉苁蓉与草苁蓉（列当）非常相近，现今也有人错把列当认作肉苁蓉。郑氏指出肉苁蓉与草苁蓉的性状区别，肉苁蓉形状粗大而扁，肉厚味美；草苁蓉根（地下肉质茎）短而形圆，紫色肉薄。

明代陈嘉谟《本草蒙筌》在肉苁蓉项下载："又草苁蓉，岩石多产。根类初生莲藕，《本经》一名列当。温补略同，功力殊劣，或匾扁假充前药，肉苁蓉罕得真者，市多以此压扁假充。"[30]陈氏对肉苁蓉伪品草苁蓉(列当)进行了比较详细的描述，指出草苁蓉的根像初生的莲藕，与肉苁蓉温补有点类似，但功力很差，或压扁后冒充肉苁蓉。肉苁蓉很少能得到真的，市场上多以草苁蓉压扁后冒充肉苁蓉。此书的描述一方面说明了肉苁蓉的性状如压扁的初生莲藕，另一方面说明肉苁蓉自古就是珍稀贵重药材。

明代李时珍《本草纲目》作为一部伟大的本草著作，对此前历代本草有关肉苁蓉的记载进行了详细的收录，并首次对肉苁蓉的名称进行了解释，"此物补而不峻，故有从容之号。从容，和缓之貌。"[5]在介绍肉苁蓉的伪品中指出："[嘉谟曰]今人以嫩松梢盐润伪之，"并附图（图2.3）。从其伪品的制造方法，也可看出肉苁蓉的性状与松树的嫩梢相近，而且是盐制的。

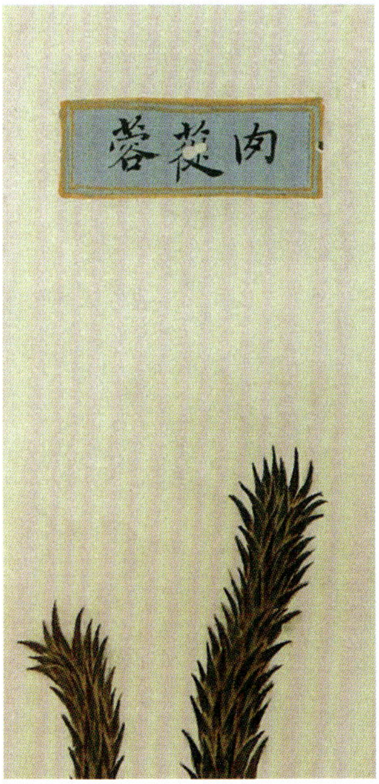

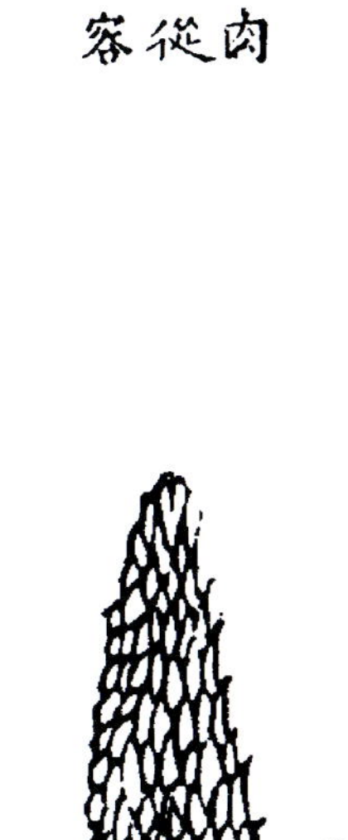

图 2.2 《本草品汇精要》肉苁蓉图　图 2.3 《本草纲目》肉苁蓉图（金陵版）

《本草纲目》在列当条目中记载："列当，释名：栗当（开宝）、草苁蓉（开宝）、花苁蓉（日华）。[志曰]列当生山南岩石上，如藕根，初生掘取阴干。[保昇曰]原州、秦州、渭州、灵州皆有之。暮春抽苗，四月中旬采取，长五六寸至一尺以来，茎圆紫色，采取压扁日干。[颂曰]草苁蓉根与肉苁蓉极相类，刮去花压扁以代肉者，功力殊劣。即列当也。"[5]在锁阳条目中记载："[时珍曰]锁阳出肃州。按陶九成《辍耕录》云：锁阳生鞑靼田地，野马或与蛟龙遗精入地，久之发起如笋，上丰下俭，鳞甲栉比，筋脉联络，绝类男阳，即肉苁蓉之类。或谓里之淫妇，就而合之，一得阴气，勃然怒长。土人掘取洗涤，去皮薄切晒干，以充药货，功力百倍于苁蓉也。时珍疑此自有种类，如肉苁蓉、列当，亦未必尽是遗精所生也。"[5]此记载首次将肉苁蓉、列当和锁阳这3种性状相似的寄生植物进行了关联，理清三者的关系。

明代李中立《本草原始》曰："肉苁蓉……色黑，长五六寸至一尺以来，皮有鳞甲，肉有筋膜。二月采阴干。肉苁蓉肥大柔软者佳，干枯瘦小者劣。今人多以金莲根、草苁蓉、嫩松梢盐润充之，用者宜审。"[11]并附图（图2.4）。从其"色黑"和附图可以看出，为盐腌制后的"咸肉苁蓉"。李氏指出肉苁蓉以"肥大柔软者佳，干枯瘦小者劣"，并提示市场上多数以金莲根、草苁蓉和嫩松梢用盐腌制后冒充肉苁蓉，使用者应该辨别。

明代倪朱谟《本草汇言》也收录了此前本草有关肉苁蓉的论述，但其内容与此前本草有所不同，可能是作者修改而成，如"陶弘景曰：出河西山谷及代郡雁门，或并州，或陕西州郡多有之。丛生敦落树下并土墼上。春时抽苗似肉色而红，有鳞叶。第一出陇西者，形扁，红黄柔润，多花，味甘且肥也。西人多用作食，洗净，亦可生啖。"[6]并附图（图2.5）。指出肉苁蓉"丛生敦落树下并土墼上"，春天抽苗（花序）"肉色而红"，肉质茎"红黄柔润"，其描述和附图与盐生肉苁蓉和荒漠肉苁蓉基本一致。

清代刘云密《本草述》载："愚按：肉苁蓉，《别录》曰：生河西山谷及代郡雁门。《舆图备考》云：肉苁蓉出平凉府华亭县，又出宁夏卫吴。普云：河西山阴地丛生。又苏颂曰：陕西州郡多有之，然不及西羌界中来者肉厚而力紧。如颂所说，有合于隐居，所谓陇西出者，其形扁，黄柔润，多花而味甘，余产皆不及也。统而绎之，则是物以极西产者为良，为其得金气之厚也。犹如枸杞子亦取河西之意也。夫是物产于土而得金气乃厚，故色黄质厚，兼得柔润，所以能益精血。希雍亦曰：软而肥厚，大如臂者良。然则是物虽多伪造，但即上数说以求之，或亦不误矣。"[31]刘氏除了收录其他本草记载的肉苁蓉产地外，引述了《舆图备考》，指出"肉苁蓉出平凉府华亭县，又出宁夏卫吴。"平凉府华亭县即现今的甘肃省华亭市，"宁夏卫吴"是指宁夏的中卫和吴中，这些地方只有盐生肉苁蓉分布，而且吴中历史上就是盐生肉苁蓉的主产地。刘提出肉苁蓉的产地越往西部，质量越好。并引述缪希雍之曰"软而肥厚，大如臂者良"。

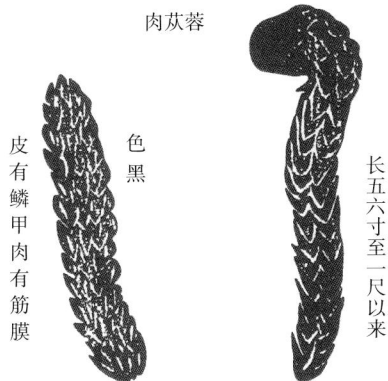

肉苁蓉

色黑

皮有鳞甲肉有筋膜

长五六寸至一尺以来

图 2.4 《本草原始》肉苁蓉图

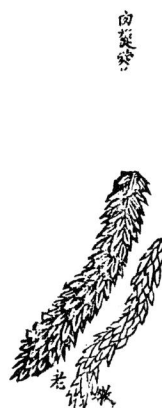

图 2.5 《本草汇言》肉苁蓉图

清代王翃《握灵本草》曰："肉苁蓉……坚而不腐者佳。"[32]首次提出肉苁蓉坚实、不腐烂者质量为佳。

清代汪昂《本草备要》曰："长大如臂，重至斤许，有松子鳞甲者良。"[33]指出肉苁蓉长大如手臂，重达 1 斤多，鳞叶明显者质量为佳。

清代汪绂《医林纂要探源》曰："肉苁蓉……生北边西陲产马之地。形长大如臂，重及斤许，有鳞甲如松毬。或云马遗精所生。盖未必然。要亦发于蕴热之气，如菰蕈之类耳。"[34]不仅描述了"鳞甲如松毬"，而且认为肉苁蓉的生长如同蘑菇之类，道出了肉苁蓉这种寄生植物的特性。

清代罗国纲《罗氏会约医镜》："重斤许而鲜红者良。"[35]罗氏首次描述肉苁蓉"鲜红者良"，肉苁蓉属植物的肉质茎尚无鲜红色的，这里不知是指花还是药材。

清代邹澍《本经续疏》："河西（今甘肃）最寒沍，八月已冰，二月未泮，大木间及土墼垣中，又日光所不届，适当其时，在地之阳奋然欲出，上无所引，旁有所挠，于是生苁蓉。质柔而属阳，气温而主降，乃火为水制，故色紫黑，而味甘酸咸。阳不遂其升，阴方幸其固，乃不直伸而横溢，故形广扁，而皮有鳞甲。"[36]邹氏对肉苁蓉的生长特性的描述固然牵强，但道出了肉苁蓉这种寄生植物独特的生长方式。

清代吴其濬《植物名实图考》曰："肉苁蓉……今药肆所售皆咸制，有鳞甲，形扁，色黑，柔软。"[37]并附肉苁蓉图（图2.6）。指出当时药店所售肉苁蓉都为盐制的。但其所附图并非肉苁蓉属植物。

综上所述，明清的本草著作补充了肉苁蓉的产地，如平凉府华亭县、宁夏卫吴等，并提出西羌和陇西为肉苁蓉的地道产地；明确肉苁蓉农历2~3月开花；肉苁蓉的加工多数投入盐湖腌制或用盐腌制，其质量以长大如手臂、重斤许、鳞甲明显者为佳；肉苁蓉资源稀少，伪品充斥市场，主要伪品有列当、金莲根和松树嫩枝梢。

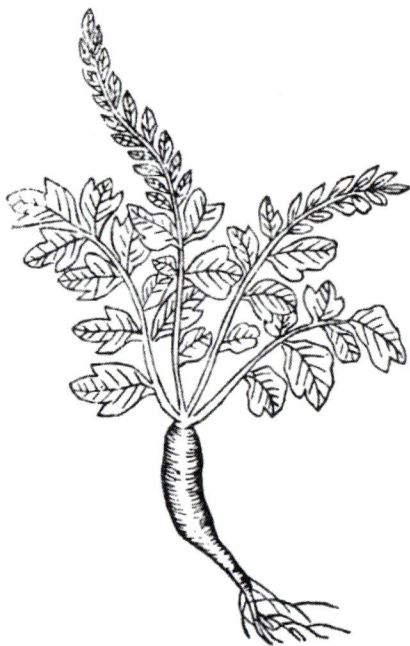

图2.6 《植物名实图考》肉苁蓉图

## 采收加工

肉苁蓉的采收加工，最早记载于《名医别录》，谓："五月五日采，阴干"[4]。

《吴普本草》云："二月至八月采，阴干用之"[4]。即肉苁蓉在农历二月至八月均可采收，采后阴干。

《嘉祐本草》转载《蜀本》引唐《图经》云："三月、四月掘根，切取中央好者三四寸，绳穿阴干。八月始好……又有花苁蓉，即是春抽苗者，力较微耳。"[4]指出肉苁蓉采挖后，取中央好者三、四寸入药，绳穿阴干，至八月才好。并提出肉苁蓉抽薹开花后功效很微。

《本草图经》载："三月采根，采时掘取中央好者，以绳穿，阴干。至八月乃堪用。《本经》云：五月五日采。五月恐已老不堪，故多三月采之。"[12]对《神农本草经》的"五月五日采"进行了纠正。

《宝庆本草折衷》云："肉苁蓉……切之则煤而有纹，咀之则化而无滓。"[17]这里描述的肉苁蓉药材的特征是在盐中浸泡后再干燥的肉苁蓉的特征。《本草新编》载："古人所以治虚人大便结者，用苁蓉一两，水洗出盐味。"[38]说明古代肉苁蓉的加工多采用投入盐湖中腌制吸水或用盐腌制的方法。《植物名实图考》载："今药肆所售皆咸制。"[37]《本草蒙筌》载："又以金莲根盐润充买，误服反有损也。"[30]《本草原始》也载："今人多以金莲根、草苁蓉、嫩松梢盐润充之，用者宜审。"[11]从这些伪品的加工方法可以看出肉苁蓉的盐制加工方法。由于肉苁蓉含水量很高，干燥时间很长，多数在干燥过程中就已经发霉变质；同时，肉苁蓉的产地离中原很远，运输过程中也可能发生霉变。古人为了防止肉苁蓉霉变变质，采用投入盐湖或盐腌制的方法进行加工是可以理解的。

肉苁蓉的炮制最早记载于《雷公炮炙论》，曰："凡使，先须用清酒浸一宿，至明，以楼（同棕）刷刷去沙土浮甲尽，劈破中心，去白膜一重，如竹丝草样。是此偏隔人心前气不散，令人上气不出。凡使用，先须酒浸，并刷草了，却蒸，从午至酉，出，又用酥炙得所。"[39]指出：使用肉苁蓉必须先用清酒浸泡一夜，再用棕刷刷去上面的沙土和鳞片，然后从中间劈开，去除一层竹丝草样的白膜，这层白膜会"偏隔人心前气不散，令人上气不出"；然后再蒸，从中午蒸到晚上酉时（17时至19时），再用酥油炮制至干。此后的本草多数沿用了此方法，只是在后续的炙法上有所差别。如《药性要略大全》"须用酒蒸酥，炙用。"[40]；《本草蒙筌》"或酥炙酒蒸，仍碎掐入剂。忌经铁器，切勿犯之。"[30]《本草述》"焙干用。忌铁器。"[31]

《本草图经》曰："西人多用作食品噉之，刮去鳞甲，以酒净洗，去黑汁，薄切，合山芋、羊肉作羹，极美好益人，食之胜服补药。"[12]《本草衍义》指出："以酒净洗，去黑汁，作羹。黑汁既去，气味皆尽。然嫩者方可作羹，老者苦。"[13]《本草新编》云："古人所以治虚人大便结者，用苁蓉一两，水洗出盐味，另用净水煮服，即下大便，正取其补虚而滑肠也。"[38]仅仅用水洗去盐味。《本经逢原》则"酒洗去甲及腐，切片焙用。"[41]这些本草记载的炮制方法都没有"去白膜一重"之说。

关于肉苁蓉的盐制与咸味,《本草正义》指出:"苁蓉为极润之品,市肆皆以盐渍,乃能久藏,古书皆称其微温,而今则为咸味久渍,温性已化除净绝,纵使漂洗极淡,而本性亦将消灭无余,故古人所称补阴兴阳种种功效,俱极薄弱,盖已习与俱化,不复可以本来之质一例论矣。"[42]因此,肉苁蓉不应该盐制,如果盐制再漂洗,其功效基本丧失。

综上所述,本草记载的肉苁蓉的采收时间尽管有一定的差别,但基本上以春季为主,这也是因为野生肉苁蓉在其他季节较难发现。《吴普本草》记载"二至八月采",与寄生植物生长于地下,冻土期间不能采挖相一致。肉苁蓉春天采收在农历二至三月,这时肉苁蓉将露土或刚露土而未开花,开花后药效微弱,不可药用;秋天采收在农历八月,此时部分肉苁蓉已将沙土顶起,可见鼓包或裂隙,九月以后大漠地区已结冰,无法采挖。与现今肉苁蓉的采收时间基本一致。肉苁蓉的采收和加工方法为采挖地下肉质茎(古人以为是根),取中间较好的一段作为药用,阴干或用绳子穿好后阴干。实际上,古人为了防止霉变,多数投入盐湖或用盐腌制,但在本草的加工方法中,除《植物名实图考》"今药肆所售皆咸制"、《本草正义》"市肆皆以盐渍,乃能久藏"外,都没有明确记载,而在炮制方法和伪品的制作方法中可以看出用盐腌制的加工方法。肉苁蓉的炮制基本上按照《雷公炮炙论》记载的炮制方法进行,即将肉苁蓉用酒浸泡后,用棕刷刷去沙土和鳞片,剖成两半,除去一层白膜,再用酒蒸5~7小时,最后用酥油炙,或酒蒸,或焙干。肉苁蓉中的有效成分均为水溶性成分,按照以上方法炮制,药材中的有效成分早已丧失殆尽,现今不再使用。至于如竹丝样的白膜,在肉苁蓉中也未见过。

## 🔺 混伪药材

肉苁蓉资源稀少,自古就有伪品。《本草经集注》在肉苁蓉的产地中载:"巴东建平间亦有,而不如也。"[4]《唐本草》在[谨案]中指出:"此注论草苁蓉,陶未见肉者。今人所用亦草苁蓉,刮去花用代肉尔。"[26]

《嘉祐本草》转载《蜀本》引唐《图经》云:"其草苁蓉,四月中旬采,长五六寸至一尺已来,茎圆紫色,采取压令扁,日干。原州、秦州、灵州皆有之。"[4]《本草图经》曰："又有一种草苁蓉，极相类，但根短，茎圆，紫色，比来人多取，刮去花，压令扁，以代肉者，功力殊劣耳。又下品有列当条云：生山南岩石上，如藕根，初生掘取，阴干，亦名草苁蓉。"[12]因此，草苁蓉（列当）是最早出现的肉苁蓉伪品。

《宝庆本草折衷》曰："薄俗亦以芭蕉根、鸡冠花梗等伪之，性寒味恶，施于滋补，岂无害欤？"[17]指出：不良世俗以芭蕉根、鸡冠花梗等充当肉苁蓉用，其性寒味恶，用于滋补，怎能无害？

明代俞弁《续医说》云："盖肉苁蓉难得，真者多是金莲根，以盐淹而为之。"[43]指出：因肉苁蓉难得，市场上多是金莲根以盐腌制后充当肉苁蓉。

《本草纲目》载："震亨曰：河西混一之后，今方识其真形，何尝有所谓鳞甲者，盖苁蓉罕得，人多以金莲根用盐盆制而为之，又以草苁蓉充之，用者宜审。嘉谟曰：今人以嫩松梢盐润伪之。"[5]

肉苁蓉除伪品外，历史上也出现替代品。《宝庆本草折衷》曰："如无苁蓉则鹿茸可代。"[17]《续医说》云："琐阳代肉苁蓉用，味甘气平，煮粥可食，补阴气，大便虚而燥者可用。"明代郑二阳《仁寿堂药镜》云："根名锁阳。强阴益精，养筋润燥。治痿弱可代苁蓉。大便燥结者勿用。治男子绝阳不兴，疗女人绝阴不产。"[44]

综上所述，历史上肉苁蓉的伪品主要为草苁蓉（列当）、芭蕉根、鸡冠花梗以及用盐腌制后的金莲根和松树的嫩梢。替代品有鹿茸和锁阳。

## 总结与讨论

历代本草记载的肉苁蓉确实为现今的肉苁蓉属植物。从其分布、简单的生境和形态描述，其原植物应该为盐生肉苁蓉 *C. salsa*（C. A. Mey.）G. Beck、荒漠肉苁蓉 *C. deserticola* Y. C. Ma 和管花肉苁蓉 *C. tubulosa*（Schenk）Wight。古人植物鉴定的能力非常有限，从本草记载的其他中药可以看出。肉苁蓉属植物的花序和肉质茎形态特征非常相近，即使今日，非专业研究肉苁蓉属植物的人都很难鉴定，加之其主要分布在西部沙漠、荒漠地区，中原人很难亲眼看见其原植物生长，使用同属植物作为肉苁蓉入药，这也是很容易理解的事情。肉苁蓉属植物的生长必须依赖于其寄主植物，而肉苁蓉属植物的寄主，如盐生肉苁蓉的寄主盐爪爪 *Kalidium foliatum*（Pall.）Moq.、细枝盐爪爪 *K. gracile* Fenzel、红沙 *Reaumuria soongarica*（Pall.）Maxim.、珍珠柴 *Salsola passerina* Bunge、囊果碱蓬 *Suaeda physophora* Pall. 等，荒漠肉苁蓉的寄主，如梭梭 *Haloxylon ammodendron*（C. A. Mey.）Bunge，其分布都有很明显的地区性和生长环境；管花肉苁蓉的寄主柽柳属 *Tamarix* 植物尽管分布很广，但管花肉苁蓉仅分布于塔克拉玛干沙漠及其周边地区，这为肉苁蓉属植物的基原考证提供了很好的依据。根据本草记载的肉苁蓉产地"陇西、代郡雁门、陕西州郡、平凉府华亭县、宁夏卫吴"、生长环境"山谷、土壍垣"以及形态"丛生、长三四寸"等描述，古代更多的是使用盐生肉苁蓉，因为其在中原或靠近中原地区有大量分布，容易获取。而荒漠肉苁蓉和管花肉苁蓉分布在当时的"河西、芮芮河南、西羌"等地，这些地区不仅交通不便、人迹罕至，而且战争不断。历史上从不使用沙苁蓉 *C. sinensis* G. Beck，因其花和肉质茎的形态特征以及药材质地都与其他 3 种肉苁蓉属植物差距很大，且沙苁蓉所含成分与其他肉苁蓉相差很大，基本没有疗效，不能作为肉苁蓉使用。现在市场上可见沙苁蓉，必须引起药监部门重视。

对于肉苁蓉的品质，古人认为"芮芮河南间至多，今第一出陇西，形扁广，柔润，多花而味甘""今陕西州郡多有之，然不及西羌界中来者肉厚而力紧"。也就是说陇西所产肉苁蓉（原植物为盐生肉苁蓉）质量第一，西羌所产肉苁蓉（原植物为管花肉苁蓉）肉厚效佳。现代科学研究表明，盐生肉苁蓉苯乙醇苷类成分、寡糖类成分和甘露醇等含量都很高，补肾和润肠通便作用都很好；管花肉苁蓉苯乙醇苷类成分含量最高，补肾和抗衰老作用最佳。古代本草记载与现代研究基本一致。

《中国药典》1963 年版一部第一次收载肉苁蓉，其来源为"列当科 Orobanchaceae 植物盐生肉苁蓉 *Cistanche salsa*（C. A. Mey.）G. Beck 的干燥带鳞叶的肉质茎"[68]。日本药局方收载的肉苁蓉至今仍然是"*Cistanche salsa*（C. A. Mey.）G. Beck 的干燥带鳞叶的肉质茎"。1960 年，内蒙古大学的马毓泉先生[45]发表了"内蒙古肉苁蓉属（*Cistanche*）植物的初步研究"，将内蒙古分布的肉苁蓉属植物鉴定为：苁蓉 *Cistanche deserticola* Y.

C. Ma（寄主为梭梭）、迷肉苁蓉 *Cistanche ambigue*（Bge.）G. Beck（寄主为梭梭）、肉苁蓉 *Cistanche salsa*（C. A. Mey.）G. Beck（寄主为红沙、盐爪爪等）和沙苁蓉 *Cistanche sinensis* G. Beck（寄主为红沙、珍珠等），其中苁蓉 *Cistanche deserticola* Y. C. Ma 为马先生发表的新种。1977 年，马先生又发表了"内蒙古肉苁蓉属订正[46]"，修订内蒙古分布的肉苁蓉属植物为肉苁蓉 *C. deserticola* Y. C. Ma、盐生苁蓉 *C. salsa*（C. A. Mey.）G. Beck 和沙苁蓉 *C. sinensis* G. Beck，才将"肉苁蓉"这个名称从 *C. salsa* 移到 *C. deserticola*。实际上，历史上"肉苁蓉"是药材名称，包括现今的"盐生肉苁蓉、肉苁蓉（荒漠肉苁蓉）和管花肉苁蓉"的干燥肉质茎，不是一种植物的名称，所以现一直主张采用"荒漠肉苁蓉"作为 *C. deserticola* Y. C. Ma 的中文名，避免植物名称与药材名称的混乱。《中国药典》1977 年版一部根据马毓泉先生发表的文章，以及当时"宁夏阿拉善左旗、甘肃阿拉善右旗和额济纳旗以及内蒙古巴彦淖尔盟"的肉苁蓉产量最大，将肉苁蓉来源修订为"列当科植物肉苁蓉 *Cistanche deserticola* Y. C. Ma 的干燥带鳞叶的肉质茎"[69]。管花肉苁蓉 *C. tubulosa*（Schenk）Wight 的干燥肉质茎作为肉苁蓉的法定来源，收载于《新疆维吾尔自治区药品标准》1987 年版[47]，此后，在经过系统的本草考证、资源和药用历史调查、化学成分和药效作用比较的基础上，《中国药典》2005 年版一部开始对其收载[70]。盐生肉苁蓉 *C. salsa*（C. A. Mey.）G. Beck 由于产量小，也少有人种植，基本不成商品，故未收入药典，但《内蒙古中药材标准》[48]和《新疆维吾尔自治区药品标准》[47]的肉苁蓉来源均收载了盐生肉苁蓉，因此，盐生肉苁蓉仍可以作为药用。此外，《中国药典》自 2010 年版开始在肉苁蓉项下规定：肉苁蓉（荒漠肉苁蓉）含松果菊苷和毛蕊花糖苷的总量不得少于 0.30%；管花肉苁蓉含松果菊苷和毛蕊花糖苷的总量不得少于 1.5%。[71]自媒体上有人认为"药典规定肉苁蓉的松果菊苷和毛蕊花糖苷的总量只要 0.30%，而管花肉苁蓉的松果菊苷和毛蕊花糖苷总量需要 1.5%，所以肉苁蓉的疗效是管花肉苁蓉的五倍。"这完全是误导广大消费者的说法，压根不了解药典标准限量标准制定的原则。《中国药典》规定每一种药材中某一成分的含量，是根据该药材其他各项检验合格的 15 批以上样品的测定结果制定的。肉苁蓉（荒漠肉苁蓉）松果菊苷和毛蕊花糖苷等苯乙醇苷类成分含量相对较低，所以规定的含量也低；而管花肉苁蓉松果菊苷和毛蕊花糖苷等苯乙醇苷类成分含量很高，平均是肉苁蓉（荒漠肉苁蓉）的 5 倍以上，规定的含量就高。如果规定肉苁蓉（荒漠肉苁蓉）含松果菊苷和毛蕊花糖苷的总量不得少于 1.5%，则 95% 以上的肉苁蓉药材都不合格。荒漠肉苁蓉通便有效成分寡糖类、甘露醇和甜菜碱含量较高（药典未收载这些成分的含量测定），因此，荒漠肉苁蓉通便作用较好；管花肉苁蓉苯乙醇苷类成分含量较高，补肾、抗衰老、抗老年痴呆症等作用更佳，二者各具特色，临床可以对证选择使用，实现精准用药。

肉苁蓉作为名贵中药，自古就有代用品和伪品。代用品主要为锁阳；伪品有列当（草苁蓉）、芭蕉根、鸡冠花梗以及金连根和嫩松梢盐润后的加工品。

本草所载的肉苁蓉产地为山西、陕西、内蒙古西部、甘肃、新疆、宁夏。由于大量采挖和生态环境的变化，今山西、陕西基本上不产肉苁蓉，宁夏的野生资源也很少，所以对肉苁蓉属植物的保护应引起人们重视。

根据本草记载，草苁蓉应该是列当 *Orobanche coerulescens* Steph. 的异名，至今内蒙古西部、甘肃等地区的老百姓都称列当为"草苁蓉"，而非东北分布的不老草 *Boschniakia rossica*（Cham. et Schlecht.）Fedtsch.。现代的植物志等著作将 *Boschniakia rossica*（Cham. et Schlecht.）Fedtsch. 定名为草苁蓉，与本草不符。

## 第三节　神奇功效话苁蓉

自《神农本草经》始载肉苁蓉以来，历代多数本草都对其进行了记载。为了让广大读者和研究人员能够更好地了解肉苁蓉的性味归经、传统功效和临床用药，促进肉苁蓉的开发、临床应用和产业发展，本节对历代主要本草记载的肉苁蓉功效和临床用药进行介绍。按照古代本草的写作风格，后期本草一般先对前期本草著作进行引述，然后提出作者新的观点和内容，历代本草肉苁蓉的功效论述也都是按照这种风格进行论述。本文为了节省篇幅，对各本草的引述部分和内容基本相同部分进行省略，并对各本草的重要论述和疑惑内容以"简议"形式简单评述和解释，以供参考。

### 神农本草经［汉］

原文[4]：肉苁蓉，味甘，微温。主五劳七伤，补中，除茎中寒热痛，养五脏，强阴，益精气，多子，妇人癥瘕，久服轻身。

简议：何谓"五劳七伤"？不同时代对其有不同的理解，但总而言之，是指身体五脏六腑、各种部位以及心理的各种劳伤，泛指身体虚弱多病。"补中"是指"补益中焦"，主要指中焦脾胃。"除茎中寒热痛"的"茎"是指阴茎。"强阴"的"阴"，五脏皆有阴阳，此处主要是指肾阴。"癥瘕"为各种腹内结块，中医认为多由血瘀、气滞、痰积引起，其中也包括现代的某些肿瘤。因此，肉苁蓉主治身心各种劳伤和疾病，健脾养胃，祛除阴茎寒热痛，滋养五脏，增强肾阴，益精补气，促生育，治疗各种气血瘀滞导致的腹内结块，久服身体健康。

### 名医别录［汉末至魏］

原文[4]：肉苁蓉，味酸、咸，无毒。除膀胱邪气、腰痛，止痢。

简议：《别录》认为肉苁蓉味酸、咸，无毒。可治疗寒凝膀胱所致的疝气、腰痛，止痢疾。

### 本草经集注［南北朝梁代，约480~498年］

原文[4]：肉苁蓉，味甘、酸、咸，微温，无毒……生时似肉，以作羊肉羹，补虚乏极佳，亦可生啖。

简议：陶氏认为肉苁蓉形态像肉，用于做羊肉羹，补虚乏极佳，也可以生吃。第一次提出了肉苁蓉可以做药膳，也可以生吃。

### 药性论［隋末唐初］

原文[4]：肉苁蓉，臣。益髓，悦颜色，延年。治女人血崩。壮阳，日御过倍，大补益。主赤白下，补精败、面黑、劳伤。用苁蓉四两，水煮令烂，薄切细研，精羊肉分为四度，五味，以米煮粥，空心服之。

简议：甄权认为肉苁蓉属于臣药。具有益精髓、改善气色、美容、延年益寿作用。对性生活过度者，大补益。主治女子赤白带下。补益精血衰败、面色灰暗发黑、身心劳伤。并指出：用肉苁蓉四两（12g），水煮令烂，切薄片，研细；取精羊肉，切为四份，加五味（油、盐、糖、醋、酒），用米煮粥，空腹服用。这也是药膳的做法。

### 本草拾遗［唐代，739年］

原文[4]：肉苁蓉……强筋健髓，苁蓉、鳝鱼为末，黄精酒丸服之，力可十倍。

简议：陈藏器曰：肉苁蓉，用于强筋健髓，苁蓉和鳝鱼研末，用黄精酒制丸，服用，药力可以增长十倍。再次以药膳方式使用肉苁蓉。

### 日华子本草［五代，约907~960年］

原文[4]：肉苁蓉，治男子绝阳不兴，女子绝阴不产，润五脏，长肌肉，暖腰膝，男子泄精、尿血、遗沥，女子带下阴痛。

简议：提出肉苁蓉治疗男子绝阳（阳痿）不举，女子绝阴不孕，滋润五脏，长肌肉，暖腰膝，治疗男子早泄、尿血、尿后不尽有余尿滴沥，女子带下阴痛。

### 本草图经［宋代，1061年］

原文[12]：肉苁蓉……西人多用作食品噉之，刮去鳞甲，以酒净洗，去黑汁，薄切，合山芋、羊肉作羹，极美好益人，食之胜服补药。

简议：苏颂指出：西部的人多将肉苁蓉作为食品吃，刮去鳞片，用酒洗净，去除黑汁，切薄片，与山芋、羊肉一起合炖，对人身体极有益，食用胜于服用补药。

### 汤液本草［元代，1238~1248年］

原文[7]：肉苁蓉……《液》云：命门相火不足，以此补之。

简议：关于"命门"有各种学说，如《难经·三十六难》提出的"左肾右命门"说、明代虞抟提出的"两肾总号为命门"说等。此处的"命门"主要指肾。命门相火不足，即为肾虚，以苁蓉补之。

### 本草衍义补遗［元代，1347 年］

原文[49]：肉苁蓉属土而有水与火。峻补精血。骤用反致动大便滑……以酒洗净，去黑汁，作羹。黑汁既去，气味皆尽。然嫩者方可作羹，老者苦，入药少则不效。

简议：朱震亨认为肉苁蓉属土，但有水与火。峻补精血。骤然使用反而导致大便稀滑。这是第一次提出肉苁蓉具有通便作用，且作为副作用提出。并对苏颂所说的"以酒洗净，去黑汁，做羹"提出异议，认为黑汁去后，气味丧失殆尽。只有嫩的才可以做羹，老的味苦，入药太少就没有药效。

### 神农本经会通［明代，1488~1505 年］

原文[50]：《局》云：肉苁蓉是马精生，主疗劳伤补益精。女子绝阴令有子，男人阳绝亦能兴。苁蓉，扶女子阴绝，兴男子阳绝，补精养肾。

简议：认为肉苁蓉是马的精子所生，所以具有补益精血、补精养肾等作用。这是对肉苁蓉功效的解释，现在听来有点牵强，这主要是出于对肉苁蓉这种寄生植物认识的局限。

### 药性粗评［明代，1551 年］

原文[28]：肉苁蓉……壮元阳，益精气，大有滋补。
简议：首次提出肉苁蓉具有壮元阳（补肾阳）作用。

### 本草蒙筌［明代，1565 年］

原文[30]：肉苁蓉，味甘、酸、咸，气微温，无毒……助相火，补益劳伤，暖腰膝，坚强筋骨。
简议：提出肉苁蓉具有坚强筋骨的功效。

### 本草纂要 [明代，1565 年]

原文[51]：肉苁蓉……补肾之药也。主五劳七伤，阴虚不足，情欲斲（zhuó，通"斫"）丧，以致赢弱，或茎中寒而内热交作，或阳道衰而阴器不举，或精髓虚而腰膝无力，或崩带下而血气空虚，是皆肾气不足，命门火动之症，以此治之，无不验也。大抵苁蓉乃温经之剂，吾闻男子绝阳不兴，苁蓉可以兴阳；女子绝阴不产，苁蓉可以生产。此其峻补之剂，有益精养血之功。又为精化之物，有强阴壮阳之理。

简议：明代方谷明确提出"肉苁蓉，补肾之药也"。他认为阴虚不足，情欲断丧，以致身体虚弱，或阴茎寒而内热交作，或肾阳衰而阴茎不举，或精髓虚而腰膝无力，或血崩带下而血气空虚，皆是肾气不足，命门火动的症状，用肉苁蓉治疗，没有不起效的。大概苁蓉是温经之药，听说男子绝阳不兴，苁蓉可以兴阳；女子绝阴不产，苁蓉可以生产。故这种峻补之药，应当有益精养血的功效。又传说为马的精子转化之物，故旧时推导有强阴壮阳的道理。

### 本草纲目 [明代，1578 年]

原文[5]：肉苁蓉……此物补而不峻，故有从容之号。从容，和缓之貌。

简议：李时珍认为：肉苁蓉补而不峻，故有"从容"之名。"从容"两字，表明其温补缓和之药性。既对肉苁蓉的药性进行说明，也对肉苁蓉的名称来源进行了解释。

### 本草发明 [明代，1578 年]

原文[52]：肉苁蓉上品之下，君。气温，味甘、醎、酸，无毒。发明曰：肉苁蓉属土有水与火，入肾而峻补精血，益水中之火。

简议：皇甫嵩首次提出肉苁蓉为"君药"。

### 雷公炮制药性解 [明代，1619 年]

原文[53]：肉苁蓉……入命门经。兴阳道，益精髓，补劳伤，强筋骨，主男子精泄尿血，溺有遗沥，女子症痛崩带，宫寒不孕。按：苁蓉性温，为浊中之浊，故入命门而补火，惟尺脉弱者宜之，相火旺者忌用，多服令人大便滑。

简议：李中梓认为：肉苁蓉，入命门经（肾经）。苁蓉性温，其性味为浊中之浊，故入命门而补火，只有尺脉弱者可用，相火（肾阳）旺者忌用，多服导致大便滑。提出了肉苁蓉的用药禁忌。

### 本草汇言［明代，1624 年］

原文[6]：肉苁蓉，养命门，［日华］滋肾气，补精血之药也。［程君安稿］主男妇五劳七伤，阴虚不足，情欲断丧，以致羸弱，或精髓空虚，腰膝无力，或茎中痛涩，寒热交作；或崩带淋漓，血气虚冷，或癥瘕内疝，攻痛不时。是皆肾气不足、命门虚竭之证。又男子丹元虚冷而阳道久沉，妇人冲任失调而阴气不治。此乃平补之剂，温而不热，补而不峻，暖而不燥，滑而不泄，故有从容之名。沈则施先生曰：肉苁蓉味甘、酸、咸，温平无毒。补肾命之要药。甘能入脾以除热，酸能入肝以化症，咸能入肾以治劳。肝肾为阴，阴气滋长，则五劳之热自退，阴绝可举，故能子。又妇人癥瘕内疝，血分有留积也。精血得补则脉络通行，络脉通行则癥瘕内疝自除矣。若肾命有郁火，膀胱有湿热，与强阳易兴，精不固者禁用。

简议：《本草汇言》将本草对肉苁蓉论述的精华进行了汇集，具有很高的参考价值。所述"肉苁蓉乃平补之剂，温而不热，补而不峻，暖而不燥，滑而不泄，故有从容之名"，非常精辟地论述了肉苁蓉的药性和功效特色。并引述沈则施先生认为：肉苁蓉是补肾培元之要药。甘能入脾以除热，酸能入肝以化肿结，咸能入肾以治疲劳。肝肾为阴，阴气滋长，则五劳之热自退，肾阴不虚，阳具可起，故能生子。又妇女子宫良性肿块、膀胱疝气，是瘀血留积导致。精血得补则脉络通行，络脉通行则肿块、疝气自消矣。如果肾有郁火，膀胱有湿热，以及肾阳盛阳具易起，早泄等禁用。以精辟的理论，对肉苁蓉的作用机制进行了阐释。

### 神农本草经疏［明代，1625 年］

原文[54]：肉苁蓉得地之阴气、天之阳气以生，故味甘酸咸，微温无毒。入肾，入心包络、命门。滋肾补精血之要药。气本微温，相传以为热者，误也。甘能除热补中，酸能入肝，咸能滋肾。肾肝为阴，阴气滋长，则五脏之劳热自退，阴茎中寒热痛自愈。肾肝足则精血日盛，精血盛则多子。妇人癥瘕，病在血分，血盛则行，行则癥瘕自消矣。膀胱虚，则邪客之，得补则邪气自散，腰痛自止。久服则肥健而轻身，益肾肝，补精血之效也。若曰治痢，岂滑以导滞之意乎？此亦必不能之说也。软而肥厚，大如臂者良……泄泻禁用。肾中有热，强阳易兴而精不固者，忌之。

简议：缪希雍提出，肉苁蓉，入肾，入心包络、命门。为滋肾补精血之要药。气本身微温，相传认为热者，错误也。肉苁蓉味甘能除热补中，味酸能入肝，味咸能滋肾。肾肝为阴，阴气滋长，则五脏之劳热自退，阴茎中寒热痛自愈。肾肝充足则精血更加旺盛，精血旺盛则多生子……久服则肥健而轻身，益肾肝，补精血之效也。首次提出肉苁蓉具有补肝之功效，并提出"久服则肥健而轻身"。

### 医宗必读·本草征要 [明代，1637 年]

原文[14]：肉苁蓉……益精壮阳事，补伤润大肠。男子血沥遗精，女子阴疼带下。滋肾补精之首药，但须大至胳许，不腐者佳。温而不热，补而不骤。故有从容之名。别名黑司命，亦多其功力之意云。按：苁蓉性滑，泄泻及阳易举而精不固者忌之。

简议：首次将"润大肠"作为肉苁蓉的功效，并指出肉苁蓉为滋肾补精之首药。

### 景岳全书·本草正 [明代，1640 年]

原文[55]：肉苁蓉，味甘、咸、微辛、酸，气微温。味重阴也，降也，其性滑。以其味重而甘温，故助相火，补精兴阳，益子嗣，治女人血虚不孕，暖腰膝，坚筋骨，除下焦寒痛。以其补阴助阳，故禁虚寒遗沥泄精，止血崩尿血。以其性滑，故可除茎中寒热涩痛，但骤服反动大便。若虚不可攻而大便闭结不通者，洗淡，暂用三四钱，一剂即通，神效。

简议：张景岳对肉苁蓉药性进行了补充，曰：味甘、咸、微辛、酸，气微温。味浓重，属阴药，主降，其性滑。并指出：若虚不可攻而大便闭结不通者（主要指老年人和身体虚弱者的便秘），用水将咸苁蓉洗淡，暂用三四钱，一剂即通，神效。明确指出了肉苁蓉通便的疗效及其特点。

### 药品化义［明代，约 1644 年］

原文[21]：肉苁蓉属阳中有阴，体润而肥，色黑，气和，味甘咸，性温，能沉，力补肾，性气与味俱厚，入肾肝二经。肉苁蓉味咸入肾，厚浊补肾，主治精寒无子，阳道不举，女人绝阴，久不怀孕，缘少阴精火衰，用此峻补肾元子宫，最为神妙。凡老年血枯便闭，以此滋养其血，大便易通。但相火旺，肠胃弱者，忌用。

简议：贾九如指出：女人绝阴，久不怀孕，是因肾阴虚导致精火衰败，用肉苁蓉峻补肾元气和子宫，最为神妙。凡老年血枯便闭，用肉苁蓉滋养其血，大便易通。

### 本草汇笺［清代，1660 年］

原文[56]：肉苁蓉以其温补肾气，而不热不骤，故有苁蓉之名。相传为热者，误。味咸厚浊，入肾滋肾，为补精血之要药。凡男子精寒，阳道不举，女人绝阴，久不怀妊，缘少阴经火衰也。用此峻补肾元，最为神妙。周慎斋云：菟丝子补肾家之阳，苁蓉补肾家之阴。其非大热愈明矣。然惟尺脉弱者宜之，相火旺者忌服，服之反令精不固也。

简议：顾元交认为：周慎斋（《周慎斋医书》）云：菟丝子补肾之阳，苁蓉补肾之阴。因此肉苁蓉并非大热之品愈加明确矣。但只有尺脉弱者宜用，肾阳火旺者忌服，服之反令精不固而泄精也。进一步说明了肉苁蓉并非大热之品。

### 本草新编［清代，约 1687 年］

原文[38]：肉苁蓉，味甘、温而咸、酸，无毒。入肾。最善兴阳，止崩漏。久服令男女有子，暖腰膝。但专补肾中之水火，余无他用。若多用之，能滑大肠。古人所以治虚人大便结者，用苁蓉一两，水洗出盐味，另用净水煮服，即下大便，正取其补虚而滑肠也。然虽补肾，而不可专用，佐人参、白术、熟地、山茱萸诸补阴阳之药，实有利益。使人阳道修伟，与驴鞭同用更奇，但不可用琐阳。盖琐阳非苁蓉可比。苁蓉，乃马精所化，故功效能神；琐阳，非马精所化之物，虽能补阴兴阳，而功效甚薄，故神农薄而不取。近人舍苁蓉，而用琐阳，余所以分辨之也。至于草苁蓉，尤不可用。凡用肉苁蓉，必须拣其肥大而有鳞甲者，始可用。否则，皆草苁蓉而假充之者，买时必宜详察。

或问：肉苁蓉既大补，又性温无毒，多用之正足补肾，何以反动大便？不知肉苁蓉乃马精所化之物，马性最淫，故能兴阳。马精原系肾中所出，故又益阴。然而马性又最动，故骤用之多，易动大便，非其味滑也。

或问：肉苁蓉之动大便，恐是攻剂，而非补药也？夫苁蓉，乃有形之精所生，实补而非泻。试观老人不能大便者，用之以通大便。夫老人之闭结，乃精血之不足，非邪火之有余也，不可以悟其是补而非攻乎。

或疑肉苁蓉性滑而动大便，凡大肠滑者，可用乎，抑不可用乎？夫大肠滑者，多由于肾中之无火，肉苁蓉兴阳，是补火之物也，补火而独不能坚大肠乎。故骤用之而滑者，久用之而自涩矣。

或疑肉苁蓉，未必是马精所生，此物出之边塞沙土中，岁岁如草之生，安得如许之马精耶？曰：肉苁蓉，是马精所生，非马精所生，吾何由定。但此说，实出于神农之《本草》，非后人之私臆也。肉苁蓉不得马精之气，而生于苦寒边塞之外，又何能兴阳而补水火哉。

或问：王好古曾云：服苁蓉以治肾，必妨于心，何子未识也？曰：此好古不知苁蓉，而妄诫之也。凡补肾之药，必上通于心，心得肾之精，而后无焦枯之患。苁蓉大补肾之精，即补心之气也，又何妨之有。

简议：《本草新编》先指出：肉苁蓉最善兴阳，止崩漏。肉苁蓉虽然补肾，但不可单用，需要配以人参、白术、熟地黄、山茱萸等补阴阳之药。锁阳不可代替肉苁蓉使用，因为锁阳的功效甚微。然后以问答的形式，对肉苁蓉既然是补肾药，为何会"动大便"？既"动大便"，应该属于攻剂，为什么又是补药？肉苁蓉性滑动大便，大肠滑者是否可用？肉苁蓉是否是马精所生？肉苁蓉治肾是否妨心？等等问题进行了讨论。陈氏认为肉苁蓉"骤用之而滑者，久用之而自涩矣"。这与现在临床发现肉苁蓉治疗便秘，长期使用疗效下降的结果一致。并认为服用肉苁蓉不会影响心气，反而"补心之气"。

## 医经允中 [清代，1693 年]

原文[57]：肉苁蓉……兼入手厥阴命门……按：苁蓉峻补精血，为命门相火不足要药，故阳事不兴者服劾。骤用滑大肠，治癥瘕五积如神。但老人命门火衰者最宜，若青年服之，相火愈炽，于肾无益。

简议：李熙和提出肉苁蓉"兼入手厥阴命门"。并指出：治疗各种良性肿块、淤积疗效如神；青年服之，肾火更盛，于肾无益。

## 本经逢原 [清代，1695 年]

原文[41]：肉苁蓉与锁阳，总是一类，味厚性降，命门相火不足者宜之。峻补精血，骤用反动大便滑泄。《本经》主劳伤补中者，是火衰不能生土，非中气之本虚也。治妇人癥瘕者，咸能软坚而走血分也。又苁蓉止泄精遗沥，除茎中热痛，以其能下导虚火也。锁阳治腰膝软弱，以其能温补精血也。总皆滋益相火之验，老人燥结，宜煮粥食之。但胃气虚者食之，令人呕吐泄泻。强阳易兴而精不固者忌之。

简议：张璐认为：肉苁蓉味咸能软坚化结、清除瘀血，故能治疗妇人各种肿块和淤积。老人大便干燥便秘，宜煮粥食用。但胃气虚的人食用，容易造成呕吐、泄泻。

## 本草经解要 [清代，1724 年]

原文[58]：肉苁蓉气微温，味甘，无毒。主五劳七伤，补中，除茎中寒热痛，养五藏，强阴，益精气，多子，妇人癥瘕。久服轻身。洗去甲用。肉苁蓉气微温，禀天春升之木气，入足厥阴肝经。味甘无毒，得地中正之土味，入足太阴脾经。色黑而润，制过味咸，兼入足少阴肾经。气味俱浊，降多于升，阴也。填精益髓，又名黑司命。五劳者，劳伤五藏之真气也。劳者温之，苁蓉气温，所以治劳也。七伤者，食伤、忧伤、饮伤、房室伤、饥伤、劳伤、经络营卫气伤之七伤也。七者，皆伤真阴，肉苁蓉甘温滑润，能滋元阴之不足，所以主之也。中者，阴之守也。甘温益阴，所以补中。茎，玉茎也。寒热痛者，阴虚火动，或寒或热而结痛也。苁蓉滑润，滑以去着，所以主之。五藏，藏阴者也。甘温润阴，故养五藏。阴者，宗筋也。

宗筋属肝，肝得血则强，苁蓉甘温，益肝血，所以强阴。色黑入肾，补益精髓，精足则气充，故益精气。精气足，则频御女，所以多子也。妇人癥瘕，皆由血成。苁蓉温滑而咸，咸以耎坚，滑以去着，温以散结，所以主之也。久服，肝脾肾精气充足，所以身轻也。制方：肉苁蓉同白胶、杜仲、地黄、当归、麦冬，治妇人不孕。同人参、鹿茸、牡狗茎、白胶、杜仲、补骨脂，治阳痿及老人阳衰，一切肾虚腰痛，兼令人有子。同黄耆，治肾气虚。同北味丸，治水泛成痰。同鹿茸、山药、白茯丸，治肾虚白浊。同沉香、脂麻丸，治汗多便闭。同山萸、北味丸，治消中易饥。专用二三两，白酒煎服，治老人便闭。同山药、杞子、山萸、北味、黄耆、归身，治肾燥泄泻。同白芍、甘草、黄芩、红曲，治痢。

简议：该文如其书名《本草经解要》，对肉苁蓉的功效进行了详细解读。指出肉苁蓉入足厥阴肝经、太阴脾经和足少阴肾经。并提供了肉苁蓉治疗妇人不孕、阳痿和阳衰、肾气虚、肾虚白浊、汗多便秘、消中易饥等多个复方，首次将肉苁蓉用于消渴症（糖尿病）。

### 玉楸药解 ［清代，1754 年］

原文[59]：肉苁蓉，暖腰膝，健筋骨，滋肾肝精血，润肠胃结燥。凡粪粒坚小，形如羊屎，此土湿木郁，下窍闭塞之故。谷滓在胃，不得顺下，零星传送，断落不联，历阳明大肠之燥，炼成颗粒，秘涩难通，总缘风木枯槁，疏泄不行也。一服地黄、龟胶，反益土湿，中气愈败矣。肉苁蓉滋木清风，养血润燥，善滑大肠，而下结粪，其性从容不迫，未至滋湿败脾，非诸润药可比。方书称其补精益髓，悦色延年，理男子绝阳不兴，女子绝阴不产，非溢美之词。

简议：黄元御对肉苁蓉的功效大加赞赏，指出：肉苁蓉滋肝健脾，养血润燥，善滑大肠，而下结粪，其性从容不迫，不会滋湿败脾，非诸润药可比。方书称其补精益髓，悦色延年，治疗男子绝阳不兴，女子绝阴不产，确实如此，并非溢美之词。

### 得配本草 ［清代，1761 年］

原文[22]：肉苁蓉，味咸，性温。入命门，兼入少阴经血分。壮阳强阴，除茎中虚痛，腰膝寒痛，阴冷不孕。同鳝鱼为末，黄精汁为丸服之，力增十倍。得山萸肉、北五味，治善食中消。得沉香，治汗多虚便。合菟丝子，治尿血泄精。佐精羊肉，治精败面黑……大便滑，精不固，火盛便闭，阳道易举，心虚气胀，皆禁用。

简议：严洁等对肉苁蓉的用药禁忌进行了进一步的明确，指出：大便滑，早泄，火盛便秘，阴茎易举，心虚气胀，皆禁用。

### 本草崇原［清代，始撰于 1674 年，校刊于 1767 年］

原文[15]：肉苁蓉气味甘，微温，无毒。主五劳七伤，补中，除茎中寒热痛，养五脏，强阴，益精气，多子，妇人癥瘕。久服轻身……五劳者，志劳、思劳、烦劳、忧劳、恚劳也。七伤者，喜、怒、忧、悲、思、恐、惊，七情所伤也。水火阴阳之气，会归中土，则五劳七伤可治矣。得太阴坤土之精，故补中。得少阴水火之气，故除茎中寒热痛。阴阳水火之气，归于太阴坤土之中，故养五脏。强阴者，火气盛也。益精者，水气盛也。多子者，水火阴阳皆盛也。妇人癥瘕，乃血精留聚于郛郭之中，土气盛，则癥瘕自消，而久服轻身。

简议：该书进一步明确了五劳七伤，并对肉苁蓉的功效进行了解释。

### 本草求真［清代，1769 年］

原文[60]：肉苁蓉，滋肾润燥。端入肾，兼入大肠。甘、酸、咸，温。体润色黑。诸书既言峻补精血，又言力能兴阳助火，是明因其气温，力专滋阴，得此阳随阴附而阳自见兴耳。惟其力能滋补，故凡癥瘕积块，得此而坚即消。惟其滋补而阳得助，故凡遗精茎痛，寒热时作，亦得因是而除。若谓火衰至极，用此甘润之品，同于附桂，力能补阳，其失远矣。况此既言补阴，而补阴又以苁蓉为名，是明因其功力不骤，气端润燥，是亦宜于便闭，而不宜于胃虚之人也。谓之滋阴则可，谓之补火正未必然。

简议：该本草进一步说明了肉苁蓉的滋阴作用，而不是壮阳作用。

### 本草纂要稿［清代，1815 年］

原文[61]：肉苁蓉气味甘温。治男子绝阳不兴，泄精（屎）〔尿〕血遗沥。

疗女人绝阴不产，血崩带下阴疼。助相火，补益劳伤。暖腰膝，坚强筋骨。益精强阴，悦颜驻色。肾虚白浊者殊功，汗多便秘者立效。

简议：王龙对肉苁蓉的"悦颜色"进行了解释，认为是"悦颜驻色"。

## 本草求原 ［清代，1848 年］

原文[62]：肉苁蓉得天阳之温气，入肝。地阴之甘味，入脾。已从阳归阴；制后酸、咸，色黑，又合木、水、土之化，专温润肝、脾、肾以益精血，补阴即以益阳，温达故也。温而不燥。与故纸补阳化阴者不同。主补中，精血生于肝肾，实由中土水谷之气以行其生化，咸降温升，使水火阴阳会归中土，则火化神而精血自充。五劳，劳伤五脏之真气，《经》曰：劳者温之。七伤，七情伤真阴，宜温润元阴。除茎中寒热痛，精虚则或寒或热，结于精道而痛，补精以会阴阳，则虚火除，而着者去。养五脏，益阴则藏阴之脏得养。强阴，温肝血，则宗筋自振。种子，同参、茸、杜、狗茎、鹿胶、故纸，则精足阳兴，自然多子。妇人癥瘕，咸软坚，滑去着，温达血结之功。久服轻身，治遗精白浊，同淮、苓、鹿茸。崩带，绝阳绝阴，劳伤精败、面黑，煮烂，焙研，以羊肉煮粥食。肾气衰，同北芪。水泛成痰，同北味。虚人汗多，便秘，同沉香、麻仁。寒痢，单服。热痢，同芍、曲、芩曲，皆滑以去着也。消中易饥，同萸肉、五味，加淮、杞、芪、归治肾燥泄泻。壮阳，此生精，同菟丝益肾气。除膀胱邪气，冷气腰痛，同牛膝浸酒，益肾。长肌肉，强筋，壮腰膝，益髓。中土生，化阴精，自上还于脑中至阴。骤用，恐妨心，滑大便。刘潜江曰：苁蓉乃陇西马精入土而生，形扁，色黄，得金土之气，专使金归水火之气于中土，以行其化于上下。故益髓，治健忘，是本金气以益肾肝之精血，与泛泛入肾益精者不同。得地、杜、归、麦冬、鹿胶，治妇人不孕。

简议：赵其光认为肉苁蓉：得天阳之温气，故入肝。地阴之甘味，入脾。已从阳归阴；制后酸、咸，色黑，又合木、水、土之化，专温润肝、脾、肾以益精血，补阴即以益阳，温达故也……刘潜江曰：苁蓉乃陇西马精入土而生，形扁，色黄，得金土之气，专使金归水火之气于中土，以行其化于上下。故益髓，治健忘，是本金气以益肾肝之精血，与泛泛入肾益精者不同。指出肉苁蓉具有"益髓，治健忘"的新功效。

## 药性蒙求·草部［清代，1856 年］

原文[63]：苁蓉钱半、三钱。苁蓉咸温，益髓强筋。补阳润脏，便秘宜增。

简议：张仁锡指出肉苁蓉用于便秘剂量宜增。这与现代临床肉苁蓉用于治疗便秘剂量一般在 30g 以上的用量一致。

## 本草汇纂［清代，1863 年］

原文[64]：肉苁蓉端（同专）入肾，兼入大肠……若火衰至极，反用此甘润之品，意与附桂同能补阳，其失远矣。况既言补阴，而又以苁蓉为名，是明因其功力不骤，气端润燥，是以宜于便闭，而不宜于胃虚之人也。谓之滋阴则可，谓之补火则未必。

简议：屠道和指出肉苁蓉"谓之滋阴则可，谓之补火则未必"，强调了肉苁蓉的滋阴作用。

## 本草衍句［清代，1885 年］

原文[65]：肉苁蓉，甘，微温……茎中者，精之道路也。精虚即有此痛，补精则痛自已。苁蓉象人之阴，而滋润黏腻，故能治前阴诸病。养五脏精血之伤。五藏各有精，精足则能多子……色欲过度，似淋非淋，溺短而数，茎中痛甚，与淋闭之治不同，宜肉苁蓉、淫羊藿、生杜仲为主，佐以白蜜、羊脂之类，效。

简议：黄光霁指出：苁蓉像人的阴茎，并且滋润黏腻，故能治前阴诸病。色欲过度，似淋非淋，尿短而频，阴茎痛甚，与小便不通不同，宜肉苁蓉、淫羊藿、生杜仲为主，佐以白蜜、羊脂之类，起效。

## 本草撮要［清代，1886 年］

原文[66]：肉苁蓉，味淡，入足少阴经，功专补肾阴。菟丝补肾之阳，同用则生精补阳。

简议：陈其瑞认为肉苁蓉味淡，并强调了肉苁蓉的补肾阴作用。

## 本草正义 ［民国，1920 年］

原文[42]：肉苁蓉，《本经》主治，皆以藏阴言之，主劳伤补中，养五脏，强阴，皆补阴之功也。茎中寒热痛，则肾脏虚寒之病，苁蓉厚重下降，直入肾家，温而能润，无燥烈之害，能温养精血而通阳气，故曰益精气。主癥瘕者，咸能软坚，而入血分，且补益阴精，温养阳气，斯气血流利而否塞通矣。《别录》除膀胱邪气，亦温养而水府寒邪自除。腰者肾之府，肾虚则腰痛，苁蓉益肾，是以治之。利，今本皆作痢，是积滞不快之滞下，非泄泻之自利，苁蓉滑肠，痢为积滞，宜疏通而不宜固涩，滑以去其着，又能养五脏而不专于攻逐，则为久痢之中气已虚，而积滞未尽者宜之，非通治暑湿热滞之痢疾也。苁蓉为极润之品，市肆皆以盐渍，乃能久藏，古书皆称其微温，而今则为咸味久渍，温性已化除净绝，纵使漂洗极淡，而本性亦将消灭无余，故古人所称补阴兴阳种种功效，俱极薄弱，盖已习与俱化，不复可以本来之质一例论矣。但咸味能下降，滑能通肠，以主大便不爽，颇得捷效，且性本温润，益阴通阳，故通腑而不伤津液，尤其独步耳。自宋以来，皆以苁蓉主遗泄带下，甚且以主血崩溺血，盖以补阴助阳，谓为有收摄固阴之效。要知滑利之品，通导有余，奚能固涩，《本经》除阴中寒热痛，正以补阴通阳，通则不痛耳。乃后人引申其义，误认大补，反欲以通利治滑脱，谬矣。

简议：张山雷首次指出肉苁蓉为了能够久藏，以盐腌制，再漂洗后使用，功效已经消失。现代研究表明，肉苁蓉的有效成分均为水溶性成分，盐腌或投入盐湖，再水洗至淡，肉苁蓉的有效成分基本损失殆尽。因此，肉苁蓉投入盐湖或盐腌的方法现代基本不用。

## 本草概要 ［民国，1934 年］

原文[67]：肉苁蓉……功能兴阳道，益精髓，强筋骨。治神经衰弱、阳痿。

简议：肉苁蓉……治神经衰弱、阳痿。第一次出现肉苁蓉治疗神经衰弱的功效。

### 中国药典

《中国药典》1963年版一部开始收载肉苁蓉，其来源为"列当科（Orobanchaceae）植物肉苁蓉 *Cistanche salsa*（C. A. Mey.）G. Beck 的干燥带鳞叶的肉质茎。"性味：甘，微温。功能：补命门，益精血，滑肠。主治：男子阳痿，女子不孕，腰膝冷痛，血枯便秘。[68]1977年版一部，其来源修订为"列当科植物肉苁蓉 *Cistanche deserticola* Y. C. Ma 的干燥带鳞叶的肉质茎。"性味修订为：甘、咸，温。功能与主治修订为：补肾阳，益精血，润肠。用于腰膝萎软，阳痿，女子不孕，肠燥便秘。[69]2005年版一部，其来源修订为"列当科植物肉苁蓉 *Cistanche deserticola* Y. C. Ma 或管花肉苁蓉 *Cistanche tubulosa*（Schenk）Wight 的干燥带鳞叶的肉质茎。"[70]2010年版一部，增加归经：归肾、大肠经。功能修订为：补肾阳，益精血，润肠通便。主治修订为：用于肾阳不足，精血亏虚，阳痿不孕，腰膝酸软，筋骨无力，肠燥便秘。[71]此后一直未作修订。

### 全国中草药汇编

性味：甘、咸，温。
功能：补肾壮阳，润肠通便。
主治：阳痿，腰膝冷痛，不孕，肠燥便秘。[18]

### 中药大辞典

性味归经：味甘、酸、咸，性温，入肾、大肠经。
功能：补肾，益精，润燥，滑肠。
主治：男子阳痿，女子不孕，带下，血崩，腰膝冷痛，血枯便秘。[72]

### 中药志

性味：味甘、咸，性温。
功效：补肾阳，益精血，润肠。
主治：腰膝痿软，阳痿，女子不孕，肠燥便秘。[19]

### 中华本草

性味归经：味甘、咸，性温。归肾、大肠经。

功能：补肾阳，益精血，润肠道。

主治：肾阳虚衰、精血不足之阳痿，遗精，白浊，尿频余沥，腰痛脚弱，耳鸣目花，月经衍期，宫寒不孕，肠燥便秘。[73]

### 新疆维吾尔自治区药品标准

肉苁蓉的来源为列当科植物盐生肉苁蓉 *Cistanche salsa*（C. A. Mey.）G. Beck 或肉苁蓉 *C. tubulosa*（Schenk）R. Wight 的干燥带鳞叶的肉质茎。

性味：甘、咸、温。

功能与主治：用于腰膝萎软，阳痿，女子不孕，肠燥便秘。[47]

### 内蒙古中药材标准

内蒙古中药材标准收载了盐生肉苁蓉，其来源为列当科植物盐生肉苁蓉 *Cistanche salsa*（C. A. Mey.）G. Beck 的干燥带鳞叶的肉质茎。

性味：甘，温。

功能与主治：补肾阳，益精血，润肠通便。用于阳痿，不孕，腰膝酸软，筋骨无力，肠燥便秘。[48]

### 内蒙古蒙药材标准

肉苁蓉，蒙药名"查干 - 高要"，其来源为列当科植物肉苁蓉 *Cistanche deserticola* Y. C. Ma 的干燥带鳞叶的肉质茎。

性味：甘、咸，温。

功能与主治：平息"协日"，消食，壮身。用于泛酸，胃胀痛，"协日"引起头痛，阳痿，遗精，早泄，白带多，腰腿痛。[74]

## 总结与讨论

根据历代本草记载的肉苁蓉的性味与归经、功能与主治，结合现代药理研究和临床应用，肉苁蓉的性味归经和功能主治总结如下。

## 1. 性味归经

性微温，味甘，微苦、涩。无毒。归肾、肝、脾、心包络和大肠经。

## 2. 功能主治

（1）补肾益精。用于男子肾虚，精血不足，精弱不育，阳痿，早泄，尿血，遗沥，阴茎寒热疼痛。女子肾阴不足，癥瘕，血崩，赤白带下，阴冷不孕，精败面黑。男女疝气，腰膝酸软，筋骨无力，身心倦怠。

（2）补髓益智。用于髓海亏空，神经衰弱，失眠健忘，老年痴呆，震颤麻痹（帕金森病）。

（3）润肠通便。用于肠燥便秘，尤其是老年、体弱、孕妇便秘。

（4）悦颜驻色。用于皮肤衰老、干枯、肤色不佳。

（5）滋养五脏。抗衰老，延年益寿。

## 参考文献

［1］唐慎微．证类本草［M］．北京：华夏出版社，1993：149．

［2］谢宗万．中药材品种论述（上册）［M］．上海：上海科学技术出版社，1990：87．

［3］屠鹏飞，徐国钧，徐珞珊，等．沙参和荠苨的本草考证［J］．中国中药杂志，1991，16（4）：200-201．

［4］唐慎微．证类本草［M］．北京：华夏出版社，1993：192-193．

［5］李时珍．本草纲目（上册）［M］．北京：华夏出版社，2011：508-509．

［6］倪朱谟．本草汇言［M］．北京：中医古籍出版社，2005：27-28．

［7］王好古．汤液本草［M］．北京：人民卫生出版社，1987：109．

［8］马继兴．神农本草经辑注［M］．北京：人民卫生出版社，2013：72-73．

［9］丹波康赖（日）．医心方［M］．北京：人民卫生出版社，1955：26．

［10］森立之．本草经考注［M］．北京：学苑出版社，2002：239．

［11］李中立．本草原始［M］．北京：人民卫生出版社，2007：26-27．

［12］苏颂．本草图经（上）［M］．合肥：安徽科学技术出版社，1994：118．

［13］寇宗奭．本草衍义［M］．北京：中国医药科技出版社，2012：34．

［14］李中梓．医宗必读·本草征要［M］．卷三．清光绪二十四年（1898）常郡宛委山庄刻本．

［15］张志聪．本草崇原［M］．北京：中国中医药出版社，1999：1104．

［16］梅彪．石药尔雅［M］．卷上．明汲古阁精抄本．

［17］陈衍．宝庆本草折衷［M］．卷九．元刻本．

［18］《全国中草药汇编》编写组．全国中草药汇编（上册）［M］．北京：人民卫生出版社，1975：357-358．

［19］中国医学科学院药用植物资源开发研究所．中药志（第四册）［M］．北京：人民卫生出版社，1988：347-351．

［20］金士元．金士元中药材传统鉴别经验［M］．北京：中国中医药出版社，2012：283-285．

［21］贾所学．药品化义［M］．北京：中国中医药出版社，2013：86．

［22］严洁，施雯，洪炜同．得配本草［M］．北京：人民卫生出版社，2007：39．

［23］石子仪，吴云，朱月美，等．HPLC-ELSD测定肉苁蓉中甜菜碱、甘露醇、果糖、葡萄糖和蔗糖的含量［J］．中国现代中药，2019，21（12）：1641-1646．

［24］蔡鸿，鲍忠，姜勇，等．不同影响因素下肉苁蓉中3种活性成分的定量分析［J］．中草药，2013，44（22）：3223-3230．

［25］蔡鸿，鲍忠，姜勇，等．不同产地管花肉苁蓉中有效成分的定量分析［J］．中草药，2007，38（3）：452-455．

［26］苏敬．新修本草（辑复本第二版）［M］．合肥：安徽科学技术出版社，2004：101．

［27］刘文泰．本草品汇精要［M］．北京：人民卫生出版社，1982：267-268．

［28］许希周．药性粗评［M］．卷一．明嘉靖三十年（1551）刻本．

［29］郑宁．药性要略大全［M］．卷三．明嘉靖二十四年（1545）明德堂刻本．

［30］陈嘉谟．本草蒙筌［M］．北京：人民卫生出版社，1988：54．

［31］刘云密．本草述［M］．卷七．清康熙三十九年（1700）刻本忠救堂藏板．

［32］王翃．握灵本草［M］．卷二．清乾隆五年（1740）朱钟勋补刻本．

［33］汪昂．本草备要［M］．北京：人民卫生出版社，2017：127．

［34］汪绂．医林纂要探源［M］．卷二．清道光二十九年（1849）遗经堂刻本．

［35］罗国纲．罗氏会约医镜［M］．卷十六．清乾隆五十四年（1789）大成堂刻本．

［36］邹澍．本经续疏［M］．卷一．清咸丰八年（1858）常郡韩文焕斋刻本．

［37］吴其濬．植物名实图考（上）［M］．北京：中华书局，2018：157．

［38］陈士铎．本草新编［M］．卷二．清康熙三十年（1691）刻本．

［39］雷敩．雷公炮炙论［M］．合肥：安徽科学技术出版社，1983：33-34．

［40］郑宁．药性要略大全［M］．海外回归中医善本古籍丛书（第十册）．北京：人民卫生出版社，2003：84．

［41］张璐．本经逢原［M］．北京：中国古籍出版社，2017：37．

［42］张山雷．本草正义［M］．福州：福建科学技术出版社，2006．37．

［43］俞弁．续医说［M］．卷十．明嘉靖十六年（1537）序刻本．

［44］郑二阳．仁寿堂药镜［M］．海外回归中医善本古籍丛书（第九册）．北京：人民卫生出版社，2003：870．

［45］马毓泉．内蒙古肉苁蓉属（*Cistanche*）植物的初步研究［J］．内蒙古大学学报（自

然科学版），1960（1）：61-66.

［46］马毓泉. 内蒙古肉苁蓉属订正［J］. 内蒙古大学学报（自然科学版），1977（1）：69-75.

［47］新疆维吾尔自治区卫生厅. 新疆维吾尔自治区药品标准［S］. 1987：3.

［48］内蒙古自治区卫生厅. 内蒙古中药材标准［S］. 1988：99.

［49］朱震亨. 本草衍义补遗［M］. 明嘉靖十五年（1536）刻本.

［50］滕弘. 神农本经会通［M］. 明万历四十五年（1587）滕万里初刊本.

［51］方谷. 本草纂要［M］. 卷二. 明隆庆六年（1572）跋刊本。

［52］皇甫嵩. 本草发明［M］. 卷二. 明刻本.

［53］李中梓. 雷公炮制药性解［M］. 卷三. 明天启二年翁氏刻本.

［54］缪希雍. 神农本草经疏（上）［M］. 北京：中医古籍出版社，2017：251-252.

［55］张景岳. 景岳全书·本草正［M］. 北京：中国医药科技出版社，2017：4.

［56］顾元交. 本草汇笺［M］. 卷一. 清康熙五年（1666）垄耕堂刻本.

［57］李熙和. 医经允中［M］. 卷十九. 清道光十一年（1831）刻本.

［58］姚球. 本草经解要［M］. 北京：中国中医药出版社，2016：14-16.

［59］黄元御. 玉楸药解［M］. 北京：中国医药科技出版社，2017：10-11.

［60］黄宫绣. 本草求真［M］. 北京：人民卫生出版社，1987：32.

［61］王龙. 本草纂要稿［M］. 草部. 清抄残本.

［62］赵其光. 本草求原［M］. 卷一. 清道光二十八年（1848）远安堂刻本.

［63］张仁锡. 药性蒙求［M］. 草部. 清抄本.

［64］屠道和. 本草汇纂［M］. 卷一. 清同治二年（1863）育德堂医学六种刻本.

［65］黄光霁. 本草衍句［M］. 杭州三三医社1924年铅印本.

［66］陈其瑞. 本草撮要［M］. 卷一. 清光绪二十八年（1902）资生堂刻本.

［67］张赞成. 本草概要［M］. 上海：上海卫生出版社，1956：165-166.

［68］中华人民共和国卫生部药典委员会. 中华人民共和国药典［M］. 1963年版一部. 北京：人民卫生出版社，1963：108-109.

［69］中华人民共和国卫生部药典委员会. 中华人民共和国药典［M］. 1977年版一部. 北京：人民卫生出版社，1978：220-221.

［70］国家药典委员会. 中华人民共和国药典［M］. 2005年版一部. 北京：化学工业出版社，2005：90.

［71］国家药典委员会. 中华人民共和国药典［M］. 2010年版一部. 北京：中国医药科技出版社，2010：126.

［72］江苏新医学院. 中药大辞典（第二版，上册）［M］. 上海：上海科学技术出版社，2006：1225-1227.

［73］国家中医药管理局《中华本草》编委会. 中华本草（第七卷）［M］. 上海：上海科学技术出版社，1999：509-513.

［74］内蒙古自治区卫生厅. 内蒙古蒙药材标准［S］. 1986：405.

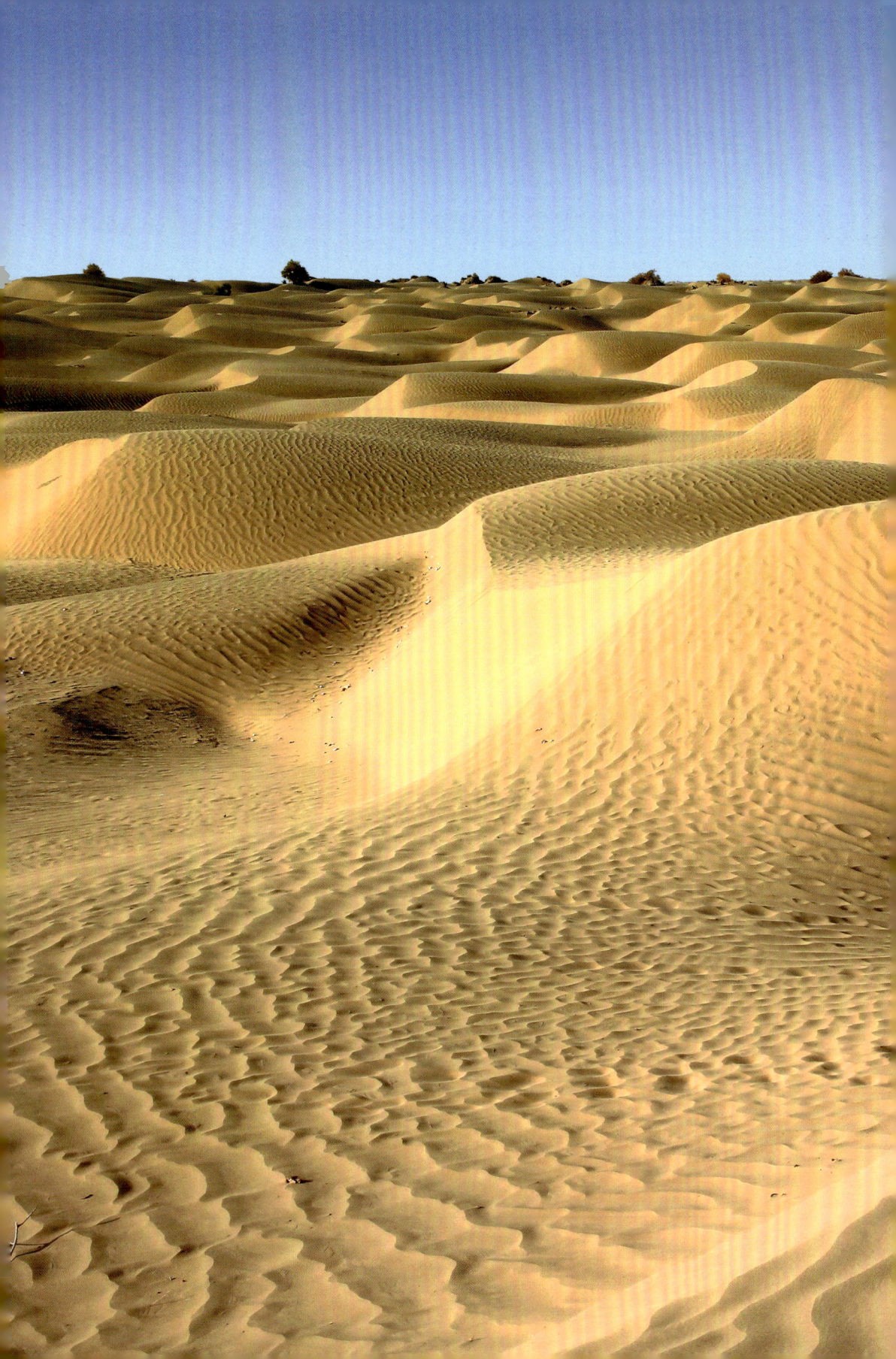

第三章

化学成分

识苁蓉

药物对疾病的防治作用必有其物质基础——化学成分，中药也不例外。阐明中药的化学成分及其生物活性，一方面为诠释中药的作用机制，制定有效的质量控制方法以及中药的提取和纯化等提供科学依据；另一方面，为现代药物的发现提供生物活性化合物或创新药物，如青蒿素、麻黄素等。因此，中药化学成分的研究对于中医药理论的阐释、中药现代化和现代药物的发现都具有重要意义。

肉苁蓉的化学成分研究始于20世纪80年代初，日本学者对此做了大量工作。当时，日本为解决老龄化问题开始着手挖掘和开发对老年性疾病，特别是阿尔茨海默病有效治疗药物。基于肉苁蓉长期以来被作为补肾、壮阳、强精药物用于临床，其成为大家深入研究的对象。80年代后期，国内学者开始关注和研究国产肉苁蓉的化学成分，特别是90年代以来，屠鹏飞教授带领团队对中国分布的肉苁蓉属植物的化学成分进行了深入研究，系统阐明了国产肉苁蓉属植物的化学成分及其主要生物活性，为肉苁蓉的质量控制和开发利用奠定了物质基础。

肉苁蓉属植物主要含有苯乙醇苷类、环烯醚萜及其苷类、木脂素及其苷类、寡糖类、多糖类等成分。至今，已从荒漠肉苁蓉（*Cistanche deserticola*，Cd）中分离鉴定了120个化合物，从中国产管花肉苁蓉（*Cistanche tubulosa*，Ct-C）中分离鉴定了75个化合物，从巴基斯坦产管花肉苁蓉（Ct-P）中分离鉴定了21个化合物，从盐生肉苁蓉（*Cistanche salsa*，Csa）中分离鉴定了31个化合物，从鳞苁蓉（*Cistanche phelypaea*，Cp）中分离鉴定了11个化合物，从沙苁蓉（*Cistanche sinensis*，Csi）中分离鉴定了20个化合物。按化合物类型分类，具体组成情况见表3.1。

表3.1　从各种肉苁蓉属植物分离得到的化合物列表

| | 苯甲醇苷类 | 苯乙醇苷类 | 环烯醚萜类 | 木脂素类 | 单萜类 | 其他类 |
|---|---|---|---|---|---|---|
| Cd | 4 | 41 | 12 | 14 | 1 | 48 |
| Ct-C | / | 33 | 21 | 3 | 5 | 13 |
| Ct-P | / | 11 | 2 | 5 | 1 | 2 |
| Csa | 3 | 10 | 3 | / | 3 | 12 |
| Cp | / | 5 | 4 | / | / | 2 |
| Csi | / | 12 | 6 | 1 | / | 1 |

注：Cd：荒漠肉苁蓉；Cp：鳞苁蓉；Csa：盐生肉苁蓉；Csi：沙苁蓉；Ct-C：国产管花肉苁蓉；
　　Ct-P：巴基斯坦产管花肉苁蓉

# 第一节　苯乙醇苷类及其药理作用

苯乙醇苷类化合物（phenylethanoid glycosides，PhGs）为肉苁蓉属植物的主要成分，目前共分离鉴定该类化合物 70 个，包括 4 个单糖苷、41 个双糖苷和 25 个三糖苷（图 3.1）。从植物中分离得到的苯乙醇苷类化合物的糖主要有葡萄糖和鼠李糖两种。与苷元直接相连的糖均为葡萄糖，该糖 2 位常连有乙酰基，3 位连有鼠李糖，4 位或者 6 位常与咖啡酰基、阿魏酰基或香豆酰基等苯丙酰基类成酯；三糖苷取代时，6 位还连有葡萄糖、鼠李糖或木糖。常见的苯乙醇苷类化合物主要包括松果菊苷（echinacoside）、毛蕊花糖苷（verbascoside，又名类叶升麻苷 acteoside）、异类叶升麻苷（isoacteoside）、2'- 乙酰类叶升麻苷（2'-acetylacteoside）、金石蚕苷（poliumoside）、红景天苷（salidroside）、管花苷 A（tubuloside A）、管花苷 B（tubuloside B）、盐生肉苁蓉苷 D（salsaside D）、盐生肉苁蓉苷 E（salsaside E）等。其中，松果菊苷和毛蕊花糖苷为肉苁蓉属植物中两个最主要的苯乙醇苷类化合物，是《中国药典》2010 年版、2015 年版、2020 年版肉苁蓉药材项下含量测定的两个指标性成分。

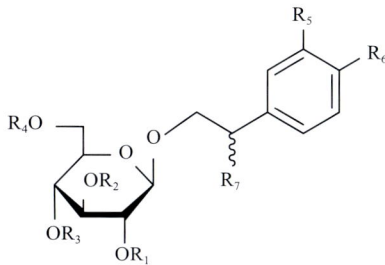

| 化合物名称 | $R_1$ | $R_2$ | $R_3$ | $R_4$ | $R_5$ | $R_6$ | $R_7$ | 种属 | 文献 |
|---|---|---|---|---|---|---|---|---|---|
| （1）2'-acetylacteoside | Ac | Rha | Cf | H | OH | OH | H | Cd, Cp, Ct-P, Ct-C, Csi, Csa | 1~6 |
| （2）tubuloside A | Ac | Rha | Cf | Glc | OH | OH | H | Cd, Cp, Ct-P, Ct-C | 2, 4, 5, 8 |
| （3）tubuloside B | Ac | Rha | H | Cf | OH | OH | H | Cd, Ct-P, Csa, Ct-C, Csi | 2, 3, 9, 10 |

| 化合物名称 | $R_1$ | $R_2$ | $R_3$ | $R_4$ | $R_5$ | $R_6$ | $R_7$ | 种属 | 文献 |
|---|---|---|---|---|---|---|---|---|---|
| （4）tubuloside C | Ac | Ta-Rha | Cf | Glc | OH | OH | H | Ct-P | 2 |
| （5）tubuloside D | Ac | Ta-Rha | Cm | Glc | OH | OH | H | Ct-P | 2 |
| （6）tubuloside E | Ac | Ta-Rha | Cm | H | OH | OH | H | Cd, Cp, Ct-P | 4, 11, 12 |
| （7）cistansinenside A | Ac | Rha | Cf | H | OH | OMe | H | Csi | 13 |
| （8）salsaside D | Ac | Rha | Cf | H | H | OH | H | Cd, Csa | 12, 14 |
| （9）salsaside E | Ac | Rha | Cf | H | OMe | OH | H | Cd, Csa | 12, 14 |
| （10）salsaside F | Ac | Rha | H | Cm | OMe | OH | H | Csa | 14 |
| （11）cistanoside H | Ac | Rha | H | H | OH | OH | H | Cd | 15, 16 |
| （12）kankanoside H$_1$ | Ac | Rha | Cm | Glc | OH | OH | H | Ct-C | 10 |
| （13）kankanoside H$_2$ | Ac | Rha | c-Cm | Glc | OH | OH | H | Ct-C | 10 |
| （14,15）kankanosides J$_1$/J$_2$ | Ac | Rha | Cf | H | OH | OH | OMe (R/S) | Ct-C | 17 |
| （16）cistansinenside B | Ac | Rha | Cf | Rha | OH | OMe | H | Csi | 6 |
| （17）2'-O-acetylpoliumoside | Ac | Rha | Cf | Rha | OH | OH | H | Csi | 6 |
| （18）cis-tubuloside B | Ac | Rha | H | c-Cf | OH | OH | H | Cd | 18 |
| （19）cistanoside J | Ac | Rha | H | Fr | OMe | OH | H | Cd | 19 |
| （20）cis-cistanoside J | Ac | Rha | H | c-Fr | OMe | OH | H | Cd | 18 |
| （21）cistanoside K | Ac | Rha | H | Cf | OMe | OH | H | Cd | 19 |
| （22）cis-cistanoside K | Ac | Rha | H | c-Cf | OMe | OH | H | Cd | 18 |
| （23）cistanoside N | | | | | | | | Cd | 19 |
| （24）cistanoside L | H | Rha | H | Fr | OMe | OMe | H | Cd | 19 |
| （25）cistanoside M | H | Rha | H | Cm | OMe | OH | H | Cd | 19 |
| （26）cis-isocistanoside C | H | Rha | H | c-Cf | OMe | OH | H | Cd | 18 |
| （27）acteoside | H | Rha | Cf | H | OH | OH | H | Cd, Cp, Ct-P, Ct-C, Csi, Csa | 2~7, 20, 21 |
| （28）cis-acteoside | H | Rha | c-Cf | H | OH | OH | H | Ct-C | 10 |
| （29）cistanoside A | H | Rha | Cf | Glc | OMe | OH | H | Cd, Ct-C, Csa | 3, 7, 10, 22 |
| （30）cistanoside B | H | Rha | Fr | Glc | OMe | OH | H | Cd | 15, 20, 21 |
| （31）cistanoside C | H | Rha | Cf | H | OMe | OH | H | Cd | 2, 15, 23 |
| （32）cistanoside D | H | Rha | Fr | H | OMe | OH | H | Cd | 1, 23 |
| （33）cistanoside E | H | Rha | H | H | OMe | OH | H | Cd | 24, 25 |
| （34）cistanoside G | H | Rha | H | H | H | OH | H | Cd, Ct-C | 25~27 |
| （35）decaffeoylacteoside | H | Rha | H | H | OH | OH | H | Cd, Ct-C | 5, 16 |
| （36）echinacoside | H | Rha | Cf | Glc | OH | OH | H | Cd, Cp, Ct-P, Ct-C, Csa, Csi | 2~6, 9 |
| （37）isoacteoside | H | Rha | H | Cf | OH | OH | H | Cd, Ct-P, Ct-C, Csa, Csi | 2, 5, 6, 8, 9 |
| （38）isosyringalide-3'-α-L-rhamnopyranoside | H | Rha | Cm | H | OH | OH | H | Cd, Ct-P | 11, 28 |
| （39）osmanthuside B | H | Rha | Cm | H | H | OH | H | Cd | 1, 28 |
| （40）salidroside | H | H | H | H | H | OH | H | Cd, Ct-C | 5, 10, 26, 29 |
| （41）syringalide A-3'-α-L-rhamnopyranoside | H | Rha | Cf | H | H | OH | H | Cd, Ct-P, Ct-C | 5, 8, 10, 11 |
| （42）cistantuboloside A | H | Rha | Cf | Glc | H | OH | H | Cd, Ct-C | 30, 31 |
| （43）cistantuboloside B$_1$ | H | Rha | Cm | Glc | OH | OH | H | Cd, Ct-C | 30, 31 |
| （44）cistantuboloside B$_2$ | H | Rha | c-Cm | Glc | OH | OH | H | Cd, Ct-C | 30, 31 |
| （45）poliumoside | H | Rha | Cf | Rha | OH | OH | H | Csi | 6, 13 |

| 化合物名称 | R₁ | R₂ | R₃ | R₄ | R₅ | R₆ | R₇ | 种属 | 文献 |
|---|---|---|---|---|---|---|---|---|---|
| （46）jionoside D | H | Rha | Cf | H | OH | OMe | H | Csi | 13 |
| （47）kankanoside F | H | Rha | H | Glc | OH | OH | H | Ct-C | 27 |
| （48）kankanoside G | H | Rha | H | Cf | H | OH | H | Ct-C | 27 |
| （49）eutigoside A | H | H | H | Cm | H | OH | H | Csa | 9 |
| （50）kankanoside I | H | Rha | Cf | Glc | H | II | H | Ct-C | 10 |
| （51,52）kankanosides K₁/K₂ | H | Rha | Cf | Glc | OH | OH | OMe （R/S） | Ct-C | 17 |
| （53,54）cistantubuloside C₁/C₂ | H | Rha | Cf | Glc | OH | OH | OH （R/S） | Ct-C | 30 |
| （55）crenatoside | | | | | | | | Ct-C | 5 |
| （56）osmanthuside B6（E） | H | Rha | H | Cm | H | OH | H | Cd | 12 |
| （57）osmanthuside B6（Z） | H | Rha | H | c-Cm | H | OH | H | Cd | 12 |
| （58）plantainoside C | H | Rha | H | Fr | OH | OH | H | Cd | 12 |
| （59）isocampneoside I | H | Rha | H | Cf | OH | OH | OMe | Ct-C | 17 |
| （60,61）campneoside I | H | Rha | Cf | H | OH | OH | OMe （R/S） | Ct-C | 10，30 |
| （62,63）campneoside II | H | Rha | Cf | Rha | OH | OH | OH （R/S） | Csi，Ct-C | 6，10 |
| （64）arenarioside | H | Rha | Cf | Xyl | OH | OH | H | Ct-C | 10 |
| （65）wiedemanninoside C | H | Rha | Fr | Glc | OH | OH | H | Ct-C | 10 |
| （66）isocistanoside C | H | Rha | H | Cf | OMe | OH | H | Cd | 19 |
| （67）isomartynoside | H | Rha | H | Fr | OH | OMe | H | Cd | 18 |
| （68）epimeridinoside A | H | Rha | H | Fr | OMe | OH | H | Cd | 19 |
| （69）6'-acetylsalidroside | H | H | H | Ac | H | OH | H | Cd | 19 |
| （70）phenylethyl glucopyranoside | H | H | H | H | H | H | H | Cd | 18 |

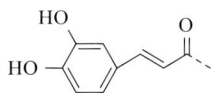

Cf:*trans*-caffeoyl

c-Cf:*cis*-caffeoyl

Glc: β -D-glucopyranose

Fr:*trans*-feruloyl

c-Fr:*cis*-feruloyl

Rha: α -L-rhamnopyranose

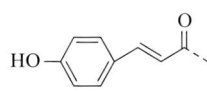

Cm:*trans*-coumaroyl

c-Cm:*cis*-coumaroyl

Ac: acetyl

TA-Rha:2''',3''',4'''-triacety1- α -L-rhamnopyranose

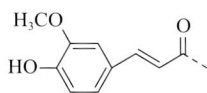

23

55

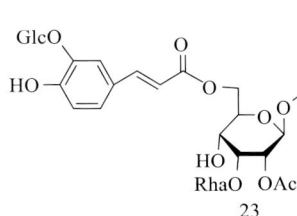

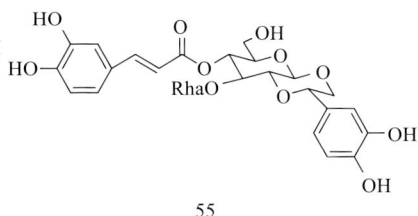

图 3.1　肉苁蓉属植物中的苯乙醇苷类化合物

此外，从盐生肉苁蓉中分离得到 3 个苯甲醇苷类化合物[14]，这是首次从肉苁蓉属植物中分离得到该类化合物。至今，已分离得到 6 个该类成分，其苷元部分是苯甲醇，糖为葡萄糖；二糖苷时葡萄糖的 3 位连有鼠李糖，并且 4 位或者是 6 位常与咖啡酰基或香豆酰基成酯（图 3.2）。

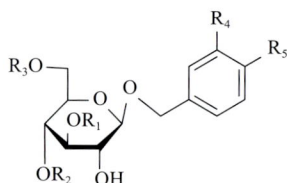

| 化合物名称 | R₁ | R₂ | R₃ | R₄ | R₅ | 种属 | 文献 |
|---|---|---|---|---|---|---|---|
| （71）salsaside A | Rha | H | Cf | H | H | Csa | 14 |
| （72）salsaside B | Rha | Cf | H | H | H | Csa，Cd | 14，18 |
| （73）salsaside C1/C2 | Rha | Cm | H | H | H | Csa | 14 |
| （74）3,4-dimethoxybenzyl-β-D-glucopyranoside | H | H | H | OMe | OMe | Cd | 18 |
| （75）4-hydroxybenzyl-β-D-glucopyranoside | H | H | H | H | OH | Cd | 18 |
| （76）benzyl-glucopyranoside | H | H | H | H | H | Cd | 18 |

图 3.2　肉苁蓉属植物中的苯甲醇苷类化合物

松果菊苷（echinacoside）是肉苁蓉中最主要的苯乙醇苷类化合物，在管花肉苁蓉中的最高含量可达 30%[32]，被认为是肉苁蓉的最主要活性成分。松果菊苷广泛存在于植物中，如列当科、玄参科、菊科等植物，但肉苁蓉属植物是至今报道松果菊苷含量最高的植物。近年研究表明，松果菊苷能够减少活性氧的产生[33-34]，并能发挥抗炎[35-36]、神经保护[38-39]，改善记忆功能等药理活性[40-41]。此外松果菊苷还能改善骨代谢[42-44]、保护肝脏[45-48]、提高动物的学习记忆能力[50-51]。松果菊苷除以上药理作用以外，还具有降血糖血脂[52]、抗凋亡[53]、抗肿瘤[54]和免疫调节[55]等作用。

毛蕊花糖苷（verbascoside），又名类叶升麻苷（acteoside），也是肉苁蓉中代表性的苯乙醇苷类化合物，其含量仅次于松果菊苷。毛蕊花糖苷是发现最早、分布广泛的苯乙醇苷类化合物之一，具有显著的抗炎作用[56-57]。此外，还具有抗自由基损伤[58-59]、免疫抑制[60-61]、抗抑郁[62-63]、降血脂和保护内皮细胞的作用[64]。同时，毛蕊花糖苷还具有神经保护[65-66]、骨保护[67]、抗肿瘤[68]及肺保护作用[69]等。

# 第二节　环烯醚萜苷类及其药理作用

环烯醚萜为一类单萜类化合物，在植物中多数以苷的形式存在。至今已从肉苁蓉属植物中分离鉴定了 26 个环烯醚萜及其苷类成分，其中 4 个为环烯醚萜类，22 个为环烯醚萜苷类（表 3.2 和图 3.3、图 3.4）。该类化合物成苷后 1 位常连有葡萄糖，4 位常连有甲基或羧基，5 位和 9 位的氢为 β 构型。6，7，8 或者 10 位常连有羟基、形成双键或形成三元氧环。常见的环烯醚萜及其苷类主要包括 8- 表马钱子酸（8-epiloganic acid）、6- 去氧梓醇（6-deoxycatalpol）、肉苁蓉素（cistanin）、肉苁蓉氯素（cistachlorin）、京尼平苷（geniposide）、京尼平苷酸（geniposidic acid）、格鲁苷（gluroside）等。关于肉苁蓉属植物中的环烯醚萜及其苷类化合物，由于其含量相对较低，相关活性研究尚未广泛开展，仅有个别化合物的少量报道。环烯醚萜苷类成分广泛存在于植物界中，尤其是双子叶植物，如唇形科、茜草科、玄参科、龙胆科等科的多数植物含有环烯醚萜苷类成分，常用中药栀子、玄参、龙胆等的主要有效成分就是环烯醚萜苷类成分，对这些中药所含的环烯醚萜及其苷类化合物的药理活性已有较多的报道，故针对肉苁蓉中该类成分的研究今后可以深入开展。

表 3.2　环烯醚萜类化合物在肉苁蓉属中的分布

| 化合物名称 | 种属 | 文献 |
| --- | --- | --- |
| （77）cistanin | Cd, Ct-C | 29，70，71 |
| （78）cistachlorin | Cd, Ct-C | 70，71 |
| （79）kankanol | Ct-C | 71 |
| （80）argyol | Ct-C | 71 |
| （81）kankanoside B | Ct-C | 71 |
| （82）kankanoside C | Ct-C | 71 |
| （83）kankanoside D | Ct-C | 71 |
| （84）phelypaeside | Cp | 72 |
| （85）kankanoside L | Ct-C | 73 |
| （86）kankanoside M | Ct-C | 73 |
| （87）kankanoside N | Ct-C | 73 |

77　　　　　　78　　　　　　79　　　　　　80

81　　　　　　82　　　　　　83　　　　　　84

85　　　　　　　　　　86　　　　　　　　　87

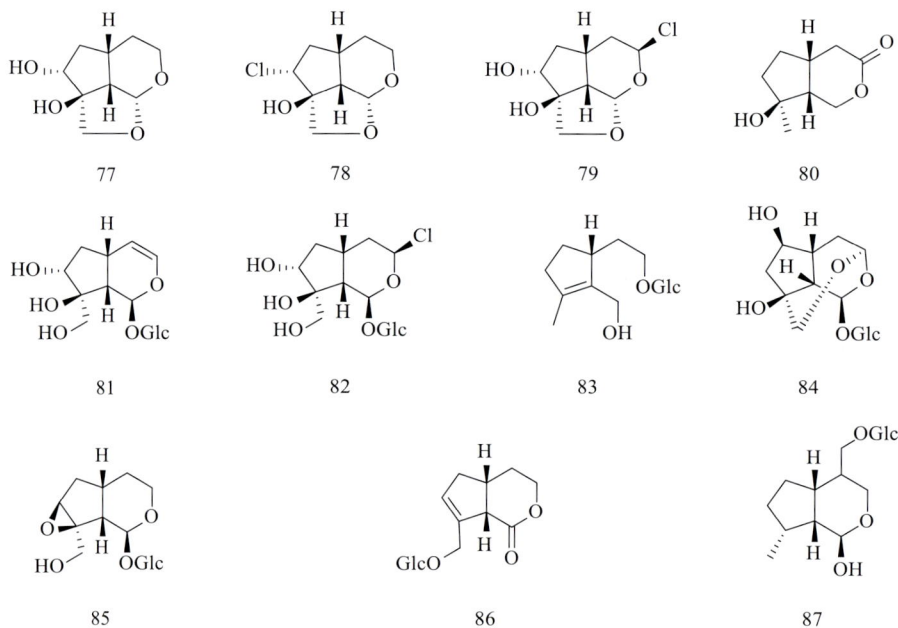

图 3.3　肉苁蓉属中的环烯醚萜类化合物（77~87）

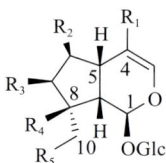

| 化合物名称 | $R_1$ | $R_2$ | $R_3$ | $R_4$ | $R_5$ | 种属 | 文献 |
|---|---|---|---|---|---|---|---|
| （88）bartsioside | H | H | $=$ | | OH | Cd, Ct-C | 71，74 |
| （89）6-deoxycatalpol | H | H | $—O—$ | | OH | Cd, Cp, Ct-C, Ct-P, Csa | 5，11，74~76 |
| （90）8-epideoxyloganic acid | COOH | H | H | H | H | Cd, Ct-C, Csi | 6，73，74 |
| （91）8-epiloganic acid | COOH | H | OH | H | H | Cd, Ct-C, Ct-P, Csa, Csi | 6，11，22，75，76~80 |
| （92）geniposidic acid | COOH | H | $=$ | | OH | Cd, Ct-C | 71，73，74，79 |
| （93）gluroside | H | H | H | OH | H | Cd, Cp, Ct-C | 4，71，73，74 |
| （94）leonuride（ajugol） | H | OH | H | OH | H | Cd, Cp, Ct-C, Csi, Csa | 4，6，71，74，80 |

| 化合物名称 | $R_1$ | $R_2$ | $R_3$ | $R_4$ | $R_5$ | 种属 | 文献 |
|---|---|---|---|---|---|---|---|
| （95）mussaenosidic acid | COOH | H | H | OH | H | Cd，Ct-C | 72，73，74，79 |
| （96）adoxosidic acid | COOH | H | H | H | OH | Ct-C | 79 |
| （97）kankanoside A | Me | H | H | OH | H | Cd，Ct-C | 18，71，73 |
| （98）geniposide | COOMe | H | ═ | | OH | Cd，Csi | 6，13，70 |
| （99）8-epiloganin | COOMe | H | OH | H | H | Csi | 6，13 |
| （100）mussaenoside | COOMe | H | H | OH | H | Csi | 6 |
| （101）antirrhide | H | H | OH | ═ | | Ct-C | 71 |
| （102）catapol | H | OH | — O — | | OH | Cd | 77 |

图 3.4　肉苁蓉属中的环烯醚萜苷类化合物（88~102）

京尼平苷酸为管花肉苁蓉和荒漠肉苁蓉中代表性的环烯醚萜苷类化合物，该化合物还广泛分布于杜仲、栀子等常用中药中。京尼平苷酸具有显著的神经保护作用[81-82]，同时还有降压[83]、促进胆汁分泌[84]等药理活性。京尼平苷对心肌缺血/再灌注损伤有保护作用[85-86]，可减轻动脉粥样硬化[87]，缓解非酒精性肝损伤[88]，显著改善糖尿病抑郁症大鼠认知行为[89]，对消化系统、心血管系统和中枢神经系统疾病均有显著疗效。此外，环烯醚萜类化合物 8- 表马钱子酸（8-epiloganic acid）还能够显著抑制神经炎症反应[19]。

# 第三节　木脂素类及其药理作用

木脂素类化合物在肉苁蓉肉质茎中含量较低，但在肉苁蓉木质化的茎中含量较高。目前，从肉苁蓉属植物中分离得到 2 个木脂素和 14 个木脂素苷类化合物，其中 2 个为新木脂素苷、1 个为四氢萘类木脂素苷，其余都为双四氢呋喃型木脂素（图 3.5）。

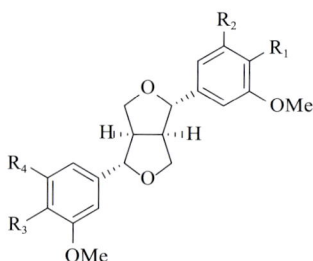

| 化合物名称 | R₁ | R₂ | R₃ | R₄ | 种属 | 文献 |
|---|---|---|---|---|---|---|
| （103）(＋)-pinoresinol | OH | H | OH | H | Cd | 26 |
| （104）(＋)-syringaresinol | OH | OMe | OH | OMe | Cd | 18 |
| （105）(＋)-pinoresinol-$O$-β-D-glucopyranoside | OH | H | OGlc | H | Ct-P | 11 |
| （106）(＋)-syringaresinol-$O$-β-D-glucopyranoside | OH | OMe | OGlc | OMe | Cd, Ct-P, Ct-C | 11, 18, 24, 79 |
| （107）liriodendrin | OGlc | OMe | OGlc | OMe | Cd, Ct-P | 11, 15, 24, 75, 76 |
| （108）eucommin A | OGlc | OMe | OH | H | Cd, Ct-C | 18, 73 |
| （109）isoeucommin A | OH | OMe | OGlc | H | Cd, Ct-C | 18, 73 |
| （110）(＋)-pinoresinol monomethy-lether-β-D-glucopyranoside | OMe | H | OGlc | H | Cd | 18 |
| （111）dehydrodiconifery alcohol 4-$O$-β-D-glucopyranoside | - | | | | Cd, Ct-P | 11, 18 |
| （112）dehydrodiconifery alcohol γ'-$O$-β-D-glucopyranoside | - | | | | Cd, Ct-P | 11, 18 |
| （113）isolariciresinol-9'-$O$-β-D-glucopyranoside | - | | | | Csi | 6 |
| （114）lariciresinol 4'-$O$-β-D-glucopyranoside | - | | | | Cd | 18 |
| （115）lariciresinol 4-$O$-β-D-glucopyranoside | - | | | | Cd | 18 |
| （116）conicaoside | - | | | | Cd | 18 |
| （117）citrusin A | - | | | | Cd | 18 |
| （118）alaschanioside A | - | | | | Cd | 18 |

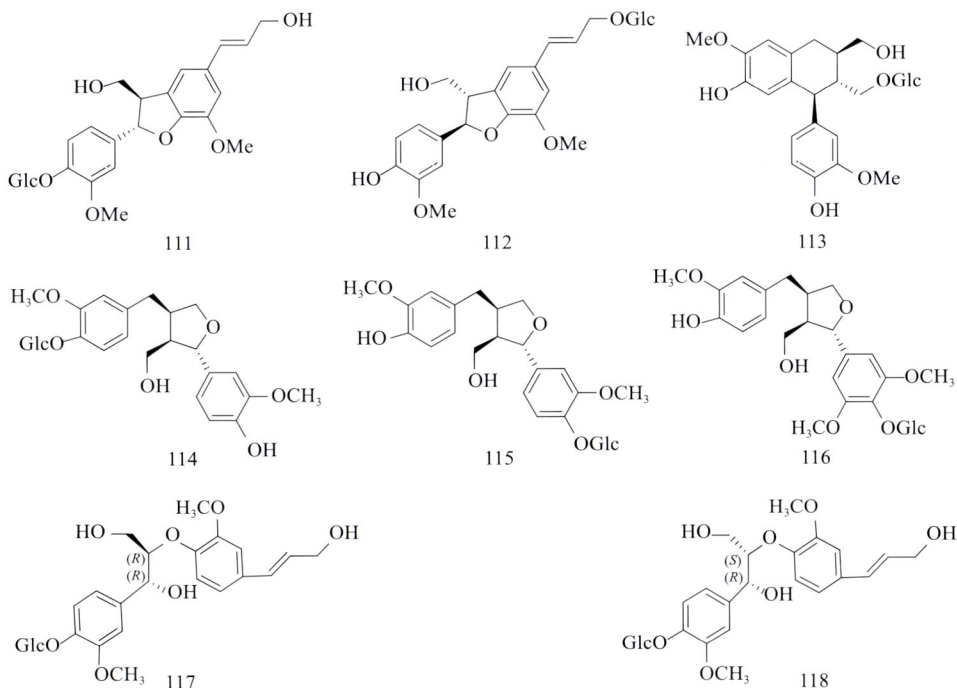

图 3.5 肉苁蓉属中木脂素和木脂素苷类化合物（111~118）

肉苁蓉中木脂素类成分为植物性类雌激素样物质，在体内雌激素水平低于正常水平时发挥类雌激素作用。其中，松脂醇（pinoresinol）在人乳腺肿瘤细胞中表现出细胞毒性、抗增殖和促氧化活性[90]，能够抑制 SKOV-3人卵巢癌细胞体外和体内癌细胞生长[91]。松脂醇对四氯化碳所致小鼠肝损伤有保护作用[92]。丁香脂素（syringaresinol）能够调节肠道菌群的多样性以及组成，从而恢复免疫系统活力，延缓免疫衰老[93]，也能够减轻衰老所致的皮肤萎缩程度[94]。

# 第四节　寡糖和糖醇类及其药理作用

肉苁蓉中还含有大量的寡糖、糖醇类化合物以及少量的糖酯类化合物（表 3.3），这些化学成分是肉苁蓉润肠通便的主要活性成分。目前，从肉苁蓉中共分离得到 5 个糖酯类化合物（图 3.6）及 6 个寡糖和糖醇类化学成分（图 3.7）。其中，5 个寡糖酯类化学成分的结构由苯乙醇苷类化合物失去羟基酪醇结构单元形成。如肉苁蓉苷 F（cistanoside F）比毛蕊花糖苷少一个羟基酪醇的结构片段。另外 1 个寡糖酯类化合物（kankanose）为 cistantubuloses A1 或 cistantubuloses A2 的葡萄糖或半乳糖六元环裂环产物。从肉苁蓉中分离得到的寡糖和糖醇类化合物主要有葡萄糖（D-glucose）、果糖（D-fructose）、蔗糖（sucrose）和甘露醇（D-mannitol）。值得注意的是，甘露醇曾被错误鉴定为半乳糖醇，后来通过核磁共振谱及在线能量分辨质谱法，确认其应为甘露醇，肉苁蓉中并不含有半乳糖醇[95]。甘露醇是荒漠肉苁蓉中含量最高的化学成分之一。

表 3.3　糖酯、寡糖及糖醇类在肉苁蓉属植物中的分布

| 化合物名称 | 种属 | 文献 |
| --- | --- | --- |
| （119）cistanoside F | Cd，Ct-C | 8，10，24，27，28，30，96 |
| （120）cistanoside I | Cd | 16 |
| （121）cistantubuloses A1 | Ct-C | 30 |
| （122）cistantubuloses A2 | Ct-C | 30 |
| （123）kankanose | Ct-C | 10，27 |
| （124）D-glucose | Cd，Csa，Ct-C | 27，50，97，98 |
| （125）D-fructose | Ct-C | 98 |
| （126）D-mannitol | Cd，Csi，Csa，Ct-C | 12，13，22，70，75，76，78，99 |
| （127）sucrose | Cd | 15，76 |
| （128）2*S*，3*S*，4*S*-trihydroxypentanoic acid | Cd | 18 |

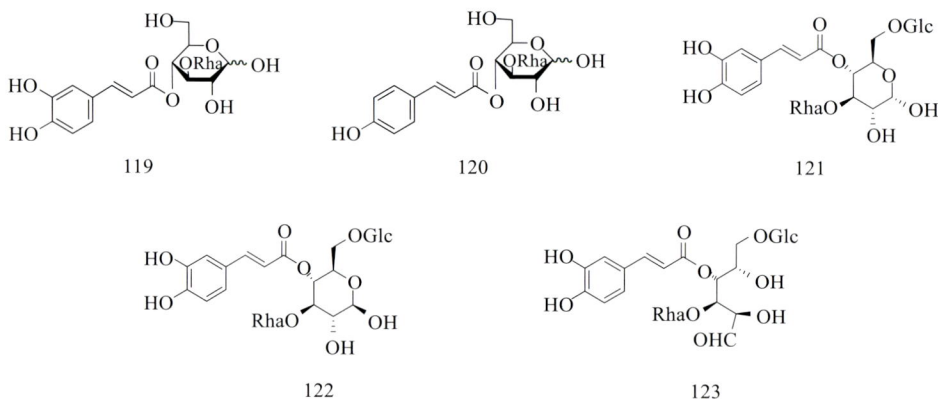

图 3.6　肉苁蓉中糖酯类化合物的化学结构（119~123）

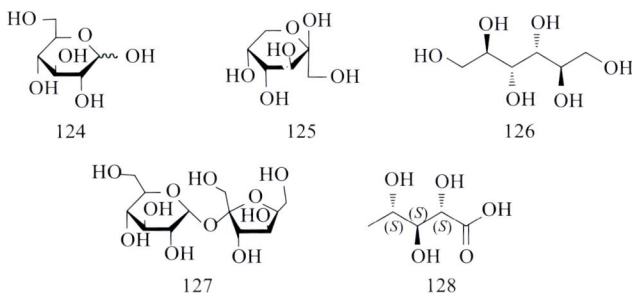

图 3.7　肉苁蓉中寡糖和糖醇类化合物的化学结构（124~128）

果糖注射液已被广泛用于糖尿病患者与慢性肝病患者的能量补给，以及应激性高血糖的手术患者术后恢复的血糖控制。少量的果糖也有助于改善糖尿病，而精浆中适量的果糖浓度有助于提高男性的生育能力。甘露醇为渗透性脱水剂，口服后使肠道内渗透压升高，从而改善便秘。该物质也被认为是肉苁蓉润肠通便的主要活性成分。

# 第五节　多糖类及其药理作用

20 世纪 90 年代，对肉苁蓉属植物多糖的研究主要集中于分离纯化及对其单糖组成的分析方面[101-104]。随着分离手段、分离技术以及现代波谱技术的发展，使得对该属植物多糖类化合物结构的精确鉴定成为可能。目前主要对荒漠肉苁蓉中多糖类成分进行研究，分离得到 13 个多糖类成分，而对该属其他植物多糖类成分研究很少（表 3.4）。

表 3.4　从荒漠肉苁蓉中分离得到的多糖类化合物

| 化合物名称 | 种属 | 文献 |
| --- | --- | --- |
| pectic polysaccharides $P_1$~$P_3$ | Containing homogalacturonan and rhamnogalacturonan RG-I sequences in different proportions，and neutral polysaccharides represented mainly by a highly branched（$1 \rightarrow 3,5$）-$\alpha$-arabinan. Mean Mw：$P_1$：$1.87 \times 10^5$　　$P_2$：$1.25 \times 10^5$　　$P_3$：$0.8 \times 10^4$ | 104 |

续表

| 化合物名称 | 种属 | 文献 |
|---|---|---|
| cistan A | Comprised of a complex of pectic arabino-3，6-galactan type Ⅱ with slightly branched 3，5-α-L-arabinan residues. | 105 |
| mannoglucan | $\rightarrow$ [ 6 ] -α-D-Glc$p$- ( 1 ] $_n$ $\rightarrow$ 6 ) -β-D-Man$p$- ( 1 $\rightarrow$<br>　　　　　　　　　　　3<br>　　　　　　　　　　　↓<br>　　　　　　　　　　　1<br>R $\rightarrow$ 6 ) -α-D-Man$p$- ( 1 $\rightarrow$ [ 6 ] -α-D-Glc$p$ ] $_m$<br>　　3<br>　　↓<br>　　R　　R=Gla$p$ ( 1 $\rightarrow$ 6 )；Gla$p$ ( 1 $\rightarrow$ X )<br>Mean Mw：$6.8 \times 10^4$ | 106 |
| arabinogalactan （ACDP-2） | $\rightarrow$ [ 4 ] -β-D-Gla$p$- ( 1 ] $_n$ $\rightarrow$ 4 ) -β-D-Gla$p$- ( 1 $\rightarrow$ 1 ) -β-D-Gla$p$（or Glc$p$）<br>　　　　　　　　　　　　6<br>　　　　　　　　　　　　↓<br>　　　　　　　　　　　　1<br>　　　　　　　　　　　Ara<br>Mean Mw：$5.6 \times 10^5$ | 107 |
| linear glucan （CDP-4） | 1,4-linkage glc$p$：1,6-linkage glc$p$ = 3：1<br>Mean Mw：$1.4 \times 10^4$ | 108 |
| glucans 1-3 | Having a backbone of α-（ 1 $\rightarrow$ 6 ）-glucan<br>Mean Mw：1：$> 2 \times 10^6$<br>　　　　　2：$1.5 \times 10^5$<br>　　　　　3：$3.3 \times 10^4$ | 109 |
| SPA | $\rightarrow$ [ 1 ] -Glc- ( 6 ] $_3$ $\rightarrow$ 1 ) -Glc- ( 6 $\rightarrow$ [ 1 ] -Glc- ( 6 ] $_7$ $\rightarrow$ 1 ) -Glc- ( 6 $\rightarrow$ [ 1 ] -Glc- ( 6 ] $_3$ $\rightarrow$<br>3　　　　　　　　　　3<br>↓　　　　　　　　　　↓<br>B　　　　　　　　　　A<br>A：$\rightarrow$ [ 1 ] -Glc- ( 4 ] $_3$ $\rightarrow$ 1 ) -Rha- ( 2 $\rightarrow$ 1 ) -Ara；<br>B：$\rightarrow$ 1 ) -Glc- ( 3 $\rightarrow$ [ 1 ] -Man- ( 4 ] $_3$ $\rightarrow$ 1 ) -Ara<br>Mean Mw：$0.76 \times 10^4$ | 110 |

| 化合物名称 | 种属 | 文献 |
|---|---|---|
| CDA-1A | $\alpha$-D-Glc$p$-（1→6）-$\alpha$-D-Glc$p$-（1→6）-$\alpha$-D-Glc$p$<br>　　　　　　　　　　　　　　　　　　　　1<br>　　　　　　　　　　　　　　　　　　　　↓<br>　　　　　　　　　　　　　　　　　　　　6<br>→4）-$\alpha$-D-Glc$p$-（1→[4）-$\alpha$-D-Glc$p$-（1]$_5$→4）-$\alpha$-D-Glc$p$-（1→<br>Mean Mw：$1.0 \times 10^4$ | 111 |
| RG-Ⅰ polysaccharide（CDA-3B） | Containing a typical rhamnogalacturonan backbone and arabinogalactan or arabinan branches.<br>Mean Mw：$8.7 \times 10^5$ | 111 |

　　肉苁蓉多糖是其主要活性成分之一，主要由葡萄糖、半乳糖、鼠李糖、阿拉伯糖、果糖等单糖组成。研究表明肉苁蓉多糖具有调节免疫活性、促进淋巴细胞增殖与分化[112]、促进免疫功能恢复[113]、改善机体免疫功能，可以作为有效的疫苗佐剂[114]。肉苁蓉多糖还具有神经保护作用，可以改善小鼠的学习记忆能力[115]。肉苁蓉多糖也是天然的抗氧化剂，能够通过抗氧化作用，促进黑色素生成[116]，延缓衰老[117]。肉苁蓉多糖还有治疗酒精性肝损伤[118]及骨质疏松[119]、调节人体肠道菌群[120]等作用。

# 第六节　甜菜碱及其药理作用

　　此外，从肉苁蓉中还分离得到了 8 个含氮的化合物（表 3.5 和图 3.8）。这些化合物中甜菜碱（betaine，134）由于以离子形态存在于植物中，在维持荒漠肉苁蓉和盐生肉苁蓉的渗透压和抗逆方面发挥了重大作用，而尿囊素（allantoin，136）由于具有较好的美容效果，近年来获得广泛关注。

表 3.5　从肉苁蓉中分离得到的含氮化合物

| 化合物名称 | 种属 | 文献 |
|---|---|---|
| （129）adenosine | Cd | 18 |
| （130）2,5-dioxo-4-imidazolidinyl-carbamic acid | Cd，Csa | 29，121 |
| （131）2-methanol-5-hydroxy-pyridine | Csa | 122 |

| 化合物名称 | 种属 | 文献 |
| --- | --- | --- |
| （132）succinimide | Csa | 121 |
| （133）nicotinamide | Cd | 18 |
| （134）betaine | Cd，Csa | 21，122，123 |
| （135）N, N-dimethyl glycine methyl ester | Cd | 95 |
| （136）allantoin | Cd | 12 |

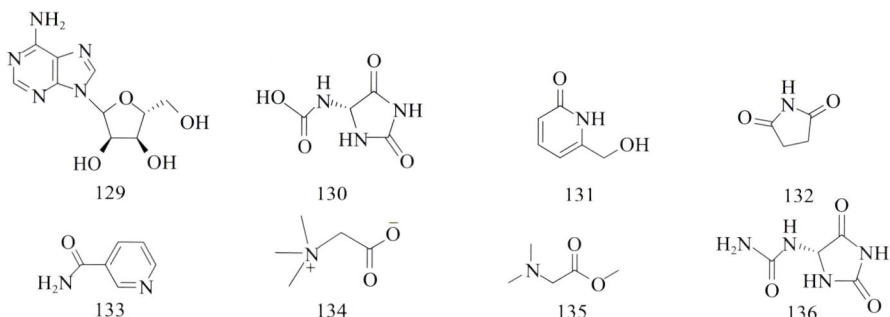

图 3.8　从肉苁蓉中分离得到的含氮化合物的化学结构（129~136）

其中，甜菜碱又名三甲基甘氨酸，分子式为（$CH_3$）$_3N^+CH_2COO^-$。在生存环境恶劣的肉苁蓉属植物中，尤其是在盐碱较重环境生长的盐生肉苁蓉，甜菜碱含量极其丰富，该物质发挥着重要的渗透调节作用，能够增强植物的抗逆性，如抗盐碱、抗旱等；同理，甜菜碱具有提高人体肠内渗透压的作用，是肉苁蓉润肠通便的主要药效成分之一。甜菜碱也是重要的人类营养物质，可通过饮食摄取，也可在体内由胆碱转化生成。近年来大量研究表明，甜菜碱对血浆同型半胱氨酸水平升高引起的心血管疾病、神经系统退行性疾病、糖尿病、肝硬化、慢性肾病等有显著疗效[124-127]，同时还具有保肝作用[128, 129]，对各种癌症也有较好的防治作用[130-133]。肉苁蓉中甜菜碱可增加双侧切除睾丸雄性大鼠的精囊前列腺质量，发挥雄性激素样作用[134]。

此外，目前从肉苁蓉属植物中分离得到 7 个单萜及其苷类化合物，其中 2 个为单萜类，5 个为单萜苷类化合物[11, 70, 71, 73, 79, 135, 136]。

# 结语

肉苁蓉为著名的补益中药，自古以来就是受医者和患者青睐的珍品。但由于长期乱采滥挖，肉苁蓉野生资源濒临枯竭，因此肉苁蓉的现代研究一直停滞不前。随着社会人口老龄化，特别是肉苁蓉的栽培获得成功，肉苁蓉的现代研究和开发利用再次引起全球关注。20世纪80年代以来，日本学者 Kobayashi 教授和国内学者屠鹏飞教授等对肉苁蓉属植物的化学成分进行了系统研究，分离鉴定了100多个小分子化合物和13个多糖，基本阐明了肉苁蓉属植物的化学成分，为肉苁蓉的质量评价、资源开发利用奠定了坚实的物质基础。

在化学成分研究基础上，国内外学者对肉苁蓉的药效成分进行研究，发现松果菊苷、毛蕊花糖苷等苯乙醇苷类成分具有抗氧化、抗炎、神经保护、保肝等多方面的药理作用，为肉苁蓉补肾阳、益精血的主要药效物质；寡糖类、甘露醇和甜菜碱具有提高肠内渗透压等作用，为肉苁蓉润肠通便的主要药效物质；多糖具有调节免疫功能和肠道菌群的作用，也为肉苁蓉补肾作用的成分之一。肉苁蓉的其他各类成分的药理作用研究很少。

肉苁蓉富含各类化学成分，尤其是苯乙醇苷类成分，是至今报道的含量最高的植物，对肉苁蓉属植物的各类成分进行深入的药理作用研究，不断挖掘肉苁蓉新的临床价值和保健功能，对于肉苁蓉的深层次开发利用和产业高质量发展以及健康中国建设都具有重要意义。

# 参考文献

［1］Kobayash H，Karasa H，Miyase T，et al. Studies on the constituents of *Cistanchis* Herba. Ⅳ. Isolation and structures of two new phenylpropanoid glycosides，cistanosides C and D［J］. Chem Pharm Bull，1984（39）：3880-3885.

［2］Kobayashi H，Oguchi H，Takizawa N，et al. New phenylethanoid glycosides from *Cistanche tubulosa*（Schenk）Hook. f. I.［J］. Chem Pharm Bull，1987（35）：3309-3314.

［3］Du NS，Wang H，Yi YH. Isolation and identification of phenylethanoid glycosides from *Cistanche deserticola*［J］. Nat Prod Res Dev，1993（5）：5-8.

［4］Deyama T，Yahikozawa K，Al-Easa HS，et al. Constituents of plants growing in Qatar：

part XXXⅧ. Constituents of *Cistanche phelypaea*[J]. Qatar Univ Sci J, 1995 (15):
51-55.

[5] Song ZH, Tu PF, Zhao YY, et al. Phenylethanoid glycosides from *Cistanche tubulosa*
[J]. Chin Tradit Herb Drugs, 2000 (31): 808-810.

[6] Liu XM, Li J, Jiang Y, et al. Chemical constituents from *Cistanche sinensis*
(Orobanchaceae)[J]. Biochem Syst Ecol, 2013 (47): 21-24.

[7] Yang JH, Hu JP, Rena K, et al. Structure-activity relationships of phenylethanoid
glycosides in plants of *Cistanche salsa* on antioxidative activity[J]. J Chin Med Mater,
2009 (32): 1067-1069.

[8] Xiong QB, Kadota S, Tani T, et al. Antioxidative effects of phenylethanoids from
*Cistanche deserticola*[J]. Biol Pharm Bull, 1996 (19): 1580-1585.

[9] Yang JH, Du NS, Kasimu R. Isolation and elucidation of phenylethanoid glycosides
from cultivated *Cistanche salsa*[J]. J Chin Pharm Sci, 2005 (14): 242-245.

[10] Morikawa T, Pan Y, Ninomiya K, et al. Acylated phenylethanoid oligoglycosides
with hepatoprotective activity from the desert plant *Cistanche tubulosa*[J]. Bioorg
Med Chem, 2010 (18): 1882-1890.

[11] Yoshizawa F, Deyama T, Takizawa N, et al. The constituents of *Cistanche tubulosa*
(Schenk)Hook. f. Ⅱ. Isolation and structures of a new phenylethanoid glycoside and
a new neolignan glycoside[J]. Chem Pharm Bull, 1990 (38): 1927-1930.

[12] Liu XM, Jiang Y, Sun YQ, et al. Study on chemical constituents of *Cistanche
deserticola*[J]. Chinese Pharm. J , 2011 (46): 1053-1058.

[13] Tu PF, Song ZH, Jiang Y, et al. Chemical constituents of *Cistanche sinensis*[J]. J
Asian Nat Prod Res, 2007 (9): 79-84.

[14] Lei L, Jiang Y, Liu XM, et al. New glycosides from *Cistanche salsa*[J]. Helv Chim
Acta, 2007 (90): 79-85.

[15] Xu WH, Qiu SX, Zhao JH, et al. Studies on the chemical constituents of desert living
*Cistanche*(*Cistanche deserticola*)[J]. Chin Tradit Herb Drugs, 1994 (25): 509-513.

[16] Karasawa H, Kobayashi H, Takizawa N, et al. Studies on the constituents of
*Cistanchis* Herba. Ⅶ. Isolation and structures of cistanosides H and I[J]. J Pharm
Soc Jpn, 1986 (106): 562-566.

[17] Pan Y, Morikawa T, Ninomiya K, et al. Bioactive constituents from Chinese natural
medicines. XXXⅥ. Four new acylated phenylethanoid oligoglycosides, kankanosides
$J_1$, $J_2$, $K_1$, and $K_2$, from stems of *Cistanche tubulosa*[J]. Chem Pharm Bull, 2010
(58): 575-578.

[18] Nan ZD. Studies on the chemical constituents and biological activities of *Cistanche
deserticola* cultured in Tarim desert[D]. Beijing: Peking University, 2013.

［19］ Nan ZD, Zeng KW, Shi SP, et al. Phenylethanoid glycosides with anti-inflammatory activities from the stems of *Cistanche deserticola* cultured in Tarim desert［J］. Fitoterapia, 2013（89）: 167-174.

［20］ Kobayashi H, Karasawa H, Miyase T, et al. Studies on the constituents of *Cistanchis* Herba. Ⅲ. Isolation and structures of new phenylpropanoid glycosides, cistanosides A and B［J］. Chem Pharm Bull, 1984（32）: 3009-3014.

［21］ Liu MH, Liu FS, Xu JP. Studies on the chemical constituents of *Cistanche deserticola* Y. C. Ma［J］. China J Chin Mater Med , 1993（18）: 424-426, 447.

［22］ Du NS, Zhou PW, Wang J, et al. Studies on the constituents of *Cistanche tubulosa*［J］. J China Pharm Univ, 1993（24）: 46-48.

［23］ Kobayashi H, Karasawa H, Fukushima S. Extraction of cistanosides from *Cistanche salsa*: JP 61189290［P］. 1986-08-22.

［24］ Kobayashi H, Karasawa H, Miyase T. Studies on the constituents of *Cistanchis* Herba. V. Isolation and structures of two new phenylpropanoid glycosides, cistanosides E and F［J］. Chem Pharm Bull, 1985（33）: 1452-1457.

［25］ Sato T, Kobayashi H, Kojima A. Antistress drugs containing cistanosides: JP 63198627［P］. 1988-08-17.

［26］ Karasawa H, Kobayashi H, Takizawa N, et al. Studies on the constituents of *Cistanchis* Herba. Ⅷ.［J］. J Pharm Soc Jpn, 1986（106）: 721-724.

［27］ Yoshikawa M, Matsuda H, Morikawa T, et al. Phenylethanoid oligoglycosides and acylated oligosugars with vasorelaxant activity from *Cistanche tubulosa*［J］. Bioorg Med Chem, 2006（14）: 7468-7475.

［28］ Hayashi K. Studies on the constituents of *Cistanchis* Herba［J］. Nat Med, 2004( 58 ): 307-310.

［29］ Xu CH, Yang JS, Lu RM, et al. Studies on the chemical constituents of *Cistanche tubulosa*［J］. Chin Tradit Herb Drugs, 1999（30）: 244-246.

［30］ Tu PF, Song ZH, Shi HM, et al. Aryethyl glycosides and oligosaccharide from the stem of *Cistanche tubulosa*［J］. Helv Chim Acta, 2006（89）: 927-935.

［31］ Tu PF, Lei L, Song ZH. Phenethyl alcohol glycosides of *Cistanche deserticola*: CN 1379036［P］. 2002-11-13.

［32］ Cai H, Bao Z, Tu PF, et al. Study on processing method of *Cistanche tubulosa*［J］. China J Chin Mater Med, 2007（32）: 1289.

［33］ Wang YH, Xuan ZH, Tian S, et al. Echinacoside protects against 6-hydroxydopamine-induced mitochondrial dysfunction and inflammatory responses in PC12 cells via reducing ROS production［J］. J Evidence-Based Complementary Altern Med, 2015: 189-239.

［34］ Ma JY, Zhang WX, Chen H, et al. The protective effects of echinacoside on oxidative stress injury in vascular dementia rats［J］. Chin Pharmacol Bull, 2014（5）: 638-642.

［35］ Li X, Gou C, Yang H, et al. Echinacoside ameliorates *D*-galactosamine plus lipopolysaccharide-induced acute liver injury in mice via inhibition of apoptosis and inflammation［J］. Scand J Gastroenterol, 2014（49）: 993-1000.

［36］ Jia Y, Guan Q, Guo Y, et al. Echinacoside stimulates cell proliferation and prevents cell apoptosis in intestinal epithelial MODE-K cells by up-regulation of transforming growth factor-$\beta_1$ expression［J］. J Pharmacol Sci, 2012（118）: 99-108.

［37］ Rehman SU, Shah S A, Ali T, et al. Anthocyanins reversed *D*-galactose-induced oxidative stress and neuroinflammation mediated cognitive impairment in adult rats［J］. Mol Neurobiol, 2016: 1-17.

［38］ Zhu M, Lu C, Li W. Transient exposure to echinacoside is sufficient to activate Trk signaling and protect neuronal cells from rotenone［J］. J Neurochem, 2013（124）: 571-580.

［39］ Wei L, Chen H, Jiang Y, et al. Effects of echinacoside on histio-central levels of active mass in middle cerebral artery occlusion rats［J］. Biomed Environ Sci, 2012（25）: 238-244.

［40］ Wu C, Lin H, Su M. Reversal by aqueous extracts of *Cistanche tubulosa* from behavioral deficits in Alzheimer's disease-like rat model relevance for amyloid deposition and central neurotransmitter function［J］. BMC Complementary Altern Med, 2014（14）: 1-11.

［41］ Wang LL, Li W, Song XB, et al. Study on estrogenic effects of echinacoside and actsoside from Herba *Cistanche*［J］. Nat Prod Res Dev, 2015（3）: 377-380.

［42］ Li F, Yang X, Yang Y, et al. Antiosteoporotic activity of echinacoside in ovariectomized rats［J］. Phytomedicine, 2013（20）: 549-557.

［43］ Li F, Yang Y, Zhu P, et al. Echinacoside promotes bone regeneration by increasing OPG/RANKL ratio in MC$_3$T$_3$-E$_1$ cells［J］. Fitoterapia, 2012（83）: 1443-1450.

［44］ Li X, Gou C, Yang H, et al. Echinacoside ameliorates *D*-galactosamine plus lipopolysaccharide-induced acute liver injury in mice via inhibition of apoptosis and inflammation［J］. Scand J Gastroenterol, 2014（49）: 993-1000.

［45］ Wu Y, Li L, Wen T, et al. Protective effects of echinacoside on carbon tetrachloride-induced hepatotoxicity in rats［J］. Toxicology, 2007（232）: 50-56.

［46］ Lei Z, Wen T. Effect of echinacoside on the protection of acute liver injury induced by concanavalin A in mice and its effect on extracellular histones［J］. Med J Chin PLA, 2016（2）: 97-102.

［47］ Dai LH, Shen YM, Wu YH, et al. Effect of echinacoside on replication and antigen expression of hepatitis B virus[J]. China J Chin Mater Med, 2015 (15): 3047-3052.

[48] Jia Y, Guan Q, Jiang Y, et al. Amelioration of dextran sulphate sodium-induced colitis in mice by echinacoside-enriched extract of *Cistanche tubulosa*[J]. Phytother Res, 2014 (28): 110-119.

[49] Ding H, Chen H, Jiang Y, et al. Effect of echinacoside on monoamine neurotransmitters in hippocampus and cortex of rats with Alzheimer's disease[J]. Chin Pharmacol Bull, 2014 (30): 1564-1569.

[50] Gao C, Wang C, Wu G, et al. Effect of Cistanche glycosides on learning and memory impairment in vascular dementia rat[J]. Chin Tradit Herb Drugs, 2005 (36): 1852.

[51] Tang FJ, Hao YR, Zhang X, et al. Effects of echinacoside on liver lipid metabolism in *db/db* mice[J]. China Medical Herald, 2017 (29): 19-23.

[52] Zhong JN, Tang LF, Liu T, et al. Effect of echinacoside on striatum endoplasmic reticulum stress related apoptosis protein $ASK_1$ in Parkinson's disease model rats[J]. J Tradit Chin Med, 2019 (8): 906-908.

[53] Li ZY, Wang ZT, Wang J, et al. Effects of echinacoside on migration and invasion of human glioma cells[J]. Shandong Med J, 2018 (26): 1-4.

[54] Wang S, Zheng G, Tian S, et al. Echinacoside improves hematopoietic function in 5-FU-induced myelosuppression mice[J]. Life Sci, 2015 (15): 86-92.

[55] Paola RD, Oteri G, Mazzon E, et al. Effects of verbascoside, biotechnologically purified by *Syringa vulgaris* plant cell cultures, in a rodent model of periodontitis[J]. J Pharm Pharmacol, 2011 (63): 707-717.

[56] Song XM, Liao LX, Dong X, et al. Inhibitory effects of acteoside on LPS-induced inflammatory response on BV-2 microglial cells[J]. China J Chin Mater Med, 2016 (13): 2506-2510.

[57] Chiou WF, Lin LC, Chen CF. Acteoside protects endothelial cells against free radical-induced oxidative stress[J]. J Pharm Pharmacol, 2004 (56): 743-748.

[58] Li CH, Quan W, Shi TJ, et al. Protective effect of verbascoside on brain glial cells with oxidative stress injury[J]. Chin J Exp Surg, 2019 (5): 867-869.

[59] Akbay P, Calis I, Undeger U, et al. *In vitro* immunomodulatory activity of verbascoside from *Nepeta ucrainica* L.[J]. Phytother Res, 2002 (16): 593-595.

[60] Zhang HQ, Weng XJ, Chen LL, et al. Effect of *Cistanche tubulosa*(Scheuk)Whight acteoside on telomerase activity and immunity of aging mice[J]. Chin J Pharmacol Toxicol, 2008 (4): 270-273.

[61] Deng HF, Sun ML, Wang XH, et al. Effect of acteoside on learning and memory ability and synaptic plasticity in the hippocampus of CUMS rats[J]. Mod Prev Med, 2019 (23): 4340-4344.

［62］ Deng HF, Sun ML, Wu Q, et al. Acteoside improves depression-like behaviors of CUMS rats by modulating BDNF-TrkB signaling pathway［J］. Chin J pathophysiology, 2018（9）: 1633-1637.

［63］ Deng ZJ, Liu RX, Li CQ, et al. Effect of verbascoside on the expression of lipid and Bax-Bcl2 in vascular endothelial cells in rats with hyperlipidemia［J］. Acad J Guangdong Coll Pharm, 2015（5）: 625-628.

［64］ Meng YN, Wang ST. Protective effect of verbascoside on brain tissue of endotoxic shock rats and its effect on apoptosis［J］. Prog Anat Sci, 2019（3）: 268-271+276.

［65］ Hu H. Neuroprotective effect of acteoside and mechanism against neuron damage induces by $A\beta_{1-42}$［J］. J Liaoning Univ Tradit Chin Med, 2016（10）: 34-37.

［66］ Sun YL, Diao YP, Sun W, et al. Therapeutic effect and molecular mechanism of verbascoside combined with $^{99}$Tc-MDP on glucocorticoid-induced osteoporosis in rats ［J］. Chin J Osteoporos, 2020（4）: 524-528.

［67］ Zhang Y, Zhu BL, Yang XJ, et al. Research progress on inhibition of malignant tumors of verbascoside［J］. Chin Med J Res Prac, 2019（6）: 78-82.

［68］ Zhang H, Yu P, Zhang N, et al. Acteoside attenuates acute lung injury induced by lipopolysaccharide in mice［J］. Pharmacol Clin Chin Mater Med, 2015（3）: 41-43.

［69］ Kobayashi H, Karasawa H, Miyase T, et al. Studies on the constituents of *Cistanchis* Herba. Ⅱ. Isolation and structures of new iridoids, cistanin and cistachlorin［J］. Chem Pharm Bull, 1984（32）: 1729-1734.

［70］ Xie HH, Morikawa T, Matsuda H, et al. Monoterpene constituents from *Cistanche tubulosa*-chemical structures of kankanosides A-E and kankanol［J］. Chem Pharm Bull, 2006（54）: 669-675.

［71］ Deyama T, Yahikozawa K, Al-Easa HS. Constituents of plants growing in Qatar: Part XXX. A new iridoid from *Cistanche phelypaea*（L）［J］. Cout Int J Chem（Calcutta, India）, 1995（6）: 107-112.

［72］ Morikawa T, Pan Y, Ninomiya K, et al. Iridoid and acyclic monoterpene glycosides, kankanosides L, M, N, O, and P from *Cistanche tubulosa*［J］. Chem Pharm Bull, 2010（58）: 1403-1407.

［73］ Kobayashi H, Karasawa H, Miyase T, et al. Studies on the constituents of *Cistanchis* Herba. VI. Isolation and structure of a new iridoid glycoside, 6-deoxycatalpol［J］. Chem Pharm Bull, 1985（33）: 3645-3650.

［74］ Tu PF, He YP, Lou ZC. Chemical constituents of the fresh inflorescences of desert living *Cistanche*（*Cistanche deserticola*）［J］. Chin Tradit Herb Drugs, 1994（25）: 451-452.

［75］ Tu PF, He YP, Lou ZC. Studies on the chemical constituents of the cultivated desert living *Cistanche*（*Cistanche deserticola*）［J］. Nat Prod Res Dev，1997（9）：7-10.

［76］ Kobayashi H，Komatsu J. Constituents of *Cistanchis* Herba（1）［J］. J Pharm Soc Jpn，1983（103）：508-511.

［77］ Luo SF，Gu Y，Liu YH，et al. Studies on chemical constituents of *Cistanche salsa*［J］. China J Chin Mater Med，1986（11）：41-42.

［78］ Song ZH，Mo SH，Chen Y，et al. Studies on chemical constituents of *Cistanche tubulosa*（Schenk）R. Wight［J］. China J Chin Mater Med，1999（25）：728-730.

［79］ Yang JH，Hu JP，Rena K，et al. Studies on the iridoid glycosides of cultivated *Cistanche salsa*［J］. Lishizhen Med Mater Med Res，2009（20）：522-523.

［80］ Zhou Z，Hou J，Mo Y，et al. Geniposidic acid ameliorates spatial learning and memory deficits and alleviates neuroinflammation via inhibiting HMGB-1 and downregulating TLR4/2 signaling pathway in APP/PS1 mice［J］. Eur J Pharmacol，2019（869）：172857.

［81］ Hu ZX，Liu YN，Ye Z，et al. Geniposidic acid enhances axonal regeneration after spinal cord injury by stabilizing microtubule［J］. Chin J Biochem Mol Biol，2019（35）：551-558.

［82］ Nakamura K，Hosoo S，Yamaguchi S，et al. Geniposidic acid upregulates atrial natriuretic peptide secretion and lowers blood pressure in spontaneously hypertensive rats［J］. J Funct Foods，2018（40）：634-638.

［83］ Chen H，Li J，Hu L，et al. Effect of geniposidic acid on hepato-enteric circulation in cholestasis rats through Sirt1/FXR signaling pathway［J］. China J Chin Mater Med，2019（44）：787-795.

［84］ Luo XX，Wu XY，Jiang YQ，et al. Inhibition of autophagy by geniposide protects against myocardial ischemia/reperfusion injury［J］. Int Immunopharmacol，2020（8）：106609.

［85］ Zhang H，Rothwangl K，Mesecar AD，et al. Lamiridosins，hepatitis C virus entry inhibitors from *Lamium album*［J］. J Nat Prod，2009（72）：2158-2162.

［86］ Jin Z，Li J，Pi J，et al. Geniposide alleviates atherosclerosis by regulating macrophage polarization via the FOS/MAPK signaling pathway［J］. Biomed Pharmacother，2020（125）：110015.

［87］ Shen BY，Feng HH，Cheng JQ，et al. Geniposide alleviates non‐alcohol fatty liver disease via regulating Nrf2/AMPK/mTOR signaling pathways［J］. J Cell Mol Med，2020（24）：5097-5108.

［88］ Sun B，Jia XY，Yang F，et al. CREB-mediated generation and neuronal growth regulates the behavioral improvement of geniposide in diabetes-associated depression mouse model［J］. Neurosci Res，2021（165）：38-44.

［89］ López-Biedma A，Sánchez-Quesada C，Beltrán G，et al. Phytoestrogen
（＋）-pinoresinol exerts antitumor activity in breast cancer cells with different
oestrogen receptor statuses［J］. BMC Complementary Altern Med，2016（16）：350.

［90］ Ning Y，Fu YL，Zhang QH，et al. Inhibition of *in vitro* and *in vivo* ovarian cancer
cell growth by pinoresinol occurs by way of inducing autophagy，inhibition of cell
invasion，loss of mitochondrial membrane potential and inhibition Ras/MEK/ERK
signaling pathway［J］. J Buon，2019（24）：709-714.

［91］ Kim H Y，Kim J K，Choi JH，et al. Hepatoprotective effect of pinoresinol on carbon
tetrachloride-induced hepatic damage in mice［J］. J Pharmacol Sci，2010（112）：
105-112.

［92］ Cho SY，Kim J，Lee JH，et al. Modulation of gut microbiota and delayed
immunosenescence as a result of syringaresinol consumption in middle-aged mice［J］.
Sci Rep，2016（6）：39026.

［93］ Kim J，Toda T，Watanabe K，et al. Syringaresinol reverses age-related skin atrophy
by suppressing FoxO3a-mediated matrix metalloproteinase-2 activation in Copper/Zinc
superoxide dismutase-deficient mice［J］. J Invest Dermatol，2019（139）：648-655.

［94］ Liu WJ，Song QQ，Yan Y，et al. Integrated approach for confidence-enhanced
quantitative analysis of herbal medicines，*Cistanche salsa* as a case［J］. J Chromatogr
A，2018，（1561）：56-66.

［95］ Jao Y，Sun YJ. Study on the chemical constituents of *Cistanche tubulosa*（Schenk）
Wight of Xinjiang［J］. Chin Tradit Herb Drugs，1990（21）：564-573.

［96］ Qu SH，Du NS，Wu JL. The chemical constituents of *Cistanche tubulosa*（Schenk）
Wight of Xinjiang［J］. Chin Tradit Herb Drugs，1988（19）：24.

［97］ Xue DJ. Studies on the chemical constituents of *Cistanche tubulosa*（Schenk）Wight
［J］. China J Chin Mater Med，1997（22）：170-171.

［98］ Qu SH，Du NS，Jin YX，et al. Preliminary study on the chemical constituents of
*Cistanche tubulosa*（Schenk）Wight of Xinjiang［J］. J Xinjiang Med Univ，1986
（9）：161-162.

［99］ Memon MQ，Kumar A. The Fructose mystery：How bad or good is it？［J］. Pak J
Pharm Sci，2013（26）：1241-1245.

［100］ Naran R，Ebringerová A，Badgaa D. Carbohydrate components of the holoparasite
*Cistanche deserticola*：General characteristics of the underground part［J］. Chem
Pap，1995（49）：35-38.

［101］ Xue DJ，Zhang M，Wu XH. Study on anti-aging active ingredients of *Cistanche
deserticola*［J］. China J Chin Mater Med，1995（20）：687-689.

［102］ Kosiková B，Ebringerová A，Naran R. Characterization of lignin-carbohydrate fractions isolated from the wood parasite *Cistanche deserticola*［J］. Holzforsch, 1999（53）: 33-38.

［103］ Xue DJ, Zhang M. The analysis of polysaccharides from three kinds of *Cistanche deserticola*［J］. J Chin Med Mater, 1994（17）: 36-37.

［104］ Ebringerova A, Hromadkova Z, Machova E, et al. Isolation and characterization of mitogenic pectic polysaccharides from *Cistanche deserticola* Y. C. Ma［J］. Chem Pap, 1997（51）: 289-294.

［105］ Ebringerova A, Hromadkova Z, Hribalova V, et al. An immunomodulating pectic arabinogalactan from roots of *Cistanche deserticola*［J］. Chem Pap, 2002（56）: 320-325.

［106］ Wu XM, Tu PF. Chemical properties of a mannoglucan from *Cistanche deserticola*［J］. Pharmazie, 2004（59）: 815-816.

［107］ Wu XM, Gao XM, Tu PF, et al. An arabinogalactan isolated from the stems of *Cistanche deserticola* induces the proliferation of cultured lymphocytes［J］. Int J Biol Macromol, 2005（37）: 278-282.

［108］ Wu XM, Tu PF. Studies on the chemical structure of polysaccharide CDP-4 isolated from *Cistanche deserticola*［J］. J Peking Univ（Health Sciences）, 2004（36）: 24-26.

［109］ Wu XM, Tu PF. Isolation and characterization of alpha-（1→6）-glucans from *Cistanche deserticola*［J］. J Asian Nat Prod Res, 2005（7）: 823-828.

［110］ Dong Q, Yao J, Fang JN, et al. Structural characterization and immunological activity of two cold-water extractable polysaccharides from *Cistanche deserticola* Y. C. Ma［J］. Carbohydr Res, 2007（342）: 1343-1349.

［111］ Zeng QL, Zheng YF, Lu ZL. Immunomodulatory effects of polysaccharide of *Cistanche Deserticola* Y. C. Ma［J］. J Zhejiang Univ（Medical Edition）, 2002: 60-63.

［112］ Yao JQ, Wang XM, Ju J, et al. Interventional effects of Cistanche polysaccharides on the immune function of the lungs of rats with indwelling tracheotomy intubation［J］. Lishizhen Med Mater Med Res, 2019（30）: 275-277.

［113］ Zhang A, Yang X, Li Q, et al. Immunostimulatory activity of water-extractable polysaccharides from *Cistanche deserticola* as a plant adjuvant *in vitro* and *in vivo*［J］. PLoS One, 2018（13）: e0191356.

［114］ Wu Y, Zhang H, Bu R, et al. Effects of cucurbitacin Ⅱ a on apoptosis of human lung cancer cell lines NCI-H460 and A549 and its mechanism［J］. Chinese Pharmacol Bull, 2017（33）: 927-933.

［115］ Hu Y, Huang J, Li Y, et al. *Cistanche deserticola* polysaccharide induces melanogenesis in melanocytes and reduces oxidative stress via activating Nrf2/HO-1 pathway[J]. J Cell Mol Med, 2020（24）: 4023-4035.

［116］ Wu B, Fu YM. Effect of polysaccharides of *Cistanche Deserticola*[J]. J Guangzhou Med Col, 2004（32）: 27-28.

［117］ Guo Y, Cao L, Zhao Q, et al. Preliminary characterizations, antioxidant and hepatoprotective activity of polysaccharide from *Cistanche deserticola*[J]. Int J Biol Macromol, 2016（93）: 678-685.

［118］ Song D, Cao Z, Liu Z, et al. *Cistanche deserticola* polysaccharide attenuates osteoclastogenesis and bone resorption via inhibiting RANKL signaling and reactive oxygen species production[J]. J Cell Physiol, 2018（233）: 9674-9684.

［119］ Fu Z, Han L, Zhang P, et al. Cistanche polysaccharides enhance echinacoside absorption *in vivo* and affect the gut microbiota[J]. Int J Biol Macromol, 2020 （149）: 732-740.

［120］ Lei L, Song ZH, Tu PF, et al. Studies on chemical constituents of *Cistanche salsa*[J]. Chin Tradit Herb Drugs, 2003（34）: 293-294.

［121］ Yang JH, Hu JP, Rena K, et al. Studies on chemical constituents of cultivated *Cistanche salsa*[J]. J Chin Med Mater, 2008（31）: 1663-1665.

［122］ Cao ZJ, Zhao WJ, Wu XP. Studies on the chemical constituents of the cultivated *Cistanche deserticola* Y. C. Ma[J]. Nat Prod Res Dev, 2004（16）: 518-520.

［123］ Olthof MR, van Vliet T, Boelsma E, et al. Low dose betaine supplementation leads to immediate and long term lowering of plasma homocysteine in healthy men and women[J]. J Nutr, 2003（133）: 4135-4138.

［124］ Liu YQ, Jia Z, Han F, et al. Suppression effects of betaine-enriched spinach on hyperhomocysteinemia induced by guanidinoacetic acid and choline deficiency in rats[J]. Sci World J, 2014: 904501.

［125］ Chai GS, Jiang X, Ni ZF, et al. Betaine attenuates Alzheimer-like pathological changes and memory deficits induced by homocysteine[J]. J Neurochem, 2013 （124）: 388-396.

［126］ Kunisawa K, Nakashima N, Nagao M, et al. Betaine prevents homocysteine-induced memory impairment via matrix metalloproteinase-9 in the frontal cortex[J]. Behav Brain Res, 2015（292）: 36-43.

［127］ Abdelmalek MF, Angulo P, Jorgensen RA, et al. Betaine, a promising new agent for patients with nonalcoholic steatohepatitis: results of a pilot study[J]. Am J Gastroenterol, 2001（96）: 2711-2717.

［128］ Dahlhoff C, Worsch S, Sailer M, et al. Methyl-donor supplementation in obese mice prevents the progression of NAFLD, activates AMPK and decreases acylcarnitine levels［J］. Mol Metab, 2014（3）: 565-580.

［129］ Kim DH, Sung B, Kang YJ, et al. Anti-inflammatory effects of betaine on AOM/
DSS induced colon tumorigenesis in ICR male mice［J］. Int J Oncol, 2014（45）:
1250-1256.

［130］ Ying J, Rahbar MH, Hallman DM, et al. Associations between dietary intake of
choline and betaine and lung cancer risk［J］. PLoS One, 2013（8）: e54561.

［131］ Zeng FF, Xu CH, Liu YT, et al. Choline and betaine intakes are associated with
reduced risk of nasopharyngeal carcinoma in adults: a case-control study［J］. Br J
Cancer, 2014（110）: 808-816.

［132］ Zhang CX, Pan MX, Li B, et al. Choline and betaine intake is inversely associated
with breast cancer risk: A two-stage case-control study in China［J］. Cancer Sci,
2013（104）: 250-258.

［133］ He W, Song GZ, Wu GL, et al. A preliminary study on the androgen-like action of
the active components in *Cistanche deserticola* Y. C. Ma［J］. China J Chin Mater
Med, 1996（21）: 564-565.

［134］ Yang JH, Hu JP, Rena K, et al. Studies on chemical constituents of cultivated
*Cistanche salsa*［J］. J Chin Med Mater, 2008（31）: 1663-1665.

［135］ Yamaguchi K, Shinohara C, Kojima S, et al.（2*E*, 6*R*）-8-hydroxy-2,6-dimethyl-2-
octenoic acid, a novel anti-osteoporotic monoterpene, isolated from *Cistanche salsa*
［J］. Biosci Biotechnol Biochem, 1999（63）: 731-735.

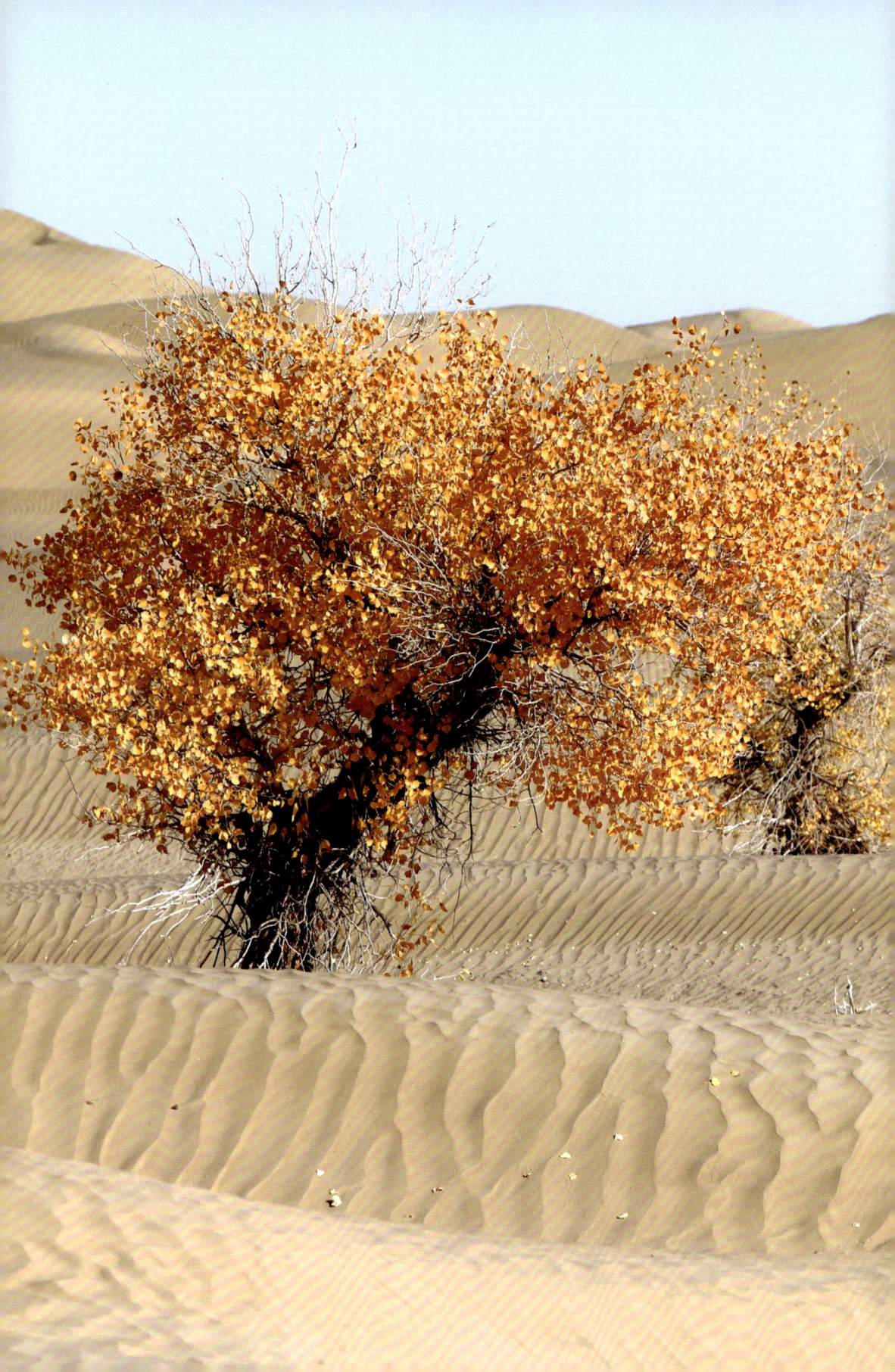

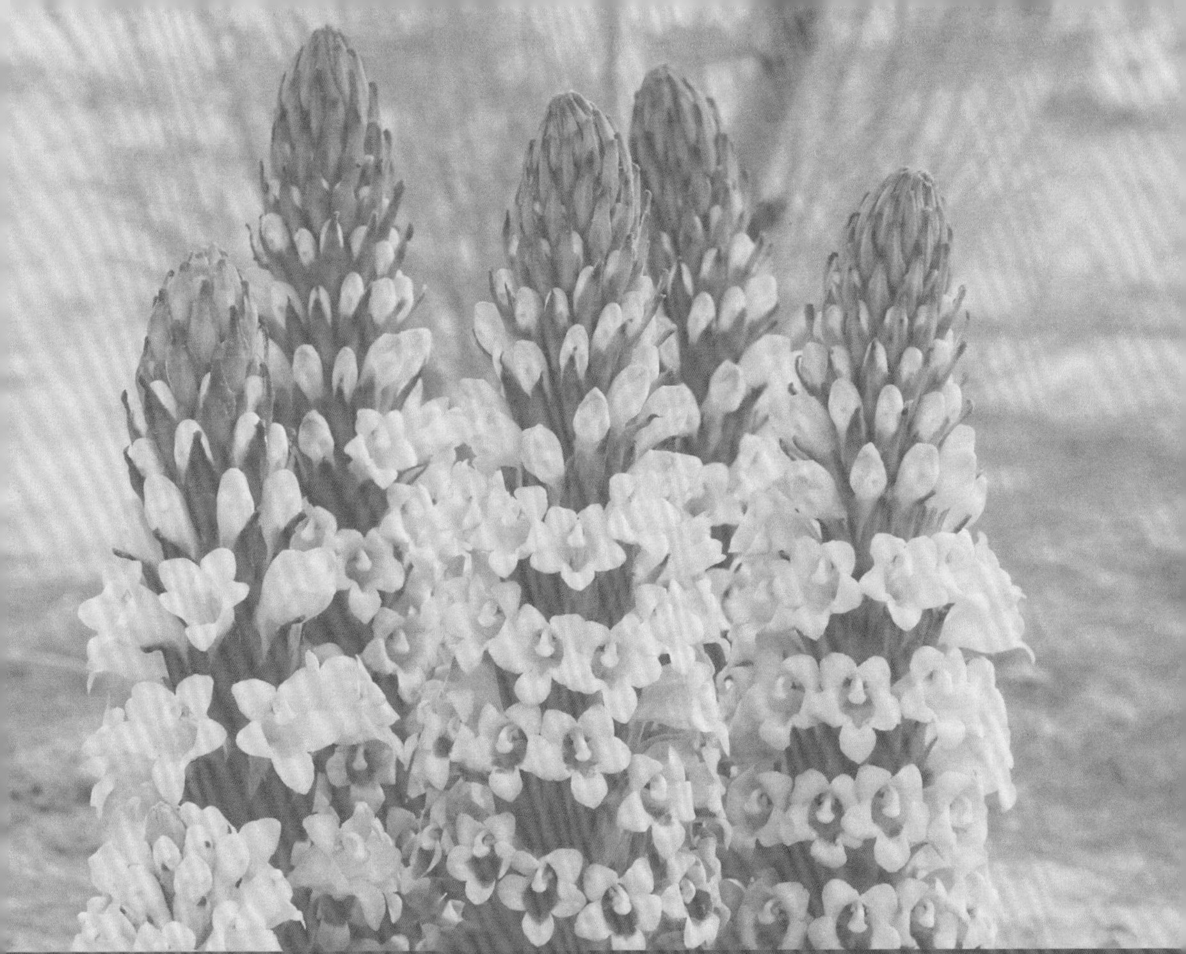

# 第四章
# 现代药理看苁蓉

随着人口老龄化、人类生存环境恶化、饮食结构改变以及工作压力增加，各种慢性病、老年性疾病、精神神经疾病和疑难杂症的发病率不断攀升，恶性肿瘤，心脑血管疾病，高血脂和糖尿病等代谢性疾病，阿尔茨海默病和帕金森病等神经退行性疾病，各种病因不明的免疫失调、抑郁症、失眠健忘、不孕不育、便秘等疾病已成为大家耳熟能详的常见病，亚健康人群不断扩大，严重威胁人类的生存质量和健康水平。尽管现代医学高度发达，新型治疗技术和药物不断出现，但是对于大部分疾病至今仍无有效的治疗方法。很多患者可能都有一个共同的感受："药天天吃，钱天天花，但病就是没见明显好转"。因此，科技界和社会上对现代疾病治疗模式产生了怀疑，健康理念由"无病"向"健康"转变，疾病治疗模式由单纯的"治疗"向"预防-保健-治疗-康复"转变，已成为全球发达国家健康事业的发展方向。《"健康中国 2030"规划纲要》在"战略主题"中明确提出"预防为主，中西医并重"，并在"战略目标"中提出"人民身体素质明显增强，2030 年人均预期寿命达到 79.0 岁，人均健康预期寿命显著提高。"在这一"战略目标"的实现过程中，疗效确切、安全性高、养生保健优势明显的中医药必将发挥重要作用。

肉苁蓉作为一种传统的滋补中药，在我国已有数千年的使用历史。特别是在汉朝时期的《神农本草经》中被列为上品，并有"味甘，微温。主五劳七伤，养五脏，益精气，久服轻身"的记载。在《药性论》中有"益髓，悦颜色，延年"的记载。肉苁蓉在历代本草中均具有补肾阳、滋肾阴、补髓益智、滋养五脏、润肠通便等多方面的功效的记载（见第二章），被誉为"沙漠人参"。然而这些记载的功效是否确切？肉苁蓉是否还有其他药理作用？为阐明肉苁蓉的功效，深挖其药用和保健价值，近三十年来，国内外学者对肉苁蓉进行了广泛而深入的药理学研究。本章详细介绍肉苁蓉的各种药理作用，为其临床用药、养生保健和开发利用提供科学依据。

# 第一节　补肾作用

现代医学的"肾"是指"肾脏"，位于腰部脊柱两侧，左右各一。但中医学"肾"的概念，除了"肾脏"之外，还包括生殖、免疫等相关的一切功能，比现代医学肾脏的范围要大得多。中医认为肾主藏精，主水，主纳气。肾藏先天之精，主生殖，为人体生命之本原，故称肾为"先天之本"。肾精贵藏，故称肾为"封藏之本"。肾精化肾气，肾气含阴阳，肾阴与肾阳能资助、协调一身脏腑之阴阳，故又称肾为"五脏阴阳之本"。肾在体合骨，生髓，通脑，其华在发，在窍为耳及二阴，在志为恐，在液为唾[1]。因此，肾的功能与骨骼、骨髓、脊髓、脑髓、思维、记忆、牙齿、头发、听觉、生殖、排泄、情志等均有直接的关系，"肾虚"将影响以上各器官、组织及其生理功能。

肉苁蓉为著名的补益中药，其在补肾方面尤为突出。《日华子本草》记载："肉苁蓉，治男子绝阳不兴，女子绝阴不产，润五脏，长肌肉，暖腰膝，男子泄精、尿血、遗沥，女子带下阴痛。"李时珍在《本草纲目》中提出"此物补而不峻，故有从容之号"，道出肉苁蓉温补肾的特点。因此，在历代补肾中药方剂中，肉苁蓉是不可替代的一位重量级"嘉宾"，在古代西域各国进献中原王朝的各种供品中，肉苁蓉具有十分崇高的地位，深受皇家喜爱。

如何确证肉苁蓉补肾的药理机理？我们必须有具备临床患者"肾虚"特点的动物模型，才能进行药效评价与机制探索。药理学家根据中医肾虚的临床生理和病理特征以及生化指标，建立了一系列肾虚的动物模型。例如，采用腺嘌呤、氢化可的松和房劳过度法诱导动物产生"皮毛色泽暗淡，拱背喜蜷缩，阴囊皱缩，四肢倦怠乏力，精神萎靡且行动缓慢，大便稀溏等"一系列肾阳虚衰的症状[2]，进而构建肾阳虚动物模型；肾阴虚动物模型则多采用高血压致肾阴虚、过量使用热性中药致肾阴虚等[3]；此外，还有雷公藤灌胃法、腹腔注射环磷酰胺法、羟基脲灌胃法等制备肾精不足动物模型的方法[4]。以上肾虚动物模型的构建，为肉苁蓉药理作用的阐明奠定了基础。

科研人员利用多种动物肾虚模型对肉苁蓉的补肾作用进行了大量研究。吴波等研究表明，肉苁蓉水煎液可显著增加肾阳虚动物的体质量，延长肾阳虚动物的耐寒时间，提示其具有温补肾阳的作用[5]。此外，临床研究也报道了肉苁蓉能够通过调节下丘脑 - 垂体 - 性腺轴功能，促进体内相关递质和激素的释放，提高肾阳虚患者的性能力[6]。但目前针对肉苁蓉补肾作用的药效物质研究仍然较少，李春和屠鹏飞团队采用氢化可的松诱导大鼠生殖损伤肾阳虚模型，检测了大鼠生殖能力的相关指标，如捕捉潜伏期、捕捉次数、射精潜伏期、射精次数以及精子活力等，全面评价了肉苁蓉不同提取部位（总寡糖、多糖以及苯乙醇苷等）的促生殖作用。结果显示，肉苁蓉总寡糖、多糖以及苯乙醇苷类成分均有改善大鼠勃起及交配能力的作用，苯乙醇苷类不仅可以缩短肾阳虚大鼠的勃起潜伏期及捕捉潜伏期，同时可以显著增加捕捉次数，增加交配成功的可能性，且对维持精子活性作用显著，并提高精浆果糖和精浆锌的含量[7]。此外，肉苁蓉不同提取部位明显改善了肾阳虚大鼠"饮食量明显减少，体重增长减缓，体毛稀疏凌乱，精神萎靡不振，畏寒喜暖聚团"等典型症状，其中，尤以肉苁蓉苯乙醇苷部位药效最为显著。

研究表明，下丘脑 - 垂体 - 性腺轴在动物生殖系统发育调控中扮演了重要角色，几乎控制了哺乳动物从胎儿发育、青春期到性成熟的整个过程，这也是"肾主生殖"的主要功能之一。下丘脑分泌促性腺激素释放激素（GnRH），调节垂体前叶卵泡刺激素（FSH）和黄体生成素（LH）的释放；而卵泡刺激素则诱导睾丸支持细胞分泌雄激素结合蛋白，提高生精小管局部睾酮（T）浓度；同时黄体生成素可促进睾丸间质细胞发育并分泌睾酮；此外，雌激素（E2）参与垂体促性腺激素释放的调节，可抑制男子垂体分泌卵泡刺激素和黄体生成素，从而使间质细胞分泌睾酮减少[8]。因此，下丘脑、垂体、性腺三者形成的反馈回路共同维持内分泌系统的稳定。下丘脑 - 垂体 - 性腺系统异常会导致动物生殖功能缺陷。肾阳虚证病理基础之一即下丘脑 - 垂体 - 性腺轴的功能障碍和功能低下，造成睾酮分泌不足，最终导致性功能衰退。李春和屠鹏飞团队研究结果表明：肉苁蓉总寡糖可调节生殖损伤大鼠卵泡刺激素水平；肉苁蓉多糖对大鼠的卵泡刺激素、黄体生成素、雌激素水平等均具有调节作用；而肉苁蓉苯乙醇苷对氢化可的松致大鼠紊乱的性激素各水平均具有显著调节作用，并大幅提高血清睾酮水平，进而提高生殖损伤大鼠的性能力[7]（图4.1）。

　　为进一步阐明肉苁蓉苯乙醇苷如何保护睾丸免受氢化可的松损伤并发挥促生殖补肾阳作用，该团队利用小鼠生殖损伤肾阳虚模型进行药物研究。结果发现苯乙醇苷类可以缩短生殖损伤模型小鼠的勃起潜伏期，并提高交配成功率；同时缩短小鼠的捕捉和射精潜伏期，增加捕捉和射精次数。此外，苯乙醇苷类可以缓解氢化可的松引起的睾丸、附睾、精囊腺和阴茎的萎缩[9]。进一步研究还发现，苯乙醇苷可以保护睾丸形态，适度提高睾酮水平（图4.2，图4.3）。而人工合成的雄激素在改善生殖损伤小鼠的勃起和交配功能时，对睾丸结构损伤没有明显的保护作用，并且会使睾酮水平激增，远超正常范围，不利于机体内环境的稳定[9]。因此，上述结果从现代科学理论方面诠释了李时珍所言"此物补而不峻，故有从容之号"的内在科学道理。

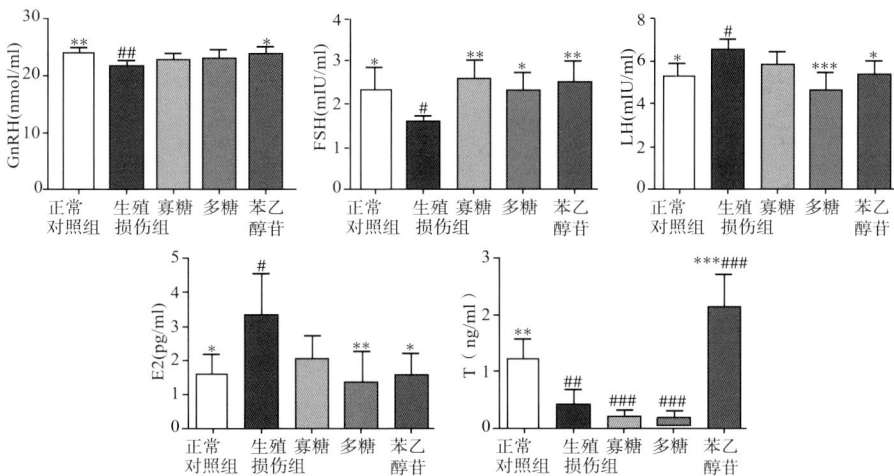

图4.1　肉苁蓉不同提取部位对大鼠血清促性腺激素释放激素（GnRH）、卵泡刺激素（FSH）、黄体生成素（LH）、雌激素（E2）和睾酮（T）水平的影响

注：与正常对照组比较，$^{\#}P < 0.05$，$^{\#\#}P < 0.01$，$^{\#\#\#}P < 0.001$；与模型组比较，$^{*}P < 0.05$，$^{**}P < 0.01$，$^{***}P < 0.001$

（信息来源：中国实验方剂学杂志 . 2018，24：95.）

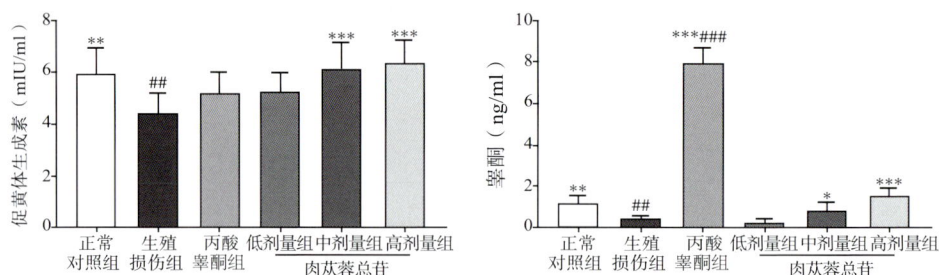

图 4.2 肉苁蓉苯乙醇苷对小鼠睾丸组织病理形态的影响

（苏木精－伊红染色，放大图显示睾丸组织局部病理形态）

图 4.3 肉苁蓉苯乙醇苷升高小鼠血清中促黄体生成素和睾酮水平

注：与正常对照组比较，$^{##}P < 0.01$，$^{###}P < 0.001$；与生殖损伤组比较，$^{*}P < 0.05$，$^{**}P < 0.01$，$^{***}P < 0.001$

（信息来源：Journal of Ethnopharmacology. 2020，251：112500）

从中医角度来说，肉苁蓉温补肾阳，属于温阳补肾之物。2023 年肉苁蓉已经被国家卫生健康委等列入"既是食品又是中药材的物质目录"。实际上，肉苁蓉自古以来就作为食品使用，南北朝时期的《本草经集注》就记载："肉苁蓉……生时似肉，以作羊肉羹，补虚乏极佳，亦可生啖。"隋末唐初的《药性论》"用苁蓉四两，水煮令烂，薄切细研，精羊肉分为四度，五味，以米煮粥，空心服之。"在后世的中医药典籍中，肉苁蓉均作为重要的补肾药收载（见第二章）。在使用药食进行治疗或调理的方子中，肉苁蓉的身影随处可见。据统计，肉苁蓉是历代温阳补肾和增力处方中"打卡"频度最高的药物，其中在抗衰老延年类方剂中，出现频率位居第二，仅次于人参。

# 第二节 抗氧化作用

铁生锈是空气中的氧气与金属铁之间发生的一种氧化反应，生锈最终会导致铁制品的腐烂。那么人体是否也会"生锈"呢？答案是肯定的。人体里存在一种异常活跃且极具破坏性的分子——氧化自由基，其经常与人体内的细胞发生一种叫作"电子转移"的化学反应。我们每天摄入大量食物，这些食物在消化吸收和体内代谢过程中会产生大量的氧化自由基；同时，人体本身的新陈代谢也会产生大量的自由基。氧化自由基会损伤人体的细胞膜和细胞内的各种细胞器，进而导致细胞正常功能的丧失；而细胞是构筑人体大厦的基石，一旦损伤则会严重影响人体的正常生理功能，诱发诸如心脑血管疾病、糖尿病、肿瘤等多种疾病（图4.4）。因此，氧化自由基也被称为人体的百病之源，如何对抗并清除细胞内的氧化自由基，缓解人体的"生锈"过程，一直是现代医学关注的热点问题。

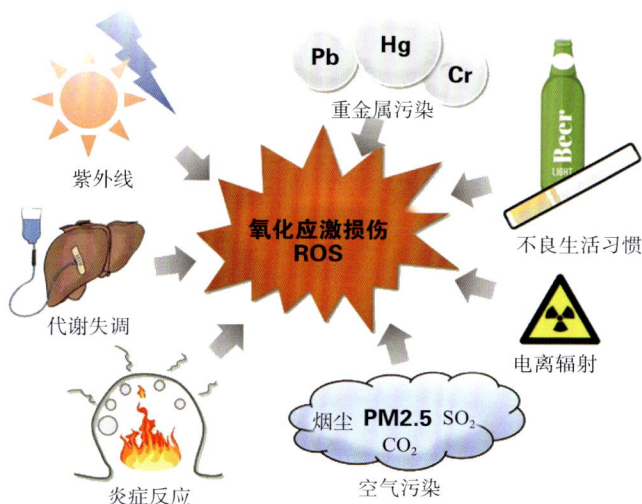

图4.4 各种环境因素所致的细胞氧化应激损伤

长期以来，科学界开展了大量的生物体内氧化和抗氧化研究，建立了诸多针对氧化应激过程的经典药物筛选模型。例如，基于 DPPH（1,1- 二苯基 -2- 三硝基苯肼）试剂的氧化自由基清除分析模型、基于 ABTS［2,2- 氮杂 - 双 -（3- 乙基苯并噻唑 -6- 磺酸）］试剂的氧化自由基清除分析模型、超氧化物歧化酶活性分析、谷胱甘肽过氧化物酶活性分析，以及利用过氧化氢损伤细胞来评价药物抗氧化能力的活性筛选实验。基于这些模型，可以实现抗氧化药物的高通量和快速发现[10]。

肉苁蓉在抗氧化方面的表现如何呢？带着这一问题，研究人员近年来开展了大量的实验研究。结果发现，肉苁蓉在清除人体内的氧化自由基方面表现出色，服用肉苁蓉口服液 15 天后，人体内的氧化自由基损伤指标即脂质过氧化物（LPO）水平降低了 1.21nmol/ml，效果十分显著，这充分说明了肉苁蓉具有良好的抗活性氧自由基能力[11-12]。此外深入研究还发现，肉苁蓉乙醇提取物具有较好的清除 DPPH（1,1- 二苯基 -2- 三硝基苯肼，半数抑制率 $IC_{50}$ = 3.83µg/ml）和 ABTS［2,2- 氮杂 - 双 -（3- 乙基苯并噻唑 -6- 磺酸），半数抑制率 $IC_{50}$ = 3.80µg/ml］等不同种类氧化自由基的能力[13]，进一步证实了其抗氧化的药理作用。

在此基础上，研究人员还进一步从肉苁蓉中发现了一类特殊的抗氧化活性成分——苯乙醇苷类成分。实验发现，苯乙醇苷类能够通过抗击氧化自由基损伤进而保护小鼠的心脏、肾脏、肝脏、骨骼肌和维持正常的脑功能[14-16]。但是肉苁蓉苯乙醇苷到底是怎么发挥作用的呢？在随后的实验中，人们进一步从小鼠细胞中鉴定到一种叫谷胱甘肽过氧化物酶的蛋白质，其作用就像是人体内的一个哨兵，只要发现活性氧自由基攻击细胞进而产生有毒的过氧化物后，就会第一时间将其清除掉。而肉苁蓉苯乙醇苷可将谷胱甘肽过氧化物酶清除体内有毒过氧化物的能力从 66.38U/mg 升高到 163.32U/mg，使其更好的发挥抗活性氧自由基的作用[17-18]。更有意思的是，人们还发现肉苁蓉苯乙醇苷可以将体内的另一个抗氧化酶——超氧化物歧化酶的活性从 89.67NU/ml 提高到 107.26NU/ml，进而促进细胞中氧化自由基的清除[19]。研究人员发现，食用肉苁蓉苯乙醇苷小鼠的心、肝、脑、肾组织中超氧化物歧化酶水平明显提高，这意味着肉苁蓉对多种器官均能发挥抗氧化作用并使其受益[14]（图 4.5）。由此可见，肉苁蓉的抗氧化作用机制是多方面的，这对于改善人体亚健康状态，延缓衰老，甚至在美容行业等多方面均具有重要的应用价值与发展潜力，十分值得关注。

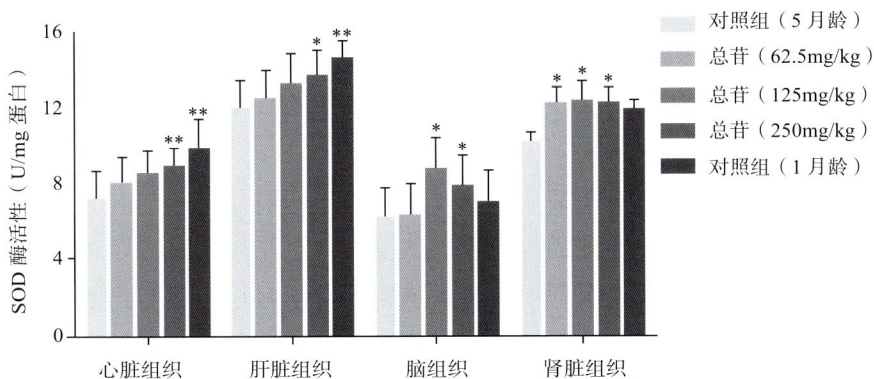

图 4.5　肉苁蓉总苷对不同组织中超氧化物歧化酶（SOD）活性的影响

注：与 5 月龄组比较，$^*P < 0.05$，$^{**}P < 0.01$

（信息来源：中国中药杂志 .1998，23：554）

# 第三节　抗老年痴呆作用

　　人人都希望拥有一个聪明的大脑。但是随着年龄的增长，人脑功能不断衰退，记忆力逐渐降低，甚至丧失认知能力，这就是人们常说的"老年痴呆"。目前我国老年痴呆的患病人数已经超过 600 万，跃居世界第一。老年痴呆已经成为继心脑血管疾病和癌症之后的第三大健康杀手，即使是美国前总统里根也未能幸免该病。老年痴呆是一种因脑部伤害或疾病所导致的渐进性认知功能退化，是典型的神经退行性疾病，根据其病理机制大致可分为阿尔茨海默病（Alzheimer's Disease，AD）、血管性痴呆（Vascular Dementia，VD）、混合性痴呆（前两者并存）及由全身性疾病引发的老年痴呆。其中 AD 和 VD 是老年痴呆的主要两种类型。

　　阿尔兹海默病的病理机制至今仍未清楚，但主流观点认为主要是由于脑内过度产生的 β 淀粉样蛋白沉积于神经细胞周围，进而引发一系列不可逆的神经损伤及炎症反应，最终诱发学习记忆能力的下降。对于 AD 的治疗，至今尚无疗效确切的药物。目前科学界已经尝试建立了多种针对 AD 的新药筛选模型，例如，针对 β 淀粉样蛋白（Aβ）生成过程的 β 分泌酶抑制剂筛选、针对蛋白聚集过程的 Aβ 解聚剂的发现、针对 Aβ 诱发神经损伤的神经元保护筛选以及针对 Aβ 所致神经胶质细胞免疫反应的抗神经炎症筛选等[20]。

血管性痴呆主要是慢性脑缺血诱发脑功能损伤引起的一种痴呆。该病的主要特点是多种原因导致的脑血管腔狭窄，甚至完全阻塞，导致大脑供血不足，脑细胞坏死，进而严重威胁大脑的正常学习记忆功能。当前人们针对血管性痴呆的病理特点开发出了一系列药物筛选方法，例如，体外药物抗凝血活性筛选模型、体外血管扩张试验模型、缺氧及再次复氧进而诱发神经细胞损伤的筛选模型、利用化学试剂氯化钴模拟缺氧环境的神经细胞损伤筛选模型等，此外还包括结扎大小鼠颈总动脉进而诱导局部脑组织损伤的血管性痴呆动物模型等，同时还可利用水迷宫实验等进行学习记忆能力的评价[21]。当前，这些模型均广泛用于抗脑缺血及血管性痴呆新药的研发，并取得了良好的效果。

中医学认为痴呆病因是七情内伤、久病不复、年迈体虚等致气血不足、肾精亏虚、痰瘀阻痹，渐使脑髓空虚、脑髓失养。而老年痴呆多属"髓海亏空"，"肾主骨，生髓，通脑"，补肾益髓是老年痴呆的主要治法之一。

肉苁蓉为补肾益髓的重要中药，清代《本草求原》有记载，"肉苁蓉……故益髓，治健忘，是本金气以益肾肝之精血，与泛泛入肾益精者不同。"屠鹏飞及其团队在中医药"补肾益髓"理论的指导下，发现肉苁蓉具有神经保护和提高学习记忆能力的作用，并阐明其有效物质是苯乙醇苷类成分[22-24]。此后，该团队将管花肉苁蓉的苯乙醇总苷研发成为治疗血管性痴呆的原创药物——苁蓉总苷胶囊，并于 2005 年批准上市，开启了肉苁蓉及其总苷治疗老年痴呆的新纪元。此后全球多个团队对肉苁蓉及其所含的苯乙醇苷类成分开展了大量的防治老年痴呆相关的药理研究。

Guo Q. 等对苁蓉总苷胶囊开展了治疗阿尔兹海默病研究，结果表明，苁蓉总苷胶囊在 200mg/kg 的剂量下能将抑制海马区 β 淀粉样蛋白沉积的能力提高近 4 倍，进而显著改善神经损伤及认知障碍；临床试验也表明 18 例患者中有 10 例，ADAS(阿尔茨海默病评估量表)评分提高 55%[25]。此外，研究还发现脑内胆碱能系统的功能失调是造成阿尔兹海默病的又一重要原因，即脑中胆碱能神经元大量死亡，导致乙酰胆碱神经递质含量不足，因此针对脑内乙酰胆碱水平进行有效调控也是当前抗 AD 药物的一种有效筛选策略。而管花肉苁蓉提取物恰好可以有效维持脑中的乙酰胆碱水平，且早期出现痴呆症状的动物在服用一段时间肉苁蓉后，在 Morris 水迷宫实验中寻找隐藏在水面下平台的时间（逃避潜伏期）显著缩短，即认知能力得到了显著改善[26]（图 4.6）。这些研究结果似乎在提示我们，肉苁蓉特别适合治疗轻度或中度的阿尔兹海默病。

近年来，人们在利用肉苁蓉治疗血管性痴呆方面积累了不少经验。临床研究发现，口服苁蓉总苷可明显改善血管性痴呆患者的认知能力和日常生活自理能力，降低痴呆程度。其中脑缺血大鼠服用苁蓉总苷后，其学习和记忆能力均得到了显著提高，跳台测试的潜伏期明显延长（训练第 19 天 /剂量 200mg/kg：平均值 100.5s → 211.5s），5 分钟内的错误次数明显减少（平均值 1.82 次 → 0.79 次）。研究发现，苁蓉总苷主要通过抑制血管中的血栓形成，进而缓解大鼠的血管阻塞（脑缺血再灌注 48 小时后脑梗死范围百分比 / 剂量 62.5mg/kg：平均值 60.45% → 22.27%），因此苁蓉总苷发挥了类似"血管疏通机"的作用[27]。进一步研究发现，苯乙醇苷中的松果菊苷、毛蕊花糖苷和肉苁蓉苷 F 等活性成分都能显著抑制去甲肾上腺

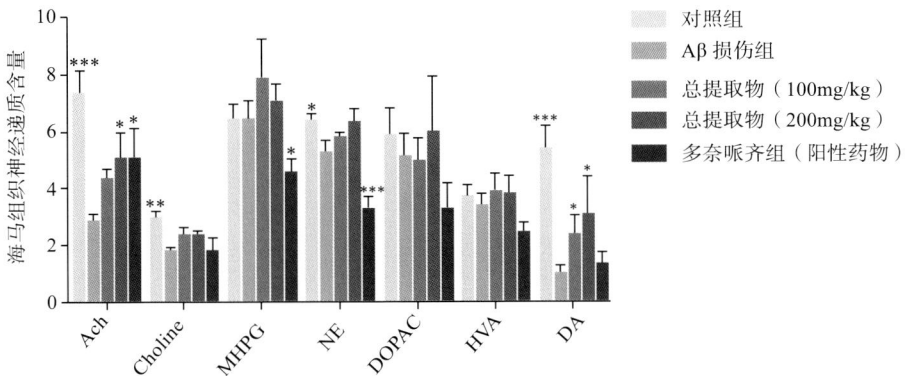

图 4.6 肉苁蓉总提取物改善 AD 大鼠脑海马区神经递质的作用

注：与 Aβ 损伤组比较，$^*P < 0.05$，$^{**}P < 0.01$，$^{***}P < 0.001$

（信息来源：BMC Complementary and Alternative Medicine. 2014，14：202）

素诱导的动脉血管收缩，因而表现出很强的扩血管作用[28]。这就好像是拓宽了高速公路的行车道，使得更多的车辆可以在公路上行驶，进而提高了道路的运输能力一样。同理，由于肉苁蓉扩张血管导致大脑获得更多的血供后，脑中的神经元获得了更多的营养，进而脑功能也得到了显著的提高，学习记忆能力也随之增强。研究发现，松果菊苷可以明显提高颈动脉永久性结扎所致的血管性痴呆大鼠的学习记忆行为，松果菊苷在水迷宫实验中可以显著缩短大鼠的逃避潜伏期（训练第 5 天 / 剂量 45mg/kg：平均值 34.23s → 15.21s），并能增加大鼠穿越平台次数（剂量 45mg/kg：平均值 4.76 次 → 12.87 次），因此提示松果菊苷具有潜在的抗血管性痴呆作用（表 4.1）[29]。

表 4.1　松果菊苷对大鼠水迷宫定位航行能力的改善作用

| 组别 | 剂量（mg/kg） | 逃避潜伏期（s） | | | | |
|---|---|---|---|---|---|---|
| | | 第 1 天 | 第 2 天 | 第 3 天 | 第 4 天 | 第 5 天 |
| 模型组 | - | 67.34 ± 14.45 | 60.63 ± 12.47 | 56.59 ± 7.78 | 50.73 ± 9.54 | 34.23 ± 14.65 |
| 对照组 | - | 64.55 ± 15.14 | 51.46 ± 18.43 | 45.38 ± 7.53 | 28.66 ± 6.09 | 9.28 ± 6.71 |
| 松果菊苷 | 15 | 66.29 ± 10.32 | 55.73 ± 13.34 | 43.16 ± 8.84* | 31.14 ± 12.72** | 20.32 ± 7.32* |
| 松果菊苷 | 30 | 60.24 ± 10.97 | 52.98 ± 11.56 | 44.33 ± 6.07* | 29.76 ± 11.65** | 18.26 ± 9.36** |
| 松果菊苷 | 45 | 62.65 ± 14.20 | 50.65 ± 12.76 | 42.76 ± 9.28** | 25.67 ± 10.01** | 15.21 ± 6.65** |
| 阳性药 | 3 | 65.77 ± 11.07 | 54.18 ± 13.84 | 45.90 ± 7.98* | 26.62 ± 9.27** | 16.75 ± 7.74** |

注：与正常对照组比较，与模型组比较，$^*P < 0.05$，$^{**}P < 0.01$

（信息来源：中国药理学通报 . 2013，29：1035）

松果菊苷是如何发挥神经保护作用的？屠鹏飞和曾克武团队的最新研究表明松果菊苷发挥抗神经细胞缺血性损伤的作用是通过直接靶向神经细胞中的酪蛋白激酶（Casein Kinase Ⅱ，CK2），进而诱发细胞中的 Wnt 信号通路的激活，促进一系列神经保护基因的表达而实现神经保护作用的[30]。这些发现为今后进一步深入认识松果菊苷的抗缺血性痴呆分子药理机制提供了全新的视角。

说起学习记忆，那不能不提的就是大脑中的海马体。海马体因长得外观形似海马而得名，在大脑中负责记忆功能。研究发现，肉苁蓉可以有效地保护血管性痴呆大鼠的海马体，降低海马体神经细胞内一种叫作 tau 的细胞骨架蛋白的过度磷酸化（相较于模型组 $P < 0.05$），维持了海马体神经细

胞的正常形态；同时松果菊苷还可以调节海马体神经细胞的生长发育，特别是提高了一种叫作坍塌反应调节蛋白 2（CRMP2）的含量（相比于血管性痴呆模型组提高了 2.28 倍），进而促进海马体神经细胞表面的神经突触发育，形成了更多的神经网络连接，最终提高学习记忆能力[31]。

除上面提到的功能外，肉苁蓉还能够通过增加脑内神经营养因子含量进而提高脑功能。这里说的神经营养因子其实是一类人体神经细胞生长和存活所必需的特殊蛋白质，可以形象地理解为人类大脑的"维他命"。科学研究发现，神经营养因子在脑内神经元的存活和痴呆症的发展过程中扮演了重要角色，例如，神经营养因子可以促进神经细胞表面的突触生长，增强神经细胞之间的网络连接，加快信息传递速度，提高大脑对信息的加工与分析能力。科学研究发现，肉苁蓉能有效促进脑内神经生长因子的表达，20mg/kg 的肉苁蓉提取物能使额叶皮质的神经生长因子浓度由 0.24ng/mg 提升至 0.59ng/mg；海马区由 0.52ng/mg 提升至 1.44ng/mg，从而促进神经细胞分化。进一步研究还发现，肉苁蓉提取物（5mg/kg 和 20mg/kg）可以使海马区的突触前密度分别增加 131.47% 和 135.95%，进而通过突触之间的交联促进神经细胞网络的形成[32-33]。

# 第四节　抗帕金森病作用

不知从何时起，家中的老人开始手指出现了不由自主的震颤，随着时间的流逝，震颤程度逐渐增大并波及手臂与全身，且有的老人出现反应迟钝、动作协调性差、脸部表情呆滞等表现……如果是这样，很可能是老人患上了帕金森病。帕金森病（Parkinson's Disease，PD），也称为震颤麻痹，是一种慢性中枢神经系统退行性失调。帕金森患者常常表现出运动迟缓、僵直、静息性震颤和平衡障碍的症状。此外，自主神经功能障碍、认知异常、焦虑、抑郁和冷漠等精神症状及睡眠障碍也是帕金森病常见的表现。随着年龄的增加，帕金森病发病率逐年提高，男性发病率高于女性，但女性死亡率更高、疾病进展更快。其病理改变为大脑中多巴胺能神经元进行性丧失，细胞内嗜酸性路易体形成，而 α-突触核蛋白是路易体的主要成分，其异常折叠、聚集和扩散在帕金森病的进程中具有重要作用。目前帕金森病的治疗尚无特效药物，只能延缓病程的进展，或是缓解并发症的出现，给社会及家庭造成了严重的经济负担。

关于帕金森病的药物研发，目前人们已经建立了多种活性筛选模型，例如，通过 6-羟基多巴胺（6-OHDa）诱导的神经细胞损伤模型、$MPP^+$ 诱导的神经细胞损伤模型、1-甲基-4苯基-1,2,3,6-四氢吡啶（MPTP）诱导的 PD 动物模型、6-OHDa 双侧/单侧损毁 PD 动物模型，此外还包括 A53T α-synuclein 转基因小鼠 PD 模型等[34]。基于这些模型并配合行为学分析，近年来人们已经筛选并发现了大量具有潜在治疗 PD 作用的先导药物分子，并进行了相关分子机制的研究。

研究发现，肉苁蓉具有治疗帕金森病的作用，其抗帕金森病活性主要来自于所富含的苯乙醇苷类成分。肉苁蓉苯乙醇苷（剂量 2.16g/kg）给药 14 天后能够改善帕金森病模型大鼠的行走能力，其步幅平均值从模型组的 6.15cm 提升至给药组的 6.95cm。其中，利用 MPTP 损伤建立的 C57BL/6 小鼠 PD 模型，通过自主活动实验和滚筒实验观察动物行为学表现，结果发现松果菊苷（剂量 20mg/kg）给药后的小鼠活动次数明显增加（5min 内由约 70 次→180 次），同时小鼠滚筒运动潜伏期也明显增加（20s→50s，图 4.7）。

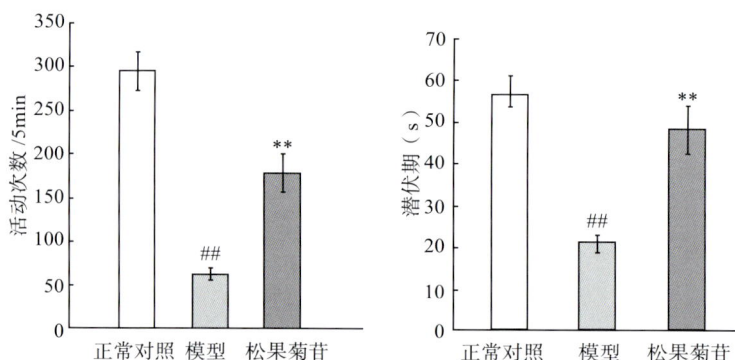

图 4.7　松果菊苷对帕金森病小鼠行为学的改善作用

注：与正常对照组比较，$^{##}P < 0.01$；与模型组比较，$^{**}P < 0.01$

（信息来源：中国药理学通报.2008，24：28）

那么肉苁蓉抗 PD 的药理机制是什么呢？目前已经明确，肉苁蓉所含的苯乙醇苷可显著提高帕金森病动物脑中多巴胺的含量，50mg/kg 的苯乙醇苷可使每毫克纹状体中的多巴胺含量由 0.35ng 提升至 1.36ng，从而缓解运动失调等帕金森病理症状的产生[36-37]。多巴胺是脑内的一种神奇的生物活性分子，负责大脑的情欲、感觉以及成瘾性。多巴胺含量过低会导致肌肉震颤，严重时会令患者的手脚不受控制，出现帕金森病症状。因此，肉苁蓉能够有效调控脑内多巴胺含量，缓解帕金森病症状，对该病的治疗具有十分重要的意义。

进一步研究发现，肉苁蓉在治疗帕金森病方面还是一个"多面手"。除前面提到的调控脑中多巴胺的含量外，近来也发现肉苁蓉还可以通过保护神经细胞中的线粒体，发挥神经保护及抗帕金森病的作用[38]。线粒体之于我们人类，就像发动机之于汽车一样，是人体细胞能量产生的源泉。在大脑中，小小的线粒体通过不断的燃烧糖类和脂肪等物质，为神经细胞的正常生理活动提供源源不断的能量。因此，如果线粒体出现了问题，则整个神经细胞就会抛锚，脑功能也会随之出现异常。研究发现，肉苁蓉中的苯乙醇苷能够通过调控神经细胞中的线粒体功能，进而抑制 $MPP^+$ 诱导的神经细胞凋亡。具体表现为，当苯乙醇苷（50μmol/L）孵育 48h 后，神经细胞发生凋亡的百分率由 67.8% 下降至 36.4%[39]。这表明神经细胞中的线粒体可能是肉苁蓉治疗帕金森病的一个关键"开关"，肉苁蓉通过调节这一"开关"可以有效抑制细胞凋亡信号通路的开启，实现抗帕金森病作用[40-45]。

# 第五节　镇静催眠作用

不知从何时起，失眠已经悄然成了当今社会的通病。失眠在中医里被称为"不寐"，指睡眠时间和睡眠质量不足，进而影响人们白天的日常活动。主要表现为入睡困难、睡眠维持困难、早醒，醒后不能入寐，严重者往往会引起多种身体和精神疾病，严重影响人们的学习、工作与生活。目前看来，引起失眠的原因十分复杂，一方面与自身因素密切相关，如性别、年龄和遗传因素等；另一方面与外界因素也关系紧密，如睡眠环境、身体疾病、精神状态和社会生活等。现代社会生活节奏越来越快，人们的工作压力越来越大，很多人处于失眠状态，失眠成了威胁年轻人健康的"头号杀手"。

目前，对失眠的治疗主要包括药物治疗、心理治疗、物理治疗和中医药治疗等手段。科学研究发现，肉苁蓉具有良好的镇静催眠作用，实验大鼠服用肉苁蓉（1g/kg）后，其自主运动行为（5500 次 / 小时 → 1500 次 / 小时）、运动时间（100s → 18s）和运动距离（3800cm/h → 500cm/h）等反映神经兴奋性的指标均显著降低（$P < 0.01$），这表明肉苁蓉可以有效抑制大鼠的神经兴奋性，发挥镇静催眠的作用。进一步研究还发现，肉苁蓉的镇静催眠作用可能与其促进了脑中的 5- 羟色胺和 γ - 氨基丁酸的活力有关[46]。5- 羟色胺和 γ - 氨基丁酸均是脑内的抑制性神经递质，是帮助我们大脑缓解精神压力的重要活性物质，对我们大脑情绪的调节发挥着"指挥棒"作用。正是由于这样的特殊机制，肉苁蓉在治疗失眠方面可以说是大有可为。

# 第六节　抗肺动脉高压作用

肺动脉高压，即肺动脉出现高血压，是一种难治性心肺疾病，也被称为"心肺血管系统的癌症"。患者经常会出现呼吸困难、晕厥、疲劳、心绞痛和胸痛等症状，随着肺动脉阻力逐步升高，严重者会出现心力衰竭并导致死亡。肺动脉高压主要分为动脉型肺动脉高压、左心疾病引起的肺动脉高压、肺部疾病与缺氧引起的肺动脉高压、慢性血栓型肺动脉高压和混合型肺动脉高压。

目前肺动脉高压的治疗方法主要有靶向药物治疗、一氧化氮吸入治疗和手术治疗等。其发病机制是持续性肺血管收缩，导致血管腔狭窄并引发肺血管阻力和肺动脉压力进行性增加，最终引起心力衰竭与死亡。为了研究肺动脉高压的治疗药物，目前人们已经建立了多个针对该疾病的实验模型，包括缺氧诱导的肺动脉高压大鼠模型、野百合碱诱导的肺动脉高压大鼠模型、Egln1 基因敲除小鼠模型、S100A4 /Mts1 过表达小鼠模型等[47]。这些肺动脉高压疾病模型，为后期开展新药筛选与研发奠定了坚实的基础。

研究发现，肉苁蓉可以显著降低实验大鼠的肺部血管壁厚度，进而下调大鼠的肺动脉压，即 150mg/kg 的剂量下，肉苁蓉提取物可以使平均肺动脉压由 36.97mmHg 降低至 22.75mmHg，同时其还可以改善高原肺动脉高压大鼠的肺血流动力学，降低心室肥厚程度及改善肺组织病理结构（表现为给药后大鼠肺间质增厚、肺小动脉血管增厚、管腔狭窄较模型组减轻、气管周围炎性细胞浸润减少）。此外，一项关于肉苁蓉提取物防治高原病的专利也证实，肉苁蓉可以有效对抗缺氧环境，抑制氧化应激及炎症反应，以此改善慢性高原病大鼠肺动脉高压，进一步降低模型大鼠死亡率[48]。这说明肉苁蓉具有良好的治疗肺动脉高压的作用，特别适合于改善高原肺动脉高压患者的临床症状。

研究还发现，肉苁蓉的关键药效成分松果菊苷具有明显的舒张血管作用。屠鹏飞团队研究发现，松果菊苷可以有效地松弛去氧肾上腺素及氯化钾所致的胸动脉环收缩，而该作用可以被一氧化氮合酶抑制剂（LNNA）所拮抗；此外毒蕈碱受体拮抗剂阿托品也能够部分影响这一松弛作用，但是环氧合酶抑制剂吲哚美辛却没有表现出这一作用。机制研究发现，松果菊苷可以加强胸动脉环中 cGMP 的产量，即松果菊苷（300μmol/L）可使对应每毫克蛋白的组织样品中 cGMP 水平由 12.3pmol 提升至 28.8pmol，表明松果菊苷通过 NO-cGMP 通路发挥血管松弛作用（图 4.8）[49]。Gai, X.Y. 等研究也表明，松果菊苷可以诱导动脉血管环的松弛（最大松弛率 / 剂量 300μmol/L：89.22%），血管扩张作用显著。而进一步的药理机制研究表明，松果菊苷治疗肺动脉高压可能是通过调节血管内皮细胞中的一种叫作一氧化氮合酶的活性而实现的，内皮型一氧化氮合酶（eNOS）抑制剂（L-NAME）可显著逆转松果菊苷的肺动脉血管舒张作用，使其最大舒张量由 89.22% 降低至 64.41%[50]。综上，这些研究结果显示松果菊苷在治疗高血压相关血管疾病方面可能是一个很有前景的候选药物。

松果菊苷对去甲肾上腺素（1μmol/L）诱导的
内皮完整血管环的影响

松果菊苷对 KCl（60mol/L）诱导的内皮完整
血管环的影响

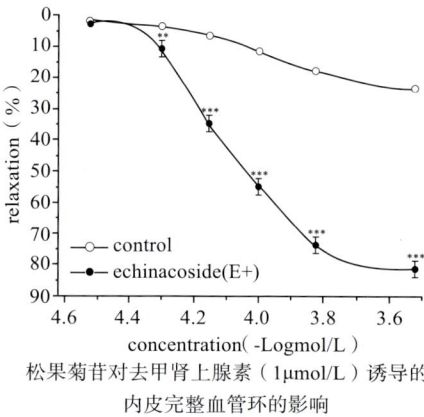

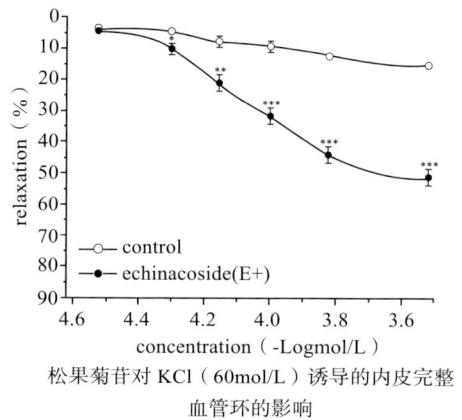

图 4.8　松果菊苷对大鼠离体胸主动脉舒张的作用

注：与非药物处理组比较，$^*P < 0.05$，$^{**}P < 0.01$，$^{***}P < 0.001$

（信息来源：何文君硕士学位论文）

# 第七节　抗疲劳和抗衰老作用

肉苁蓉的主产区新疆于田县，位于昆仑山下、塔克拉玛干沙漠南缘，是毛泽东著名诗篇《浣溪沙·和柳亚子先生》中的诗句"万方乐奏有于阗"的"于阗"。这里自然条件恶劣，曾经长期是国家级贫困县，卫生和饮食条件都很差，但老百姓的平均寿命明显长于生活水平相似的其他地区。其中被命名为"世界长寿之乡"的拉伊苏长寿村，全村人口 2400 人，据说 80 岁以上老人有 30 人，百岁以上老人有 16 人。据调查，当地人有食用肉苁蓉的习惯，千年世代相传。街上看到的老人大多红光满面、精神矍铄。据史料记载，在新疆地区自古就有着广泛食用肉苁蓉的习俗，包括肉苁蓉茶饮、煮肉苁蓉汤、肉苁蓉药酒，甚至肉苁蓉凉拌菜等，种类繁多，不胜枚举。肉苁蓉不仅在大漠深处广受欢迎，在国外也颇具人气。日本畅销 300 年的"养命酒"，其核心药味成分便是肉苁蓉，这可能恰好与传统中医认为肉苁蓉久服"轻身不老"相呼应。

目前针对衰老开展研究的模型主要包括 β - 半乳糖苷酶活性筛选模型、辐射或高糖诱导的细胞损伤模型、药物如血管紧张素 II 诱导的细胞损伤模型以及快速老化小鼠（Senescence-accelerated Mouse，SAM）模型等[51]，这些衰老研究模型在新药研发及药理作用机制研究中发挥了关键的作用。屠鹏飞团队研究发现，肉苁蓉对实验小鼠的生存周期具有显著的影响。小鼠连续一个月口服肉苁蓉提取物，可发现其生存期显著延长，且给药剂量越高，小鼠的生存期越长。这一发现充分证明了肉苁蓉的抗衰老功效。此外针对不同器官衰老的研究结果显示，肉苁蓉多糖可有效阻止脑及肺组织超微结构的退化，且肉苁蓉总苷还可以调节心、脑、肝、肺及肾组织中衰老相关的蛋白酶及代谢产物[52]。据此可知，肉苁蓉含有的苯乙醇苷以及多糖类成分可延缓多个器官的衰老进程。此外，研究还发现，荒漠肉苁蓉能延长小鼠的游泳时间，降低其血液中的肌酸激酶水平（一种反映肌肉疲劳状态的指标），表现为负荷游泳后10h对照组血清肌酸激酶从168.1U/L升高到476.5U/L，而给药组血清肌酸激酶水平仅从173.4U/L升高到210.7U/L，从而表现出良好的抗疲劳效果[53]。这些研究均表明，服用肉苁蓉有助于增强肌肉动力、缓解疲劳状态，进而提高工作质量与效率，因此其在抗疲劳药物的研发领域大有可为。

胶原蛋白是维持皮肤健康的重要组成部分，而羟脯氨酸又是胶原蛋白的重要成员，因此维持羟脯氨酸的含量稳定是抗衰老和增强皮肤光泽的关键。传统中医认为，人体精血不足常导致面容憔悴，而肉苁蓉甘温而润，补而不腻，为益精血、驻颜美容之佳品。隋唐时期的《药性论》就记载肉苁蓉可以"悦颜色"。现代实验表明，服用肉苁蓉可以显著提高小鼠皮肤中的羟脯氨酸水平，在0.2ml/10g的肉苁蓉给药剂量下，组织中的羟脯氨酸水平可由7.04g/100g增加至8.34g/100g，从而使皮肤中的胶原蛋白组成得到有效改善，进而延缓皮肤衰老[54]。此外，日光中的紫外线辐射是造成皮肤衰老的"元凶"之一，因此防晒成为日常外出、户外运动以及长途旅行前的重要准备工作。除了依靠遮阳伞、遮阳衣帽等物理防晒手段，防晒霜、隔离霜等化学涂抹防晒的方法同样受人青睐。研究人员巧妙地制备了一种以肉苁蓉总苷为主要成分的防晒霜，通过对紫外线照射后的小鼠皮肤进行检测，发现其能够有效对抗紫外线照射引起的皮肤皱缩、粗糙无光泽、红斑形成以及毛发生长困难等问题，提示具有一定的皮肤保护作用[55]。由此可见，肉苁蓉在抗击皮肤衰老，养颜美容等方面前景广阔。

## 第八节　抗炎及免疫调节作用

　　炎症是我们身体抵抗感染和修复损伤组织过程中的一种免疫反应，炎症一词最早源自拉丁语"Inflammare"，字面意思是"着火"，在急性炎症患者中，炎症部位通常会出现发红、发肿、发热和疼痛等症状，如同着火一般。人类80%以上的疾病，包括心脑血管疾病、糖尿病、肿瘤、神经退行性疾病以及高血脂动脉硬化等都与炎症反应密切相关。其中，结肠炎即结肠炎症性病变，是最为典型的一种炎症性疾病。当前已经建立了多种针对结肠炎的疾病模型，包括葡聚糖硫酸钠（DSS）诱导的结肠炎模型、三硝基苯磺酸（TNBS）诱导的结肠炎模型、二硝基氯苯（DNCB）诱导的结肠炎模型以及中医证候模型等，这些模型的建立为后续开展针对结肠炎的药物研发提供了便利的研究平台[56]。

　　研究发现，肉苁蓉主要药效成分松果菊苷对结肠炎小鼠具有良好的治疗作用，小鼠服用松果菊苷7天后，小肠上皮细胞的炎症损伤显著好转（病理学打分平均值为2.63，明显低于对照组3.62）[57]。研究还发现松果菊苷可以促进结肠上皮细胞的修复与增殖，提示其有助于结肠炎损伤后的组织修复。肉苁蓉提取物还可以显著减轻炎症发生时的疼痛反应，肉苁蓉提取物（1g/kg）对乙酸诱导的扭体反应和福尔马林诱导的舔食反应抑制率分别为54%和45%[58]，因此肉苁蓉在临床治疗炎症性肠病中可能具有良好的前景及应用价值。

　　随着年龄的增长，人体的免疫系统也在不断地老化，进而削弱人体的抗病能力。免疫系统是保证人体健康的"国家军队"，当外部病原菌侵入人体时，免疫系统会从"军队"中抽调各类免疫细胞至前线作战，拼死抵抗外来的病原菌。研究发现，荒漠肉苁蓉可对老化的免疫系统表现出良好的调节作用。当实验小鼠连续服用一个月的荒漠肉苁蓉后，可发现其血液中的各类免疫细胞数量显著增多，其中初始T细胞（CD3+CD44$^{low}$CD45RB$^{high}$）由6%增加至13%，自然杀伤细胞（CD3+ CD49+）由18%增加至30%，这充分表明荒漠肉苁蓉可以对抗老化而引起的免疫功能衰退[59]。

此外，神经炎症也可以诱发很多神经系统疾病，过度的神经炎症是阿尔茨海默病、帕金森病以及亨廷顿氏病的重要风险因素，被认为是神经退行性疾病的重要发病机制之一。屠鹏飞团队研究发现，肉苁蓉中的毛蕊花糖苷（类叶升麻苷）能够抑制神经小胶质细胞的异常激活，进而缓解其所介导的神经炎症反应，抑制包括 iNOS 和 COX-2 在内的多种炎症因子的表达，在抗神经炎症反应方面表现出色[60]（图 4.9）。此外，从肉苁蓉提取出来的多种环烯醚萜苷类成分也具有抗神经炎症活性，其中 8- 表马钱子酸在小胶质细胞 BV2 上表现出最强的 NO 抑制活性（$IC_{50}$=5.2μmol/L），与阳性对照槲皮素（$IC_{50}$=4.3μmol/L）抗炎活性相当，提示 8- 表马钱子酸可能是肉苁蓉发挥抗炎作用的有效成分之一[61]。因此，肉苁蓉极有可能成为抗神经炎症药物领域的重要成员。

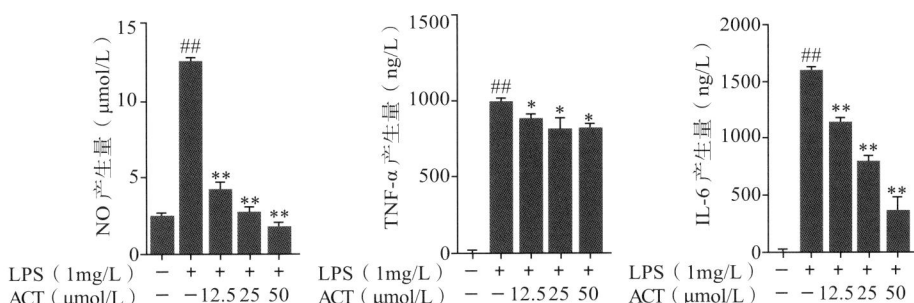

图 4.9　类叶升麻苷（ACT）抑制细菌脂多糖诱导的小胶质细胞炎症反应

（信息来源：中国中药杂志．2016，41：2506）

在提高人体免疫力方面，肉苁蓉的作用可以说是可圈可点。研究发现，肉苁蓉可显著增加小鼠腹腔内巨噬细胞（最重要的一种免疫细胞）的数目，同时增加人体最大免疫器官脾脏的重量，提示其可以增强免疫系统功能[62]。特别是近来研究证实，肉苁蓉中的多糖类成分对淋巴细胞增殖具有明显的刺激作用，服用肉苁蓉可以明显增加淋巴细胞的体积和数目，即 100μg/ml 的多糖可以使小鼠脾脏的淋巴细胞增殖超过 30 倍[63]。因此肉苁蓉多糖可以有效激活免疫系统。此外，研究还发现肉苁蓉中的低分子糖可显著提高巨噬细胞活力，增加其吞噬病原菌的能力，特别是其中的甘露醇作用效果最为明显，其相对吞噬活性 / 剂量为 250%/10.33g/L[64]，提示甘露醇可能是肉苁蓉激活人体免疫系统的一种关键活性成分。

# 第九节　抗肿瘤作用

人体是一部复杂的"机器"，而细胞是组成这部机器的最小零件，其一切生命活动都受到精密的调控。由于人体自发或外界不良因素的刺激，某些细胞会发生基因突变，虽然大部分突变细胞会被人体内的监控系统识别并清除，但少量"聪明"的突变细胞不再受机体调控，开始无限增殖，并随着血液循环转移和扩散，成为令人闻之色变的"肿瘤（Tumor）"。目前临床上肿瘤的治疗方法主要包括手术切除、放疗和化疗，一些新兴的治疗方法如免疫治疗和多方法联合治疗也越来越受到人们的青睐。近年来，人们发现中药多糖具有良好的抗肿瘤疗效，且几乎没有毒性，进而愈来愈引起国内外药理学家、生物学家和化学家们的兴趣，成为当前抗肿瘤药物研究的新宠儿。目前关于抗肿瘤药物的研究主要集中于体外抗细胞增殖、诱导细胞凋亡、抗细胞侵袭/迁移、免疫激活，以及体内抑制肿瘤生长的皮下荷瘤动物模型[65]。这些模型为抗肿瘤药物的筛选和药效评价提供了有效的方法。

关于肉苁蓉多糖的抗肿瘤研究近年来多有报道，已有动物实验表明，荷瘤小鼠连续10天服用肉苁蓉多糖后，体内肿瘤细胞的生长速度明显放缓，其中肉苁蓉多糖对肺癌细胞和S180腹水瘤细胞的生长抑制率分别达到42%和46%，抗肿瘤效果显著[66]。

近年来针对肉苁蓉苯乙醇苷的抗肿瘤研究也取得了一些进展。研究发现，肉苁蓉苯乙醇苷对黑色素瘤显示出较好的体内外活性[67]。体外抗黑色素瘤活性研究表明，肉苁蓉苯乙醇苷能够显著抑制肿瘤细胞增殖，且抗肿瘤活性随着药物剂量的增加以及处理时间的延长而不断提高。如肉苁蓉苯乙醇苷在100μg/ml浓度下对B16-F10细胞生长的抑制率可达到60%，而用200μg/ml的剂量处理后抑制率则高达90%[67]。此外研究还发现，肉苁蓉苯乙醇苷可以显著缩小体内移植肿瘤的体积，以200或400mg/kg剂量皮下注射在肿瘤周围后，肿瘤体积约缩小至对照组的一半，同时肉苁蓉苯乙醇苷在 400mg/kg 剂量下能将荷瘤小鼠的生存率从 8.3% 提高至 41.7%，充分表明该类成分具有显著的体内抗肿瘤作用。

松果菊苷为肉苁蓉中含量最高的苯乙醇苷类成分，在针对胰腺癌的研究中发现，松果菊苷可以诱导线粒体途径的细胞凋亡，其在 20、50 及 100μmol/L 剂量下诱导 SW1990 细胞的凋亡率分别为 10.6%、21.4% 和 51.3%[68]。毛蕊花糖苷为肉苁蓉中含量第二的苯乙醇苷类成分，前列腺癌细胞增殖实验研究表明，毛蕊花糖苷（30μmol/L）处理 PC3 细胞 24 小时后的增殖抑制率约为 26.3%[69]，且对白血病细胞也表现出了明显的杀伤作用，其中对 HL-60 细胞系的半数抑制率（$IC_{50}$）约为 30μmol/L[70]。

# 第十节　抗抑郁作用

抑郁症（Depression）是一种以情绪障碍为特征的疾病，主要表现包括悲伤、食欲不振、内疚、自我价值感低、睡眠障碍等，严重者甚至可能自杀[71]。2008 年，世界卫生组织将抑郁障碍列为全球疾病负担的第三大原因。抑郁症的产生受多种因素单独或共同作用，如遗传因素、生理因素、心理因素和社会因素，其中外界因素是抑郁症的重要诱因。中国的抑郁症发病率约为 4%，发病年龄多见于 20~30 岁，女性发病高于男性。抑郁症的发病机制复杂，目前受到广泛认可的包括单胺类神经递质及其受体障碍、下丘脑 - 垂体 - 肾上腺功能亢进、神经可塑性失调、细胞因子分泌异常和肠道菌群紊乱等学说。临床上治疗抑郁症主要以药物治疗为主，辅以心理干预。中医认为抑郁症属于"郁症"的范畴，根据不同的病因病机，常用复方包括逍遥散、甘麦大枣汤、小柴胡汤、六君子汤等，结合针灸刺穴疗效显著。《神农本草经》中曾记载肉苁蓉"主五劳七伤"[72]，这"五劳七伤"就包括情志所伤导致的抑郁症。《本草概要》中也有肉苁蓉治神经衰弱的描述[73]。这些资料表明肉苁蓉早在古代就已被用于治疗抑郁症等神经精神系统疾病。

目前用于评价抗抑郁作用的动物模型包括获得性无助模型、慢性不可预知温和应激模型、嗅球损伤模型、糖皮质激素 / 皮质酮诱导模型等[74]。现代药理研究表明，肉苁蓉可改善小鼠悬尾实验中的累计不动时间（一种评价抑郁状态的指标），具有良好的抗抑郁活性[75]。李晓波团队研究发现，管花肉苁蓉能够显著改善绝望环境模型小鼠的抑郁行为；此外，连续服用肉苁蓉提取物还可以改善抑郁模型大鼠在强迫游泳、蔗糖偏好、旷场实验以及新环境进食等抑郁行为[76]，表现出很好的抗抑郁效果（图 4.10）。

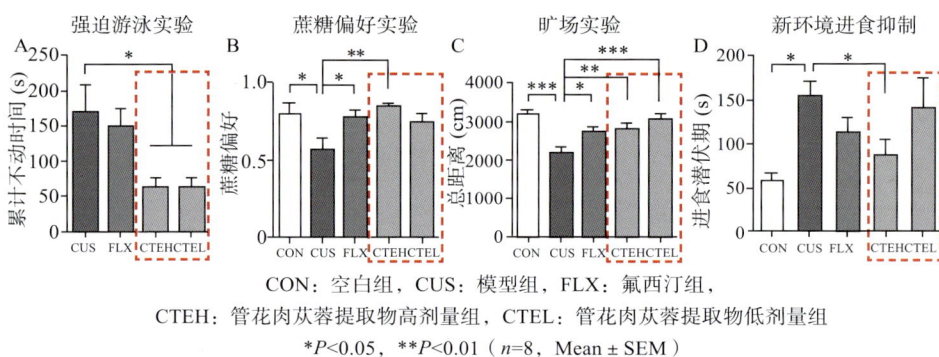

CON：空白组，CUS：模型组，FLX：氟西汀组，
CTEH：管花肉苁蓉提取物高剂量组，CTEL：管花肉苁蓉提取物低剂量组
*$P<0.05$，**$P<0.01$（$n=8$，Mean ± SEM）

旷场实验行进路线图

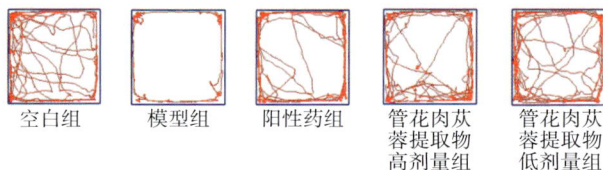

空白组　　模型组　　阳性药组　　管花肉苁　　管花肉苁
　　　　　　　　　　　　　　　蓉提取物　　蓉提取物
　　　　　　　　　　　　　　　高剂量组　　低剂量组

图 4.10　管花肉苁蓉对慢性不可预知刺激所致抑郁大鼠模型的抗抑郁作用

可能有人会问，到底肉苁蓉中的什么物质在发挥抗抑郁作用呢？现代药理研究证实，肉苁蓉中的苯乙醇苷类成分可以提高脑内多巴胺的含量，而脑内多巴胺的减少是抑郁症的关键发病因素之一[77-78]。因此，肉苁蓉中的苯乙醇苷可能具有很好的抗抑郁活性。这一推测已被科学家所证实，发现肉苁蓉苯乙醇苷能通过调节雌激素紊乱以及脑内单胺类神经递质水平，即显著上调血清中雌二醇（20.063pmol/L → 28.533pmol/L）和睾酮（232.857pg/ml → 291.191pg/ml）水平，以及脑内 5- 羟色胺（109.519ng/ml → 157.308ng/ml）和多巴胺（78.660pg/ml → 97.712pg/ml）水平，进而改善小鼠围绝经期综合征中的抑郁样行为，发挥抗抑郁作用。此外研究还发现，肉苁蓉中的环烯醚萜苷类成分也具有改善抑郁的作用[79]，特别是其中的梓

醇和京尼平苷均具有抗抑郁活性，提示环烯醚萜苷类成分可能也是肉苁蓉发挥抗抑郁药效的关键物质之一。

抑郁症的病理机制十分复杂，虽然肉苁蓉抗抑郁的疗效得到了证实，但其机制尚未得到阐明。李晓波团队研究发现[80]，管花肉苁蓉可显著提高抑郁症模型大鼠海马体中各种神经信号分子的表达（5-羟色胺和脑源性神经营养因子），并能显著改善海马神经元萎缩，具有神经保护作用；特别是肉苁蓉中的环烯醚萜苷类成分可通过恢复"下丘脑-垂体-肾上腺轴"机能而改善抑郁症。此外大量研究还证实，近来研究火爆的肠道菌群可能也是肉苁蓉抗抑郁的调控靶点，肉苁蓉可通过"肠-脑轴"影响中枢神经系统的生理机能、情绪及行为学特征，进而发挥抗抑郁症的作用[81-84]。

# 第十一节　润肠通便作用

便秘（Constipation）是现代社会的常见疾病。便秘发生于胃肠道，主要表现为排便次数少、排便困难。根据发病机制不同，便秘分为原发性便秘和继发性便秘。原发性便秘的主要病因是盆底肌协调收缩障碍，可分为慢传输型便秘和出口梗阻型便秘。继发性便秘主要由所患疾病、药物使用、生活方式、心理情绪引起。在我国便秘的发生具有地域性，南北差异和城乡差异明显。便秘患者中女性多于男性，并且随着年龄的增加，机体功能衰退，老年人更易发生便秘。对于便秘的治疗，在排除继发病因后对症治疗，包括药物治疗、手术、生物反馈治疗、改善饮食结构和生活方式等。

目前便秘的动物模型主要是是通过药物诱导实现的，包括复方地芬诺酯、洛哌丁胺、硫糖铝等灌胃后造成肠蠕动障碍、粪便滞留，然后给药后观察动物排便时间、粪便参数、肠黏膜厚度及组织形态学等指标评价药物改善便秘的疗效。因此，这些动物模型广泛地应用于便秘药物的作用评价及机制研究[85]。

中医认为，肉苁蓉入肾和大肠经，补肾助阳以润燥通便。明代《景岳全书·本草正》指出："肉苁蓉……若虚不可攻而大便闭结不通者，洗淡，暂用三四钱，一剂即通，神效。"因此，治疗便秘是肉苁蓉最为独特的一个功效。屠鹏飞团队开展了大量关于肉苁蓉润肠通便的药效研究。发现荒漠肉苁蓉、管花肉苁蓉和盐生肉苁蓉均可明显抑制小鼠大肠对水分的吸收，进而促进大肠蠕动，缩短排便时间，即三种肉苁蓉水煎剂灌胃后，雄性小鼠的平均排便时间分别为83.9，67.6和55.0min，而正常组为140.1min[86]。药效物质研究表明，肉苁蓉中所含的总糖醇、甘露醇和去甘露醇总糖醇均能明显缩短便秘小鼠排便时间（其中模型组：279.7min，总糖醇组：188.8min，甘露醇组：273.0min，去甘露醇总糖醇组：182.4min），显著提高小鼠小肠推进功能，增加粪便的含水量，提示肉苁蓉润肠通便的主要药效成分为总糖醇类，其机制可能与提高肠内渗透压、抑制水分吸收和促进肠蠕动有关（图4.11）。有趣的是，研究发现黄酒泡制的荒漠肉苁蓉具有显著的通便作用，且增加黄酒浓度还会增强其通便功能[87]。

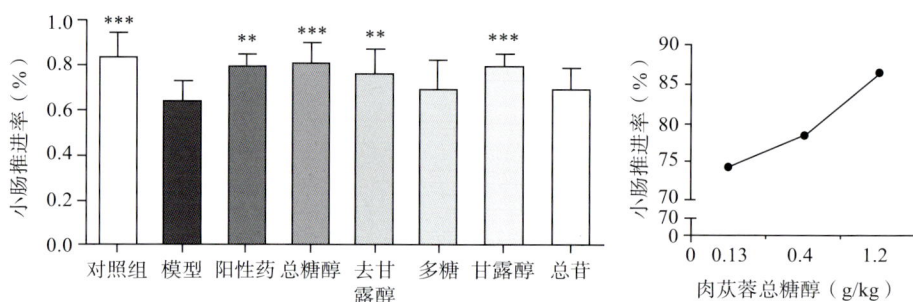

图4.11　肉苁蓉对便秘小鼠小肠推进运动的影响

注：与模型对照组比较，$**P < 0.01$，$***P < 0.001$

那么肉苁蓉到底是如何发挥其润肠通便功效的呢？就目前的研究结果来看，肉苁蓉治疗便秘主要是参与了胃肠激素的调节，并与其能增强肠道收缩力有关[88]。此外，肉苁蓉还可能通过调节结肠神经递质，抑制胃肠道黏液分泌，刺激肠道运动等多种不同药理学机制实现调节肠道功能的作用。综上可知，肉苁蓉具有润肠通便的疗效，对于临床治疗便秘具有广阔的应用前景。

# 第十二节　保肝作用

肝脏是人体最大的实质性脏器，号称人体的"化工厂"，其通过新陈代谢作用对许多物质，特别是食物，进行分解、吸收和利用。同时，肝脏也是机体重要的免疫器官，富含多种免疫细胞，包括巨噬细胞、淋巴细胞、T细胞等，可以迅速响应感染和组织损伤激活免疫反应。肝脏由于在机体的重要作用和特殊位置，往往是多种致病因子优先攻击和损伤的器官。一些不良的生活方式，如过度饮酒、药物滥用和感染，所造成的急慢性肝脏疾病严重危害着人们的健康。近年来，国内外不少学者在天然药物防治肝损伤方面开展了深入研究，并取得了一系列可喜的进展。特别是肉苁蓉的出现，更是为保肝人群提供了新的选项。保肝药物的研究目前主要是通过四氯化碳（一种肝损伤剂）、乙醇、对乙酰氨基酚、异烟肼联合利福平以及高脂饮食等诱导动物肝损伤，并在此模型基础上评价药物的保肝作用及药理机制[89]。研究表明，肉苁蓉苯乙醇苷具有明显的肝保护作用，能够明显抑制四氯化碳或高脂饮食诱导的肝细胞脂质过氧化和肝损伤标志物转氨酶的升高，减轻肝细胞毒性[90-91]（图 4.12）。

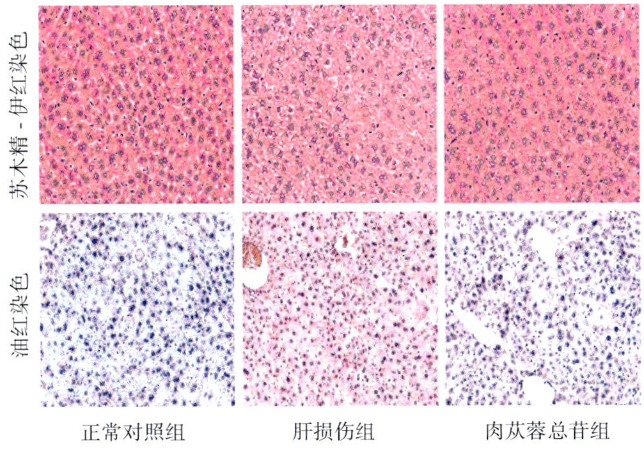

图 4.12　肉苁蓉总苷对高脂饮食所致的大鼠肝损伤发挥保护作用

动物实验表明，肉苁蓉的主要活性成分松果菊苷对急性肝损伤具有明显的保护作用。实验大鼠在服用松果菊苷之后，表现出明显的对抗四氯化碳诱导的肝损伤效果，有效降低了大鼠血清中转氨酶的升高（模型组：约900U/L→给药组：约300U/L，$P < 0.01$），发挥显著的抗肝细胞凋亡作用[92]。另外，肉苁蓉中的多糖类成分还能有效缓解四氯化碳诱导的肝虚证小鼠模型的厌食和体重减轻症状，从而发挥保肝作用[93-94]。研究还发现，松果菊苷对免疫系统过度激活引起的急性肝损伤也有明显保护作用，可以提高肝损伤模型小鼠的生存率，将模型组存活率从 25% 提升至给药组的 75%[92]，表明肉苁蓉可能通过多种药理学机制发挥肝保护作用。

此外研究发现，肉苁蓉总苷对酒精诱发的肝损伤具有保护作用，可以明显改善转氨酶等肝功能相关指标，在剂量为 100mg/kg 条件下，将丙氨酸氨基转移酶（ALT）水平从 191U/L → 111U/L，将天冬氨酸氨基转移酶（AST）水平从 253U/L → 156U/L；降低血脂水平，如将总甘油三酯（TG）水平从 32.2μmol/g → 19.8μmol/g，将总胆固醇（TC）水平从 3.65μmol/g → 2.99μmol/g；降低肝脏脂质过氧化的代谢产物 MDA 水平（2.60μmol/g → 1.91μmol/g）；此外肉苁蓉总苷还能预防肝细胞肿大、降低细胞内脂滴和脂质空泡形成等脂性病变[95]。我们相信，未来肉苁蓉在防治酒精性肝损伤及解酒保肝等方面可能会发挥重要作用。

# 第十三节　抗心肌缺血作用

心肌缺血是指心脏的血液灌注减少，导致心肌能量代谢异常，不能正常支持心脏功能的一种病理状态。心脏就像是不停工作着的"泵"，源源不断将氧气和营养物质输送至全身。"泵"的正常运转需要持续的供给能量，同时也需要通畅的输送管路。糖原和脂肪酸是重要的能量来源，血管是重要的输送管路，血液是其中的输送介质。当血压降低、冠状动脉阻塞和主动脉供血减少，会直接导致心脏供血减少，而心肌细胞病变、心瓣膜病变也会影响心脏供血。持续时间较长则会诱发心肌梗死，进一步引起心力衰竭。这是临床上患者死亡的重要原因。目前除手术外，药物干预是最为重要的一种手段。在这一方面，肉苁蓉与心肌缺血之间也关系密切。目前针对心肌缺血的研究主要是通过建立缺氧缺糖再灌注所致的心肌细胞损伤模型，以及大鼠冠脉结扎、冠脉夹闭、高脂饲料诱导等方式建立的动物在体模型[96]。基于这些模型可以开展肉苁蓉对心肌保护作用的研究。

研究发现，肉苁蓉中的苯乙醇苷可以显著增加实验小鼠心肌缺血组织中超氧化物歧化酶和谷胱甘肽过氧化物酶的活性。在剂量250mg/kg条件下，苯乙醇苷可将超氧化物歧化酶的水平从6.30U/mg提高到9.92U/mg，将谷胱甘肽过氧化物酶水平从5.68U/mg提高到7.57U/mg[97-99]。这两个酶均是生物机体内重要的抗氧化酶，可以帮助机体对抗氧化性损伤，是重要的活性氧自由基清除剂，号称人体内的"氧化自由基清道夫"。被激活的超氧化物歧化酶和谷胱甘肽过氧化物酶通过清除心肌组织中过量积累的氧化自由基，达到抗缺血和保护心肌组织的治疗作用。肉苁蓉作用于心肌细胞时可以诱导其线粒体生成三磷酸腺苷，且诱导效果与用药剂量、作用时间分别成正比[100]。肉苁蓉中的β-谷甾醇也可以通过上调心肌细胞线粒体中的三磷酸腺苷含量来实现心肌保护，即10μmol/L剂量下将ATP含量上调25%[101]。由于三磷酸腺苷是一种心肌细胞活动的重要能量来源，因此其水平升高可以为心脏跳动提供充足的动力，实现维持心脏正常功能的作用。

恢复正常的血流供应是治疗心肌缺血的重要手段。但是，临床上经常发现血管再通后的患者经常会出现心律失常及心肌组织进一步坏死的现象，即心肌缺血再灌注损伤。科学研究发现，肉苁蓉总苷可以明显减轻心肌缺血再灌注大鼠的心肌梗死面积，降低心肌细胞因坏死而释放出的多种心肌酶水平，包括肌酸激酶同工酶（125U/L → 70U/L）和乳酸脱氢酶（60U/L → 30U/L），并提高超氧化物歧化酶（16.61IU/mg → 21.36IU/mg蛋白）和谷胱甘肽过氧化物酶（69.21nmol/dk/mg → 107.14nmol/dk/mg蛋白）的含量[102]，显示出良好的抗心肌缺血保护作用。肉苁蓉总苷还对阿霉素所致的小鼠心肌纤维及线粒体结构异常、脂质过氧化物积累以及心肌酶异常释放等病理过程均有较好的改善作用[97]。这些实验结果充分表明，肉苁蓉可以有效保护心肌，助力心脏健康。

# 第十四节　抗骨质疏松作用

骨质疏松（Osteoporosis）是一种常见的骨科疾病，指渐进性的骨质流失，从而造成骨密度降低，骨骼微结构损伤。患者往往腰膝疼痛，脊柱变形，并且骨脆性增加，易发生骨折。研究发现，骨骼为了维持自身的韧性和强度，会不断进行骨吸收和骨形成的动态过程，即"骨重建"。随着年龄的增加，骨重建逐渐失衡，因此骨质疏松常发生于中老年人群中。绝经后的女性，由于体内雌激素水平降低，雌激素对骨吸收的抑制作用减弱，也易发生骨质疏松。此外，一些不良的生活方式和药物的使用，如过度饮酒、非甾体抗炎药物等也是导致骨质疏松的重要诱因。目前研究骨质疏松的动物模型主要包括去卵巢造模法、糖皮质激素诱导法、甲状旁腺切除法、肢体局部废用法以及衰老模型等[103]，这些模型可以用于研究药物骨质疏松的调控作用及其机制。

中医认为"肾主骨"，肾生骨髓，其充在骨，肾精充盈而骨得以滋养，肾精亏虚而骨失之枯惫，说明肾与骨之间有着紧密联系。肉苁蓉自古作为补肾、强筋健骨的良药，明代《本草蒙筌》记载："肉苁蓉……助相火，补益劳伤，暖腰膝，坚强筋骨。"药理研究表明，肉苁蓉具有治疗骨质疏松的作用，可用于预防骨质流失和促进骨矿化[104]。屠鹏飞团队研究发现，肉苁蓉对快速骨老化模型小鼠有很好的抗骨质疏松作用。特别是肉苁蓉总苷和肉苁蓉多糖能够改善小鼠股骨的形态变化，促进新骨形成和骨内钙沉积。此外，肉苁蓉总苷和肉苁蓉多糖还能够改善骨的微观结构进而增加骨小梁数目。可见肉苁蓉总苷和肉苁蓉多糖可能是其抗骨质疏松作用的关键成分。

雌激素的不足会引起钙流失、骨量减少以及骨组织结构的改变，继而造成骨质疏松症。研究人员发现，肉苁蓉提取物可以提高双侧卵巢摘除大鼠的总骨密度，即给药后高中低剂量组大鼠的右侧股骨总骨密度分别增加了15.1%、8.1% 和9.2%，骨小梁系列参数也显著增加（图4.13）；同时肉苁蓉提取物还可以促进骨形成相关蛋白——骨保护素的表达，抑制骨吸收相关蛋白（包括 TRAF6、RANKL、RANK 等指标）的表达。因此，肉苁蓉可通过调节雌激素缺乏状态下的骨代谢活性，提高骨质"储存"能力，减少骨质"消耗"，发挥对骨质疏松的治疗效果[105]。

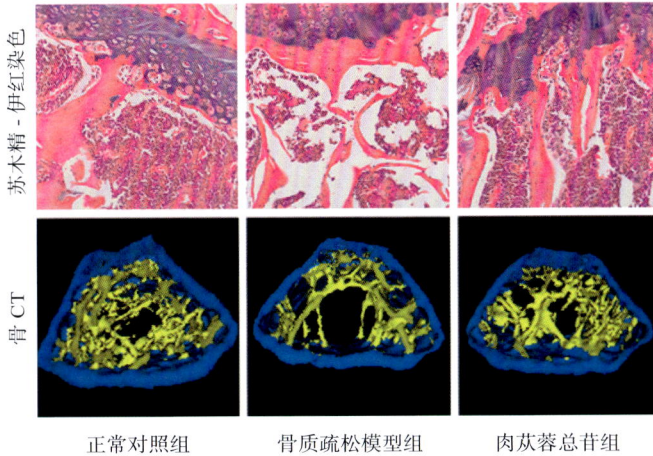

图 4.13　肉苁蓉总苷有效改善骨组织结构

# 第十五节　抗辐射作用

辐射是指来源于发射源的部分能量以电磁波和粒子的形式脱离发射源的控制，向远处传播扩散，且不再返回发射源的现象。依据其辐射能量的强弱和电离物质的能力，辐射可以分为电离辐射和非电离辐射。对人体影响最大且作用广泛的是电离辐射，如宇宙射线、各种天然放射物质产生的辐射和人工辐射。其中 X 和 γ 射线等已广泛应用于疾病的诊断和治疗。但人体在受到过度电离辐射时，可能发生核酸等生物大分子的裂解，以及细胞组织结构受损，特别是外周血中的淋巴细胞，其对辐射具有高度的敏感性。科学研究发现，在 $^{60}$Co 辐射条件下（一种实验用的放射源），肉苁蓉苯乙醇苷可显著诱导免疫系统中的淋巴细胞增殖，例如，将植物血凝素诱导下淋巴细胞增殖能力从 0.56 提高至 0.68，将刀豆蛋白 A 诱导下淋巴细胞增殖能力从 0.46 提高到 0.56，此外还可以促进 T 细胞分化，如将植物血凝素诱导下的 IL-2 活性从 0.57 提高到 0.67，将刀豆蛋白 A 诱导下的 IL-2 活性从 0.70 提高到 0.80 等，进而发挥抗辐射作用[106]。在此基础上，以肉苁蓉为主要原料，搭配刺五加和大枣的中药复方，在改善辐射小鼠氧化损伤以及造血功能方面也显示出了良好的药效，即将小鼠的负重游泳时间从 254.7s 延长至 382.9s，将小鼠运动后血清尿素水平从 9.23mmol/L 降低到 7.95mmol/L；同时，服药后的小鼠外周血白细胞计数、骨髓有核细胞数、血清超氧化物歧化酶活性明显高于辐射模型对照组；骨髓细胞微核率明显低于对照组[107]。此外，机体受 $^{60}$Co 照射后可产生大量活性氧自由基，引起体内细胞中核酸等生物大分子的严重破坏。肉苁蓉苯乙醇苷可以通过提高红细胞中超氧化物歧化酶的活性（302.5U/ml → 461.1U/ml），维持细胞中的正常核酸含量，发挥抗辐射作用。同时研究还发现，肉苁蓉可使受辐射损伤的多种器官如肝、脾、胸腺、睾丸的组织细胞结构得到良好的恢复[108-109]，提示肉苁蓉在抗辐射防护药物和健康产品研发方面具有一定的前景。

## 结语

肉苁蓉以其强大的滋补功效在《神农本草经》中被列为上品，并以"主五劳七伤……养五脏，强阴，益精气……久服轻身"等功效谓之。同时，《本草纲目》对其也是极尽赞美之词，称"此物（肉苁蓉）补而不峻，故有从容之号。"传统中医认为"肾主骨、生髓、通脑"，肉苁蓉的补肾功效除了助肾阳之外，还有助于补骨和益智。从传统的中医药理论来看，这些功效之间一定存在着某些特殊而神秘的关联。有趣的是，现代医学认为晚上11 点至次日凌晨 3 点这段时间，人体血液流经肝胆，如无法得到很好的休息则会影响到肝脏健康，长此以往会导致人的体力下降，易于疲劳，同时伴有失眠多梦等症状，严重时诱发抑郁和焦虑症状。这与《黄帝内经》中"人卧则血归于肝"的思想不谋而合。所以，肉苁蓉的保肝作用可能有助于人体精力的恢复，是其抗疲劳的关键生物学基础，进而可以改善睡眠质量，缓解抑郁症的发生。至此不难发现，肉苁蓉的诸多疗效之间似乎存在着某种千丝万缕的关联，十分值得科学家进一步深入研究和探讨。

随着未来关于肉苁蓉更多药理机制的发现，人们可以从更深层次去剖析和阐释其发挥多种药理学功效的现代本质与科学内涵，并指导肉苁蓉这味传统滋补中药的临床应用及深度开发，同时也能帮助人们在遇到不同疾病时，可以"苁蓉"应对。

附表 1　不同品种肉苁蓉提取物的生物学活性总结

| 品种 | 药理作用 | 作用机理 |
|------|---------|---------|
| 管花肉苁蓉 | 改善认知 | 阻止淀粉样蛋白沉淀和逆转胆碱能神经功能来改善老年痴呆 |
| | 免疫调节 | 增加小鼠腹腔巨噬细胞数目 |
| | | 激活外周淋巴细胞 |
| | 抗白血病 | 杀伤人白血病 K562 细胞 |
| 荒漠肉苁蓉 | 抗疲劳与抗衰老 | 升高羟脯氨酸，降低肌酸激酶并改善骨骼肌显微结构 |
| | 免疫调节 | 增加脾脏重量及其细胞免疫功能 |
| | 抗肿瘤 | 抑制肿瘤细胞增殖 |
| | 通便 | 胆碱能作用，增加回肠收缩 |
| 盐生肉苁蓉 | 抗氧化 | 提高谷胱甘肽过氧化物酶和超氧化物歧化酶的活性 |
| | 通便 | 胆碱能作用，增加回肠收缩 |
| | 抗心肌缺血 | 增强超氧化物歧化酶和谷胱甘肽过氧化物酶活性，清除体内过量的氧自由基，上调线粒体谷胱甘肽循环和诱导线粒体产生 ATP，维持能量供应 |
| | 抗辐射 | 诱导淋巴细胞增殖和 T 细胞分化，抗脂质过氧化 |
| 沙苁蓉 | 抗氧化 | 清除自由基 |

附表 2　肉苁蓉不同活性单体的生物学活性总结

| 活性成分 | 药理作用 | 作用机理 |
|---------|---------|---------|
| 松果菊苷 | 抗氧化 | 清除 DPPH 自由基，抑制自由基所诱导的胶原蛋白降解 |
| | 抗帕金森病 | 提高多巴胺及 3,4- 二羟基苯乙酸和高香草酸等多种单胺类神经递质的水平，提高线粒体膜电势抑制线粒体损伤介导的细胞凋亡、提高细胞活力 |
| | 血管舒张 | 激活 NO-cGMP 信号通路 |
| | 益智 | 提高中枢胆碱能系统功能，促进蛋白和核酸的合成并调节免疫功能 |
| | 抗炎及免疫调节 | 促进细胞增殖从而抑制细胞炎性损伤 |
| | 保肝 | 抑制肝微粒体的脂质过氧化和天冬氨酸氨基转氨酶的释放，降低血清丙氨酸氨基转移酶、天冬氨酸氨基转移酶、丙二醛含量，提高超氧化物歧化酶的活性，抑制 caspase-3 和肿瘤坏死因子 - α 的表达 |
| 毛蕊花糖苷 | 抗帕金森病 | 促进 Bcl-2 蛋白表达，降低活性氧自由基产生，维持线粒体功能，并抑制 caspase-3 介导的细胞凋亡信号通路 |

续表

| 活性成分 | 药理作用 | 作用机理 |
|---|---|---|
| 毛蕊花糖苷 | 血管舒张 | 抑制去甲肾上腺素诱导的胸主动脉血管收缩反应 |
| | 改善记忆 | 促进神经生长因子的表达和神经营养因子受体—原肌凝蛋白受体激酶 A 的 mRNA 和蛋白表达 |
| | 抗炎 | 抑制 NF-κB 信号通路的激活，降低炎症相关蛋白的表达，从而抑制炎症反应 |
| | 抗肿瘤 | 抑制肿瘤细胞增殖 |
| | 保肝 | 抑制肝微粒体的脂质过氧化和细胞中天冬氨酸氨基转氨酶的释放，减轻四氯化碳和 D- 氨基半乳糖诱导的肝细胞毒性 |
| 异毛蕊花糖苷 | 保肝 | 抑制肝微粒体的脂质过氧化和细胞中天冬氨酸氨基转氨酶的释放，减轻四氯化碳和 D- 氨基半乳糖诱导的肝细胞毒性 |
| 2'- 乙酰基毛蕊花糖苷 | 保肝 | 抑制肝微粒体的脂质过氧化和细胞中天冬氨酸氨基转氨酶的释放，减轻四氯化碳和 D- 氨基半乳糖诱导的肝细胞毒性 |
| 管花苷 B | 抗氧化及神经细胞保护 | 抑制活性氧自由基的积累，稳定线粒体膜电位，抑制 caspase-3 凋亡信号通路激活，抑制细胞核内 DNA 降解，进而促进细胞存活 |
| 肉苁蓉苷 F | 血管舒张 | 抑制去甲肾上腺素诱导的胸主动脉血管收缩反应 |
| 紫葳新苷 II | 抗帕金森病 | 提高 MPP+ 诱导的小脑颗粒细胞活力，减少外源性物质的神经毒性，抑制神经细胞内乳酸脱氢酶的释放并抑制 DNA 片段的形成，可有效减少神经细胞损伤 |
| 苁蓉多糖 | 抗衰老 | 升高胶原蛋白主要成分——羟脯氨酸的水平 |
| | 免疫调节 | 增加淋巴细胞体积及数目，促进淋巴细胞增殖 |
| | 抗肿瘤 | 抑制肿瘤细胞增殖 |
| | 保肝作用 | 促进肝虚症小鼠饮食，增加体重 |
| 苁蓉寡糖 | 免疫调节 | 激活 IKKβ/IκBa/NF-κB 信号通路，从而提高 NO、肿瘤坏死因子 -α 和白介素 -6 的分泌，增强巨噬细胞吞噬活性 |

# 参考文献

［1］孙广仁，郑洪新 . 中医基础理论［M］. 北京：中国中医药出版社，2012：118.

［2］陈颖颖，罗静，徐愿，等 . 肾阳虚动物模型造模方法评价及进展［J］. 中华中医药学刊，2018，36（11）：2697-2700.

［3］黄文慧，张莉莉，郭伊霖，等 . 肾阴虚证模型的构建及实验研究进展［J］. 中国药

业，2017，26（10）：1-7.

［4］郑莉明，敖海清，徐志伟. 肾精不足模型造模方法文献分析［J］. 中国中医基础医学杂志，2015，21（10）：1323-1326.

［5］吴波，顾少菊，傅玉梅，等. 肉苁蓉和管花肉苁蓉通便与补肾壮阳药理作用的研究［J］. 中医药学刊，2003，21（4）：539-548.

［6］李炳如，佘运初. 补肾药对下丘脑－垂体－性腺轴功能影响［J］. 中医杂志，1984（7）：65-67.

［7］王启新，陈则华，罗琥捷，等. 肉苁蓉不同提取部位改善肾阳虚大鼠性能力的影响［J］. 中国实验方剂学杂志，2018，24（22）：95-101.

［8］赵永平，朱积川，王晓峰. 睾酮在阴茎勃起功能障碍中的应用及研究进展［J］. 中国男科学杂志，2007，21（1）：69-72.

［9］Wang Q, Dong J, Lu W, et al. Phenylethanol glycosides from *Cistanche tubulosa* improved reproductive dysfunction by regulating testicular steroids through CYP450-3β-HSD pathway［J］. Journal of Ethnopharmacology, 2020（251）：112500.

［10］邓琦，郑丹丹，赵忠熙. 非酶法和酶法抗氧化活性检测方法［J］. 生命的化学，2021，41（9）：2042-2051.

［11］高健美，张春英，张帅，等. 肉苁蓉在体内抗氧化作用的实验研究［J］. 中外健康文摘，2009，6（23）：125-126.

［12］宋志宏，雷丽，屠鹏飞. 肉苁蓉属植物的药理活性研究进展［J］. 中草药，2003，34（9）：113-115.

［13］陈百泉，刘瑜新，康文艺. 人工栽培肉苁蓉保肝和抗氧化活性研究［J］. 精细化工，2010，27（4）：35-38.

［14］王晓雯，李琳琳. 肉苁蓉总苷对小鼠组织的抗氧化作用［J］. 中国中药杂志，1998，23（9）：554-555.

［15］Wu Y, Li L, Wen T, et al. Protective effects of echinacoside on carbon tetrachloride-induced hepatotoxicity in rats［J］. Toxicology, 2007, 232（1-2）：50-56.

［16］罗齐军，王燕山，黄凯乔. 肉苁蓉活性成分对大负荷训练大鼠骨骼肌氧化损伤的保护作用［J］. 湛江师范学院学报，2012，33（3）：132-135.

［17］古力努尔·木特列夫，刘明菊，卢景芬. 肉苁蓉苷类化合物对氧化应激和免疫功能的影响［J］. 中国药学英文版，2001，10（3）：157-160.

［18］梁华伦，江秀娟，黎奔，等. 基于拉曼光谱技术的肉苁蓉苯乙醇苷对氧化损伤人精子 DNA 的保护作用［J］. 广州中医药大学学报，2015，32（1）：121-125.

［19］梁明华，孙沛毅，曹毅. 肉苁蓉总苷对兔失血性休克/再灌注损伤时脂质过氧化的影响［J］. 中国微循环，2000，4（4）：230-231.

［20］黄龙舰，赵春阳，冯新红，等. 抗阿尔茨海默病药物非临床药效学评价体系的探索［J］. 药学学报，2020，55（5）：789-805.

［21］ Sommer C. Ischemic stroke：experimental models and reality［J］. Acta Neuropathologica, 2017, 133（2）: 245-261.

［22］ 屠鹏飞，雷丽，宋志宏. 一组中药肉苁蓉苯乙醇苷类化合物［P］. 中国专利，专利号：ZL02117641.8.

［23］ 屠鹏飞，雷丽，赵明波. 一组盐生肉苁蓉苯甲醇苷类化合物［P］. 中国专利，专利号：ZL02117640.X.

［24］ 皋聪，王传社，巫冠中，等. 苁蓉总苷对小鼠学习记忆障碍的影响［J］. 中药新药与临床药理，2005，16（3）: 162-164.

［25］ Guo Q, Zhou Y, Wang C, et al. An open-label, nonplacebo-controlled study on *Cistanche tubulosa* glycoside capsules［Memoregain（®）］for treating moderate Alzheimer's Disease［J］. American Journal of Alzheimer's Disease and Other Dementias, 2013, 28（4）: 363-370.

［26］ Wu C, Lin H, Su M. Reversal by aqueous extracts of *Cistanche tubulosa* from behavioral deficits in Alzheimer's disease-like rat model：relevance for amyloid deposition and central neurotransmitter function［J］. BMC Complementary and alternative medicine, 2014, 14（1）: 202.

［27］ 皋聪，王传社，巫冠中，等. 苁蓉总苷对血管性痴呆大鼠学习记忆的影响及机制研究［J］. 中草药，2005，36（12）: 1852-1855.

［28］ Yoshikawa M, Matsuda H, Morikawa T, et al. Phenylethanoid oligoglycosides and acylated oligosugars with vasorelaxant activity from *Cistanche tubulosa*［J］. Bioorganic & Medicinal Chemistry Letters, 2006, 14（22）: 7468-7475.

［29］ 刘春丽，陈虹，姜勇，等. 松果菊苷对血管性痴呆大鼠行为学、氧自由基以及胆碱能神经递质代谢速率的影响［J］. 中国药理学通报，2013，29（7）: 1035-1036.

［30］ Zeng K, Wang J, Wang L, et al. Small molecule induces mitochondrial fusion for neuroprotection via targeting CK2 without affecting its conventional kinase activity［J］. Signal Transduction and Targeted Therapy, 2021, 6（1）: 71.

［31］ Chen J, Zhou S, Zhang Y, et al. Glycosides of cistanche improve learning and memory in the rat model of vascular dementia［J］. European Review for Medical and Pharmacological Sciences, 2015, 19（7）: 1234-1240.

［32］ Choi J, Moon M, Jeong H, et al. Cistanches Herba enhances learning and memory by inducing nerve growth factor［J］. Behavioral Brain Research, 2011, 216（2）: 652-628.

［33］ Gao L, Peng X, Huo S, et al. Memory enhancement of acteoside（verbascoside）in a senescent mice model induced by a combination of D-gal and AlCl$_3$［J］. Phytotherapy Research, 2015, 29（8）: 1131-1136.

［34］余子云，游静，汤坤鑫，等．帕金森病模型的研究现状［J］．赣南医学院学报，2019，39（12）：1258-1261.

［35］杨莎莎，覃威，陈诗雅，等．肉苁蓉对帕金森病模型大鼠行为学及海马组织干细胞增殖相关蛋白表达的影响［J］．康复学报，2016，26（6）：24-27，33.

［36］Chen H, Jing F, Li C, et al. Echinacoside prevents the striatal extracellular levels of monoamine neurotransmitters from diminution in 6-hydroxydopamine lesion rats［J］. Journal of Ethnopharmacology, 2007, 114（3）: 285-289.

［37］Geng X, Song L, Pu X, et al. Neuroprotective effects of phenylethanoid glycosides from *Cistanches salsa* against 1-methyl-4-phenyl-1, 2, 3, 6-tetrahydropyridine（MPTP）-induced dopaminergic toxicity in C57 mice［J］. Biological & Pharmaceutical Bulletin, 2004, 27（6）: 797-801.

［38］Wang Y, Xuan Z, Tian S, et al. Echinacoside protects against 6-hydroxydopamine-induced mitochondrial dysfunction and inflammatory responses in PC12 cells via reducing ROS production［J］. Evidence-Based Complementary Alternative Medicine, 2015（4）: 189239.

［39］Geng X, Tian X, Tu P, et al. Neuroprotective effects of echinacoside in the mouse MPTP model of Parkinson's disease［J］. European Journal of Pharmacology, 2007, 564（1-3）: 66-74.

［40］邓敏，鞠晓东，屠鹏飞，等．管花苷B对抗$H_2O_2$诱导的PC12细胞凋亡［J］．中国病理生理杂志，2008，24（9）：1816-1821.

［41］邓敏．松果菊苷对TNFα诱导的SH-SY5Y细胞凋亡的保护作用［J］．中国药理学通报，2005，21（2）：169-174.

［42］Deng M, Zhao J, Tu P, et al. Echinacoside rescues the SHSY5Y neuronal cells from TNFa-induced apoptosis［J］. European Journal of Clinical Pharmacology, 2004, 505（1-3）: 11-18.

［43］邓敏，鞠晓东，樊东升，等．毛蕊花苷对$MPP^+$诱导的SHSY5Y细胞凋亡的保护作用［J］．中国药理学通报，2008，24（10）：1297-1302.

［44］Pu X, Song Z, Li Y, et al. Acteoside from *Cistanche salsa* inhibits apoptosis by 1-methyl-4-phenylpyridinium ion in cerebellar granule neurons［J］. Planta Medica, 2003, 69（1）: 65-66.

［45］Sheng G, Pu X, Lei L, et al. Tubuloside B from *Cistanche salsa* rescues the PC12 neuronal cells from 1-methyl-4-phenylpyridinium ion-induced apoptosis and oxidative stress［J］. Planta Medica, 2002, 68（11）: 966-970.

［46］Lu M. Studies on the sedative effect of *Cistanche deserticola*［J］. Journal of Ethnopharmacology, 1998, 59（3）: 161-165.

［47］孙姝婵，方莲花，杜冠华．肺动脉高压动物模型研究进展[J]．中国药理学通报，

2020，36（8）：1037-1040.

［48］靳春丽，毛新民，李琳琳，等．肉苁蓉苯乙醇苷对高原肺动脉高压大鼠肺血流动力学的影响［J］．中国实验方剂学杂志，2014，20（12）：197-200.

［49］何文君．松果菊苷心肌保护的药理作用及机制研究［J］．南京中医药大学，2009：63.

［50］Gai X，Wei Y，Zhang W，et al. Echinacoside induces rat pulmonary artery vasorelaxation by opening the NO-cGMP-PKG-BKCa channels and reducing intracellular $Ca^{2+}$ levels［J］. Acta Pharmacologica Sinica，2015，36（5）：587-596.

［51］张凌云，刘缨．细胞衰老检测指标及衰老模型研究进展［J］．生命科学研究，2021，3：1-11.

［52］温秀芳，叶苓．肉苁蓉抗衰老作用的研究综述［J］．康复学报，2016，16（5）：67-69.

［53］韩丽春，侯金风，纪志华．肉苁蓉对小鼠血清肌酸激酶和骨骼肌超微结构的影响［J］．中国中药杂志，1993，18（12）：743-745，764.

［54］薛德钧，章明，吴小红，等．肉苁蓉抗衰老活性成分的研究［J］．中国中药杂志，1995，20（11）：687-689，704.

［55］杨建华，孟新源，胡君萍，等．苁蓉美白防晒霜的制备及其质量评价［J］．华西药学杂志，2011，26（3）：76-78.

［56］盛艳梅，颜晓燕．溃疡性结肠炎动物模型在药效研究中的应用［J］．四川生理科学杂志，2006，28（2）：65-66.

［57］Jia Y，Guan Q，Jiang Y，et al. Amelioration of dextran sulphate sodium induced colitis in mice by echinacoside-enriched extract of *Cistanche tubulosa*［J］. Phytotherapy Research，2014，28（1）：110-119.

［58］Lin L，Hsieh M，Tsai F，et al. Anti-nociceptive and anti-inflammatory activity caused by *Cistanche deserticola* in rodents［J］.Journal of Ethnopharmacology，2002，83（3）：177-182.

［59］Zhang K，Ma，X，He W，et al. Extracts of *Cistanche deserticola* can antagonize immunosenescence and extend life span in senescence-accelerated mouse prone 8（SAM-P8）mice［J］. Evidence-based Complementary and Alternative Medicine，2014，2014：601383.

［60］宋小敏，廖理曦，董馨，等．毛蕊花糖苷抑制脂多糖诱导的BV-2小胶质细胞炎症反应及机制研究［J］．中国中药杂志，2016，41（13）：2506-2510.

［61］Nan Z，Zhao M，Zeng K，et al. Anti-inflammatory iridoids from the stems of *Cistanche deserticola* cultured in Tarim desert［J］. Chinese Journal of Natural Medicines，2016，14（1）：61-65.

［62］Dong Q，Yao J，Fang J，et al. Structural characterization and immunological activity of two cold-water extractable polysaccharides from *Cistanche deserticola* Y. C. Ma［J］. Carbohydrate Research，2007，342（10）：1343-1349.

［63］Wu X，Gao X，Tsim K，et al. An arabinogalactan isolated from the stems of *Cistanche deserticola* induces the proliferation of cultured lymphocytes［J］. International Journal of Biological Macromolecules，2005，37（5）：278-282.

［64］张雨荷，王丽超，屠鹏飞，等. 肉苁蓉低分子糖对巨噬细胞激活作用的研究［J］. 中国中药杂志，2017，42（21）：167-170.

［65］王君明，崔瑛. 天然抗肿瘤药物筛选方法研究进展［J］. 时珍国医国药，2011，22（8）：1994-1995.

［66］沈敬华，杨丽敏，张林娜，等. 五种中药提取物抗肿瘤作用的研究［J］. 内蒙古医学院学报，2005，27（4）：46-48.

［67］Li J，Li J，Aipire A，et al. Phenylethanoid glycosides from *Cistanche tubulosa* inhibits the growth of B16-F10 cells both in vitro and in vivo by induction of apoptosis via mitochondria-dependent pathway［J］. Journal of Cancer，2016，7（13）：1877-1887.

［68］Wang W，Luo J，Liang Y，et al. Echinacoside suppresses pancreatic adenocarcinoma cell growth by inducing apoptosis via the mitogen-activated protein kinase pathway［J］. Molecular Medicine Report，2016，13（3）：2613-2618.

［69］Mulani S，Guh J，Mong K. A general synthetic strategy and the anti-proliferation properties on prostate cancer cell lines for natural phenylethanoid glycosides［J］. Organic & Biomolecular Chemistry，2014，12（18）：2926-2937.

［70］Lee K，Kim H，Lee Y，et al. Acteoside inhibits human promyelocytic HL-60 leukemia cell proliferation via inducing cell cycle arrest at G0/G1 phase and differentiation into monocyte［J］. Carcinogenesis，2007，28（9）：1928-1936.

［71］Whiteford H，Degenhardt L，Rehm J，et al. Global burden of disease attributable to mental and substance use disorders：findings from the Global Burden of Disease Study 2010［J］. Lancet，2013，382（9904）：1575-1586.

［72］黄奭辑. 神农本草经［M］. 北京：中国古籍出版社影印本，1982：72-73.

［73］张赞臣. 本草概要［M］. 上海：上海卫生出版社，1956：165-166.

［74］秦琴，刘利学. 抑郁症动物模型概述及评价［J］. 实验动物科学，2010，27（1）：53-59.

［75］魏珍珍. 肉苁蓉苯乙醇苷对大、小鼠围绝经期模型的影响［D］. 河南中医学院，2014.

［76］Wang D，Wang H，Gu L. The antidepressant and cognitive improvement activities of the traditional Chinese herb Cistanche［J］. Evidence-Based Complement and Alternative medicine，2017（2）：1-9.

［77］ Duman R，Heninger G，Nestler E. A molecular and cellular theory of depression［J］. Archives of General Psychiatry，1997，54（7）：597-606.

［78］ Krishnan V，Nestler E. The molecular neurobiology of depression［J］. Nature，2008，455（7215）：894-902.

［79］ Wang J，Yang L，Zhang Y，et al. BDNF and COX-2 participate in anti-depressive mechanisms of catalpol in rats undergoing chronic unpredictable mild stress［J］. Physiology & Behavior，2015（151）：360-368.

［80］ Cai L，Li R，Tang W，et al. Antidepressant-like effect of geniposide on chronic unpredictable mild stress-induced depressive rats by regulating the hypothalamus-pituitary-adrenal axis［J］. European Neuropsychopharmacology，2015，25（8）：1332.

［81］ 李瑒 . 基于胃肠道代谢和"肠 - 脑"轴管花肉苁蓉抗抑郁物质基础及机制研究［D］. 上海交通大学，2018.

［82］ Li Y，Peng Y，Ma P，et al. Antidepressant-like effects of *Cistanche tubulosa* extract on chronic unpredictable stress rats through restoration of gut microbiota homeostasis［J］. Frontiers in Pharmacology，2018（9）：967.

［83］ Montielcastro A，Gonzálezcervantes R，Bravoruiseco G，et al. The microbiota-gut-brain axis：neurobehavioral correlates，health and sociality［J］. Frontiers in Integrative Neuroscience，2013（7）：70.

［84］ Dinan T，Stilling R，Stanton C，et al. Collective unconscious：How gut microbes shape human behavior［J］. Journal of Psychiatric Research，2015，63（2）：1-9.

［85］ 阳艾玲，闫怡欣，何昊，等 . 四种小鼠功能性便秘模型制备的比较研究［J］. 中国医学工程，2019，27（3）：1-4.

［86］ 屠鹏飞，楼之岑，李顺成，等 . 肉苁蓉类润肠通便药效比较［J］. 天然产物研究与开发，1999，11（1）：48-51.

［87］ 段哲，贾敏，张展豪，等 . 不同浓度黄酒炮制肉苁蓉对小鼠通便作用的影响［J］. 安徽医药，2012，16（4）：22-23.

［88］ 杜秋，吴震 . 基于阳虚便秘模型的肉苁蓉通便作用的量效关系及机制研究［J］. 中南药学，2016，14（1）：23-27.

［89］ 徐博，田晶，马宁，等 . 肝损伤动物模型的研究进展［J］. 中国当代医药，2019，26（14）：38-40，44.

［90］ Xiong Q，Hase K，Tezuka Y，et al. Hepatoprotective activity of phenylethanoids from *Cistanche deserticola*［J］. Planta Medica，1998，64（2）：120-125.

［91］ Morikawa T，Pan Y，Ninomiya K，et al. Acylated phenylethanoid oligoglycosides with hepatoprotective activity from the desert plant *Cistanche tubulosa*［J］. Bioorganic & Medicinal Chemistry letters，2010，18（5）：1882-1890.

［92］ Li X，Gou C，Yang H，et al. Echinacoside ameliorates D-galactosamine plus lipopolysaccharide-induced acute liver injury in mice via inhibition of apoptosis and inflammation ［J］. Scandinavian Journal of Gastroenterology，2014，49（8）：993-1000.

［93］ Xiong W，Gu L，Wang C，et al. Anti-hyperglycemic and hypolipidemic effects of *Cistanche tubulosa* in type 2 diabetic db/db mice ［J］. Journal of Ethnopharmacology，2013，150（3）：935-945.

［94］ Shimoda H，Tanaka J，Takahara Y，et al. The hypocholesterolemic effects of *Cistanche tubulosa* extract，a Chinese traditional crude medicine，in mice ［J］. The American Journal of Chinese Medicine，2009，37（6）：1125-1138.

［95］ 王艳芳，赵继军，海鹏丽，等. 盐生肉苁蓉总苷对实验性肝损伤的保护作用[J]. 天然产物研究与开发，2015，27（6）：1076-1080.

［96］ 范英兰，胡丽萍，朱竟赫，等. 心肌缺血动物模型实验研究进展 ［J］. 实验动物科学，2018，35（1）：72-75.

［97］ 邬利娅·伊明，王晓雯，王雪飞，等. 肉苁蓉总苷对阿霉素所致小鼠心肌毒性的保护作用 ［J］. 新疆医科大学学报，2003，26（1）：28-30.

［98］ Wong H，Ko K. Herba Cistanches stimulates cellular glutathione redox cycling by reactive oxygen species generated from mitochondrial respiration in H9c2 cardiomyocytes ［J］. Pharmaceutical Biology，2012，51（1）：64-73.

［99］ Siu H，Ko K. Herba Cistanche extract enhances mitochondrial glutathione status and respiration in rat hearts，with possible induction of uncoupling proteins ［J］. Pharmaceutical Biology，2010，48（5）：512-517.

［100］ Leung H，Ko K. Herba Cistanche extract enhances mitochondrial ATP generation in rat hearts and H9c2 Cells ［J］. Pharmaceutical Biology，2008，46（6）：418-424.

［101］ Wong H，Chen N，Leong P，et al. β -Sitosterol enhances cellular glutathione redox cycling by reactive oxygen species generated from mitochondrial respiration：protection against oxidant injury in H9c2 cells and rat hearts ［J］. Phytotherapy Research，2014，28（7）：999-1006.

［102］ Yu Q，Li X，Cao X. Cardioprotective effects of phenylethanoid glycoside-rich extract from *Cistanche deserticola* in ischemia-reperfusion-induced myocardial infarction in rats ［J］. Annals of Vascular Surgery，2016（34）：234-242.

［103］ 祁珊珊. 骨质疏松疾病动物模型的研究进展 ［J］. 黑龙江畜牧兽医，2016，5（9）：96-98.

［104］ Li T，Huang H，Su C，et al. *Cistanche deserticola* extract increases bone formation in osteoblasts ［J］. Journal of Pharmacy and Pharmacology，2012，64（6）：897-907.

［105］ Zhang B，Yang L，Ding S，et al. Anti-osteoporotic activity of an edible traditional Chinese medicine *Cistanche deserticola* on bone metabolism of ovariectomized rats through RANKL/RANK/TRAF6-mediated signaling pathways ［J］. Frontiers in Pharmacology，2019（10）：1412.

［106］ 邬利娅·伊明，王晓雯，阿斯亚·拜山伯，等. 肉苁蓉总苷对 $^{60}$Co 照射损伤小鼠 T 淋巴细胞功能的影响［J］. 新疆医科大学学报，2003，26（6）：558-560.

［107］ 周月婵，易传祝，胡怡秀，等. 以肉苁蓉为主要原料的软胶囊抗疲劳抗辐射实验研究［J］. 中国热带医学，2008，8（1）：35-37.

［108］ 李琳琳，王晓雯. 肉苁蓉总苷的抗脂质过氧化作用及抗辐射作用［J］. 中国中药杂志，1997，22（6）：364-367.

［109］ 蒋晓燕，王晓雯，商小英，等. 肉苁蓉总苷对照射损伤小鼠敏感器官超微结构的保护作用［J］. 西北药学杂志，2001，16（2）：66-67.

# 说苁蓉

肉苁蓉始载于《神农本草经》，味甘、咸，性温。归肾、大肠经。功能补肾阳、益精血、润肠通便。主治肾阳亏虚，精血不足，阳痿早泄，宫冷不孕，腰膝酸痛，痿软无力。味甘能补，甘温助阳，质润滋养，咸以入肾，为补肾阳、益精血之良药。常配伍菟丝子、续断、杜仲同用，治男子五劳七伤，阳痿不起，小便余沥，如肉苁蓉丸（《医心方》）；亦可与杜仲、巴戟天、紫河车等同用，治肾虚骨痿，不能起动，如金刚丸（《张氏医通》）。又善治肠燥津枯便秘。甘咸致润入大肠，可润肠通便，常与沉香、麻子仁同用，治津液耗伤所致大便秘结，如润肠丸（《济生方》）；与当归、牛膝、泽泻等同用，治肾气虚弱引起的大便不通、小便清长、腰酸背冷，如济川煎（《景岳全书》）；与鹿茸、山药、白茯苓等份为丸散，治肾虚滑精、遗尿白浊，如固精丸（《世医得效方》）。内服煎汤或入丸散，10~15g。温而不燥，药力和缓，用量小则不效，故用量宜偏大。阴虚火旺及大便泄泻者不宜服。肠胃实热、大便秘结者亦不宜服。[1, 2]现代药理研究表明，肉苁蓉具有提高性功能、抗疲劳、抗衰老、抗老年痴呆症和帕金森病、提高免疫功能、通便、保肝等多方面的药理作用。随着我国社会人口老龄化和计划生育政策的调整，肉苁蓉作为补肾要药，在临床的应用将会更加广泛。本章对肉苁蓉的临床应用进行介绍，以期为临床防治相关疾病提供参考。

# 第一节　治疗肾阳虚

肾阳虚一证常见于多种慢性疾病，仅中西医结合内、妇、儿科学中涉及该证的病种就达 68 种之多，在临床实际中还远远不止如此。中医所说的"肾"，与西医所谈解剖概念的"肾"不是一个含义，中医的"肾"是一个综合性功能单位，其生理功能范围较广。中医认为"肾主藏精，主水，主纳气""肾在体合骨，生髓，通脑"。因此，中医"肾"的生理功能主要包括主管生长发育、生殖、水液代谢、主骨生髓化血、纳气和濡养脏腑等方面，具有西医学中泌尿、生殖、内分泌、神经、免疫、血液及呼吸系统等各部分功能。

肾阳虚是指肾与命门功能减退。肾阳也称肾气、元阳、真阳、命门真火、龙雷火、元根火、阴火、虚火、相火，名目种种，皆指坎中之一阳。肾阳既包括肾与命门的全部功能，也包括生化为阳气后的全部作用。肾阳是生命的根本。

临床上，肾阳虚常表现为：头晕耳鸣，腰膝酸软，小便清长，或尿频失禁，或男子遗精滑精，阳痿不举；或女子性欲减退，虚寒不孕为主证，兼形寒肢冷，舌淡脉弱。此证多因禀赋不足，素体阳虚；或摄生不慎，损伤真阳；或过服寒凉，缺乏阳气；或他脏阳虚，导致肾阳虚损而百病丛生。

肾阳虚分型可分为：气化失司型，主症腰酸腿软；冲任不固型，主症白带清稀；精关不固型，主症滑精频作；宗筋不固型，主症阳痿无子；血海虚寒型，主症妇人不孕；筋脉挛急型，主症肾虚腰痛。

肾阳虚对应涉及的西医病名可有：①呼吸系统：常见于肺气肿、肺心病、支气管哮喘、慢性呼吸衰竭等；②循环系统：常见于慢性心衰、高血压病、冠心病心绞痛、心肌梗死、风湿性心瓣膜病、缩窄性心包炎等；③消化系统：常见于慢性结肠炎、食管癌、肝硬化、肝性脑病等；④血液系统：常见于贫血，特别是再生障碍性贫血；⑤内分泌系统：常见于甲状腺机能减退、甲状腺炎、嗜铬细胞瘤、皮质醇增多症、肾上腺皮质功能减退症；⑥代谢疾病：常见于糖尿病、高脂血症、肥胖；⑦泌尿系统：常见于慢性肾炎、肾病综合征、糖尿病肾病、狼疮性肾炎、间质性肾炎、药物性肾损害、慢性肾衰等；⑧结缔组织病：常见于类风湿关节炎、红斑狼疮、骨关节炎；⑨神经系统：常见于重症肌无力、格林巴利综合征、特发性面神经麻痹、中风后遗症等。[3] 其实，从中医肾阳的含义而言，肾阳虚临证最多见的是与生殖系统相关的疾病，诸如阳痿不举，滑精无子，闭经不孕，腰膝酸软等。

肉苁蓉作为温补肾阳、填精养血佳品用于上述绝大部分疾病，临床也多有报道。药理研究早已发现，肉苁蓉兼具雌、雄激素样作用，广泛用于生殖系统相关疾病。

据记载，肉苁蓉具有滋阴壮阳的功效[4]。其补肾壮阳的功效自不必说，但如果仅仅将其视为"补阳药"，则有失偏颇。本草学经典著作《神农本草经》指出"肉苁蓉……主五劳七伤，补中，除茎中寒热痛，养五脏，强阴，益精气，多子。"[5]强调了肉苁蓉强阴益精、益气的功效。李时珍《本草纲目》记载本品"峻补精血"，主治"男子绝阳不兴，女子绝阴不产，润五脏，长肌肉，暖腰膝，男子泄精尿血遗沥，女子带下阴痛。"[6]明代张景岳说本品"壮阳滋肾"[7]。从性味分析，肉苁蓉性味甘咸温，甘温补阳气，咸属阴，肉质柔润丰厚，益阴精。肉苁蓉古称"顺子"，可见古人对其性情温和的认识。其性温而不热，补而不峻，温而不燥，滑而不泄，补阳而不燥。因此，既可用于肾阳虚，也可用于肾阴虚。尤其对于生殖系统疾病，无论男女，阳损及阴虚者，均可入药，关键在于配伍。肾阴亏，常与熟地黄、龟板等配伍；肾阳虚，则常与鹿茸、仙灵脾等配伍应用。

以下略述与肉苁蓉性激素样作用相关的临床研究结果。

## 治疗骨质疏松

骨质疏松症是一种全身性代谢性骨病，其特点是骨量减少和骨微结构退化，导致骨脆性增加。中医对骨质疏松症没有明确的名称，但在中医文献的记载中，有"骨痿""骨枯""骨痹"等与现代骨质疏松症的临床症状和体征极为相似的描述。中医理论认为，骨质疏松症的发生主要与肾、脾、肝的功能衰竭有关。骨的生长发育与肾精的盛衰密切相关，肾虚是本病的主要病因，肾为"先天之本""其充在骨"，肾虚精亏，髓虚脉痹，肾主骨，肾水痼涸，百骨枯槁，导致肾虚腰脊疼痛、下肢痿弱、耳鸣耳聋等。[8]

李茵等应用灰关联分析及聚类分析等数据挖掘方法探讨了骨质疏松症的用药模式，通过应用计算机检索中国知网1995年1月至2005年12月治疗骨质疏松症的104个中药复方，建立了数据库，收录了每个中药复方的单味药药名和剂量，并进行了统计分析。对于使用次数超过10次的药物，进行灰关联分析，并使用SPSS10.0统计软件进行聚类分析。结果显示，在104份治疗骨质疏松症的中药复方中，共有106种药物被频繁使用了1204次。其中，使用超过10次的中药依次为熟地黄、淫羊藿、杜仲等34味，肉苁蓉也在其中；灰关联系数大小依次为山药、淫羊藿、骨碎补等。其中，肉苁蓉灰关联系数0.6990，位于第33位。[9]李沛等检索中国知网CNKI、万方数据库、维普中文科技期刊数据库和中国医院知识总库，收集整理了

2003 年 3 月至 2013 年 3 月有关中药内服治疗骨质疏松症的临床研究文献。通过频数统计法得出符合标准文献的药物和药对的使用频数。使用频数最高的前 10 味中药是：淫羊藿、熟地黄、黄芪、鹿角胶、杜仲、骨碎补、当归、牛膝、白术、肉苁蓉。前 10 位药对为：黄芪 - 淫羊藿、熟地黄 - 当归、杜仲 - 牛膝、当归 - 黄芪、白术 - 黄芪、肉苁蓉 - 当归、吴茱萸 - 党参、续断 - 杜仲、菟丝子 - 枸杞子。[10]

这里列举几项以肉苁蓉为主要药味的比较具有代表性的复方研究结果：

张海英等将苁蓉健肾丸（肉苁蓉、锁阳、莲须、熟地黄、茯苓、何首乌、菟丝子、淫羊藿、白术、酸枣仁）配合阿仑磷酸钠治疗肾阳虚型老年性骨质疏松症，结果显示，其总有效率、股骨颈和腰椎骨密度，以及血钙、BGP、BALP 水平、血磷、尿钙 / 肌酐、TRAP 水平等各项指标的改善均明显优于单独使用阿仑膦酸钠组。[11]张氏将 300 例老年性骨质疏松症患者随机分入苁蓉健肾丸 + 阿仑磷酸钠组、阿仑磷酸钠组、苁蓉健肾丸组。治疗后，各组中医证候积分均下降；骨密度值均升高，无新骨折发生；骨钙素升高，血清 I 型胶原交联终肽下降。苁蓉健肾丸 + 阿仑磷酸钠组明显优于其他两组。[12]健骨方制剂（补骨脂、肉苁蓉、淫羊藿、菟丝子、熟地黄、白芍等）在提高绝经后骨质疏松患者性激素水平及骨密度的作用与阿仑膦酸钠片相当，表明健骨方具有类雌激素样作用及促进骨形成的作用。[13]补肾活血方（熟地黄、川牛膝、肉苁蓉、淮山药、茯苓、陈皮、木香、杜仲、当归、川芎、赤芍、红花、炙甘草）可提高老年骨质疏松椎体压缩骨折围手术期患者创伤后的应急储备能力和手术耐受能力，增强和维持 PKP 治疗老年骨质疏松椎体压缩骨折的疗效。[14]骨康制剂（由补骨脂、肉苁蓉、淫羊藿、黄芪、熟地黄、白芍等组方）治疗绝经后骨质疏松症可提高骨密度，降低血清骨保护素和肿瘤坏死因子 - α 水平。[15]补肾健脾活血散（杜仲、淫羊藿、肉苁蓉、黄芪、山萸肉、淮山药、丹参和当归等）能明显改善绝经后骨质疏松症临床症状（缓解疼痛、改善活动功能）、肾阳虚症状，能有效提高骨密度和骨矿含量和 E2 水平，降低 IL-6、尿钙和尿羟脯氨酸排出。[16]

## 治疗男科疾病

### 1. 阳痿

勃起是一种神经血管现象，在中枢神经、内分泌的调节下，神经冲动通过传出神经使阴茎动脉扩张充血，静脉回流减少，血液充盈于海绵体的过程。

目前，男科门诊中青壮年勃起功能障碍的发病率呈逐渐上升趋势。据报道，勃起功能障碍是男科门诊的常见病，在 40 岁以上男性发病率高达 52%。其中，中重度的 ED 占 34.8%[17]。

勃起功能障碍（Erectile Dysfunction，ED）中医称为"阳痿"。中医认为，阴茎勃起的出现是在元阴元阳的支配下，通过经络的运行，将肺吸入的清气，脾胃运化的水谷精华，在肝主疏泄的调节下，使阴茎充盈的过程。阳痿是指男子因虚证、惊证或湿热证，导致宗筋、气机失养，使阴茎不能勃起。肾阳虚证，其 24h 尿 17- 羟皮质类固醇含量普遍低于正常，肾上腺皮质、甲状腺、性腺均有病理形态学变化。阳痿早泄不仅表现为肾上腺皮质轴功能紊乱，还表现为不同靶腺轴、不同环节、不同程度的潜变。经温补阳法治疗后，靶腺功能明显恢复。由此证实，肾虚是阳痿的根本病机。

肉苁蓉温肾填精养血，在临床药理上具有雄激素样作用，单味或配伍温肾复方对阳痿均有良好的临床疗效。

临床实践证明，以肉苁蓉为主药的中药复方具有滋阴补阳之功，在改善性欲、增强性功能、调节机体激素水平方面效果明显，治疗男性勃起功能障碍疗效较好。例如，起阳逐瘀汤（人参 3g，肉苁蓉 15g，仙灵脾 15g，知母 9g，黄柏 6g，车前子 20g，泽泻 12g，延胡索 6g，五灵脂 6g，当归 12g，川芎 9g，制乳香 9g，制没药 9g，赤芍 12g，蒲黄 6g）对患者阴茎勃起角度、性生活成功概率、IIEF-5 评分和血清睾酮水平均有不同程度的改善。[18, 19]

## 2. 不育症

不孕不育是一个全球性问题，对男女和家庭都有影响，在育龄夫妇中的发病率约为 15%。20% 的不孕不育因素完全由男性造成，30% 的不孕不育因素与伴侣双方都有关系，因此可以推断约 50% 的不孕不育因素与男性有关。随着年龄的增长，男性会发生一系列变化，如睾丸体积缩小，睾酮水平下降，精液量减少，精子染色体异常，甚至导致后代出生缺陷。由于现代男女结婚年龄的增大，再加上饮食、环境等因素的影响，不育症的发病率呈上升趋势。

中医理论认为，肾为先天之本，元气之根，在生命活动中占有重要地位，人的生长、发育和衰老取决于肾中精气的盛衰。现代医学研究表明，肾中精气的主要生理功能是促进机体的生长发育，使机体逐渐具有生殖能力。

中医学对男性不育的认识由来已久，文献中主要记载为"不男""无嗣""男子艰嗣"等。《内经》中对男性生殖进行了系统论述，提出了"肾为轴心"的男科学理论，认为肾精的盛衰、天癸的有无、脏腑功能的协调与否，直接决定了男性的生殖能力。《神农本草经》称不育为"无子""绝育"，并在《褚氏遗书》中指出早婚伤精是导致男性不育的原因之一。托名叶天士的《秘本种子金丹》一书中，比较详尽地论述了男性不育的病因，"疾病之关于胎孕者，男子则在精，女子则在血，无非不足而然。凡男子之不足，则有精滑、精清、精冷，或临事不坚或流而不射，或梦遗频频，或小便淋涩，或好色以至阴虚，阴虚腰肾痛惫，或好男风以至阳极，阳极则亢而亡阴，或过于强固，强固则胜败不洽，或素患阴病，阴病则脾肾乘离。此外，或以阳衰，阳衰则多寒，或以阴衰，阴虚则多热，皆男子之病，不得尽诿之妇人也。尚得其源而医之，则是无不济也。"总之，中医对男性不育的病因病机主要归咎于肾精不足，其来源可有：先天禀赋不足，肾精不足，生殖之精难以化生，故难有子；或房事过度，房事频繁而无节制，恣情纵欲，或手淫频繁，均可引起肾精内耗，生精及性功能减退而致不育。

中医对男性不育的认识历史悠久，治疗效果良好，为我国卫生事业做出了巨大贡献。中医对男性不育的认识，是以肾精为核心学说基础的整体观念。即男性生殖问题不是单独生殖系统的问题，而是脏腑、气血、经络功能共同协调的体现，肾精不足是病机的核心。正如《素问·上古天真论》中的论述，"丈夫八岁肾气实，发长齿更；二八肾气盛，天癸至，精气益泻，阴阳和，故能有子。"

戴氏等在 CNKI《中国期刊全文数据库》检索了 2002~2012 年发表的与中药治疗男性不育相关的文献，建立了数据库，并通过中医药关联分析数据软件分析了男肾阳虚型、肾阴虚型、湿热蕴结型、脾肾阳虚型、阴虚火旺型等不同类型男性不育的用药规律。结果显示，在用药前 20 位中，共涉及用药 61 味，其中补药 28 味。四种证型均涉及的核心药物包括肉苁蓉。[20]陈佳等对《中医方剂大辞典》中治疗不育的方剂进行筛选，并输入中医传承辅助系统，基于数据挖掘方法挖掘组方规律。结果筛选出符合标准的方剂 136 首，确定了组方的用药模式和规则，最终得到了四个新处方，其中一个即含有肉苁蓉（远志、巴戟天、肉苁蓉、麦冬、黄柏、生地黄、天冬）。[21]

随着我国三孩政策的实施，具有阴阳双补的补肾良药肉苁蓉在治疗不育症方面必将有更多的应用。

## 治疗妇科疾病

数十年前的药理研究已经清楚地表明，助阳补肾的中药（菟丝子、巴戟天、肉苁蓉、仙茅、淫羊藿）可增强下丘脑 - 垂体 - 卵巢的促黄体功能，这种作用是通过提高垂体对促黄体素释放素（Lutein Releasing Hormone，LRH）的反应性和卵巢对黄体生成素（Luteinizing Hormone，LH）的反应性来实现的。[22]中医对肾本质的研究也表明，肾虚与下丘脑 - 垂体 - 性腺轴功能减退、雌激素分泌减少有关，而补肾中药能提高垂体的反应性，调节卵巢内激素水平，对下丘脑 - 垂体 - 性腺轴的各个环节均有一定的调节作用[23]。同时，补肾药物具有促进内生殖器血液循环的作用，通过丰富的血液供应改善卵巢和子宫的新陈代谢，从而促进卵巢和子宫的生长发育。

因此，对于临床上各种因下丘脑 - 垂体 - 性腺轴功能异常引起的月经失调（闭经、月经不调、功能失调性子宫出血、多囊卵巢综合征等）、不孕不育、卵巢早衰、围绝经期综合征等，可适当选用补肾中药进行治疗。

在现代医学中，使用雌激素调节紊乱的月经周期或周期性补充雌激素形成月经周期，临床上称为人工周期疗法[24]。中药人工周期疗法是根据中医"肾主生殖"的理论，以及生殖与肾气 - 天癸 - 冲任 - 胞宫之间的平衡关系，吸收现代医学中卵巢周期性变化及其对子宫功能的影响而创立的周期性用药疗法，即在卵泡期比照月经期、排卵期、黄体期分别选方用药，以达到调理月经的目的[25]。总的原则是在月经后期补冲任，为排卵打好基础；在排卵前期、排卵期补肾，促使卵泡发育和排卵；在排卵后期，温肾助阳，使黄体功能健全，为孕卵着床创造条件；而在月经前期和月经期，则以活血调经为主，促使子宫内膜坏死脱落，进而月经来潮。[26]整个过程都离不开补肾填精大法。临床应用，随证配伍。因肉苁蓉温肾阳、益精血，二者兼擅，故可用于"三期疗法"和"四期疗法"，但经期除外。由于涉及的病种很多，研究成果浩如烟海，就不一一列举了。

# 第二节　治疗便秘

便秘是指大肠的传导功能发生障碍，导致大便秘结，排便周期延长；或周期不长，但粪质干结，排便艰难；或粪质不硬，虽有便意，但排便不畅。便秘是一种常见的临床症状，可发生在各种急慢性疾病的病程中。与西医的功能性便秘相对应，肠易激综合征、肠炎恢复期、直肠和肛门疾病、内分泌和代谢性疾病引起的便秘，以及肌无力引起的排便困难也可参照中医的"便秘"作为一种疾病来辨证论治。本病的病因主要有年老体弱、体力不支、大病久病、房事不节或长期应用泻药等。[27]

全球有 5%~25% 的人口受到便秘的困扰，其中功能性便秘最为常见，即结肠、直肠和肛门功能异常导致的便秘，也称为习惯性便秘、特发性便秘或单纯性便秘。功能性便秘临床诊断标准为：排便困难、有堵塞感或便意不尽、排便间隔时间长或不能一次排尽，严重者需服用泻药或其他方法协助排便；可排除器质性病变（如肿瘤、结肠息肉、克罗恩病、结肠炎等）

和肠易激综合征。[28]功能性便秘最常见于慢传输型便秘，大多表现为结肠排空迟缓、结肠收缩频率、幅度及推进性蠕动明显减弱。其病理机制与盆底肌群不协调、结肠无力、外动力缺乏、肠壁刺激匮乏、肠蠕动抑制有关。本病临床上以中老年人居多，但现在中青年，特别是女性，为"瘦即美"所惑，乱用减肥药（多含泻药）[29]，出现慢性便秘者越来越多见。临床调查发现，80%以上的功能性便秘患者有服用刺激性泻药（果导、番泻叶、大黄等）的病史，停药后便秘逐渐加重。

西医治疗功能性便秘多采取对症疗法，常用泻药，部分患者甚至滥用蒽醌类等刺激性泻药，进一步造成患者胃肠功能紊乱、动力下降、结肠黑色病变，全身症状出现虚弱乏力、营养不良，甚而精神障碍等，严重影响了患者的生活质量。[30]

《素问·灵兰秘典论》云，"大肠者，传导之官，变化出焉"。大肠主输糟粕，通降失常，糟粕内结，壅塞而见便秘。中医认为，便秘的病因主要有年老体衰、体力不支、大病初愈、房事不节或长期应用泻剂等。[31]病机复杂，与五脏六腑相关。病机本质是大肠传导失常，而肺的宣发肃降、脾的运化转输、肝的疏泄调达、肾的温煦濡养、三焦的运行水液等功能是否正常直接影响着大肠的传导功能，任何脏腑功能的病变均可累及大肠，导致便秘发生。辨证大体可分为虚实两类，虚证便秘又有肺脾气虚、津亏肠燥、脾肾阳虚等证型。在临床就诊的难治性患者中，脾肾阳虚型占60%~70%。[32]肾开窍于二阴，《内经》中有"肾司二便"之说。《素问·至真要大论篇》云"大便难，其本在肾。"《杂病源流犀浊·大便秘结源流》曰"大便秘结，肾病也"。《医学正传》说"肾主五液，故肾实则津液足而大便滋润，肾虚则津液竭而大便燥结"。由此可见，大肠的传导功能有赖于肾气的温煦和肾阴的滋润。肾气衰竭，气血阴阳皆亏，阳气不足，温煦推动无力；阴亏血燥，肠液枯竭，无水行舟。《素问·上古真天论篇》说"五八肾气衰""七八肾藏衰"。老年慢性便秘则以虚为主，因虚致实是其基本病机，年老体弱，脏腑功能衰退，气血阴阳俱损，故不攻猛攻之剂，而犯虚妄之戒，改之，并从调整阴阳气血入手，以温肾健脾、益气养阴为立法基础。久服通下药物者，或许燥结已清，但气血亦已受损，肠道推动乏力；或燥热非但未清，复加阴伤液亏，肠燥失濡而致，若此时再予理气通腑之药，反而进一步耗伤气血阴阳，加重便秘或诱发其他疾病[33]。

肉苁蓉味甘、咸，性温，入肾、大肠经，兼顾阴阳，润肠通便，补而不燥，是治疗肾虚便秘的名品。《本草正义》曰"肉苁蓉咸味能下降，滑能通肠，以主大便不爽，颇得捷效，且性辛温润，益阴通阳，故通腑而不伤津液，尤其独步耳。"袁氏等对功能性便秘进行了中医文献研究，以中国科学引文数据库（CSCD）、中国生物医学文献数据库（CBMdisc）为检索对象，对相关文献进行阅读分析后，统计有效方药。结果共收录有效文献215篇，统计单味中药136种。其中，补益类中药出现频率最高，达1020次，占总出现频率的51.6%；排名前10位的单味中药分别是当归、白术、火麻仁、黄芪、枳实、甘草、肉苁蓉、生地黄、枳壳、桃仁。肉苁蓉80次，占4.0%，是唯一入选的补阳药。[34]韦氏以"便秘"和"阳虚"为主题，进行了计算机数据挖掘分析，统计了中医临床以及专利文献中治疗脾肾阳虚型便秘的中药及复方的出现频率和配伍等，发现文献中防治便秘的单味中药共有126种，经方共有28首。在单味药中，温阳药共使用179次（26.60%），其中肉苁蓉使用达80次（17.43%）。经方中以济川煎使用频率最高。[35]济川煎出自《景岳全书》，以肉苁蓉为君药。本方温肾益精，润肠通便，主要用于治疗肾阳不足、津液亏虚所致的便秘，是治疗虚证便秘的代表方。《景岳全书》云"凡病涉虚损而大便秘结不通，则硝、黄攻击等剂不可用。若势有不得不通者，以此主之，此用通于补之剂也"。

肉苁蓉性温不燥，兼具益精养血之功，故特别适用于老弱妇孺、大病久病、术后产后、泻药损伤等阳气虚弱兼阴津亏耗的便秘类型，临证可与滋阴、益气、助阳、润肠药物配伍使用。


# 第三节　治疗老年痴呆症

老年痴呆一般可分为4种，即阿尔茨海默病（Alzheimer's Disease, AD）、血管性痴呆（Vascular Dementia, VD）、混合性痴呆（前两者并存）及由全身性疾病导致的老年性痴呆。

阿尔茨海默病（AD）是一种发生于老年前期或老年期的神经退行性疾病，以进行性痴呆、认知障碍为主要症状，伴有精神和行为异常。其特征性临床表现为学习记忆功能严重下降、分析判断能力衰退、情绪改变、行为失常，甚至意识模糊。

血管性痴呆（VD）是由脑血管因素导致脑组织损害的痴呆综合征的总称。

老年痴呆包括中医疾病诊断中的老年性痴呆、文痴、善忘、语逆、痴呆、郁证、癫证等病症。中医认为，老年痴呆症属本虚标实，病位在脑，与心、肾、肝、脾等脏腑有关，肾为先天之本，病根在于肾虚。中医理论认为"肾主藏精，肾生髓，上充于脑，脑为髓海"，大脑的神明全靠髓海的荣养，肾虚则髓海不足，大脑得不到滋养。《医方集解》中道："肾精不足则志气衰，不能上通于心，故迷惑善忘也。"《医学心悟》曰："肾主智，肾虚则智不足。"人老肾衰，生髓不足，继而髓海空虚，脑失充润，神明呆滞，痴病始生。故清代王清任曰："年高无记性者，脑髓渐空。"

老年痴呆症多为本虚标实的杂证型，其中痰浊、瘀血在发病中占有重要地位，而肾虚则与这两种病理产物的产生密切相关。人老脏腑功能渐衰，肾气亏虚，气化失常，津液不布而生痰浊；或肾精亏虚，阴虚火旺，灼津为痰；肾阳虚衰，寒凝血瘀；肾气虚衰，行血无力致瘀；精血互生，精不化血致瘀；三焦失司，气机升降失常，气滞血瘀，进而出现痰浊血瘀等病理产物堆积体内，痰瘀互结，上蒙清窍，脑络受损，气血无以渗灌，窍络升降不利，神机失统，记忆匮乏，发为痴呆。临床表现为激动易怒、烦躁不安者属痰浊阻窍、气滞血瘀、心肝火盛等实证；以及神情呆滞、怠惰思卧者则属髓海不足、脾肾两虚、肝肾亏虚等虚证。

因此，本病的特点是虚实夹杂，肾虚是老年性痴呆的根本原因，痰浊停聚和脉络瘀阻后化毒为害，损伤脑络则是该病发病过程中的基本病理环节。

现代流行病学研究也表明，老年痴呆患者中以肾虚最为常见。目前临床研究中提到的诊断和分型标准，大多与肾虚密切相关。中医临床预防和治疗老年痴呆多以补肾为原则，采用补肾方剂，或与其他中药配伍，补肾活血、补肾填精、补肾开窍，具有独特的疗效。

肉苁蓉是传统的温补肾阳、补肾填精佳品，《本草经疏》称其为补精血、滋肾之要药，善治肾虚所致的倦怠、健忘、听力减退及遗尿等症状。临床实践和研究表明，肉苁蓉对治疗老年性痴呆有一定疗效。

## 治疗阿尔茨海默病

盐酸多奈哌齐作为一种胆碱酯酶抑制剂，是西医公认的治疗轻中度 AD 的"金标准"药物。大多数关于中药治疗 AD 的临床研究都将多奈哌齐作为阳性对照药物。多年来的临床研究表明，无论是肉苁蓉单药和提取物，或是以肉苁蓉为主要成分的复方汤剂和中成药，对 AD 患者的疗效都与多奈哌齐相当，甚至更好。

李楠等发现，单味肉苁蓉制剂能够改善轻度 AD 患者的认知能力，减缓患者海马体积萎缩。肉苁蓉的有效成分可透过血 - 脑屏障，参与 AD 的病理过程，通过抑制脑脊液中 TNF-α 和 IL-1β 的表达，影响 tau 蛋白的聚集，从而发挥脑保护作用。[36] 王晴等发现，肉苁蓉总苷可以改善 AD 患者的精神行为症状、认知功能和日常生活能力，且疗效与盐酸多奈哌齐片相当，但不良反应少于盐酸多奈哌齐片。[37, 38] 臧文举等以补肾化痰益智方（紫河车、黄精、肉苁蓉、石菖蒲、郁金、远志、益智仁、丹参、川芎、茯神、天麻、杜仲、炙甘草）联合盐酸多奈哌齐片治疗 AD，其作用机制可能是降低血清 Tau 水平、减少神经纤维缠结数量。[39] 邵琦发现补肾健脾法方药（党参 20g、黄芪 30g、白术 20g、淫羊藿 15g、熟地黄 20g、肉苁蓉 30g、茯苓 20g、陈皮 12g、甘草 6g）能明显改善脾肾两虚型 AD 患者的临床症状，增强认知功能，改善患者的生活质量，优于单用盐酸多奈哌齐的治疗方案。[40] 汪氏观察复方苁蓉益智胶囊（成分：制何首乌、荷叶、肉苁蓉、地龙、漏芦）联合盐酸多奈哌齐治疗老年痴呆症，可有效地使患者的临床症状得到改善，效果优于单纯应用盐酸多奈哌齐。[41] 朱志明等对治疗老年性痴呆的 46 个复方制剂的药物成分进行了分析，发现肉苁蓉是常用药物之一。[42]

## 🏔 治疗血管性痴呆

吴氏等采用随机、双盲、模拟对照法，用苁蓉总苷胶囊治疗髓海不足型 VD，在改善患者智力状态和行为能力方面优于甲磺酸双氢麦角毒碱片，在改善患者日常生活能力和中医证候总疗效方面与甲磺酸双氢麦角毒碱片相似。[43]王瑛等采用随机、双盲、双模拟、阳性药物平行对照、多中心临床研究发现，苁蓉总苷胶囊对 VD 患者的智力状态和日常生活功能水平的疗效与甲磺酸双氢麦角毒碱片相似；而对患者的行为能力及中医证候的疗效优于甲磺酸双氢麦角毒碱片。[44]安军明将 131 例血管性痴呆患者随机分成苁蓉总苷胶囊治疗组 99 例，甲磺酸双氢麦角毒碱片对照组 32 例。结果苁蓉总苷胶囊在改善 VD 患者智能状态、行为能力、日常生活功能水平的疗效与对照组甲磺酸双氢麦角毒碱片相似，但改善患者的中医证候疗效优于对照组甲磺酸双氢麦角毒碱片。[45]张氏等采用自身前后对照临床研究发现，苁蓉总苷胶囊治疗前后，受试者 ADAS-Cog、ADL、Blessed 得分及中医症状积分均明显改善。表明苁蓉总苷胶囊可有效改善血管性痴呆患者的认知功能、生活能力、行为及中医症状。[46]

倪氏用复方苁蓉益智胶囊治疗老年期血管性痴呆，以吡拉西坦为阳性对照药物，治疗组总有效率为 90%，优于对照组吡拉西坦的 50%，治疗后 MMSE 积分的改善也优于吡拉西坦组。[47]李氏以复方苁蓉益智胶囊对照多奈哌齐治疗血管性痴呆，采用简易智力状态检查（MMSE）、日常生活能力量表（ADL）评价两组患者治疗前和治疗后 3、6、12 个月认知功能。结果显示，两组患者在治疗后不同时段的认知功能比较差异无统计学意义；两组患者在各时间点的认知功能和日常生活能力评分与治疗前比较，均显著改善。说明复方苁蓉益智胶囊可改善 VD 患者认知功能，疗效与多奈哌齐相当。[48]于氏等采用随机、单盲、空白平行对照试验设计，给缺血性中风患者服用复方苁蓉益智胶囊，用简易精神状态量表（MMSE）和蒙特利尔认知量表（MoCA）评价受试者认知功能。治疗后，复方苁蓉益智胶囊组及空白对照组 MMSE、MoCA 总分比较差异无统计学意义；实验组 MMSE 亚项中注意力和计算力积分和 MoCA 亚项中注意力和计算力、抽象能力积分均高于对照组。说明复方苁蓉益智胶囊预防性用药可减轻缺血性中风后认知损害患者注意力和计算力的损伤。[49]张氏等用复方苁蓉益智胶囊治疗肝肾亏虚兼痰瘀阻络型中风后轻度认知障碍患者，对照组服用尼莫地平片，并观察治疗前后双侧大脑前动脉（MCA）、中动脉（ACA）、后动脉（PCA）、椎动脉（VA）、基底动脉（BA）的平均血流速度及血清一氧化氮（NO）和内皮素 -1（ET-1）水平。结果显示，治疗后 3 个月，治疗组对中风后轻度认知障碍患者脑血流及血管内皮功能的改善优于对照组，说明复方苁蓉益智胶囊能有效改善中风后轻度认知障碍患者脑血流及血管内皮功能，从而改善患者认知功能。[50]李旭阳将 40 例确诊血管性认知功能障碍的患者随机分为血管内支架成形治疗组（支架组）和口服复方苁蓉益智胶囊组，通过简易精神状态量表（MMSE）评分来测定患者的认知功能。测量方法包括治疗前以及治疗后 6 小时内和 1、3、6 个月。结果显示，治疗前支架组与复方苁蓉益智胶囊组 MMSE 评分差异无统计学意义。治疗后 6 小时内和 1、3、6 个月，支架组的 MMSE 评分显著高于复方苁蓉益智胶囊组。支架组患者在术后 6 小时内和 1、3、6 个月的 MMSE 评分与术前比较显著升高，而复方苁蓉益智胶囊组只在术后 6 个月的 MMSE 评分较术前显著升高。这表明，血管内支架植入术和口服肉苁蓉胶囊都能有效治疗 VCI，而且血管内支架植入术能在短时间内改善认知功能，而肉苁蓉胶囊则能在较长时间内改善认知功能。[51]

缪峰等用补肾化痰汤（熟地黄、山萸肉、麦冬、肉苁蓉、茯苓、石菖蒲、五味子、人工牛黄等）治疗血管性痴呆患者。结果显示，与常规治疗空白对照组相比，补肾化痰汤组 HDS、DAD、BehaveAD、GBS 明显改善，临床疗效满意，无明显毒副作用，且肾上腺素（AD）、去甲肾上腺素（NA）、多巴胺（DA）均明显升高。表明补肾化痰汤治疗血管性痴呆安全有效，其机制之一可能是通过调节中枢神经递质发生的。[52, 53]徐冰以醒脑益髓汤（肉苁蓉、何首乌、黄精等）治疗肾虚血瘀型血管性痴呆患者。对照组口服尼莫地平片和吡拉西坦片，治疗组加服此中药汤剂，疗程 3 个月。治疗前后，对患者进行简易智能量表（MMSE）评分。结果显示，对照组显效 3 例，有效 16 例，无效 11 例，总有效率为 63.3%；治疗组显效 6 例，有效 18 例，无效 6 例，总有效率为 80%。组间比较差异显著。表明醒脑益髓汤联合西药治疗肾虚血瘀型血管性痴呆疗效优于单纯西药组。[54]王氏治疗血管性痴呆患者，对照组采用静脉滴注吡拉西坦注射液和银杏叶注射液，治疗组在此基础上服用补肾益脑汤（熟地黄 15g，枸杞子 15g，白芍 20g，山茱萸 15g，巴戟天 8g，肉苁蓉 15g，党参 20g，白术 20g，山药 30g，茯苓 15g，杜仲 15g，益智仁 20g，石菖蒲 30g，郁金 15g，远志 12g，怀牛膝 15g）。结果显示，两组均能改善患者的 MMSE 评分，且治疗组显著优于对照组，改善效果明显。提示补肾益脑汤对治疗血管性痴呆有一定疗效。[55]

## 🏔 治疗其他认知障碍

脑白质疏松（Leukoaraiosis，LA）又称脑白质病变，是一种检出率高达 59%~74% 的中老年人群常见病。相关研究发现，70.70% 的脑白质疏松患者被诊断为轻度认知功能障碍（Mild Cognitive Impairment，MCI），MCI 是老年痴呆的前期表现，而 LA 是引起认知功能下降的重要血管源性危险因素，脑白质疏松、认知功能障碍和老年血管性痴呆之间存在显著相关性。LA 是一组由慢性缺血等因素导致的非特异性脑白质异常，主要病变为皮质下或侧脑室旁脑白质的局限性或弥漫性神经传导纤维脱髓鞘，疾病进展主要分为轻度认知功能障碍、重度认知功能障碍，最终发展为老年性血管性痴呆，严重影响生命质量和安全。由于老年性痴呆的不可逆性，早期发现并干预轻度认知功能障碍的脑白质病变，可以延迟或阻止痴呆的发展，进而提高患者的生活质量，延缓痴呆的进程。

张氏以复方苁蓉益智胶囊干预轻度认知障碍伴脑白质疏松患者，发现能明显改善头痛、头重如裹、头晕、失眠、多梦、烦躁、急躁易怒、神疲、乏力、心悸、腰膝酸软/痛、肢倦身重、畏寒肢冷、口渴欲饮、口淡、咯痰、气短、胸闷、善太息、五心烦热等症状；复方肉苁蓉还能明显改善蒙特利尔认知评估量表（MoCA）和日常生活活动能力量表（ADL）评分，MoCA 的视觉空间和执行功能、命名、抽象思维、延迟记忆亚项的得分明显改善。提示复方苁蓉益智胶囊可改善患者的认知功能，提高日常生活能力，改善周边症状，对脑白质疏松轻度认知障碍有确切疗效。[56]宋氏以奥拉西坦胶囊与复方苁蓉益智胶囊合用治疗脑白质疏松认知功能障碍患者，疗程12周。分别在入院第1天、出院当天、出院后3个月、出院后6个月测评患者的认知功能、日常生活能力、社会功能活动能力和精神状态。结果显示，在奥拉西坦的基础上联合使用复方苁蓉益智胶囊可明显改善患者认知功能、日常生活能力、社会功能活动能力、精神状态，改善患者生活质量，对减少不可逆性老年性血管痴呆的发生具有重要意义。[57]

综上所述，在老年性痴呆这一领域，无论是哪种来源分类，基于"肾虚智不足"的中医基础理论，在有充分的神经药理学证据证明对大脑有保护作用的前提下，肉苁蓉可用于各种认知障碍相关疾病，并可根据中医证型及西医病因病理酌情择药配伍。

# 第四节　方剂及使用

## 🌿 肉苁蓉丸

**来源：**《太平圣惠方》卷二十八。

**组成：**肉苁蓉60g(酒浸一宿，刮去皱皮，炙令干)，菟丝子(酒浸三日，晒干，别捣为末)、薯蓣、牛膝（去苗）、巴戟、杜仲（去粗皮，炙微黄）、续断、白茯苓、枸杞子、五味子、蛇床子、山茱萸各30g，茯神、远志（去心）、柏子仁各60g。

**制法：**以上药味捣罗为末，炼蜜和捣，丸如梧桐子大。

**功能主治：**虚劳羸瘦，阳痿，健忘，腰膝多疼。

**用法用量：**空腹时以温酒下30丸，每日2次。

## 🌿 肉苁蓉丸

**来源：**《圣济总录》卷五十九。

**组成：**肉苁蓉(酒浸一宿，切，焙)60g，泽泻、熟地黄（焙）、五味子、巴戟天（去心）、地骨皮、人参、瓜蒌根、韭子、甘草（炙）、牡丹皮各

30g，桑螵蛸（炙）30枚，赤石脂（研）、龙骨、磁石（煅，醋粹二至七次，研）、禹余粮（煅，醋淬七次，研）各45g。

**制法**：以上各药为末，炼蜜丸，如梧桐子大。

**功能主治**：补肝益肾，固涩止遗。用于消渴，小便无度。

**用法用量**：每服30丸，牛乳汁送下。

### 肉苁蓉丸

**来源**：《医心方》卷二十八。

**组成**：肉苁蓉、菟丝子、蛇床子、五味子、远志、续断、杜仲各1.2g。

**制法**：以上各药捣筛为末，蜜和为丸如梧桐子。

**功能主治**：男子五劳七伤，阳痿不起，积有十年，痒湿，小便淋沥，溺时赤时黄。

**用法用量**：平旦服5丸，日再。

### 肉苁蓉丸

**来源**：《丹溪心法》卷三。

**组成**：肉苁蓉60g（酒浸），山茱萸30g，楮实、枸杞、地肤子、狗脊（去毛）、五味子、覆盆子、菟丝子、山药、故纸（炒）、远志（去心）、石菖蒲、萆薢、杜仲（去皮，炒）、熟地黄、石斛（去根）、白茯苓、牛膝（酒浸）、泽泻、柏子仁（炒）各30g。

**制法**：上药为末，酒糊丸，如梧桐子大。

**功能主治**：壮元气，养精神。

**用法用量**：每服60~70丸，空腹时用温酒送下。

### 肉苁蓉丸

**来源**：《医宗必读》卷八。

**组成**：肉苁蓉（酒蒸，焙）、炒山药、熟地黄（酒煮，杵膏）、石斛、牛膝（酒浸，焙）、官桂、槟榔各15g，附子（炮，去皮脐）、黄芪各30g，黄连23g，细辛、炙甘草各7.5g。

**制法**：上药为细末，炼蜜为丸，梧桐子大。

**功能主治**：冷淋。

**用法用量**：每服 6g，盐酒送下。

### 🌿 润肠丸

**来源**：《济生方》卷四。

**组成**：肉苁蓉（酒浸，焙）60g，沉香（别研）30g。

**制法**：上药为细末，用麻子仁汁打糊为丸，如梧桐子大。

**功能主治**：发汗利小便，亡津液大腑秘结，老人、虚人皆可服。

**用法用量**：每服 70 丸，空心用米饮送下。

### 🌿 肉苁蓉散

**来源**：《太平圣惠方》卷二十九。

**组成**：肉苁蓉 60g（酒浸一宿，刮去皱皮，炙干），五味子 22g，韭子 30g（微炒），熟干地黄 30g，蛇床子 30g，续断 22g，车前子 22g，当归 22g，天雄 22g（炮裂，去皮、脐），桑螵蛸 30g（微炒），天冬 45g（去心，焙），白石英 30g（细研，水飞过），白龙骨 22g，鹿茸 30g（去毛，涂酥炙微黄），菟丝子 30g（酒浸一宿，晒干，别捣为末），磁石 30g（煅，醋淬七遍，捣碎，细研，水飞过）。

**制法**：上药捣细罗为散。

**功能主治**：虚劳，小便余沥，或黄或白，茎中疼痛，囊下湿痒。

**用法用量**：每服 6g，空腹时用温酒调下。

### 🌿 肉苁蓉散

**来源**：《太平圣惠方》卷三十。

**组成**：肉苁蓉 30g（酒浸一宿，刮去皱皮，炙干），石斛 22.5g（去根，锉），枸杞子 30g，远志 15g（去心），续断 22.5g，原蚕蛾 22.5g（微炒），菟丝子 60g（酒浸三日，晒干，别研为末），天雄 30g（炮裂，去皮、脐），熟干地黄 30g。

**制法**：上药捣细罗为散。

**功能主治**：虚劳羸损，阳痿，精气乏弱。

**用法用量**：每服 6g，空腹时用温酒调下。

## 🌿 肉苁蓉粥

**来源**：《太平圣惠方》卷九十七。

**组成**：肉苁蓉 60g（酒浸一宿，刮去皱皮，细切），粳米 100g，鹿角胶 15g（捣碎，炒令其黄燥，为末），羊肉 120g（细切）。

**制法**：煮羊肉、肉苁蓉、粳米作粥，临熟下鹿角胶末，以盐酱味末调和。

**功能主治**：五劳七伤，久积虚冷，阳痿。

**用法用量**：分 2 次服。

## 🌿 肉苁蓉汤

**来源**：文献[58]。

**组成**：肉苁蓉 30g，生当归、杏仁、柏子仁、火麻仁各 20g，枳实 12g，广木香 9g。

**制法**：上药水煎成汤剂。

**功能主治**：改善大便性质，排便不出现腹痛、腹泻之弊。

**用法用量**：每日 1 剂，水煎分 2 次温服。

## 🌿 肾衰胶囊

**来源**：文献[59]。

**组成**：大黄、黄芪、水蛭、丹参、红花、仙灵脾、肉苁蓉、菟丝子。

**制法**：上药制成胶囊。

**功能主治**：保护肾功能，延缓慢性肾衰进程。

**用法用量**：每次 5 粒，每日 3 次。

## 🌿 补肺润肠汤

**来源**：文献[60]。

**组成**：炙黄芪 20g，太子参 20g，生地黄 15g，白术 15g，火麻仁 15g，当归 15g，肉苁蓉 15g，杏仁 15g，桃仁 12g，川厚朴 3g，枳实 3g，陈皮 6g，炙甘草 6g。

**制法**：上药水煎成汤剂。

**功能主治**：补肺润肠。

**用法用量**：每日 1 剂，水煎 2 次，取汁 300ml，每次 150ml，分早晚 2 次饭后半小时服。

### 🌿 肉苁蓉蜜丸

**来源**：文献[61]。

**组成**：肉苁蓉 400g，山楂、金樱子各 200g。

**制法**：上药共研细末加蜂蜜 900g 制成 10g 重蜜丸。

**功能主治**：降血脂。

**用法用量**：每日 3 次，每次 1 丸。1 个月为一个疗程。

### 🌿 肉苁蓉汤

**来源**：文献[62]。

**组成**：肉苁蓉 30g，威灵仙、羌活、姜黄、葛根、丹参、桑寄生、续断、赤芍、白芍、木瓜、独活、鸡血藤各 20g，蜂房 15g，黄芪 30g，防风、甘草、桑枝各 10g。

**制法**：上药水煎成汤剂。

**功能主治**：治疗骨质增生。

**用法用量**：每剂药服 2 次，每日 3 次。

### 🌿 肉苁蓉汤

**来源**：文献[63]。

**组成**：肉苁蓉 20g，生地黄、山茱萸、山药各 12g，牡丹皮 18g，泽泻 10g，茯苓 10g，黄柏 12g，枸杞子 10g，知母 12g，甘草 6g。

**制法**：上药水煎成汤剂。

**功能主治**：治疗口腔溃疡。

**用法用量**：每剂药服 2 次，每日 3 次。

### 🌿 肉苁蓉汤

**来源**：文献[64]。

**组成**：肉苁蓉 25g，夏枯草 10g，生地黄 15g，半夏 10g，桔梗 10g，玄参 10g，甘草 5g。

**制法**：上药水煎成汤剂。

**功能主治**：治疗慢性咽炎。

**用法用量**：水煎 2 次，早晚分服。

### 🌿 肉苁蓉汤

**来源**：文献[65]。

**组成**：肉苁蓉 30~45g，山茱萸 12g，黄芪 30~60g，熟附子（先煎）10g，白芍 30g，甘草 10g。加减法：气虚下陷者加升麻 10g，柴胡 30g，重用黄芪 60g；症情严重者加人参 15g；大便溏者加赤石脂 30g，罂粟壳、五味子各 10g；纳呆者加砂仁 6g。

**制法**：上药水煎成汤剂。

**功能主治**：治疗老年尿血。

**用法用量**：水煎 2~3 次，分 2 次服，病轻者日服 1 剂，病重者日服 2 剂，分 4 次服，4 天为一个疗程。

### 🌿 肉苁蓉汤

**来源**：文献[66]。

**组成**：肉苁蓉 60g，熟地黄、山茱萸、天冬、白芍各 20g，酸枣仁 15g，炙何首乌 10g，山药 20g，炙甘草 10g，石决明 30g，龙骨 30g。

**制法**：上药水煎成汤剂。

**功能主治**：治疗妇女更年期综合征。

**用法用量**：水煎 2 次，每日 1 剂，早晚分服。

### 🌿 肉苁蓉汤

**来源**：文献[67]。

组成：何首乌 30g，肉苁蓉 25g，菟丝子 15g，蛇床子、熟地黄各 10g，山药 15g。

制法：上药水煎成汤剂。

功能主治：治疗男性不育症。

用法用量：水煎 2 次，每日 1 剂，早晚分服，连续 2 个月为一个疗程。

# 参考文献

［1］高学敏. 中药学［M］. 2 版. 北京：中国中医药出版社，2007，446-447.

［2］颜正华. 中药学［M］. 北京：人民卫生出版社，2006，947-949.

［3］李英. 肾阳虚的分型与分类［J］. 中华现代中医学杂志，2010，6（3）：145-147.

［4］俞宜年. 肉苁蓉治疗性功能障碍［J］. 中医药导报，2008，14（2）：46-47.

［5］唐慎微. 证类本草［M］. 北京：华夏出版社，1993：192-193.

［6］李时珍. 本草纲目［M］. 北京：人民卫生出版社，1982：728.

［7］李志庸. 张景岳医学全书［M］. 北京：中国中医药出版社，1999：1536.

［8］黄耀明，刘和波，魏玲丽. 骨疏愈方治疗原发性骨质疏松症65例［J］. 陕西中医，2009，30（8）：1019-1020.

［9］李茵，于高路，莫少强，等. 治疗骨质疏松症中药复方的数据挖掘［J］. 成都中医药大学学报，2007，30（4）：53-55.

［10］李沛，潘富伟，陈玉琦. 骨质疏松症内服中药使用情况文献分析[J]. 光明中医，2014（9）：2019-2021.

［11］张海英，徐林. 苁蓉健肾丸配合阿仑磷酸钠治疗肾阳虚型老年性骨质疏松症疗效观察［J］. 现代中西医结合杂志，2016，25（34）：3782-3784.

［12］张海英. 苁蓉健肾丸配合阿仑磷酸钠治疗肾阳虚型老年性骨质疏松症疗效观察［D］. 北京中医药大学，2017.

［13］柯青，刘海全，牛维. 补肾方药对绝经后骨质疏松症患者骨密度及血钙、血清碱性磷酸酶的影响［J］. 中国组织工程研究，2005，9（31）：186-186.

［14］陈国栋，贾龙. 补肾活血方在老年骨质疏松椎体压缩骨折围手术期中的作用研究［J］. 中医研究，2017，30（8）：10-12.

［15］林一峰. 补肾中药对绝经后骨质疏松症患者骨密度、血清骨保护素和肿瘤坏死因子 α 的影响［J］. 中国组织工程研究，2006，10（27）：51-53.

［16］方楚权. 补肾健脾活血散防治绝经后骨质疏松症的临床研究［D］. 广州中医药大学，2011.

［17］宋春生.《欧洲泌尿外科学会勃起功能障碍诊治指南（2009 版）》简介［J］.

中国男科学杂志，2010，24（2）：64-66

[18] 巩振，崔丽水，金晓军，等．补肾宁治疗阳痿3例报告［J］．中国医师杂志，2002，增刊：283-284．

[19] 李喜顺．起阳逐瘀汤治疗青壮年勃起功能障碍临床观察［J］．中医临床研究，2015，7（20）：72-73．

[20] 戴继灿，王天芳，李兰群，等．男性不育不同证型用药规律分析［J］．湖南中医药大学学报，2014，34（4）：46-49．

[21] 陈佳，林基伟．不育方剂的组方规律数据挖掘分析［C］．首届全国不孕不育复发性流产中西医诊治暨生殖健康高峰论坛、第五次全国中医生殖医学学术研讨会、2015中华中医药学会生殖医学分会年会．2015．

[22] 李炳如，佘运初．补肾药对下丘脑—垂体—性腺轴功能影响［J］．中医杂志，1984（7）：65-67．

[23] 张新民，沈自尹，王文健，等．补肾中药对生殖内分泌作用［J］．中医杂志，1995，36（11）：685-687．

[24] 王爱芹．实用中西医结合妇科学［M］．北京：北京出版社，1996：142．

[25] 张迎春，邵冬珊．中药人工周期疗法治疗不孕症研究进展［J］．吉林中医药，1991，（5）：39-40．

[26] 童南滨，党丽英．中药人工周期疗法的研究进展［J］．四川中医，2002，20（10）：15-17．

[27] 顾尽晖，史任杰．慢性功能性便秘从肾阳虚论治［J］．辽宁中医药大学学报，2010，12（1）：99-101．

[28] 国家中医药管理局．中医病证诊断疗效标准［S］．南京：南京大学出版社，1994：11．

[29] 刘银云，金小晶，丁曙晴．中医药治疗功能性便秘的研究进展［J］．湖北中医药大学学报，2012（1）：75-76

[30] 蔡云清，王惠娟，张旭，等．南京市区老年人便秘患病率及其与亚健康症状关系的调查［J］．中华老年医学杂志，2004，23（4）：267-269．

[31] 顾尽晖，史任杰．慢性功能性便秘从肾阳虚论治［J］．辽宁中医药大学学报，2010，12（1）：99-101．

[32] 国家中医药管理局医政司．24个专业105个病种的临床路径和治疗方案［D］．国家中医药管理局，2012．

[33] 蒲香蓉，武士锋，杨洪涛．中医药治疗便秘的研究近况［J］．长春中医药大学学报，2012（3）：565-567．

[34] 袁保，缪剑辉，杨静，等．功能性便秘中医文献研究[J]．长春中医药大学学报，2014，30（5）：910-912．

[35] 韦胤寰．中药治疗脾肾阳虚型便秘的进展情况［J］．世界最新医学信息文摘，

2014，14（23）：26-27.

［36］李楠，白宏英，娄季宇. 肉苁蓉制剂对阿尔茨海默病患者的脑保护作用［J］. 中国卫生标准管理，2015（20）：115-116.

［37］王晴. 肉苁蓉总苷胶囊治疗阿尔茨海默病的临床研究［J］. 海峡药学，2009，21（3）：103-104.

［38］王恩，黄勤，黄米武，等. 肉苁蓉总苷对阿尔茨海默病疗效观察［J］. 浙江中西医结合杂志，2011，21（10）：699-701.

［39］臧文举，张志军，顾媛媛. 补肾化痰益智方联合盐酸多奈哌齐片治疗阿尔茨海默病 20 例［J］. 中医研究，2016，29（12）：31-32.

［40］邵琦. 补肾健脾法治疗老年性痴呆（脾肾两虚型）的临床观察［D］. 河南中医药大学，2016.

［41］汪元浚，杨发满，刘冀，等. 复方苁蓉益智胶囊联合盐酸多奈哌齐治疗老年痴呆症的临床研究［J］. 辽宁中医杂志，2017，9：1929-1931.

［42］Zhu Z M，Zhou Y S，Ouyang J H. Analysis of 46 traditional Chinese medical compound for the treatment of senile dementia［J］. Hunan J Tradit Chin Med，2001，17（1）：60-61.

［43］吴松鹰，方素钦，梁晖. 苁蓉总苷胶囊治疗髓海不足型血管性痴呆的随机双盲对照研究［J］. 福建中医药，2004，35（4）：3-4.

［44］王瑛，安军民，樊兴土，等. 苁蓉总苷胶囊治疗血管性痴呆的Ⅱ期临床研究［C］. 肉苁蓉暨沙生药用植物学术研讨会，2005.

［45］安军明. 苁蓉总苷胶囊治疗血管性痴呆临床研究报告［C］. 肉苁蓉暨沙生药用植物学术研讨会，2005.

［46］张彦红，朱磊，梁伟雄. 苁蓉总苷胶囊治疗髓海不足型轻中度血管性痴呆 40 例［J］. 中医研究，2012，25（6）：41-44.

［47］倪凤元. 复方苁蓉益智胶囊治疗老年期血管性痴呆的临床观察［D］. 山东中医药大学，2015.

［48］李根祥，费玉娥，林勇. 复方苁蓉益智胶囊治疗血管性痴呆 60 例［J］. 医药导报，2013，32（8）：1035-1037.

［49］陈福勤，于海默，杨嘉颐，等. 复方苁蓉益智胶囊预防缺血性中风后认知损害的临床研究［J］. 北京中医药，2014，33（5）：330-333.

［50］张宪忠，高磊，焦静，等. 复方苁蓉益智胶囊对中风后轻度认知障碍患者脑血流及血管内皮功能的影响研究［J］. 世界中西医结合杂志，2015，10（4）：533-536.

［51］李旭阳. 支架成形术与复方苁蓉益智胶囊治疗血管性认知功能障碍的对比研究［J］. 中国实用医药，2015，10（10）：162-164.

［52］缪峰，党艳丽. 补肾化痰汤对血管性痴呆中枢神经递质 AD、NA、DA 的影响［J］.

陕西中医，2009，30（10）：1305-1306．

［53］ 缪峰，阮家安．补肾化痰汤治疗血管性痴呆59例［J］．陕西中医学院学报，2009，32（6）：30-31．

［54］ 徐冰，刘燕妮，闫咏梅．醒脑益髓汤治疗血管性痴呆临床研究［J］．长春中医药大学学报，2012，28（6）：975-976．

［55］ 王文超．补肾益脑汤治疗血管性痴呆临床研究［J］．中医学报，2012，27（8）：1014-1015．

［56］ 张允岭，高芳，陈志刚，等．中医综合干预对脑白质疏松轻度认知障碍患者认知功能、日常生活能力及周边症状的影响［J］．中医杂志，2010，51（9）：793-796．

［57］ 宋秀娟，林永坚，王丽娜，等．奥拉西坦联合复方苁蓉益智胶囊治疗脑白质疏松认知障碍的临床效果观察［J］．中国临床药理学与治疗学，2017，22（2）：184-189．

［58］ 陈华良，顾文芬．自拟肉苁蓉汤治疗习惯性便秘40例疗效观察［J］．云南中医中药杂志，2004，2（25）：22．

［59］ 邓鑫，王文娟．肾衰胶囊治疗慢性肾功能衰竭疗效观察［J］．陕西中医，2011，8（32）：953–955．

［60］ 尚军卫．补肺润肠汤治疗老年肺结核便秘72例［J］．中国民间疗法，2006，8（14）：30–31．

［61］ 吴长青．肉苁蓉能降血脂［J］．中医杂志，2003，1（44）：91．

［62］ 魏宝华．肉苁蓉临床应用琐谈［J］．中医杂志，2003，1（44）：91．

［63］ 郭华兰．肉苁蓉治疗口腔溃疡［J］．中医杂志，2003，1（44）：91．

［64］ 许泽典．肉苁蓉治疗慢性咽炎［J］．中医杂志，2003，2（44）：92．

［65］ 刘昭坤．肉苁蓉治疗老年尿血［J］．中医杂志，2003，2（44）：92．

［66］ 李仁生，周敬蓉．肉苁蓉治疗更年期综合征［J］．中医杂志，2003，2（44）：93．

［67］ 潘心海．重用何首乌、肉苁蓉治疗男性不育症40例临床观察［J］．诊治拾萃，1988（6）：43．

第六章

沙漠治理

数茨蓉

当你翻开中国地图，或打开手机地图，看到我国西北地区大片的沙漠，是否会让你陷入沉思？当你从电影或电视中看到沙漠里干枯的动物骨架和成片枯死的胡杨，你的心灵是否受到冲击？你是否想象过，如果一个人迷失在茫茫沙漠之中，将会感受如何？

全球沙漠和荒漠面积 4800 万平方千米，约占陆地总面积的 30%，威胁着 100 多个国家约 10 亿人口的生活与生存。中国是世界上荒漠化最严重的国家之一，荒漠化土地面积达 264 万平方千米，占国土面积的 27.5%，其中沙漠面积达 80.9 万平方千米，涉及人口约 1.1 亿人，是我国扶贫的重点区域之一。因此，沙漠治理、实现沙区科学发展一直是我国政府和沙区人民的重要工作，同时，也是全球性的重要工作。

# 第一节　沙漠变绿洲，数千年的中国梦

## 🗻 沙漠，人类面临的巨大自然危害

沙漠亦称"沙幕""大漠"，指地面完全被沙所覆盖，干旱缺水，植物稀少的地区，是干旱气候和大风作用下形成的自然地貌。唐朝诗人王维的"大漠孤烟直，长河落日圆"和岑参的"穷荒绝漠鸟不飞，万碛千山梦犹懒"等诗句形象描绘了沙漠的寂静落寞景象，很多人对沙漠的认识可能就是从这些脍炙人口的诗句开始。

沙漠与平原、丘陵、高山、海洋、湖泊等构成了地球上的自然地貌，也是地球上丰富的自然生态的组成部分。在人类出现以前的数百万年，甚至更长，沙漠早已是沙漠，蓝天无云、烈日普照，沙尘狂飚、遮天蔽日，年复一年，按其自然规律永远更替着，无所谓"灾害"与"危害"。

自从出现了人类，而且不断地向沙漠、荒漠地区挺进，沙漠的"灾害"与"危害"才得以体现。沙漠的危害有多大？塔克拉玛干沙漠、古丝绸之路上 2000 年前曾是繁华都市或重镇的楼兰古城遗址、尼雅遗址、安迪尔遗址、喀拉墩遗址等等无数的遗址，以及巴丹吉林沙漠中西夏王朝时期曾经繁华一时的黑城遗址，如今只有深埋沙中的残垣断壁和半掩沙中的破烂的木头；还有曾经面积达 12000 平方千米的中国第二大咸水湖——罗布泊，到 20 世纪 70 年代彻底干涸，成为全球闻名的"地球之耳"，罗布泊的干涸，固然有人为因素，但河流的自然改道以及风沙的不断侵袭还是发挥了主要的作用。(图 6.1~ 图 6.5 )

时至今日，沙漠仍然严重威胁沙区人民。没有在沙区生活过的人，对沙漠的印象一定非常美好，尤其是金秋到沙漠观光，阿拉善的英雄会，额济纳的金色胡杨，轮南数十万亩成片的胡杨林，夕阳下弯月形阴阳分明的金色沙梁，以及沙梁上结队行走的驼影，一定会留下难以忘怀的美好回忆。这些都是沙漠最美好的一面。你一定没有经历过排山倒海的沙尘暴滚滚而来，伸手不见五指，睁开眼时，面前的一切全埋沙中；你一定没有经历过

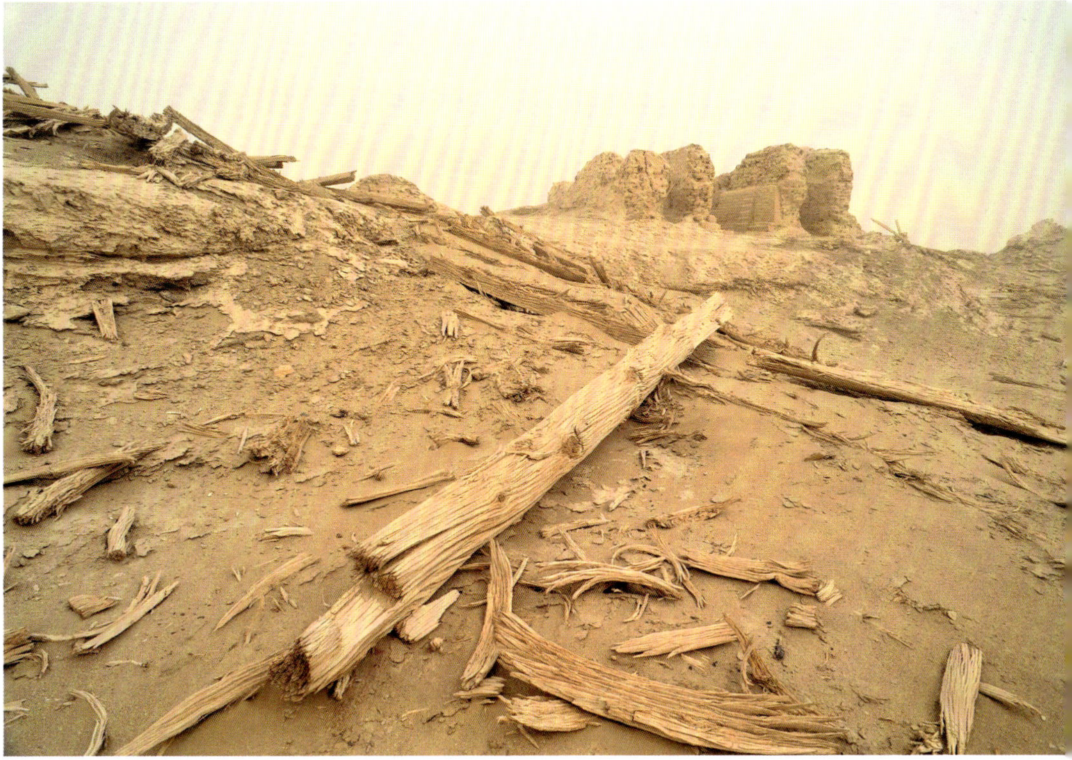

图 6.1　楼兰古城遗址（摄影：张良）

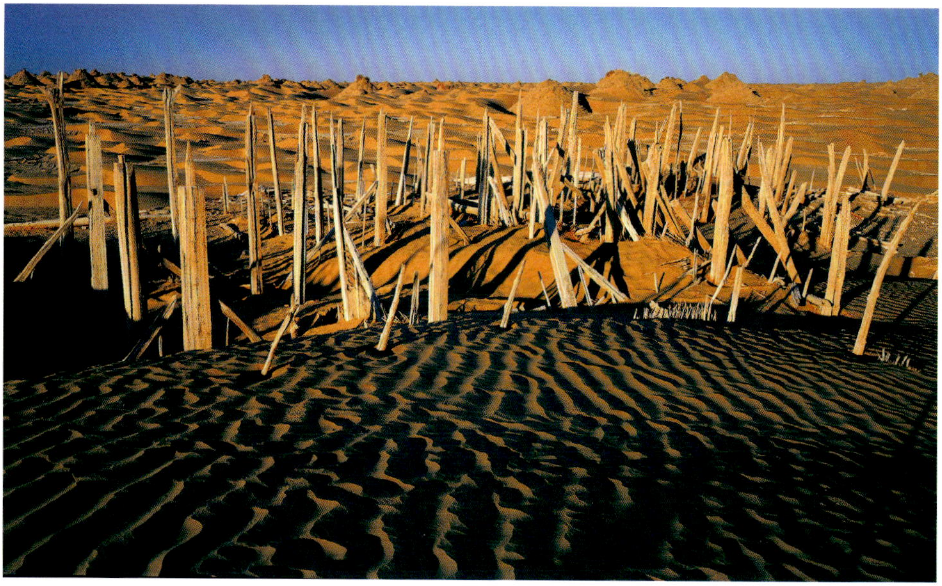

图 6.2　尼雅遗址（摄影：张良）

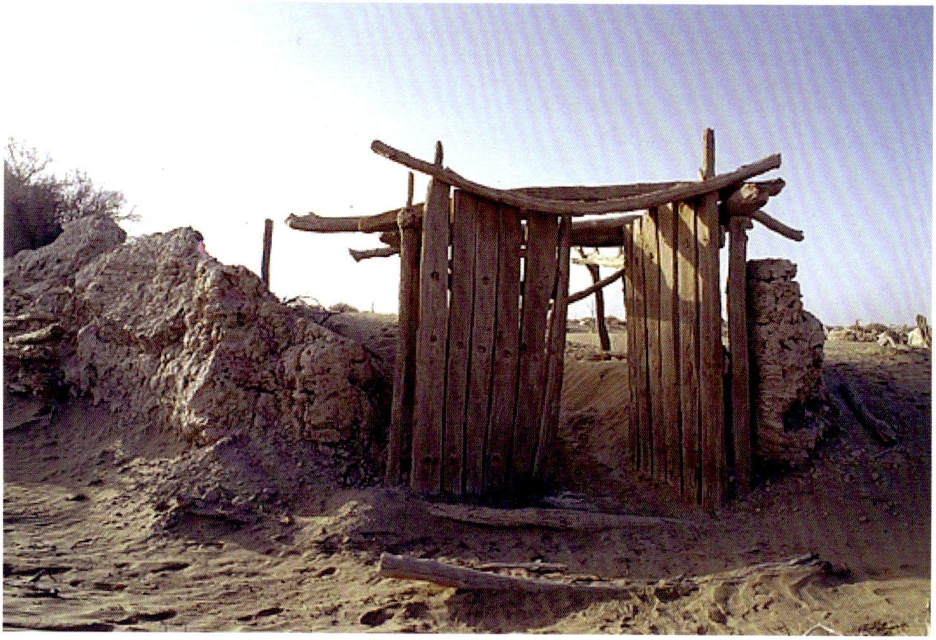

图 6.3　安迪尔遗址（摄影：张良）

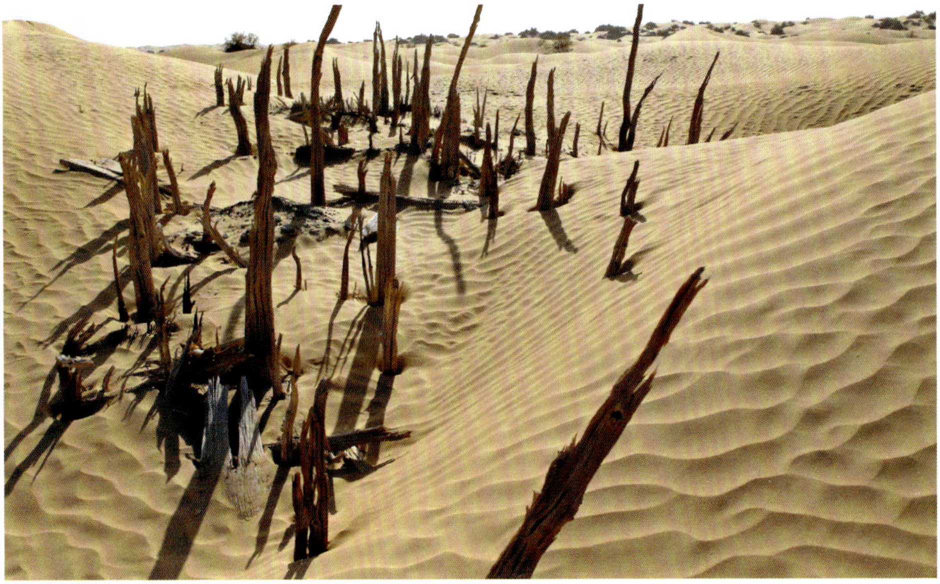

图 6.4　喀拉墩遗址（摄影：刘辉）

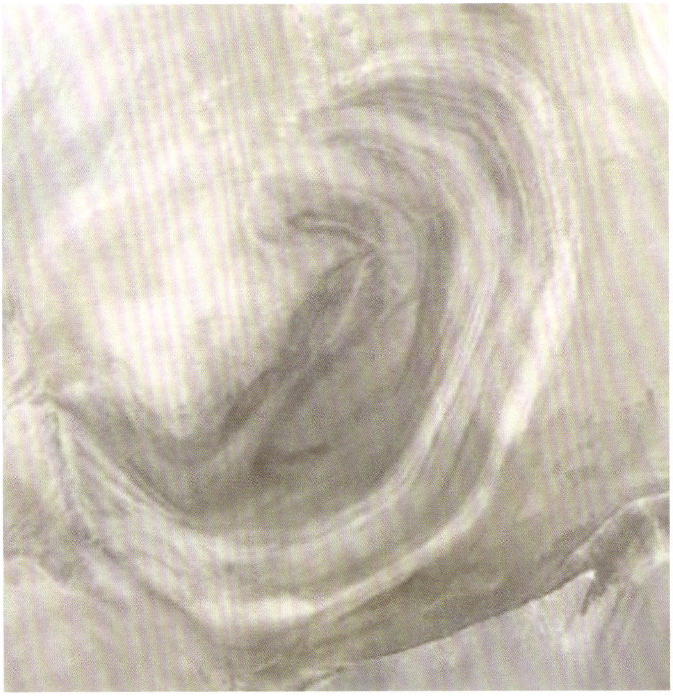

图 6.5　地球之耳——干涸的罗布泊（来源：百度地图）

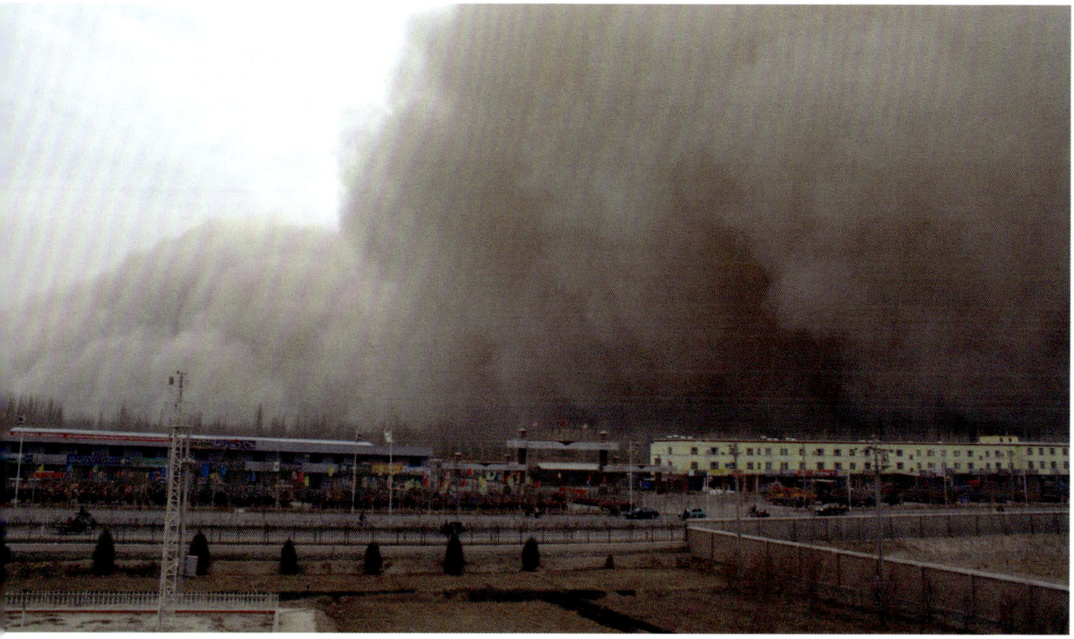

图 6.6 　于田县特大沙尘暴

连续一周昏天黑地，出门一转，满脸都是沙土，满嘴都是沙子，吃什么都是沙土的味道；你一定没有经历过，干旱的沙漠骤然一场暴雨，身边汪洋一片，道路全被冲断。

新疆和田地区地处昆仑山北麓、塔克拉玛干沙漠南缘，总面积 24.78 万平方千米，其中山地占 44.5%，平原占 55.5%。平原中，沙漠占 74.6%，戈壁占 15%，绿洲仅占 10.4%，是典型的沙漠、荒漠地区。2018 年全地区户籍总人口为 253.05 万人，其中维吾尔族占总人口的 97%。由于恶劣的地理环境和气候条件，在国家实施全面脱贫攻坚之前，和田地区所辖 7 县均为国家级贫困县。由于地处我国最大的沙漠南缘，和田地区最主要的自然灾害就是沙尘，每年沙尘天气 220 天以上，其中浓浮尘天气在 60 天左右。据统计[1]，和田地区每年的平均沙尘暴天数，20 世纪 60 年代为 30.3 天，70 年代为 22.5 天，80 年代为 21.3 天，90 年代为 13.7 天，2000 年至 2005 年为 12.9 天。"和田人民苦，一天半斤土，白天吃不够，晚上还得补。"一句老少皆知的顺口溜，道出了千百年来和田人民饱受沙尘危害之苦。（图 6.6）

内蒙古的阿拉善盟，地处内蒙古最西部，总面积 27 万平方千米，辖区内拥有巴丹吉林、腾格里和乌兰布和三大沙漠，沙漠面积 8.84 万平方千米，戈壁面积 9.1 万平方千米，沙漠和戈壁占全盟总面积的 66.4%，是除新疆部分地区外，沙漠和戈壁面积占比最大的地区。全盟 2018 年常住人口 25 万人，其中蒙古族占 28%。在国家实施全面脱贫攻坚之前，阿拉善盟所辖的阿拉善左旗、右旗和额济纳旗均为国家级贫困县（旗）。据统计[2]，阿拉善地区沙尘暴的年平均发生日数，20 世纪 60 年代 15.7 天，70 年代 17.5 天，80 年代以后开始明显下降，至 90 年代进入低谷期，年均为 6.3 天。尽管阿拉善每年爆发的沙尘暴相比新疆部分地区的沙尘暴天数要少很多，但阿拉善地处华北地区尤其是北京的西北，其沙尘暴的影响力和危害性比新疆的沙尘暴要大得过，华北地区大的沙尘暴多数来源于阿拉善，或蒙古国的沙尘暴经阿拉善"补充"后再到达华北地区，甚至我国长江以南，更有甚者漂洋过海，到达韩国和日本。（图 6.7）

　　和田地区和阿拉善盟沙尘暴的发生，仅仅是沙漠危害的 2 个例子，这种情况在全国所有的沙漠地区都是一样的发生。1993 年 5 月 4 日至 6 日，

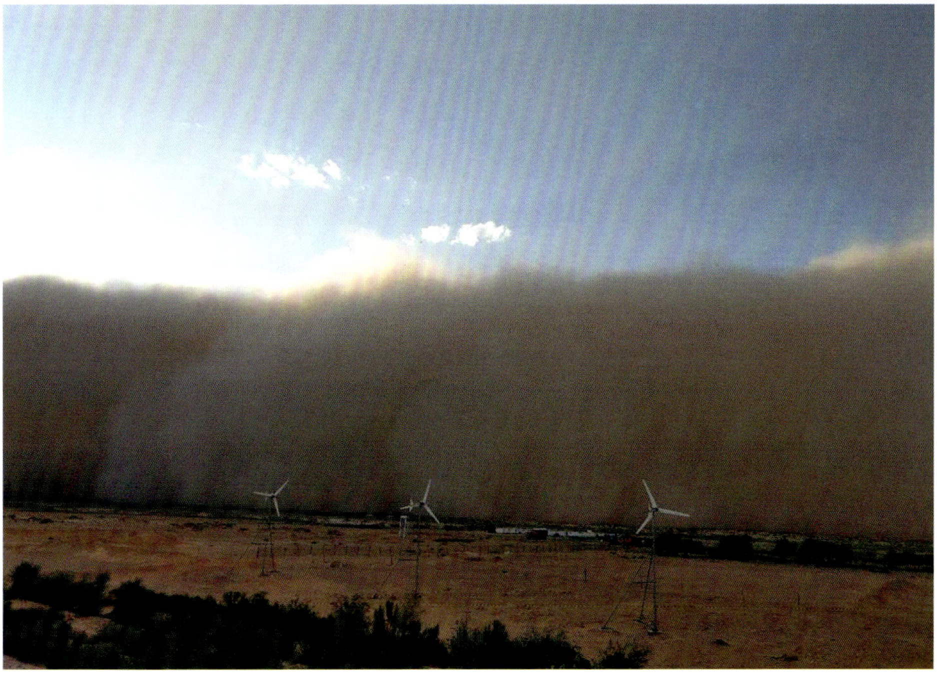

图 6.7　阿拉善特大沙尘暴（田永祯提供）

在我国新疆、甘肃、内蒙古、宁夏四省区爆发的特大沙尘暴，造成 85 人死亡、264 人受伤、31 人失踪，12 万头（只）牲畜死亡和丢失，农作物受灾面积达 37 万公顷，其中绝产或严重减产的为 11 万公顷，刮断刮倒电杆 6021 根，毁坏房屋 4412 间，估计直接经济损失达 7.25 亿元[3]。1998 年 4 月 15 日至 22 日，在我国北方地区连续发生了两次特大强沙尘暴，4 月 16 日沙尘暴与降水过程相遇，北京下了"泥雨"，沙尘暴甚至跨过长江，影响到南京，其中，新疆受灾人口达 156 万，农作物被毁 46.1 万亩，牲畜死亡 11.09 万头，毡房、住房被倒塌或受损 1.2 万多座，2347 千米邮政线路被损坏，3468 千米渠道被淤积，直接经济损失达 3.22 亿元[4]。中国是世界上受沙漠化威胁最为严重的国家之一，近 4 亿人直接或间接受到荒漠化问题的困扰，我国每年因荒漠化问题造成的生态和经济损失近千亿元，严重影响了我国生态安全和社会经济可持续发展，防沙治沙和遏制土地沙漠化始终是我国政府和人民的头等大事。

## 治沙，人类永不停息的工程

自古以来，人类就认识到沙漠与沙漠化的危害，因此，与沙漠和沙漠化战斗是永无止境的工程。著名的楼兰古国，公元前 176 年以前建国，公元 630 年消亡。在 800 多年的历史中，始终在与沙漠战斗，并颁布过迄今为止发现的世界上最早的环境保护法律，终因孔雀河下游的多次改道以及战争等多方面原因，神秘消失。北京大学已故历史地理学家王北辰教授曾经对古代西域南道即现今的塔克拉玛干沙漠东南沿线若羌、且末、民丰、于田、和田的绿洲变迁、古代遗址等进行了详细的现场考察，并参照历代文史古籍，对古代西域南道的绿洲和城镇进行了考证，认为两千年来，和田以东的绿洲、城镇是在逐渐增多而不是逐渐减少，这说明历史上新疆各族人民群众在与沙漠斗争中，不断取得了胜利，总的趋势是前进而不是后退，是胜利而不是失败[5]。这从侧面说明了人类历史上在治理沙漠方面取得的成就。

我国开展有组织的大规模荒漠化治理，是在新中国成立以后[6]。1949 年中华人民共和国成立之初，中央政府成立林垦部，组建冀西沙荒造林局。1950 年由国务院牵头成立治沙领导小组，在陕西榆林成立陕北防护林场。

20 世纪 50 年代末，防沙治沙工作空前高涨，在陕西、榆林和甘肃民勤等沙区，首次实现了飞播造林种草实验。1959 年，中国科学院组织对我国的大部分沙漠、沙地及戈壁开展了综合科学考察，建立了 6 个综合试验站及数十个中心站，初步形成我国北方沙漠观测、科研和试验平台。60 年代中期至 70 年代中期，由于受"极左"思想影响，我国治沙事业受到严重阻碍，并且由于大规模的开荒垦地，造成各地生态环境急剧恶化，沙漠化问题日趋严重。改革开放以后，1978 年国务院正式批复"三北"防护林体系建设工程，开启了我国重大生态保护工程建设序章。20 世纪 90 年代，我国防沙治沙工作快速发展，并不断完善，1991 年国务院出台了《1991—2000 年全国防沙治沙规划纲要》《关于治沙工作若干政策措施的意见》等相关文件，防沙治沙已经纳入国家可持续发展规划。2001 年 8 月 31 日，第九届全国人民代表大会常务委员会通过了我国首部防沙治沙法——《中华人民共和国防沙治沙法》，并于 2002 年 1 月 1 日起施行，将防沙治沙纳入法制轨道，奠定了依法治沙的基础。此后，国务院出台了一系列防沙治沙相关文件和发展规划，有效地促进了全国防沙固沙和荒漠化治理，取得了巨大的成效。

河北塞罕坝，一片"黄沙遮天日，飞鸟无栖树"的荒漠沙地。1962 年，一批有志青年挺进高原荒丘植树造林，以坚忍不拔的斗志和永不言败的精神，在极其艰苦的条件下，经过半个多世纪、三代人的拼搏，将荒原改造成为百万亩林海，成为国家级森林公园、5A 级旅游胜地和守卫京津的重要生态屏障。塞罕坝林场建设者们的感人事迹，被习近平总书记誉为"塞罕坝精神"。塞罕坝，从"水草丰沛、森林茂密、禽兽繁集"的皇家狩猎之所，到清政府 1863 年开围放垦逐渐沦为高原荒漠，再到新中国成立后的植树造林、恢复生态，使塞罕坝再次回到林海蔽日、水草丰美的高原胜地，短短的一个半世纪，演绎了"过度开垦—全面荒漠化—生态治理—恢复生态"的土地荒漠化与荒漠化治理全过程（图 6.8）。

说起沙漠治理，人们无不想起中国四大沙地之一的毛乌素。饱受千年风沙之苦的陕西榆林人民从 20 世纪 50 年代开始在毛乌素沙漠大力兴建防风林带，种植各类灌木和草本植物，抱定"宁肯治沙累死，也不让风沙欺负死"的坚定信念，涌现了一大批沙漠治理和植树造林英雄，至今，沙化土地治理率已达 93.24%，千年沙漠即将消失[7]。

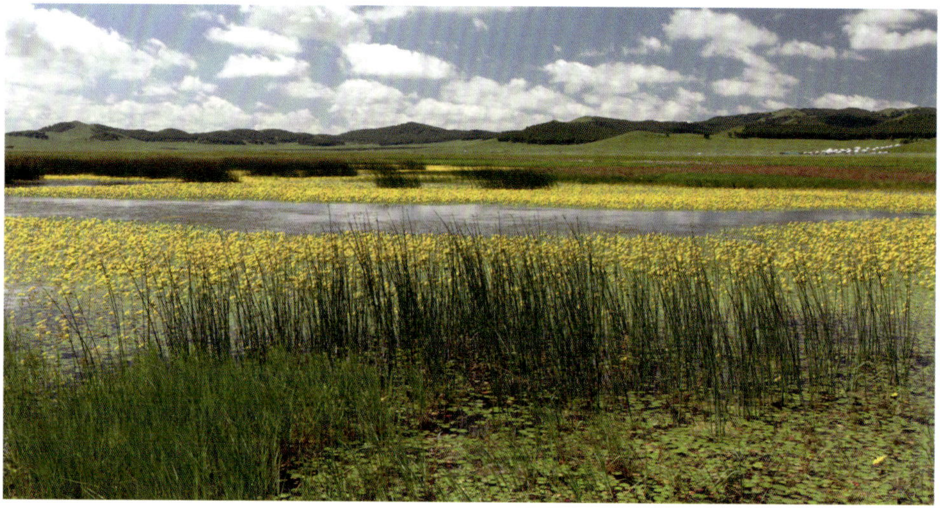

图 6.8　塞罕坝林区

离北京最近的中国第七大沙漠库布齐沙漠，位于内蒙古鄂尔多斯高原北部、黄河河套"几"字弯西北角南侧，长 400 千米，宽 50 千米，面积约 1.39 万平方千米，沙丘高 10~60 米，就像一条黄龙横卧在鄂尔多斯高原北部、黄河河套南岸。不仅严重威胁着黄河安全，而且也是北京沙尘暴的重要源头。

为了治理这条"黄龙"，20 世纪 50 年代后期至 60 年代，中国科学院就组织考察，并组建巴盟治沙综合试验站。1979 年，中国林科院与内蒙古林科院一起，在库布齐沙漠东北部从事以林为主的区域生态治理与开发。1988 年，以亿利资源集团为龙头的一批企业进入库布齐沙漠，开启沙漠治理与沙产业发展相结合的现代沙漠治理工程，经历了"被动治沙造林、主动治沙造林、理想化治沙造林、理性化合理化治沙造林、科学化规模化治理造林"五个阶段[8]；根据不同地理环境和条件，结合生态治理和沙产业发展，实施了"植物—工程治沙模式、综合固沙林防护模式、复合套种模式、沙产业模式、光伏产业模式、恩格贝模式、川路切割分区治理模式、风水梁模式"等综合治理和可持续发展模式[9]。

至今，库布齐 1/3 沙漠已披上绿装，昔日"风起沙舞袭千里，沙暴过后楼半截"的不毛之地，如今已成为重要生态旅游基地（图 6.9~ 图 6.11）。

库布齐沙漠的治理经验，已成为全球沙漠综合治理的典范，库布齐也成为"国际沙漠论坛"的永久会址（图6.12）。

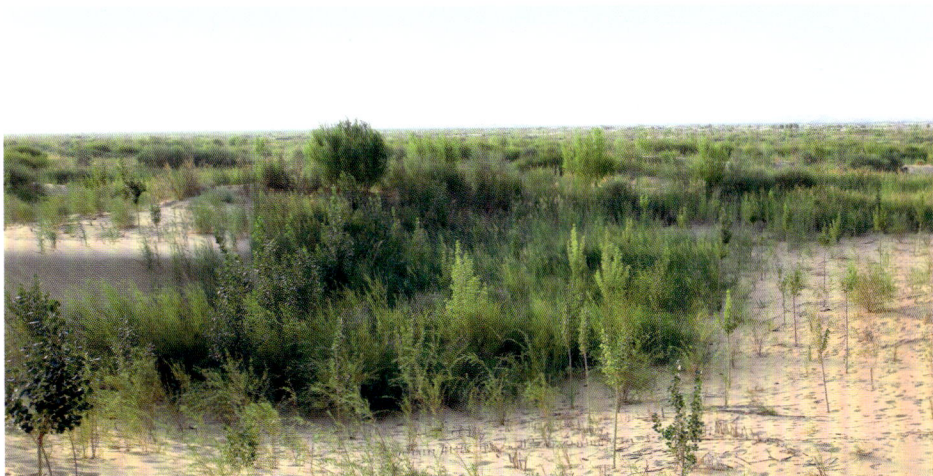

图 6.9 治理后的库布齐沙漠一角

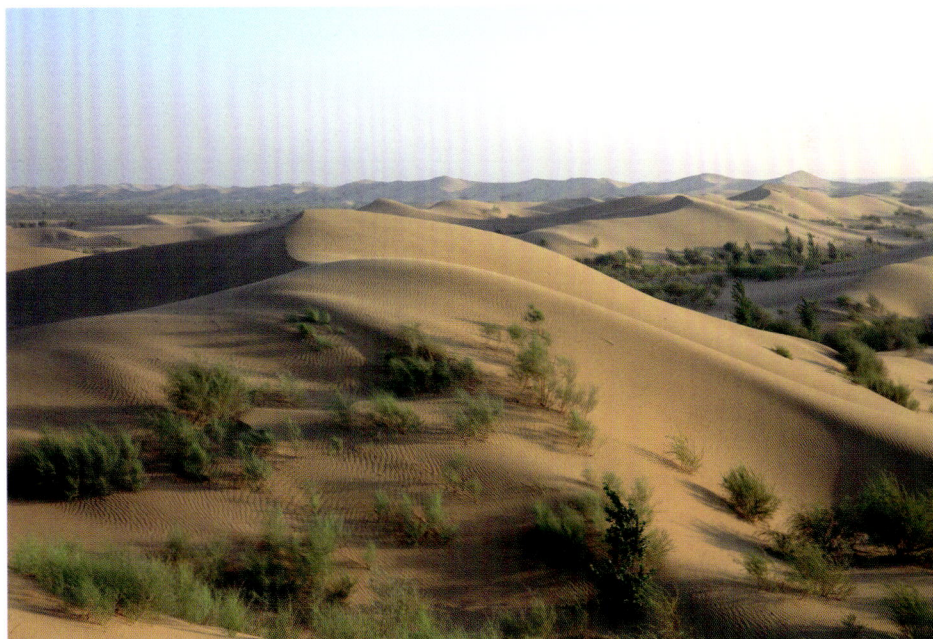

图 6.10 治理后的库布齐沙漠——沙山也已逐渐披绿

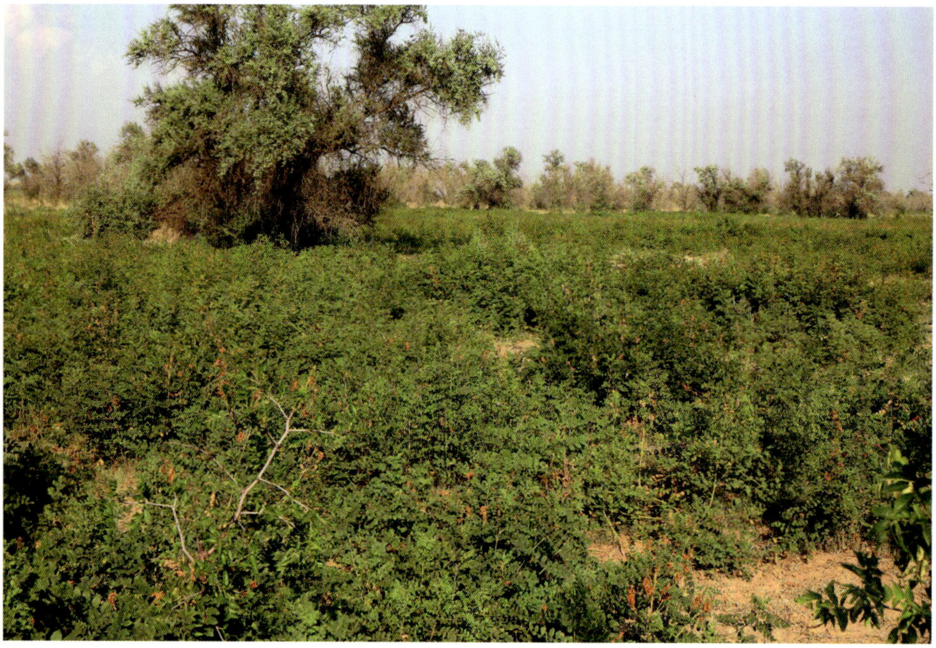

图 6.11 库布齐甘草种植基地

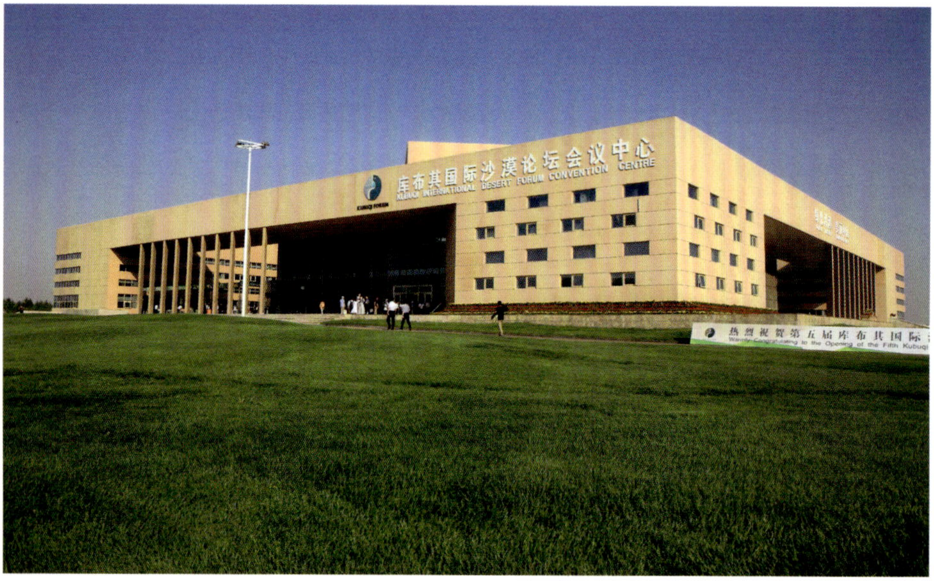

图 6.12 库布齐"国际沙漠论坛"永久会址

从塞罕坝到毛乌素、库布齐，中国沙漠治理的奇迹不断上演，成为全球沙漠治理的典范。

190

# 第二节　肉苁蓉生态产业，可持续治理沙漠新模式

就沙漠而言，我国不是面积最大的国家，面积最大的塔克拉玛干沙漠也只是世界上第十大沙漠和第二大流动沙漠，但我国人民的勤劳、智慧和勇敢创造了世界沙漠治理的奇迹，是世界上治理沙漠经验最丰富、方法最多、效果最好、治理面积最大的国家。塞罕坝、毛乌素和库布齐只是三个面积较小、自然条件较好的沙地和沙漠治理典型案例，而塔克拉玛干、古尔班通古特和阿拉善三大沙漠（巴丹吉林、腾格里和乌兰布和）的治理，更体现了我国科学家和沙区人民的智慧与精神。当你从新疆轮台南前往民丰县城，500千米沙漠公路两侧郁郁葱葱的防护林带，贯穿广袤的塔克拉玛干沙漠，一定让你震撼！当你去参加阿拉善的英雄会，一路上灌木丛起伏，自然景色优美，你是否曾想过已置身于腾格里沙漠。

## 🏜 生态与产业结合，可持续治理沙漠的最高境界

数千年来，我国人民创造了一系列沙漠治理的方法，尤其是新中国成立后，对沙漠开展了长期的监察和研究，实施了一系列科学治沙工程，取得了巨大的成效。

目前，沙漠治理的主要方法是植树造林，建设防风林；种植灌木、草本植物，改善生态环境；编织草方格、沙障，固定流沙。这些方法，治沙效果很好，但缺乏经济效益或经济效益很低，通常是政府出钱立项，沙区群众缺乏主动治沙的积极性，即使项目实施了，也缺乏后期的有效管理，尤其是编织草方格和沙障，这是我国创造的治沙技术，短期效果很好，已在全球推广，但几年后就会腐烂失效，需要不断更新（图6.13~图6.15）。近年来，通过发展甘草、黄芪、北沙参等适合干旱沙漠的中草药种植，提高了经济效益。然而，这些药材的种植需水量较大，在严重干旱的沙区难以实施；而且药材采收后仍然暴露沙土，达不到可持续治理沙漠的目的。

因此，寻找一种需水量少、经济效益高、能形成特色沙漠生态产业的可持续治理沙漠方法和模式是一个关键问题。

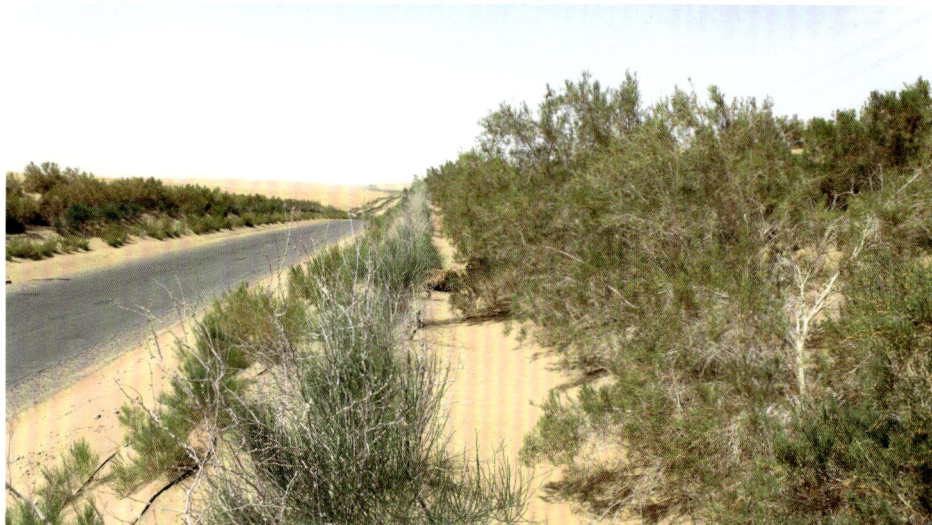

图 6.13　塔克拉玛干沙漠公路生态屏障

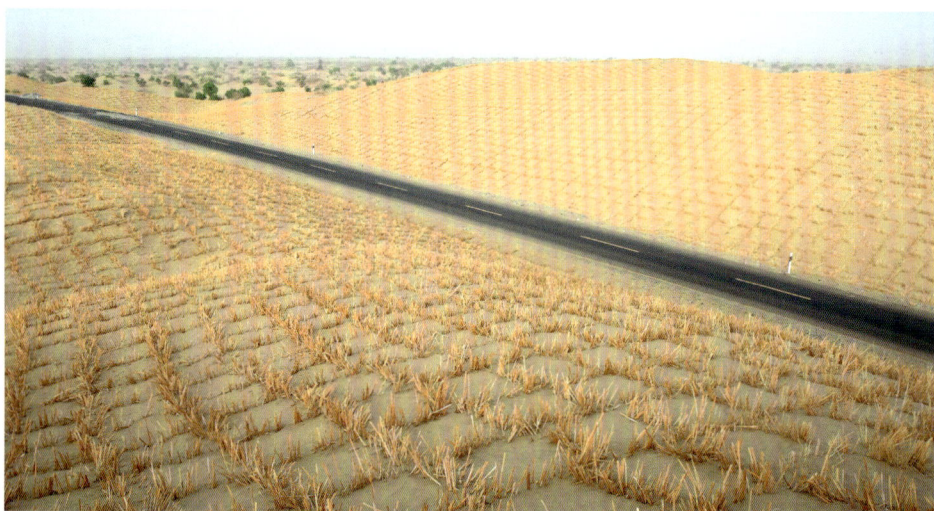

图 6.14　草方格治沙模式

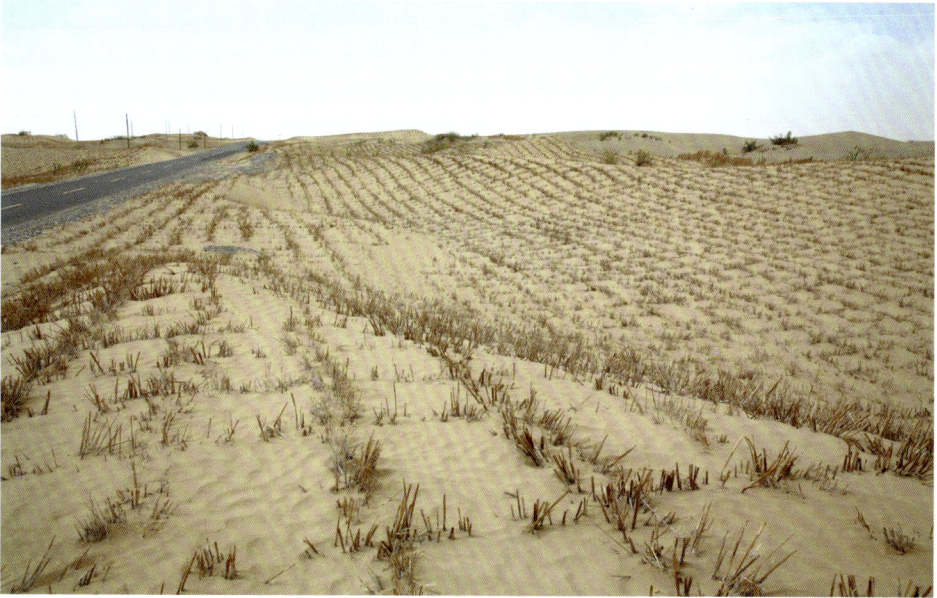

图 6.15　草方格腐烂后的状况（三年）

## 肉苁蓉，生态与产业完美结合的沙区瑰宝

肉苁蓉为名贵补益中药，具有提高性功能、抗疲劳、抗老年痴呆症和帕金森病、抗抑郁、延长健康寿命、提高免疫功能、保肝、通便等功效。随着我国人口老龄化和全民健康意识的改变，特别是肉苁蓉已被列入"食药物质"目录，肉苁蓉的市场需求量迅猛增长。

肉苁蓉属植物是沙漠和荒漠寄生植物，寄生在沙生植物的根部。作为中药肉苁蓉使用（《中国药典》收载）的肉苁蓉属植物有 2 种，即荒漠肉苁蓉 Cistanche deserticola Y. C. Ma 和管花肉苁蓉 Cistanche tubulosa（Schenk）Wight。

荒漠肉苁蓉自然分布于内蒙古西部、甘肃北部和新疆北疆地区的沙漠中，寄生于藜科植物梭梭 Haloxylon ammodendron（C. A. Mey.）Bunge 的根部。梭梭为著名的沙漠先锋植物，如果有机会到内蒙古西部的阿拉善沙漠或新疆北部的古尔班通古特沙漠，可以看到沙漠中长得比较高（一般 1m 以上）、树枝茂盛、没有叶子（叶退化为膜质）的灌木，基本上都是梭梭（图

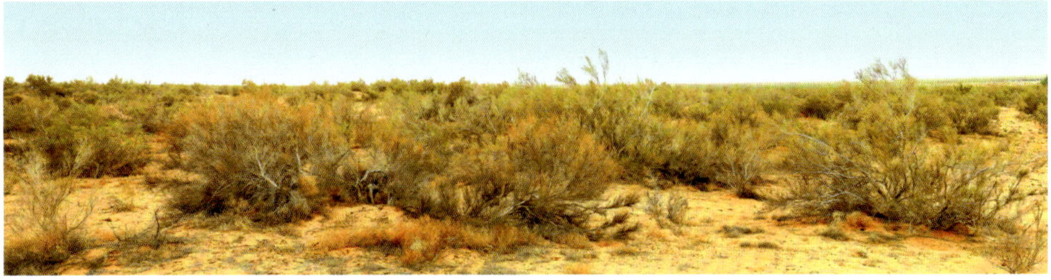

图 6.16　内蒙古阿拉善左旗天然梭梭林

6.16，图 6.17）。梭梭为国家二级保护植物，是温带荒漠中生物产量最高的植被类型之一。在年降雨量只有几十毫米的干旱沙漠中可蔚然成林，被誉为"沙漠中的英雄"。梭梭为最好的固沙植物之一，其根系可达数十米（图6.18），既能耐旱、耐寒、耐热、抗盐碱、防风固沙、遏制土地沙化、改良土壤、恢复植被，又能使周边沙化草原得到保护，在维护生态平衡上起着不可比拟的作用。作为"沙漠英雄"，梭梭的种子有其独特的萌发能力。秋天，梭梭果实成熟后，飘落在茫茫沙漠之中，到了第二年春天，只要一下雨，梭梭的种子遇水 2~3 小时后，即可萌发生根，这也是沙漠植物数百万年进化的结果，否则，一年几十毫米的降雨量，它永远没有生根、发芽、生长的机会。但是，如果雨太小，梭梭种子萌发生根后，根还没有接触到下面含水量较多的沙层，水就没有了，梭梭就会"吊死"。这也是梭梭自然繁殖能力很弱的原因之一。

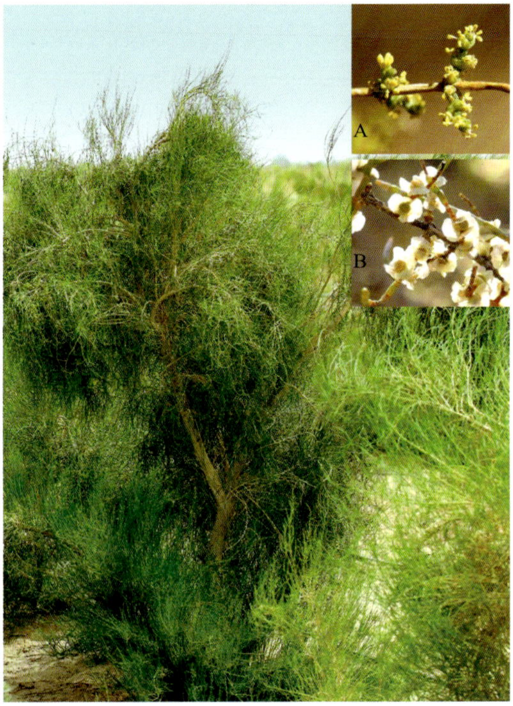

管花肉苁蓉自然分布于新疆南疆的塔克拉玛干沙漠及其周围地区，寄生于柽柳属 *Tamarix* 植物的根部，几乎所有

图 6.17　梭梭植株
A. 花序；B. 果序

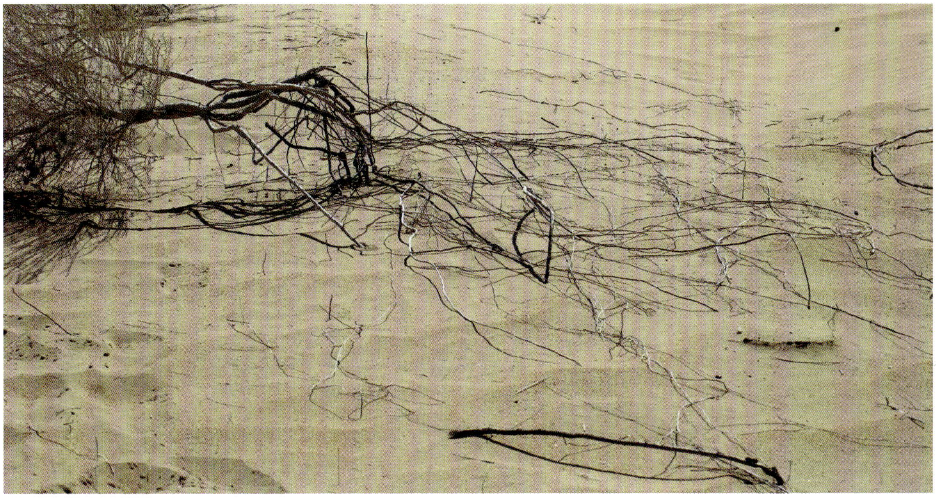

图 6.18　流沙上生长的梭梭（示发达的根系）

柽柳属植物的根部都能寄生管花肉苁蓉。柽柳属植物，老百姓称其为"红柳"，因其嫩枝呈红色而得名。我国有柽柳属植物约 20 种，分布最广、最常见的是中国柽柳 *Tamarix chinensis* Lour.，从东北到华北、华中、华东，甚至华南地区，都可以见其倩影。由于其形似柏树的优美身姿，是园林绿化中的重要树种，尤其在一些古庙中，你可见到数百年甚至千年的柽柳古树。在沙漠里比较适合接种管花肉苁蓉的柽柳属植物是多花柽柳 *Tamarix hohenackeri* Bunge 和多枝柽柳 *Tamarix ramosissima* Ledeb.。

　　柽柳属植物是一类既耐旱、耐盐碱、耐寒，又耐涝的植物，从极端最低气温零下 40℃、年降水量仅几十毫米的西北沙漠、荒漠，到山东、江苏沿海重盐碱的滩涂湿地都可很好地生长。同一种柽柳，如多花柽柳、多枝柽柳，主要生长在沙漠、荒漠等干旱土壤，但当沙漠被淹、变成湿地后，照样生长很好。柽柳属植物还是典型的泌盐植物，本身具一套泌盐腺体，能将吸收到体内的盐类通过泌盐腺体从叶面排泄到体外，是盐碱地改良的优选树种。所以，柽柳是一种非常神奇的植物，什么样的环境都能适应。在塔克拉玛干沙漠，看到沙漠里一堆堆小山包似隆起的土堆，上面生长的灌木就是柽柳。柽柳发达的根系保护了沙土，周围的沙子不断被狂风吹走，生长柽柳的土堆就会越来越高，有些高达 20 多米。因此，柽柳是一种很好的固沙植物。（图 6.19~ 图 6.23）

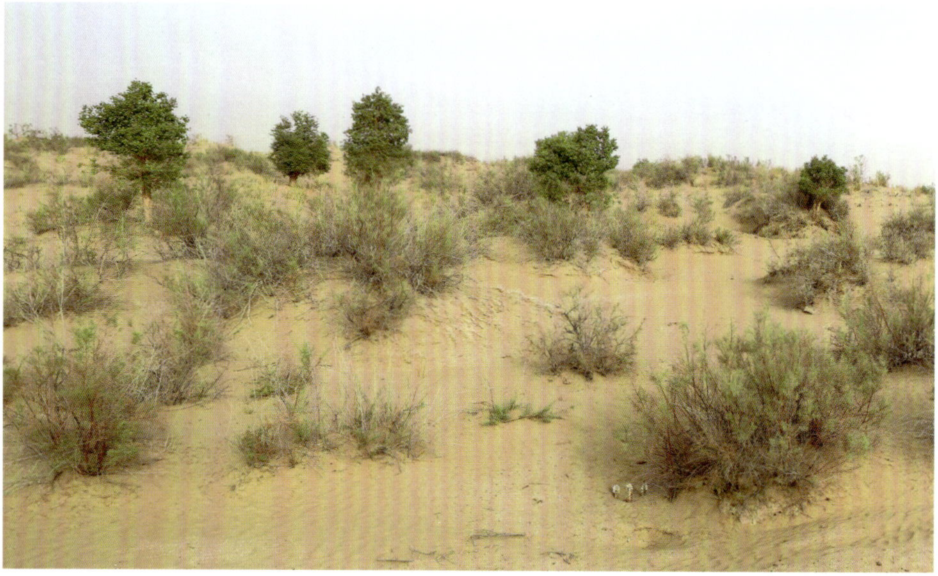

图 6.19　塔克拉玛干沙漠的天然柽柳林

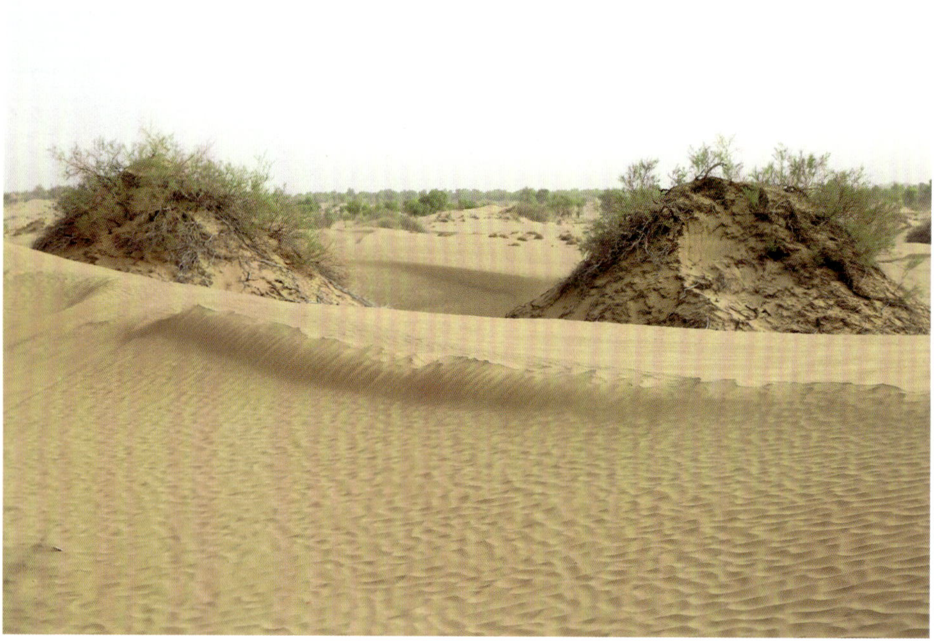

图 6.20　塔克拉玛干沙漠中独特的柽柳堆

图 6.21 屠鹏飞与百年中国柽柳合影
（武当山太子坡）

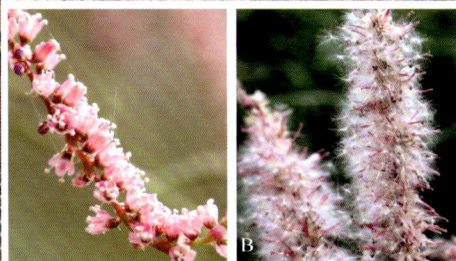

图 6.22 多花柽柳——春夏之交花红絮白独吐艳

A. 花序；B. 果序

图 6.23 金秋十月柳朱杨黄相得益彰

肉苁蓉属植物的肉质茎含水量很高，但是喜欢干旱、通气的沙质土壤。土壤含水量太高，肉苁蓉不仅容易腐烂、发生冻害，而且有效成分含量也容易降低。因此，肉苁蓉属植物最适合在沙漠中种植。

种植肉苁蓉，必须先在沙漠上种植寄主植物梭梭或柽柳；种植梭梭和柽柳，实质上治理了沙漠。肉苁蓉的生长完全依赖于寄主植物，只要寄主植物能够健康生长，肉苁蓉就能健康生长。梭梭和柽柳都是极其耐旱、耐盐碱、耐热、抗性很强的固沙植物，它们的根系非常发达，长度能够达到数十米，一般来说，第一年浇 3~4 次水，第二年浇 1~2 次水，三年以后基本上不用浇水，就能够自然生长。目前肉苁蓉有两种种植模式，在新疆等水资源相对丰富的地区，采取以生产肉苁蓉为主要目的的规范化种植模式，荒漠肉苁蓉亩产鲜药材达到 100~500kg，管花肉苁蓉亩产鲜药材达到 100~2000kg；在内蒙古阿拉善盟等缺水干旱地区，采取以沙漠治理为主要目的的仿野生种植模式，荒漠肉苁蓉亩产鲜药材在 20~40kg。因此，根据不同种植模式和目前鲜药材的价格，肉苁蓉的每亩年收入在 400~7000 元。种植肉苁蓉，消耗的劳动力成本和水都很少，按照每吨水产生的经济效益和每工劳动力产生的经济效益计算，肉苁蓉都是沙区农业中效益最好的作物，被沙区人民戏称为"懒人作物"。

作为名贵中药材和食药同源中药，肉苁蓉的产品链、加工链和产业链都很长，从简单加工的鲜药材、干药材、饮片、鲜切片、茶（切丝）、提取物等产品，到技术含量稍高的糕点、饮料、糖果等食品以及各种配方、剂型和功能的保健食品，再到各类药品，肉苁蓉可以根据不同的生产条件和资金实力，开发不同档次的产品，建设不同的生产企业。随着社会人口老龄化和"健康中国 2035"的实施，肉苁蓉一定会形成一个大市场。

因此，肉苁蓉及其寄主植物的种植，是实现可持续治理沙漠最理想的项目；肉苁蓉生态产业是沙区生态与产业完美结合的最理想产业。

## 🏔 肉苁蓉种植，濒危寄生植物人工栽培的奇迹

作为根寄生植物，肉苁蓉的生长方式非常独特。南朝陶弘景在《本草经集注》中记载："多马处便有，言是野马精落地所生。"清代汪绂《医林纂

要探源》曰："肉苁蓉……要亦发于蕴热之气，如菰蕈之类耳。"时至今日，仍有很多人一说起肉苁蓉，都以为这是一种与中药茯苓相似的"真菌"。由于寄生植物生长的独特性，历史上，其人工种植在全世界都无先例。

20世纪80年代，随着我国改革开放、经济发展和人民生活水平的提高，中药材需求量快速增加。肉苁蓉作为寄生植物，自然繁殖和更新能力很弱，加上长期乱采滥挖，野生资源已濒于枯竭，市场和临床严重缺货，价格不断上涨。1985年，肉苁蓉主产区的内蒙古阿拉善盟医药公司负责收购肉苁蓉药材的职工戈建新同志认识到肉苁蓉资源的紧缺和价格的昂贵，开始萌发了人工接种的想法。在中国药材公司的支持下，阿拉善盟医药分公司在吉兰泰梭梭保护区建立了"肉苁蓉栽培试验场"，戈建新担任场长，开始了肉苁蓉人工接种试验。戈建新根据其对野生肉苁蓉生长的认识，采集了荒漠肉苁蓉的种子，将其撒在梭梭的根部，第二年挖开沙土检查，发现居然在梭梭根上长出几个白白、幼嫩的小肉苁蓉。为了提高接种率，他凭借着自己对根寄生植物寄生机制的朴素认识，将沙漠中淹水后形成的"焦土片"垫在肉苁蓉种子的接种穴下面，将梭梭的根放在上面，再在上面撒上肉苁蓉的种子，确实一定程度上提高了肉苁蓉的接种率。1988年春天，第一批人工接种肉苁蓉出土，戈建新在《光明日报》上发布消息，宣告肉苁蓉人工接种成功[10]。1990年10月，刚开始从事"肉苁蓉类药材生药学研究"的北京大学药学院博士后屠鹏飞到了"阿拉善盟医药公司肉苁蓉栽培试验场"。由于兴趣相投，两人一见如故，决定联合开展肉苁蓉的栽培技术研究。第一次在试验场工作的2周时间里，屠鹏飞对肉苁蓉的寄生过程进行了现场调查研究，对戈建新提供的相关资料和信息进行了梳理，总结出第一张"肉苁蓉生长发育周期图"，并收集了大量的野生肉苁蓉和栽培肉苁蓉的样品，进行形态组织学、化学成分、药理作用等分析和比较研究。此后，屠鹏飞每年春天和秋天来到试验场，与戈建新等一起，开展肉苁蓉的栽培技术研究，发展了"种子块"等接种技术，提高了接种率。但由于经费短缺和管理等方面问题，该栽培试验场于1994年基本关闭。

1989年，新疆中药民族药研究所李佳政研究员和中科院新疆沙漠土壤生物研究所的刘铭庭研究员在中科院设在新疆策勒县的治沙站利用院内的柽柳，进行了管花肉苁蓉的人工接种试验，并于 1992 年获得成功[11]。1992年，屠鹏飞在于田县调查和研究管花肉苁蓉生物学特性期间，陪同李佳政研究员到策勒县治沙站检查了管花肉苁蓉的人工接种情况。此后，刘铭庭又在新疆于田县进行面积扩大的管花肉苁蓉栽培试验。在于田县研究管花肉苁蓉栽培技术期间，屠鹏飞教授与刘铭庭研究员就管花肉苁蓉的栽培技术进行了广泛而深入的交流。

由于寄生植物寄生机制的复杂性，早期肉苁蓉人工种植的接种率很低，发展的"种子块""种子纸"等接种方法尽管一定程度上提高了接种率，但接种效率低、成本高，不适合大面积推广。为了全面提升肉苁蓉的栽培技术，1996 年，屠鹏飞邀请中国农业大学的郭玉海教授、阿拉善盟林业治沙研究所的田永祯研究员、上海交通大学的李晓波教授，组成多学科、产学研结合的团队，系统研究了肉苁蓉及其寄主梭梭和柽柳的生物学基础，发现当年采集的肉苁蓉种子处于休眠状态，必须通过低温层积等措施打破种子休眠状态，才能萌发、寄生；肉苁蓉种子能够发出信号物质诱导寄主毛状根向种子生长，种子能够接收寄主根的信号，启动萌发程序；氟啶酮溶液能够诱导肉苁蓉种子萌发，建立种子萌发率测定方法和种子质量标准；建立并推广了秋天接种、第二年秋天采收的栽培模式，有效防治了冻害，提升了药材质量；研制了接种机械、采收和接种一体化机械以及丸粒化种子，实现接种、采收机械化；在本草考证的基础上，系统分析和比较了荒漠肉苁蓉、管花肉苁蓉及其野生品和栽培品的化学成分、药理作用和安全性，建立了肉苁蓉的质量标准，并将管花肉苁蓉作为肉苁蓉的基原植物收入 2005 年版《中国药典》，为管花肉苁蓉的大规模种植奠定法律基础。经过一系列系统、深入的研究工作，建立了以生产药材为主要目标的"荒漠肉苁蓉和管花肉苁蓉高产稳产种植技术"和以治理沙漠为主要目标的"荒漠肉苁蓉和管花肉苁蓉生态种植技术"，并进行大规模推广，创造了国际上寄生植物人工大面积种植的奇迹（图 6.25~图 6.31）[12, 13]。肉苁蓉高产稳产规范化生产技术见图 6.24。

| 规范化生产流程 | 关键控制点和技术参数 |
|---|---|

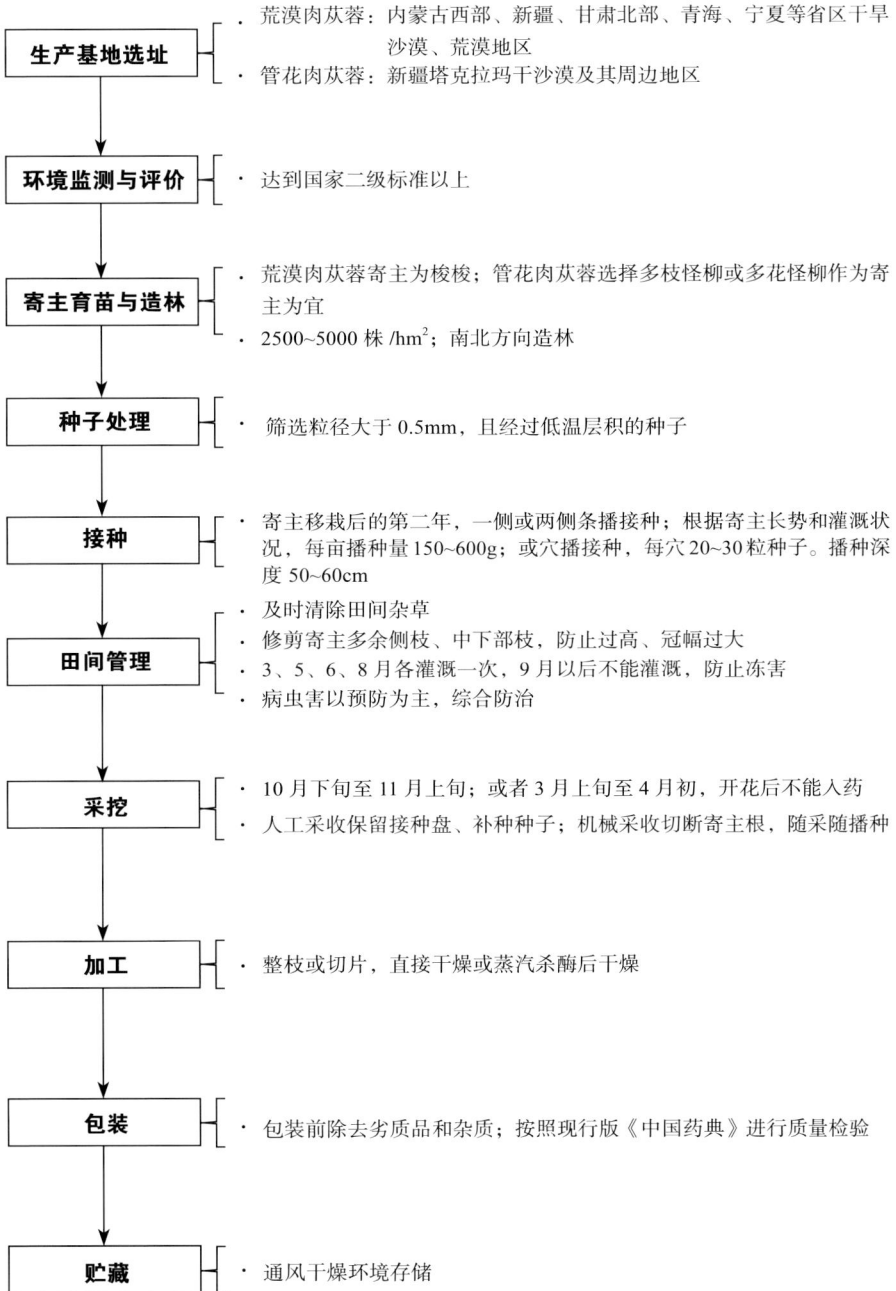

**生产基地选址**
- 荒漠肉苁蓉：内蒙古西部、新疆、甘肃北部、青海、宁夏等省区干旱沙漠、荒漠地区
- 管花肉苁蓉：新疆塔克拉玛干沙漠及其周边地区

**环境监测与评价**
- 达到国家二级标准以上

**寄主育苗与造林**
- 荒漠肉苁蓉寄主为梭梭；管花肉苁蓉选择多枝怪柳或多花怪柳作为寄主为宜
- 2500~5000 株 /hm²；南北方向造林

**种子处理**
- 筛选粒径大于 0.5mm，且经过低温层积的种子

**接种**
- 寄主移栽后的第二年，一侧或两侧条播接种；根据寄主长势和灌溉状况，每亩播种量150~600g；或穴播接种，每穴 20~30 粒种子。播种深度 50~60cm

**田间管理**
- 及时清除田间杂草
- 修剪寄主多余侧枝、中下部枝，防止过高、冠幅过大
- 3、5、6、8 月各灌溉一次，9 月以后不能灌溉，防止冻害
- 病虫害以预防为主，综合防治

**采挖**
- 10月下旬至11月上旬；或者3月上旬至4月初，开花后不能入药
- 人工采收保留接种盘、补种种子；机械采收切断寄主根，随采随播种

**加工**
- 整枝或切片，直接干燥或蒸汽杀酶后干燥

**包装**
- 包装前除去劣质品和杂质；按照现行版《中国药典》进行质量检验

**贮藏**
- 通风干燥环境存储

图 6.24　肉苁蓉高产稳产规范化生产技术流程图

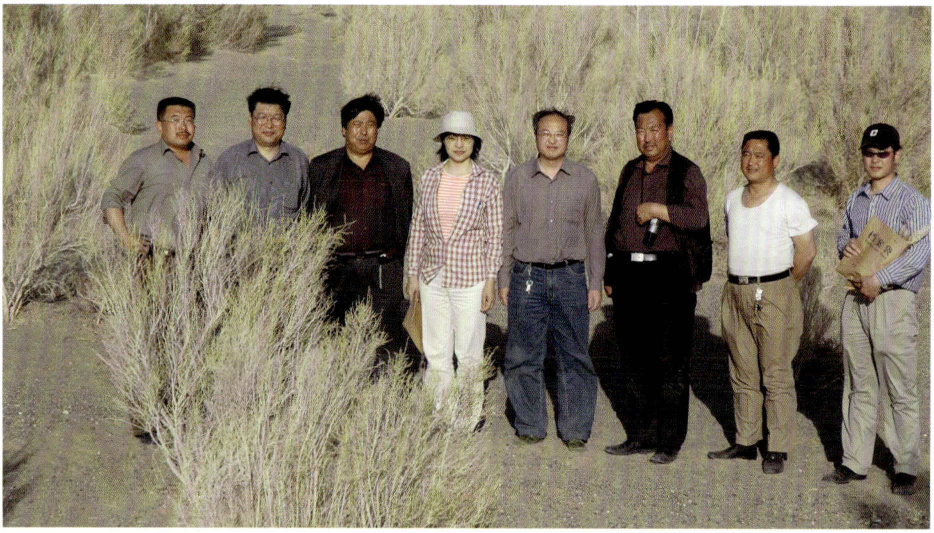

图 6.25　肉苁蓉研究团队成员在试验基地合影（2005 年 5 月，阿拉善右旗）

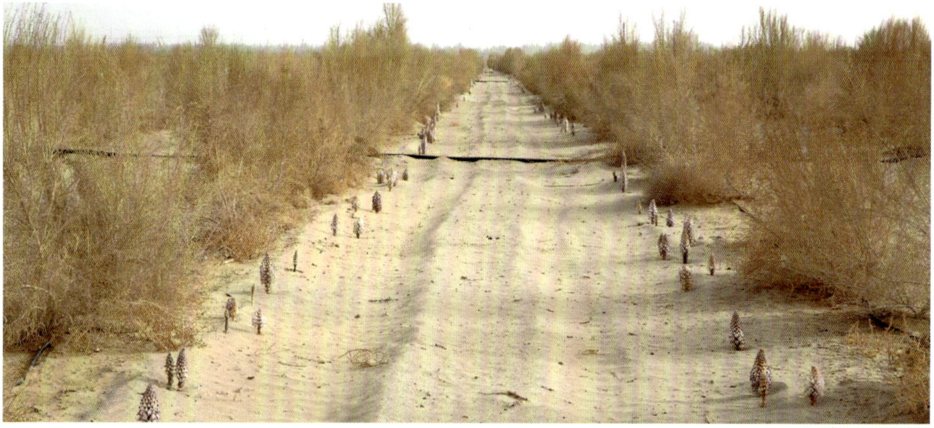

图 6.26　荒漠肉苁蓉规范化栽培基地花期场景

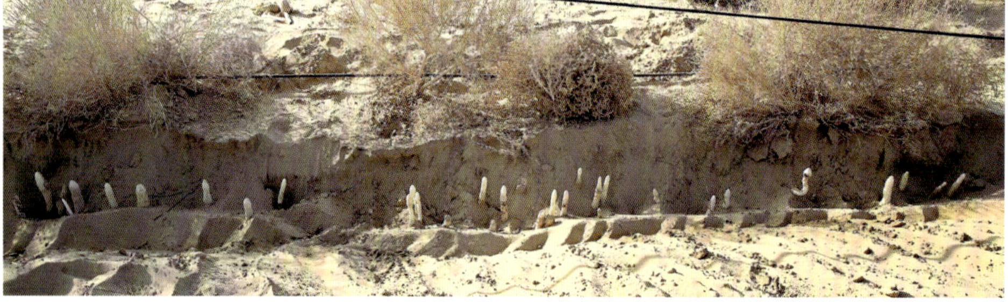

图 6.27　荒漠肉苁蓉规范化栽培基地秋收场景

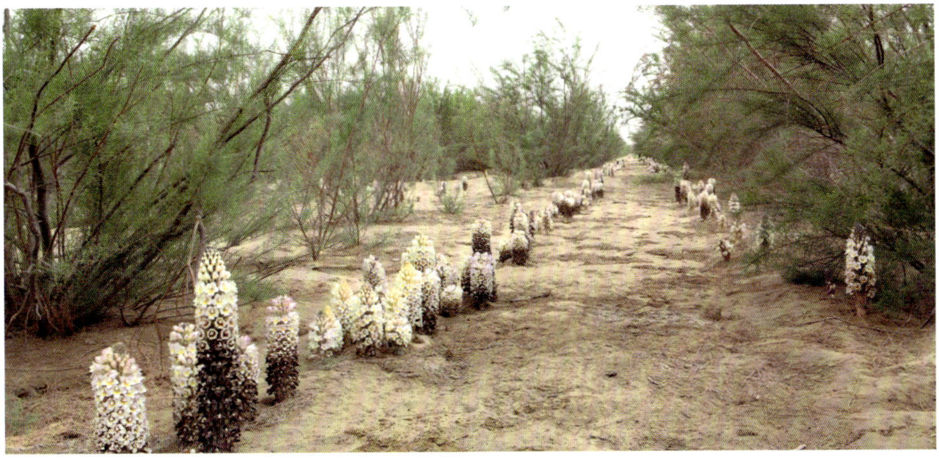

图 6.28　管花肉苁蓉规范化栽培基地花期场景

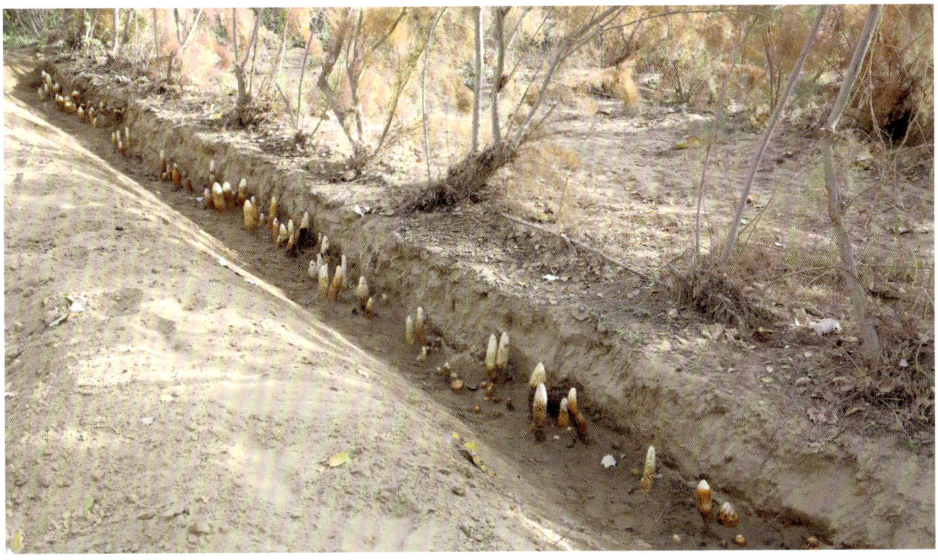

图 6.29　管花肉苁蓉规范化栽培基地秋收场景

　　肉苁蓉生态种植的生产流程与高产稳产规范化生产技术相似，但寄主梭梭或柽柳的造林密度大大降低。一般等距离造林，株行距 4.0m×6.0m；宽窄行造林，株距 3m，行距宽行 8m，窄行 3m。造林后第二年（新疆南疆等气温较高地区）或第三年（内蒙古西部、新疆北疆等气温较低地区），以穴播方式接种肉苁蓉，每穴播种量 20~30 粒种子；一般寄主每株接种 1 穴，生长时间长、长势旺盛的寄主，每株可接种 2~4 穴。造林后前三年，视旱情和寄主生长状况，适量浇水；第四年开始，水位较高土地基本不需要浇水。

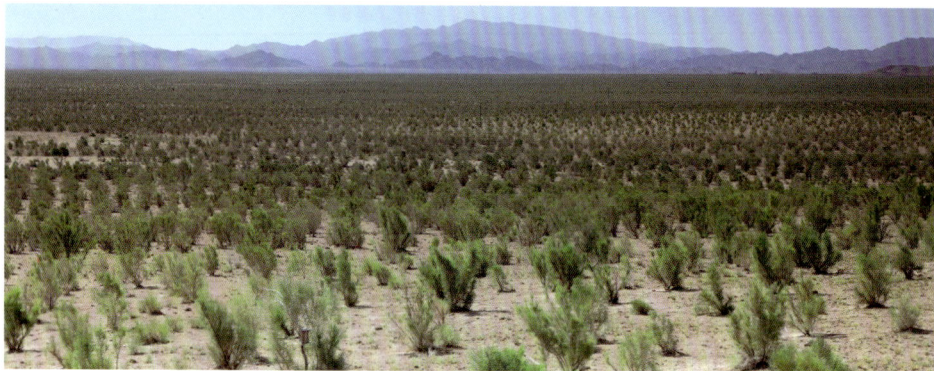

图 6.30　荒漠肉苁蓉及其寄主梭梭生态种植基地（内蒙古阿拉善左旗）

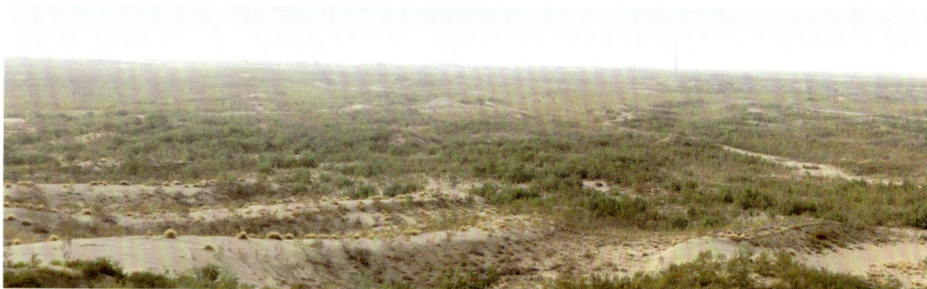

图 6.31　管花肉苁蓉及其寄主柽柳生态种植基地（新疆于田县）

## 多管齐下，中药材生产技术推广的创新模式

长期以来，我国农业基本处于以家庭为单位的小农经济时代，农作物优良品种和农业技术的推广难度很大，尤其是与农作物相比，规模小得多的中药材生产技术的推广更是难上加难。当然，这种状况不仅仅是农业和中药行业存在的问题，也是当前中国各行各业普遍存在的问题。希望今后科研成果能为国家和社会发展多做点贡献，不要一头扎进"论文"，再也出不来了。

肉苁蓉分布在西北边陲的沙漠、荒漠地区，而且多数是少数民族聚居地区。20 世纪 90 年代，要在这些地区推广肉苁蓉的栽培技术，可谓是举步维艰。刚开始时，当地群众根本不相信这种寄生植物还能人工种植。但在屠鹏飞及其团队成员不畏艰辛，永不言败，在失败中总结，在摸索中提高；以及他们的博士生、硕士生，在沙漠中一待就是2、3年，在西北茫茫沙漠中摸爬滚打了二十多年后，创建了一套"多管齐下"的中药材种植技术推广特色模式，在此做一介绍，供农林和中药材等生产技术推广的科技人员借鉴和参考。

### 1. 定期召开学术研讨会，全面提高地方政府与农牧民对发展肉苁蓉生态产业的认识

20世纪90年代后期，随着肉苁蓉栽培技术的基本成熟，项目组开始重点在内蒙古阿拉善盟和新疆和田地区推广荒漠肉苁蓉和管花肉苁蓉的种植技术，但推广难度非常大。屠鹏飞充分地认识到这一点，并积极与当地的领导和政府部门沟通。

在初期肉苁蓉生态产业发展的推动上，必须感谢原阿拉善苁蓉集团公司和北京九汉天成。两公司为了解决药品的原料问题，同时也促进公司的可持续发展，决定推动阿拉善盟肉苁蓉大规模种植，并投入了大量的资金。就如何推动肉苁蓉生态产业发展，两公司和屠鹏飞经过多次商议，决定在阿拉善左旗举办"肉苁蓉国际学术研讨会"，邀请全球从事肉苁蓉研究和产业发展的科技人员和企业家共聚阿拉善，并邀请肉苁蓉产区的领导参加会议，研讨肉苁蓉产业发展问题，提高地方政府对肉苁蓉生态产业发展的认识和信心。

在大家的精心策划和组织下，2000年5月，首届"肉苁蓉国际学术研讨会"在北京和阿拉善两地召开。为更好宣传肉苁蓉，提升会议影响力，会议在北京举行了开幕式和一天的大会报告，然后到肉苁蓉的主产地阿拉善举行会议报告、产业发展论坛和肉苁蓉资源实地考察。时任北京大学常务副校长、医学部主任韩启德院士，中国药学会副理事长、北京大学药学院教授、天然药物及仿生药物国家重点实验室主任张礼和院士，日本富山医科药科大学教授、著名生药学家难波恒雄先生，中国药学会中药和天然药物专业委员会主任委员杨峻山教授，以及学界和产业界48位代表参加了会议。在阿拉善期间，当地政府各部门以及部分农牧民代表近百人参加了

会议。这次会议取得了非常好的效果，不仅交流了肉苁蓉相关科研成果，商讨了肉苁蓉产业发展思路，而且与会代表尽管长期研究肉苁蓉，多数都是首次看见实地生长的肉苁蓉，亲身体会到沙漠环境的恶劣性，充分认识到我国政府提出的"退耕还林，退牧还草"的紧迫性和建立肉苁蓉规范化栽培基地、保护野生资源的重要性。

2002 年 5 月，"第二届国际肉苁蓉暨沙生药用植物学术研讨会"在管花肉苁蓉主产地新疆和田召开，掀起了新疆南疆地区发展肉苁蓉生态产业的高潮。此后，每两年便在肉苁蓉的主产地包括阿拉善、和田、磴口、武威、铁门关等召开一次研讨会，至今已连续召开了 12 届研讨会，参会代表由首届的 48 人，增加到第六届以后的 200 多人。该会议在国外也产生了深远影响，已成为国际肉苁蓉业界和沙产业领域品牌会议，对肉苁蓉生态产业的发展发挥了重要的推动作用。

## 2. 建立肉苁蓉栽培示范基地，让当地农牧民亲身体会种植肉苁蓉的生态效益和经济效益，并为推广肉苁蓉栽培技术提供示范

为做好肉苁蓉栽培技术的推广工作，2001 年，项目团队利用阿拉善盟林业治沙研究所的人工梭梭林，建立了第一个荒漠肉苁蓉栽培示范基地，此后，基地通过不断扩建和发展，面积达到 1.8 万亩。2013 年，项目组又在新疆于田县建立了 2000 亩荒漠肉苁蓉高产稳产规范化栽培示范基地。

2002 年，杏辉天力（杭州）药业有限公司与北京大学中医药现代研究中心、新疆于田县人民政府联合，在于田县建立了第一家专业从事肉苁蓉生态产业发展的公司"和田天力沙生药物开发有限公司"，并建立了 2000 多亩管花肉苁蓉高产稳产规范化栽培示范基地；随着通过公司加农户的模式，将示范基地扩展到 5000 亩，并通过原国家食品药品监督管理总局的 GAP、安利纽崔莱和有机食品等论证，成为和田地区管花肉苁蓉生态产业发展的龙头企业和样板基地。（图 6.32，图 6.33 ）

项目组利用这些示范基地，组织地方政府相关人员和农牧民现场参观，介绍肉苁蓉的栽培技术以及能够产生的生态效益和经济效益，为肉苁蓉栽培技术的推广和生态产业发展发挥很好的示范作用，同时，也成为地方政府展示特色生态产业的样板。

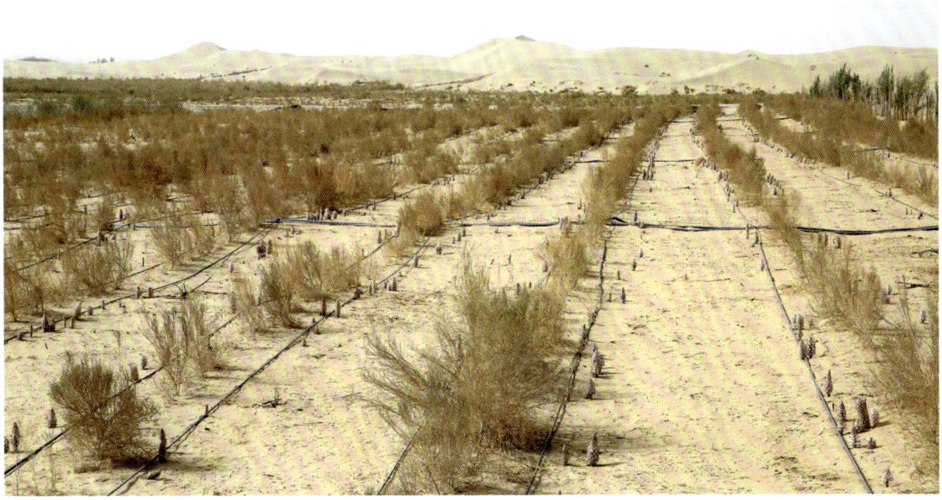

图 6.32　荒漠肉苁蓉高产稳产规范化栽培示范基地

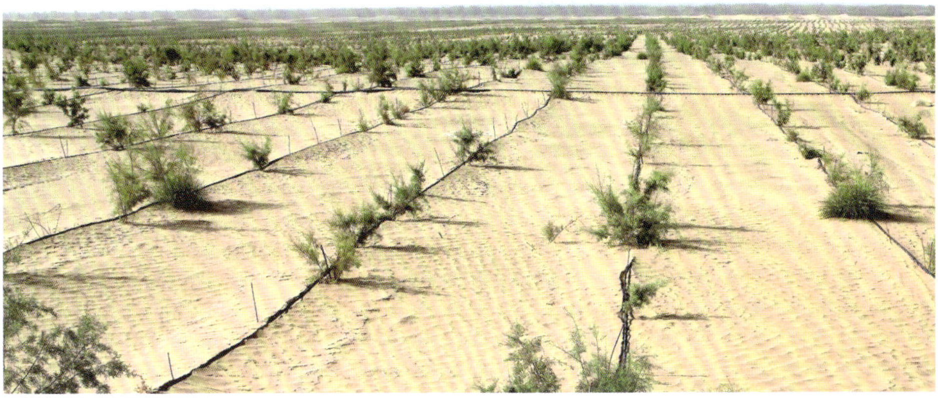

图 6.33　管花肉苁蓉高产稳产规范化栽培示范基地

### 3. 编写肉苁蓉栽培技术教材，免费举办多种形式的培训班，提高地方科技人员、种植户和农牧民的肉苁蓉栽培技术

　　项目组组织专家编写出版了《肉苁蓉栽培技术丛书》一套，包括《荒漠肉苁蓉及其寄主梭梭栽培技术》《管花肉苁蓉及其寄主柽柳栽培技术》和《荒漠肉苁蓉栽培技术手册》，并根据新疆民族地区的实际问题，编写了维语版的《管花肉苁蓉及其寄主柽柳栽培技术》讲义，免费发放给农牧民。该丛书由于需求量大，进行了再版，共向全国肉苁蓉主产区免费发放教材

4000 余册。

利用国家有关项目，在阿拉善盟、于田县、北京大学、中国农业大学举办管理和技术人员培训班 5 期，为地方培训管理和技术人员 200 多人。利用各乡镇、村集中培训、田间地头现场培训等多种形式，培训农牧民 6000 余人次。培训班的举办，不仅培养了一大批肉苁蓉生态产业发展的地方科技人员和懂技术的农牧民，而且还发挥了很好的宣传和动员作用，大大提升了农牧民发展肉苁蓉生态产业的积极性，取得了很好的效果。

### 4. 打造紧密合作的"院所＋政府＋企业＋农户"的中药材生产和推广模式，在西部民族地区的中药材生产发展中发挥了重要作用

在我国西部地区，尤其是新疆，发展农业、推广农业相关技术，政府的组织作用非常重要，项目组充分认识到这一点，与地方政府形成了很好的配合和默契。首先项目组主动为地方引进专业从事肉苁蓉种植和产业发展的企业，如和田天力沙生药物开发有限公司、新疆帝辰生物医药科技有限公司、和田北达苁蓉生物科技有限公司、甘肃荒漠肉苁蓉有限公司等，一方面协助地方政府解决招商引资问题，另一方面也解决肉苁蓉产业化问题。地方政府也为肉苁蓉栽培技术研究和推广提供了诸多支持，如新疆于田县免费提供土地 2300 亩，并负责路、水、电管网建设，建立了北京大学、中国农业大学、于田县政府肉苁蓉试验基地，由于田县林业站派人负责基地的日常管理和维护，大力支持了科研单位的工作。相关企业负责肉苁蓉的收购、加工和销售，解决种植户药材销售的后顾之忧。

在政产学研多方的共同努力下，肉苁蓉产业得到了快速发展，肉苁蓉的寄主梭梭和柽柳的栽培面积也发展很快，时至 2012 年，新疆和田地区的柽柳种植面积达到 40 多万亩，阿拉善盟梭梭种植面积达到 100 多万亩，但肉苁蓉的产量一直没有上来，出现了"只有面积，没有产量"的尴尬局面。为此，项目组进行了认真的调研，发现市场上的种子存在着很大的问题，未成熟种子和掺假种子充斥市场；种子价格昂贵，农牧民为了节省成本，未按要求播种量下种；且未按照相关要求进行田间管理和药材采收。

为全面提升肉苁蓉种植产量和质量，提升肉苁蓉生态产业效益，由屠鹏飞负责，以北京大学为牵头单位，于田县林业站、中国农业大学、中国

科学院新疆生态与地理研究所为参加单位，申请并获得国家科技惠民计划项目的支持，对于田县 9 万亩原有基地的柽柳进行全面的更新和修复，新建基地 8 万亩；利用种子基地的种子和部分收购种子，免费为农牧民提供优质种子 9 吨，价值约 2500 万元；制定详细的种植规范，并要求种植户必须严格执行。项目于 2012 年 7 月获批，2013 年正式实施。2014 年 5 月，第一批接种的管花肉苁蓉出土开花，场面非常壮观；2014 年 10 月进行了首批大规模采收，5000 亩示范基地鲜药材亩产达到 500kg，大面积推广基地鲜药材的平均亩产由原来的 18kg 提高到 100kg。

2015 年 5 月，大部分基地的管花肉苁蓉都已出土开花，正逢"第八届国际肉苁蓉暨沙生药物学术研讨会"在和田召开，会议专程安排与会代表到于田县参观管花肉苁蓉栽培基地。近 10 万亩连片基地，一望无际、开着红花的柽柳随风起伏，柽柳下面成行的、亭亭玉立的管花肉苁蓉花序，让与会代表目不暇接，兴奋不已。这次参观考察，让 200 多位代表实地感受到肉苁蓉栽培技术的确已经成熟，对肉苁蓉的产业发展信心倍增，这在全国再次掀起了发展肉苁蓉生态产业的热潮。此后，新疆和田地区、且末县、吐鲁番市等多个地区以及甘肃武威市等地的荒漠肉苁蓉高产稳产种植技术的发展，都是在于田县管花肉苁蓉高产稳产种植技术的基础上发展起来的。该项目在科技部组织的中期检查以及委托新疆维吾尔自治区科技厅组织的现场验收和会议验收中，与会领导和专家一致认为项目完成得非常出色，真正实现了科技惠民的目标。肉苁蓉栽培技术的推广，真正实践了"院所＋政府＋企业＋农户"的中药材发展模式。

## 🔺 肉苁蓉生态产业，可持续治理沙漠新模式

在国家科技部、工信部、中医药管理局和原经贸委等部门指导和科技项目以及国家自然科学基金等项目的大力支持下，在肉苁蓉主产区地方政府的积极组织和大力推动下，项目组利用肉苁蓉寄主梭梭和柽柳的生态效益、接种肉苁蓉的经济效益和医药价值，重点在阿拉善沙漠（巴丹吉林、腾格里和乌兰布和三大沙漠总称）和塔克拉玛干沙漠，结合沙漠治理、退牧还草和沙区脱贫攻坚等工程，开展了肉苁蓉及其寄主植物种植技术的大

规模推广，创造了"以发展中药材实现可持续治理沙漠"的中国特色可持续治理沙漠新模式。

项目组根据各地的自然环境、气候条件和水资源等要素，在内蒙古和甘肃重点推广以治理沙漠为主要目的、兼顾一定的经济效益的"肉苁蓉生态种植模式"，在新疆重点推广以生产肉苁蓉药材为主要目的、兼顾沙漠治理的"肉苁蓉高产稳产规范化种植模式"。经过二十多年坚持不懈的努力，至今已在内蒙古阿拉善盟种植梭梭500多万亩，接种荒漠肉苁蓉96万亩，年药材达到1300多吨；在内蒙古巴彦淖尔市磴口县种植梭梭接种荒漠肉苁蓉近10万亩，年产药材100多吨；在甘肃省民勤县种植梭梭接种荒漠肉苁蓉10多万亩，年产药材100多吨；在新疆吐鲁番地区种植梭梭接种荒漠肉苁蓉13万亩，年产药材350多吨；在新疆南疆的于田县和且末县种植梭梭接种肉苁蓉10万多亩，年产荒漠肉苁蓉药材650多吨。在新疆和田地区种植柽柳接种管花肉苁蓉达到40多万亩，年产药材5000吨。（图6.34~图6.40）

项目的实施，累计种植梭梭和柽柳900多万亩，年产肉苁蓉药材8500吨。

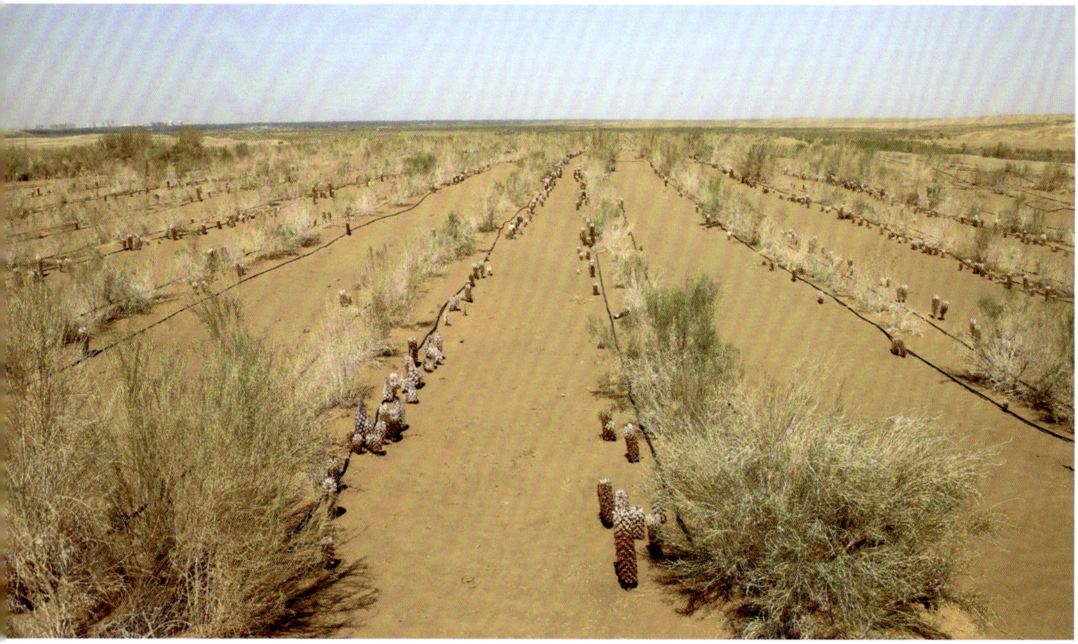

图6.34　新疆于田县万亩荒漠肉苁蓉栽培基地开花场景

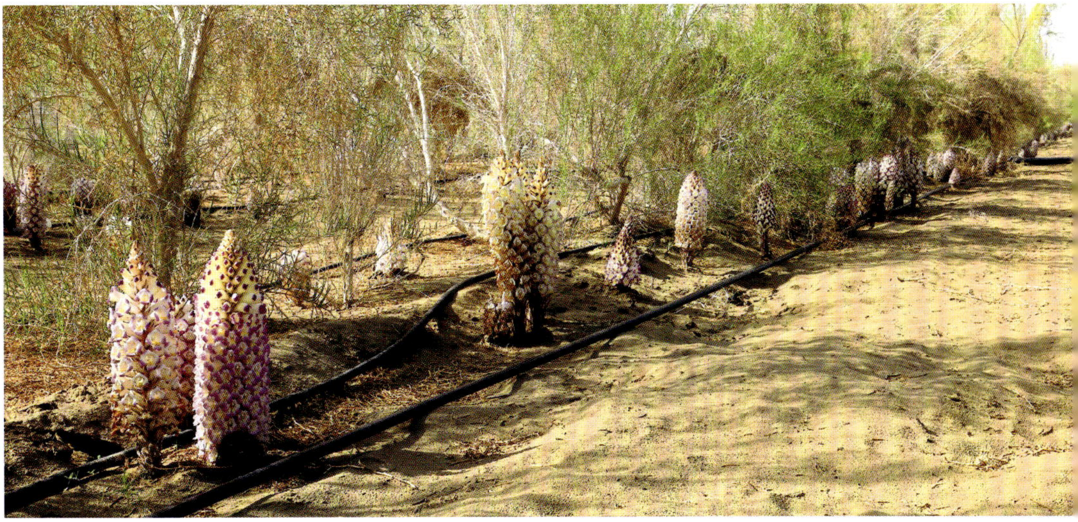

图 6.35　新疆于田县栽培基地荒漠肉苁蓉的开花景象

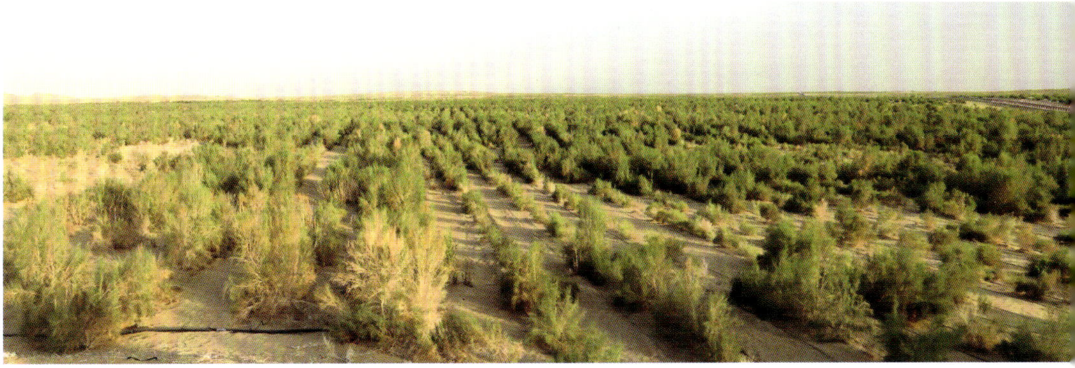

图 6.36　新疆于田县万亩梭梭和荒漠肉苁蓉栽培基地——沙漠变绿洲

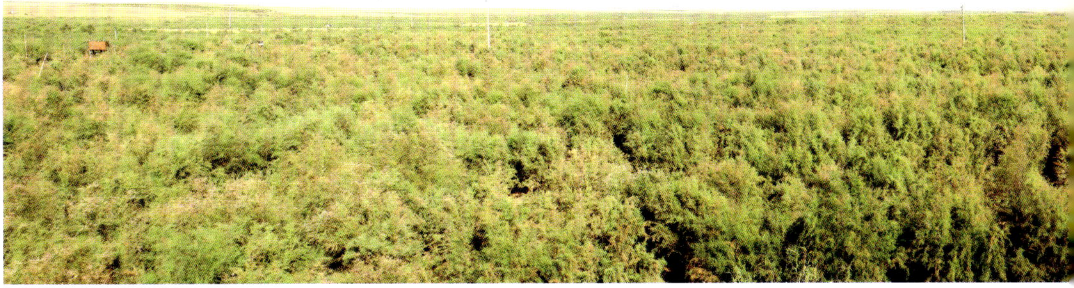

图 6.37　新疆于田县十万亩柽柳和管花肉苁蓉栽培基地——沙漠变绿洲

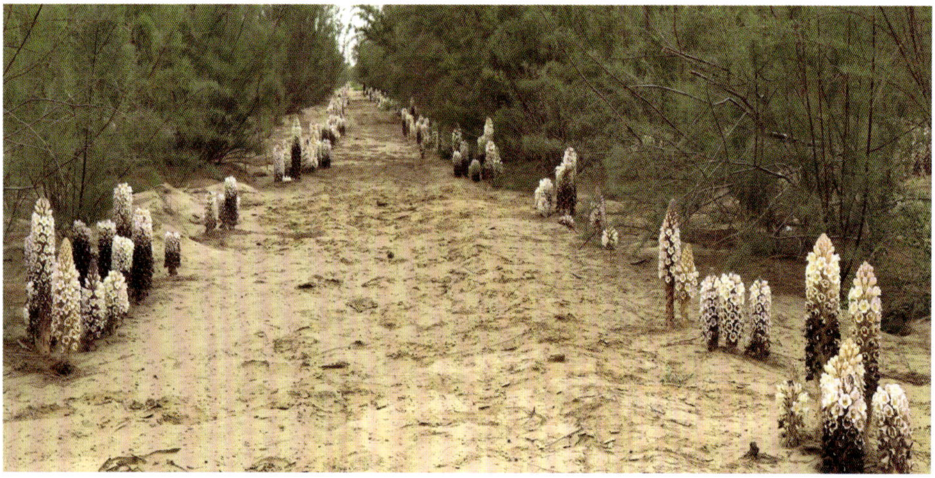

图 6.38　于田县栽培基地管花肉苁蓉开花景象

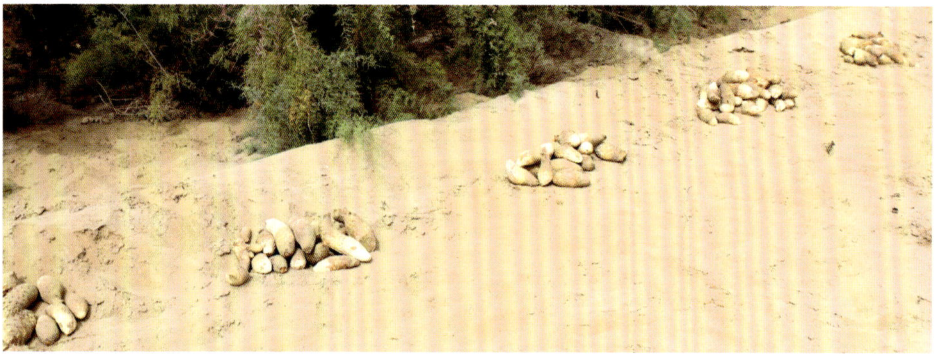

图 6.39　肉苁蓉的采收场景

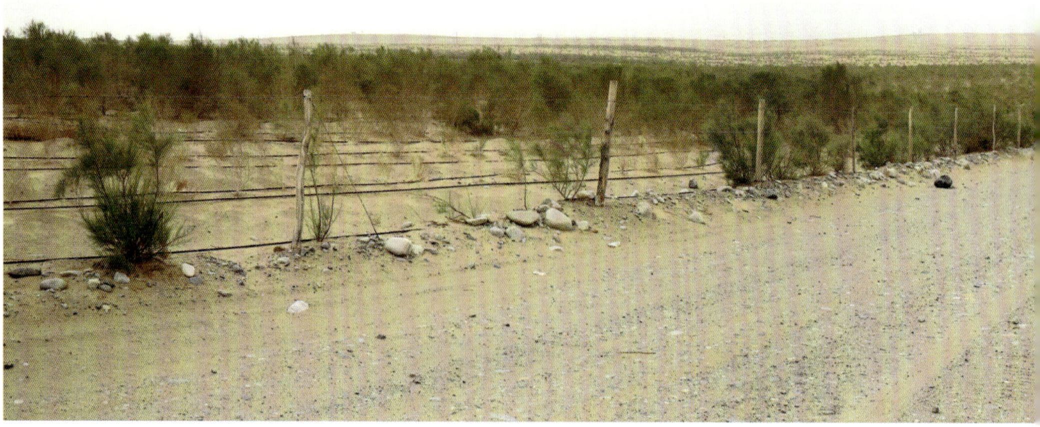

图 6.40　道路两侧沙漠治理比较

彻底解决了肉苁蓉药材资源紧缺问题，保护了野生资源，成为我国履行《濒危野生动植物种国际贸易公约》的典范；治理大片沙漠，为国家节省治沙资金 180 多亿元；从业农牧民达到 20 万人，为西部沙区脱贫攻坚做出了重要贡献，今后也将为沙区乡村振兴发挥重要的作用。项目取得了巨大的生态效益、经济效益和社会效益。

　　肉苁蓉是集健康功能、沙漠治理功能和沙区致富功能于一体的神奇中药，当你购买肉苁蓉相关产品时，不仅保护和提升了身体健康，同时也为沙漠治理和沙区发展做出了贡献。

## 参考文献

［1］刘海涛，张向军，李盈奎，等．和田地区沙尘暴天气的时空分布特征［J］．干旱区资源与环境，2009，23（5）：85-89.

［2］杨宗英，王多民，付洁．阿拉善盟沙尘暴变化特征分析［J］．现代农业，2016（9）：99-100.

［3］杨根生，王一谋，赵兴梁．我国西北地区"5·5"强沙尘暴的危害状况与对策［J］．甘肃气象，1993，11（3）：43-48.

［4］孙鸿烈，慈龙骏．加强荒漠化防治、改善生态环境，减少沙尘暴灾害［M］．国情报告（第二卷）（上），1999：21-24

［5］王北辰．古代西域南道上的若干历史地理问题［J］．地理研究，1983，2（3）：30-43.

［6］包岩峰，杨柳，龙超，等．中国防沙治沙60年回顾与展望［J］．中国水土保持科学，2018，16（2）：144-150.

［7］鲍南．千年毛乌素沙漠消失的启示［N］．北京日报，2020-4-29（003）.

［8］尹成国．库布齐模式，中国治沙的"国际名片"［J］．西部大开发，2016（185）：47-49.

［9］郭彩赟，韩致文，李爱敏，等．库布齐沙漠生态治理与开发利用的典型模式［J］．西北师范大学学报（自然科学版），2017，53（1）：112-118.

［10］戈建新．肉苁蓉人工栽培技术营养土种床基质栽培法［N］．光明日报，1988-4-29（2）.

［11］帕尔哈提·吾吐克，迪丽拜尔·吾吐克，地力木拉提．新疆肉苁蓉种植技术现状及推广与应用［J］．新疆林业，2006（3）：34-35.

［12］屠鹏飞，郭玉海．管花肉苁蓉及其寄主柽柳栽培技术［M］．北京：科学出版社，2015：65-114.

［13］屠鹏飞，郭玉海．荒漠肉苁蓉及其寄主梭梭栽培技术［M］．北京：科学出版社，2015：62-115.

第七章

真伪优劣

辨苁蓉

中药材和中药饮片是治病救人的良药，用对了，可以治病；用错了，不仅无效，还会延误病程，甚至产生毒副作用。因此，辨别中草药和饮片的真伪对于治疗疾病和预防保健非常重要。

# 第一节 标准制定说中药

中药材来源于自然资源，包括植物、动物和矿物等。中国幅员辽阔，历来交通不便，交流甚少，商品流通受限，各地用药习惯不同或用其他地产药材作为替代，如南方和北方，很多中药的原植物、原动物不同，出现了很多前缀"南"和"北"的中药，如"南板蓝根"与"北板蓝根（现称板蓝根）""南沙参"与"北沙参""南刘寄奴"与"北刘寄奴"等，尤其是岭南地区（广东、广西），许多中药材的来源与北方和其他地区不同，再加上物种鉴定的困难和错误，如同属植物、形态相似植物等，非专业人员很难准确鉴定，容易造成误用。因此，自古以来，中药来源就十分混乱，同名异物、同物异名现象十分严重。再加上不法商贩的有意造假，导致伪劣药材、饮片充斥市场，尤其是一些名贵中药材。我国政府高度重视中药质量和人民用药，特别是改革开放以来，实施了一系列科技专项，对中药基原进行了系统的考证和整理，建立了相应的质量标准，研究成果通过《中国药典》转化为国家标准，或通过各省、市、自治区的省级中药材标准和饮片炮制规范转化为地方标准，有效保障了中药材和饮片的质量。

大多数中药在中国有数千上百年使用历史。那么，对于一种具体的中药材或饮片，哪个来源（物种）是真的？哪个来源是假的？如何辨认真假？如何判断质量好坏？这首先需要本草学家和专业人员对《神农本草经》《本草纲目》等本草古籍进行考证，然后对产地和商品药材进行调查，看看现在用的是什么（物种及其药用部位、矿物种类）；最后确定这个中药材的来源（物种及其药用部位、矿物种类等）。这项工作叫"正本清源"，非常重要。确定来源后，根据中药材和饮片的外形特征、质地和断面特征、气味等，即人的感官所能感知的识别特征，确定"性状鉴别"，一般人员只能凭借"性状鉴别"对药材和饮片的真伪、优劣进行粗略的辨识。专业人员可以采用显微镜对药材、饮片的切片、粉末进行组织学、粉末显微鉴别，也可用薄层色谱（TLC）等方法根据其化学成分进行鉴别，从而能够更精细、准确地鉴别药材、饮片的真伪。药材和饮片的质量优劣，有经验的老药工可以从药材和饮片的性状来判断其质量，但要准确判断药材和饮片的质量，就必须采用高效液相色谱（HPLC）、气相色谱（GC）等仪器测定其所含有效成分的含量，因为药材和饮片的疗效是其所含内在有效成分发挥的作用。当然，药材和饮片上附带的杂质如泥沙和非药用部位、药材从土壤中吸收的重金属、药材种植过程中使用的农药残留、药材贮藏过程中霉变产生的真菌毒素以及少数药材本身含有的有毒有害成分等，都会影响药材的质量或安全性，我们对这些指标也需要进行"把关"。因此，《中国药典》的药材和饮片的质量标准是由【来源】【性状】【鉴别】【检查】【含量测定】等项目组成，饮片还包括【炮制】方法，其中一项不合格，这个药材和饮片就不合格，从而保障人民用药的安全性和有效性[1]。

肉苁蓉为名贵中药材之一，自古以来就有伪品出现[2]。同样是肉苁蓉，由于基原、产地、栽培技术、采收时间和加工方法不同，其质量也有很大差异。如何辨识真假肉苁蓉？什么样的肉苁蓉质量上乘？下面系统介绍肉苁蓉药材和饮片的鉴别、质量评价。

# 第二节　真假药材识苁蓉

## 🗻 药材性状鉴定

《中国药典》一部，自 2005 年版开始收载的肉苁蓉为荒漠肉苁蓉 *Cistanche deserticola* Y. C. Ma 和管花肉苁蓉 *C. tubulosa*（Schenk）Wight 的干燥带鳞叶的肉质茎；《中国药典》1963 年版一部、《内蒙古自治区中药材标准》

（1988年版）和《新疆维吾尔自治区药品标准》（1987年版）收载的肉苁蓉为盐生肉苁蓉 *C. salsa*（C. A. Mey.）G. Beck 的干燥带鳞叶的肉质茎。因此，荒漠肉苁蓉、管花肉苁蓉和盐生肉苁蓉的干燥肉质茎均可作为中药肉苁蓉使用，是中药肉苁蓉的正品。

肉苁蓉药材的性状与其加工方法有直接关系，传统的加工方法主要是晒干法，春季采收的肉苁蓉一般需要 1~2 个月才能干燥，秋季采收的肉苁蓉一般需要 2~3 个月才能干燥。屠鹏飞发现，肉苁蓉中含有主要有效成分苯乙醇苷类成分的水解酶，在晒干过程中，体内的酶会水解苯乙醇苷类成分，使有效成分逐渐减少。采用高温杀酶后干燥，可基本保持有效成分含量不变，与直接晒干相比，明显提高了有效成分的含量[3, 4]，目前已在业内广泛使用。

### 荒漠肉苁蓉药材的性状鉴定

荒漠肉苁蓉的加工方法历史上有晒干法和盐湖腌制法。现代加工方法主要有晒干法、烘干法、高温杀酶-晒干法、高温杀酶-烘干法、趁鲜切片-晒干法、趁鲜切片-高温杀酶-晒干法、趁鲜切片-高温杀酶-烘干法、冷冻干燥法、趁鲜切片-冷冻干燥法等。下面以晒干法加工的药材为重点介绍荒漠肉苁蓉的性状。

荒漠肉苁蓉药材多数呈扁圆柱形，直或稍弯曲，少数扭曲；多数长 5~60cm，宽 1~12cm，厚 5~70mm；极少数宽可达 30cm，厚达 20cm；两端截平或一端圆钝。表面黄白色至棕褐色，粗糙，密被覆瓦状排列的肉质鳞叶。茎上部鳞叶披针形至狭披针形，中下部鳞叶宽卵形至三角状卵形，宽 5~20mm，长 5~35mm，通常鳞叶先端碎断或整个鳞叶断落。干品多数质硬，不易折断；本品含糖量高，易吸潮变软，吸潮后易折断；断面不平坦，灰黄色至棕黑色，有多数点状维管束排列成深波状环纹，在扩大镜下，每一点状维管束韧皮部外侧的维管束鞘呈尾状延伸。气微香或具浓郁的糖香，味甘而微苦。（图 7.1，图 7.2）

趁鲜切片-干燥法和趁鲜切片-高温杀酶-干燥法加工的药材，一般为厚 2~5mm 的不平整切片，前者表面淡黄棕色，后者表面棕褐色。侧表面鳞片多数脱落，可见密集的鳞片脱落后的残基。切面不平整，点状维管束黄

白色至灰黄色，密集，略微突出表面，排列成深波状（菊花状）环纹。髓部明显。（图 7.3）

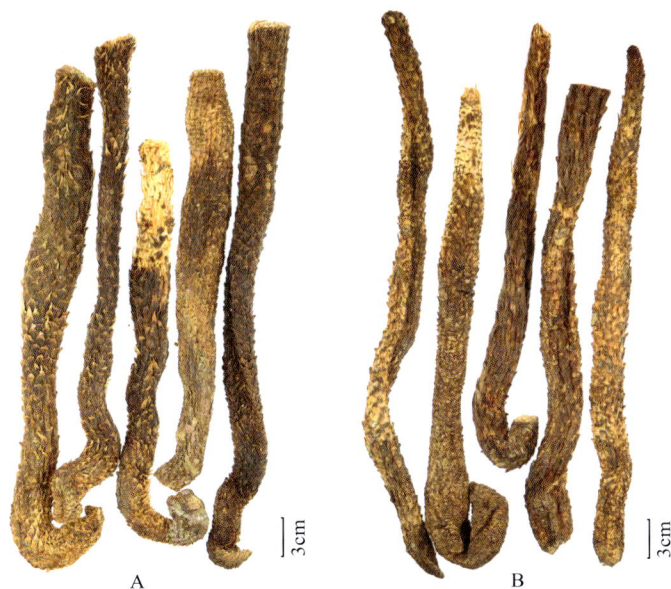

图 7.1　荒漠肉苁蓉药材

A. 春苁蓉；B. 秋苁蓉

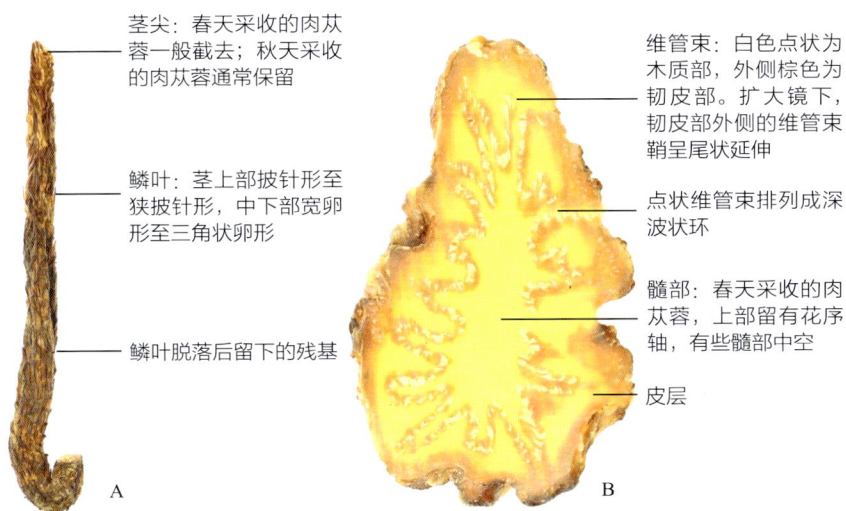

茎尖：春天采收的肉苁蓉一般截去；秋天采收的肉苁蓉通常保留

鳞叶：茎上部披针形至狭披针形，中下部宽卵形至三角状卵形

鳞叶脱落后留下的残基

维管束：白色点状为木质部，外侧棕色为韧皮部。扩大镜下，韧皮部外侧的维管束鞘呈尾状延伸

点状维管束排列成深波状环

髓部：春天采收的肉苁蓉，上部留有花序轴，有些髓部中空

皮层

图 7.2　荒漠肉苁蓉药材性状详解

A. 药材；B. 横切面

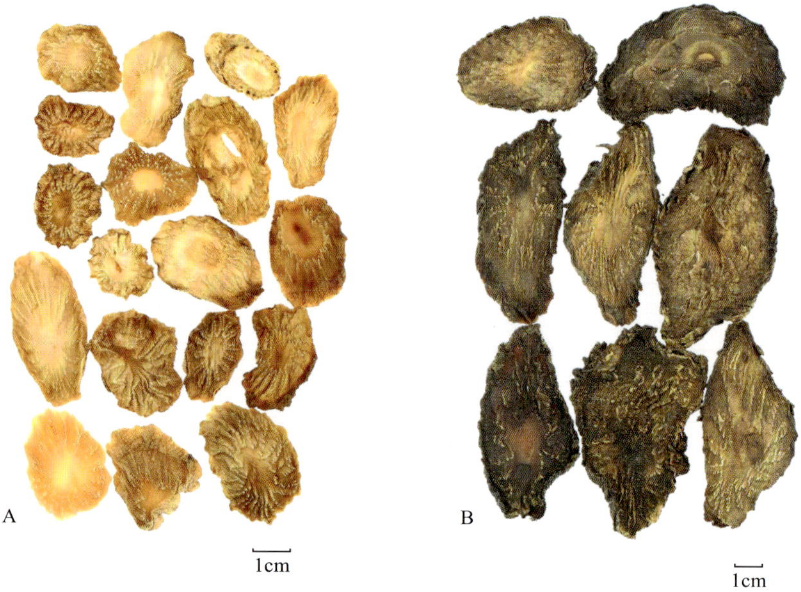

图 7.3　趁鲜切片加工的荒漠肉苁蓉药材
A.趁鲜切片 - 干燥；B.趁鲜切片 - 高温杀酶 - 干燥

## 管花肉苁蓉药材的性状鉴定

管花肉苁蓉药材的加工，历史上主要是直接晒干法，但由于体积大、含水量高，不易干燥，易发霉变质，现今的加工方法有直接晒干法、烘干法、趁鲜切片 - 干燥法、趁鲜切片 - 高温杀酶 - 干燥法等。下面以直接晒干法加工的药材为重点介绍管花肉苁蓉的性状。

管花肉苁蓉药材呈纺锤形或扁纺锤形，少数圆柱形，直或稍弯曲，极少数扭曲，长 5~25cm，直径 2.5~10cm，两端截平，少数基部圆钝。表面亮棕褐色至亮黑褐色，略粗糙，少数有纵皱。鳞叶多断落，留下极密的残基，宽 5~25mm，完整的鳞叶极少见，三角形，长 5~15mm。质坚硬，不易折断，断面颗粒状，灰棕色至灰褐色，黄白色点状维管束散生于整个断面。气微香（注：发酵霉变者具有明显的酒糟香味，不可药用），味甘微苦。（图 7.4，图 7.5）

烘干法加工的药材，表面颜色一般为亮黑褐色，其他同直接晒干法。

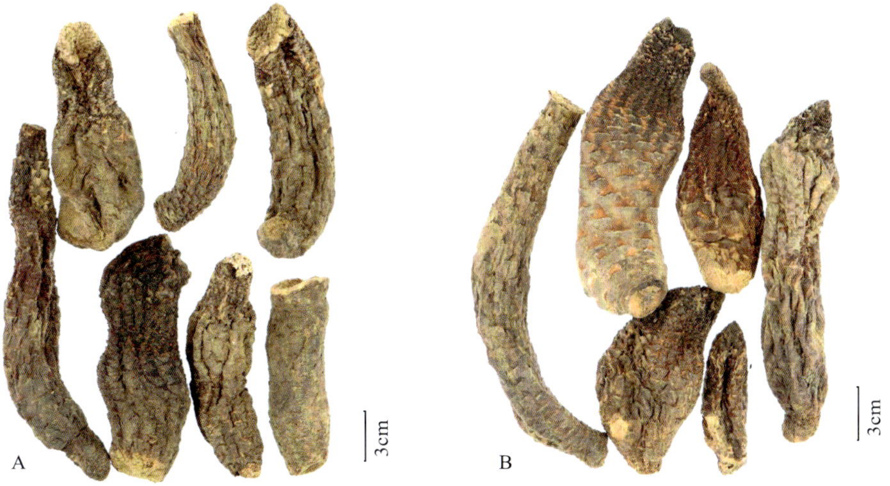

图 7.4　管花肉苁蓉药材

A. 春苁蓉；B.　秋苁蓉

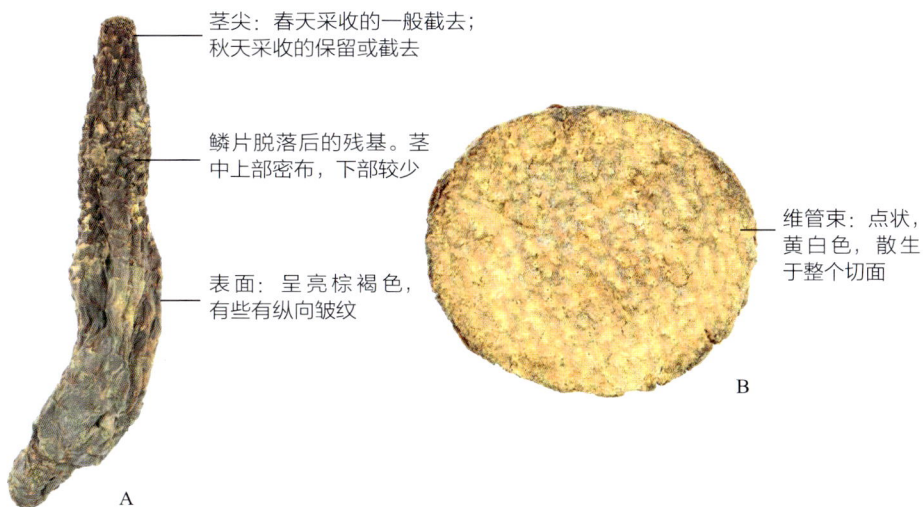

茎尖：春天采收的一般截去；秋天采收的保留或截去

鳞片脱落后的残基。茎中上部密布，下部较少

表面：呈亮棕褐色，有些有纵向皱纹

维管束：点状，黄白色，散生于整个切面

图 7.5　管花肉苁蓉药材性状详解

A. 药材；B. 横切面

趁鲜切片干燥法和趁鲜切片-高温杀酶-干燥法加工的药材，一般为厚2~5mm的不平整切片，前者表面棕黄色；后者表面棕褐色，有明显皱缩的纹理。侧表面可见密集的鳞片脱落后的残基。切面不平整，点状维管束灰黄色，密集分布于整个切面，略微突出表面。（图7.6）

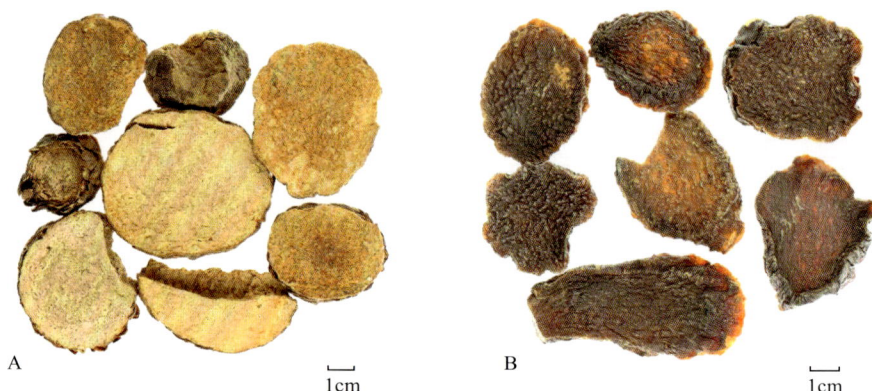

图7.6　管花肉苁蓉趁鲜切片

A.趁鲜切片–干燥法；B.趁鲜切片–高温杀酶–干燥法

### 盐生肉苁蓉药材的性状鉴定

盐生肉苁蓉药材的加工方法有直接晒干和开水烫后晒干。下面以直接晒干法加工的药材为重点介绍盐生肉苁蓉的性状。

盐生肉苁蓉药材呈圆柱形或扁圆柱形，少数基部较大，上部较小而呈棒槌形，直或稍弯曲，少数扭曲，基部多弯曲，长5~40cm，宽7~50mm，厚3~30mm，上端多截平，下端圆钝。表面棕黄色至棕褐色，略粗糙，密被覆瓦状排列的肉质鳞叶。鳞叶较薄，卵形至卵状披针形，宽2~10mm，长3~16mm，常较完整，少断落。干品质硬，不易折断，本品含糖量高，易吸潮变软，吸潮后易折断，断面不平坦，黄棕色至暗棕色，有多数黄白色点状维管束排列成波状至深波状环纹，在扩大镜下，每一点状维管束韧皮部外侧的维管束鞘呈类圆形，而不呈尾状延伸（此与荒漠肉苁蓉相区别）。气微香，味甘而微苦。（图7.7，图7.8）

图 7.7　盐生肉苁蓉药材

A. 直接晒干法；B. 开水烫后晒干

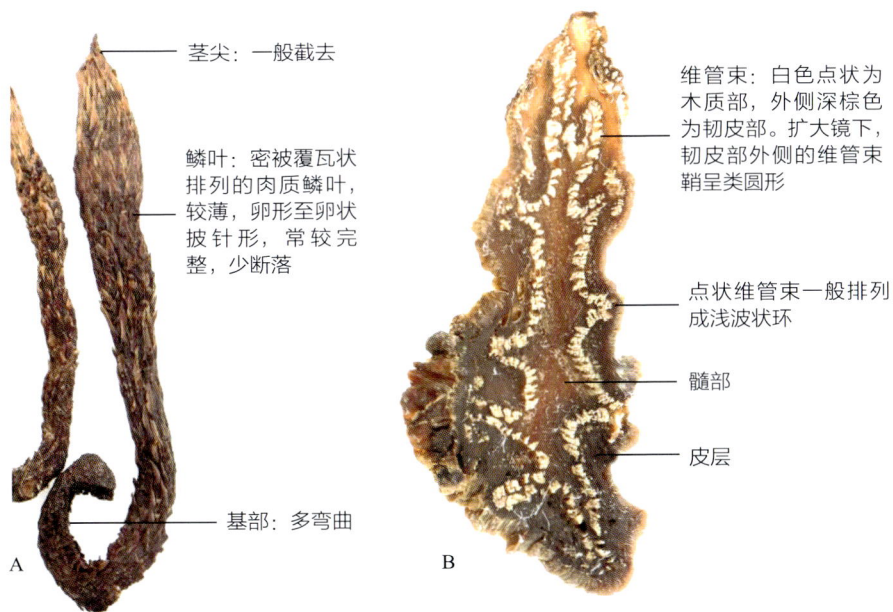

茎尖：一般截去

鳞叶：密被覆瓦状排列的肉质鳞叶，较薄，卵形至卵状披针形，常较完整，少断落

基部：多弯曲

维管束：白色点状为木质部，外侧深棕色为韧皮部。扩大镜下，韧皮部外侧的维管束鞘呈类圆形

点状维管束一般排列成浅波状环

髓部

皮层

图 7.8　盐生肉苁蓉药材性状详解

A. 药材；B. 切片

## 🔺 肉苁蓉药材伪品鉴定

历史上曾出现过许多肉苁蓉的伪品，如列当、锁阳以及金连根和嫩松梢盐润后的加工品等。20世纪80年代至21世纪初，由于肉苁蓉资源紧缺、价格较贵，而锁阳价格很低，因此在药材市场上见到的肉苁蓉伪品主要为锁阳，而且是切片后混入管花肉苁蓉饮片中，有的掺入量高达总量的2/3；一些旅游景点也能见到肉苁蓉的伪品或混淆品，主要为列当（西南地区）和草苁蓉（东北地区）。随着荒漠肉苁蓉和管花肉苁蓉大规模种植的成功，肉苁蓉的价格明显下降，而锁阳的价格明显上升，所以现在极少用锁阳去冒充肉苁蓉。2005年以来，市场上肉苁蓉的伪品多是同属植物沙苁蓉，被当作野生肉苁蓉出售；草苁蓉由于资源濒临枯竭，也不再被当作肉苁蓉出售。为了使人们能够辨认肉苁蓉的伪品和易混品，下面将介绍沙苁蓉、列当、草苁蓉和锁阳的性状特征和鉴别要点。

### 沙苁蓉——肉苁蓉主要伪品

本品为列当科植物沙苁蓉 *Cistanche sinensis* G. Beck 的干燥带鳞叶的肉质茎。呈圆柱形或扁圆柱形，直或稍弯曲，较纤细，长2~30cm，宽6~13mm，厚3~7mm，两端常截平，有些基部带有褐色肉质不定根。表面黄色至棕褐色，有明显的光泽，少数表面可见纵皱，密被覆瓦状排列的肉质鳞叶。鳞叶较厚，每环4~6片，茎上部鳞叶卵状披针形，中下部鳞叶卵状三角形，长5~20mm，宽4~8mm，常完整，极少碎断。质轻，硬脆，易折断，断面不平坦，棕褐色，维管束浅黄色，排列成多边形。气微，味微甘苦。（图7.9）

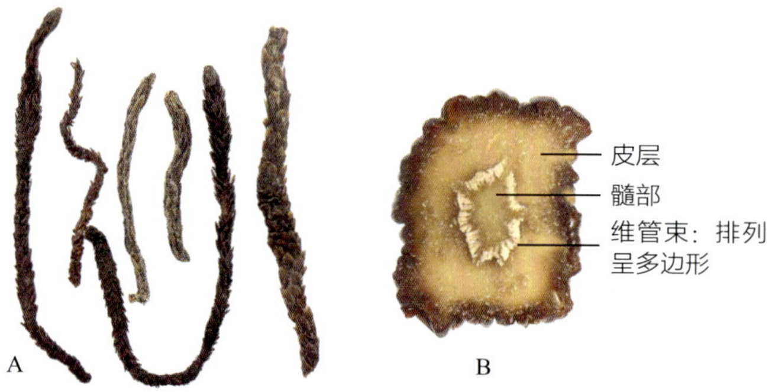

皮层
髓部
维管束：排列
呈多边形

A        B

图7.9 沙苁蓉药材及其性状详解
A. 药材；B. 切片

### 列当——肉苁蓉伪品

本品为列当科植物列当 *Orobanche coerulescens* Steph. 的干燥全草。其本身就是中药材，具有补肾壮阳、强筋骨、润肠之功效，用于肾虚阳痿、遗精、宫冷不孕、小儿佝偻病、腰膝冷痛、筋骨软弱、肠燥便秘等病症，但用量较小。作为肉苁蓉的伪品，一般为除去花序的干燥带鳞叶的肉质茎。

本品由干燥肉质茎和花序组成，全株被白色柔毛。肉质茎表面黄棕色至棕褐色，具纵皱纹。鳞片互生，卵状披针形，先端尖，黄褐色，皱缩，稍卷曲。花序顶生，长 7~10cm，花冠筒状，黄棕色，略弯曲。蒴果卵状椭圆形，长约 1cm。气微，味微苦。（图 7.10）

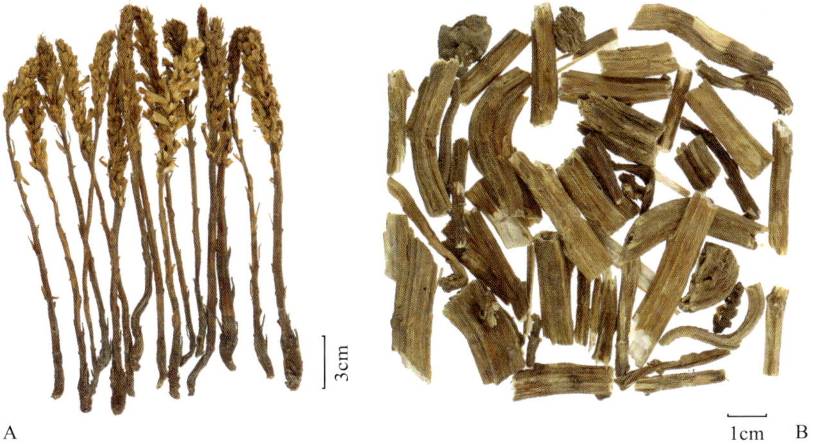

图 7.10 列当药材和列当饮片
A. 药材；B. 饮片

### 草苁蓉——肉苁蓉易混品

本品为列当科植物草苁蓉 *Boschniackia rossica* ( Cham. et Schlecht. ) Fedtsch. 的干燥全草，东北地区习称"不老草"。具有补肾壮阳、润肠通便、止血之功效，用于肾虚阳痿、遗精、腰膝冷痛、小便遗沥、尿血、宫冷不孕、带下、崩漏、肠燥便秘等病症。在肉苁蓉资源紧张时，也作为肉苁蓉的代用品。

本品包括根状茎、肉质茎和花序三部分；根状茎球形至圆柱形，长

1.5~5cm，直径 1.5~4cm，表面棕褐色至黑褐色，光滑；质坚硬，极难折断，断面颗粒状，棕黄色，有多数黄白色维管束，排列成圆环状，皮层和髓部蜂窝状通气组织明显。肉质茎 1~4 条，直立，少弯曲，圆柱形，长 2~15cm，基部直径 5~20mm，表面黄白色至棕褐色，常具纵皱；基部密被覆瓦状肉质鳞叶，中上部稀疏，鳞叶三角形，长 5~10mm，基部宽 4~8mm。质硬脆，易折断，断面不平坦，维管束黄白色，排列成波状圆环，髓部蜂窝状通气组织明显。花序穗状，圆柱形，长 2.5~20cm，直径 1~2cm，表面棕褐色，苞片 1 枚，宽卵状三角形至宽卵形，长 5~8mm，宽 5~9mm；花萼杯状，长 2.5~5mm，顶端不整齐地 3~5 齿裂；花冠唇形，长 6~10mm；雄蕊 4 枚。气微香，味苦。（图 7.11）

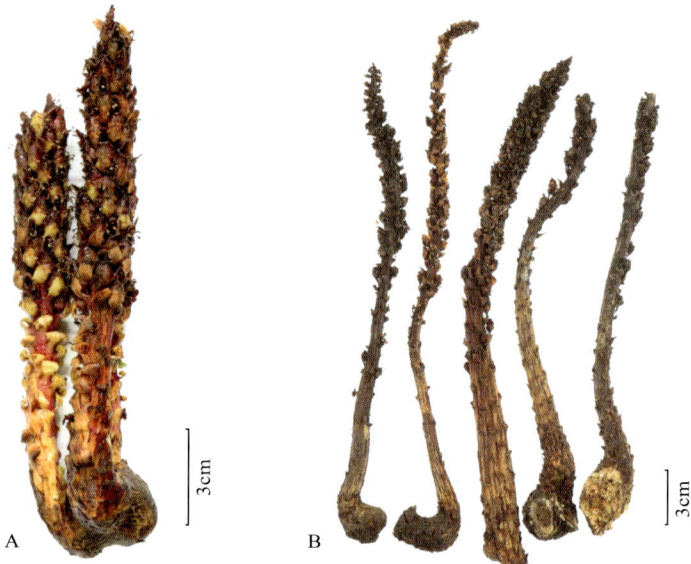

图 7.11　草苁蓉药材
A.鲜药材；B.干药材

## 锁阳——肉苁蓉易混品

本品为锁阳科植物锁阳 *Cynomorium songaricum* Rupr. 的干燥肉质茎。锁阳为常用中药，具有补肾阳、益精血、润肠通便之功效。用于肾阳不足、精血亏虚、腰膝痿软、阳痿滑精、肠燥便秘等病症。在肉苁蓉资源紧张时期，作为肉苁蓉的伪品。

药材：本品呈扁圆柱形，微弯曲，长 5~15cm，直径 1.5~5cm。表面棕色或棕褐色，粗糙，具明显纵沟和不规则凹陷，有的残存三角形的黑棕色鳞片。体重，质硬，难折断，断面浅棕色或棕褐色，有黄色三角状维管束。气微，味甘而涩。（图 7.12A）

饮片：本品为不规则形、长圆形的片。外表皮棕色或棕褐色，粗糙，具明显纵沟及不规则凹陷。切面浅棕色或棕褐色，散在黄色三角状维管束。气微，味甘而涩。（图 7.12B）

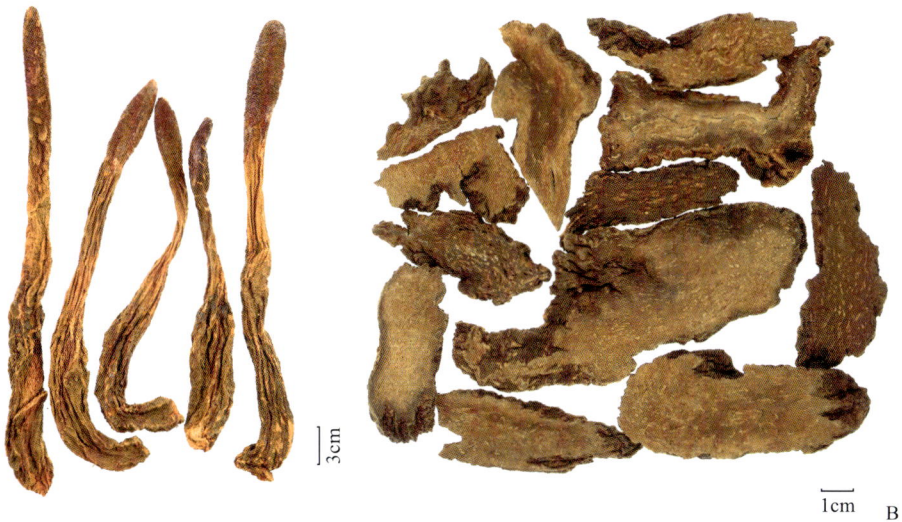

图 7.12　锁阳药材和饮片
A. 药材；B. 饮片

## 🔺 药材显微鉴定

中药显微鉴别包括组织鉴别和粉末鉴别，系指采用显微镜对药材、饮片的组织结构、细胞、内含物等特征进行鉴别的方法，对于性状特征不明显、易混淆的中药材、饮片，破碎的中药材和饮片的鉴别具有重要作用。肉苁蓉药材的三种来源植物荒漠肉苁蓉、管花肉苁蓉和盐生肉苁蓉的肉质茎显微特征非常明显，易于鉴别，同时与主要伪品沙苁蓉的区别也很明显。因此，显微鉴别对于肉苁蓉的基原及其伪品的鉴别具有重要作用。

## 荒漠肉苁蓉肉质茎

横切面表皮为一列方形、类长方形和类椭圆形细胞组成，外被角质层，茎上部表皮均为类方形细胞。皮层由数十层类圆形、类椭圆形、类多边形薄壁细胞组成，外侧 10 多层细胞内含浅黄棕色色素，其中茎中部皮层外侧 1~10 层细胞为大型长椭圆形母子细胞，母细胞常常分裂出 2~4 个子细胞，母子细胞长 150~293μm，宽 30~70μm，子细胞长 90~100μm；有叶迹维管束散在。中柱维管束外韧型，排列成深波状的环，横切面每一个维管束呈菱形或倒卵形。初生韧皮部外侧由纤维和厚壁细胞组成维管束鞘，向外侧束鞘逐渐变窄，而成尾状延伸。韧皮部由薄壁性细胞和少数韧皮纤维组成。形成层不明显。木质部由导管、木薄壁细胞和少数木纤维组成；导管主为网纹、孔纹和螺纹导管，少具缘纹孔和梯纹导管，均木化，网纹导管分子短粗，末端平截或略斜，长 50~150μm，直径 20~50μm，壁厚 5~10μm；孔纹导管分子长 50~120μm，直径 20~50μm，壁厚 5~10μm；螺纹导管分子长 125~700μm，直径 13~25μm，壁厚 1~5μm。从基部向上部，螺纹导管分子长度增加；木薄壁细胞壁微增厚，纹孔单斜或交叉排列。髓射线明显，由 3~5 列径向延长的薄壁细胞和孔纹薄壁细胞组成，由上部向基部，孔纹薄壁细胞比例增加。髓较大，随维管束的排列而呈星状。维管束鞘纤维、韧皮纤维和木纤维区别不明显，纤维呈长梭形，有些一端钝圆，另一端尾尖，长 200~790μm，直径 20~40μm，壁厚 2~5μm；纹孔、孔沟明显，单斜狭缝状，由茎上部向下部，纤维数量减少，茎基部纤维极少见。维管束和束鞘周围的薄壁细胞壁略增厚，孔纹细胞易见。皮层和髓部薄壁细胞中含有大量的淀粉粒，椭圆形、卵圆形、类圆形，长 10~48μm，宽 7~25μm，脐点星状、点状、一字形和裂隙状，层纹明显，多单粒，极少复粒，复粒由 2 分粒组成，由基部向上，淀粉粒逐渐减少。鳞叶表面观气孔易见。（图 7.13）

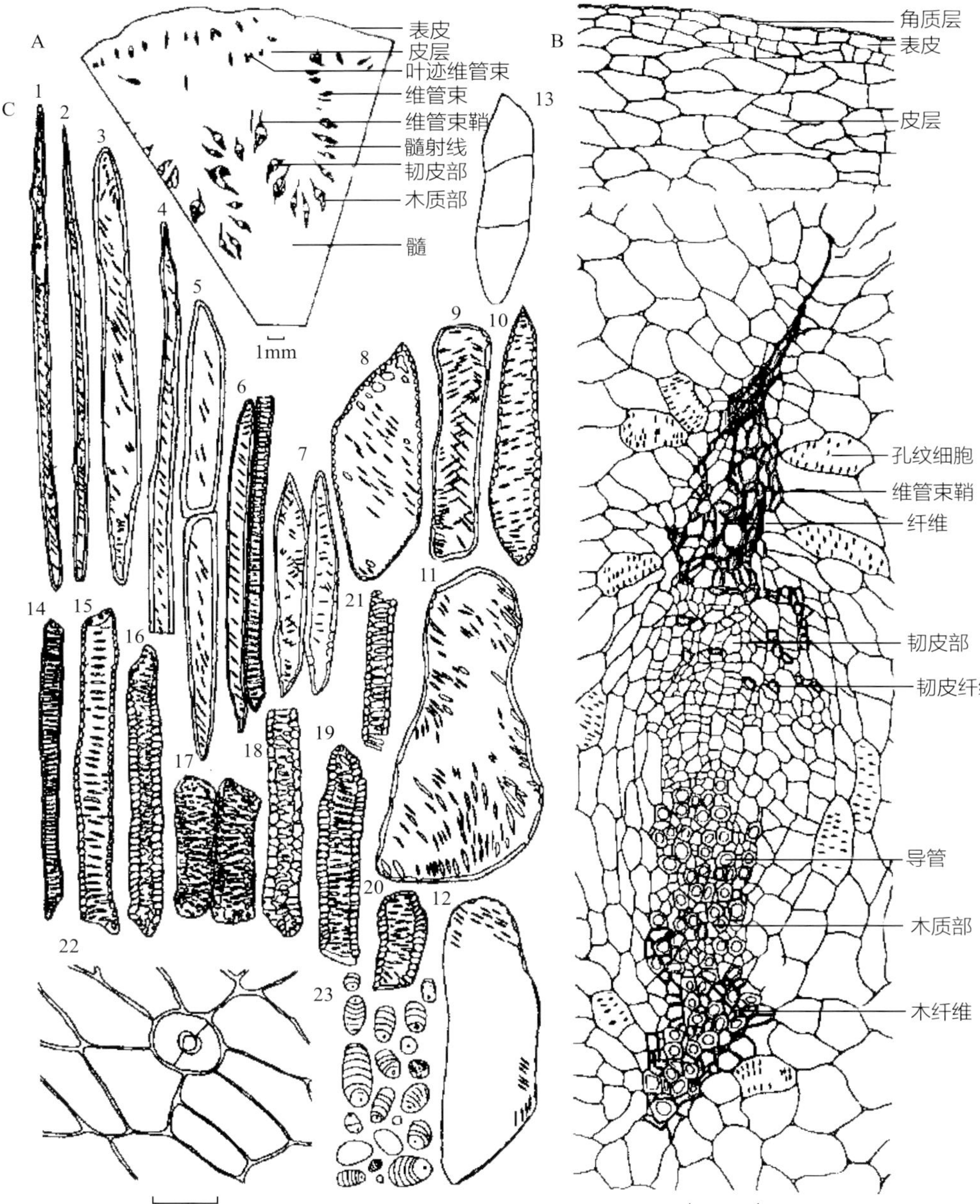

图 7.13　荒漠肉苁蓉茎组织显微特征

A. 横切面组织简图；B. 横切面组织详图；C. 解离组织和粉末图

1~6. 纤维；7~12. 孔纹细胞；13. 母子细胞；14，21. 螺纹导管；15. 梯纹导管；16~20. 网纹导管；
22. 鳞叶表皮细胞；23. 淀粉粒

### 管花肉苁蓉肉质茎

横切面表皮为一列扁平类长方形、类椭圆形薄壁细胞组成，外被角质层，有些部位表皮细胞和角质层脱落。后生皮层由十多列类圆形、类长圆形细胞组成，壁木栓化，外侧挤压破裂，有些部位与表皮细胞一起脱落。皮层狭窄。中柱维管束散生，外韧型，最外侧维管束单个散生，内侧常3~6个维管束成群，韧皮部向心，木质部向外，排列成梅花形，横切面每一个维管束呈卵圆形；韧皮部由薄壁性细胞组成，茎上部有少量纤维，中下部无纤维，韧皮纤维呈长条形，长至600μm，宽11~43μm，壁厚1~5μm。无纹孔和孔沟；木质部由导管和木薄壁细胞组成；导管主为网纹和具缘纹孔导管，少螺纹和孔纹导管，网纹、具缘纹孔、孔纹导管分子长80~270μm，直径25~55μm，壁厚2~5μm，具缘纹孔导管纹孔呈网状或梯状排列，螺纹导管分子长270~500~800μm，直径13~20μm，壁厚2μm。茎上部韧皮部外侧和木质部内侧孔纹细胞易见，有些部位连接成环，木质部内侧孔纹细胞长方形至长条形，纹孔、孔沟明显，纹孔狭椭圆形，排列成网状或交叉；茎中下部木质部内侧孔纹细胞类圆形，壁略增厚，纹孔、孔沟明显。皮层和中柱基本组织中含有大量淀粉粒，单粒，类球形、卵形、椭圆形，直径10~70μm，脐点星状、人字形、一字形、裂隙状，层纹不明显。（图7.14）

### 盐生肉苁蓉肉质茎

本种与荒漠肉苁蓉的区别在于：表皮细胞表面观垂周壁平直，有细小串珠状增厚；气孔少数，不定式，副卫细胞5~7个。中柱维管束排列成波状的环，横切面每一个维管束呈菱形或卵圆形。维管束鞘三角形或半圆形，从茎上部向下部，束鞘逐渐变小。韧皮部由薄壁性细胞组成。导管主为网纹和螺纹导管，少孔纹、具缘纹孔和梯纹导管，均木化，网纹导管分子长70~100μm；螺纹导管两端平截，导管分子长80~400μm，壁厚2μm。髓射线明显，由3~7列径向排列的孔纹细胞组成。纤维呈长梭形，长110~400μm，直径10~18μm，壁厚5~8μm，纹孔明显，单斜狭缝状或交叉，孔沟不明显，有些纤维壁向外突起，从茎上部向下部，纤维数量减少，基部无纤维。维管束和束鞘周围的薄壁细胞类圆形、长圆形、琵琶形或鞋底形，直径较大，壁略增厚，微木化，纹孔明显，有的纹孔集结成纹孔域。淀粉粒单粒，类圆形、卵圆形、椭圆形，长 10~35μm，宽 5~18μm，脐点点状、V 字形，位于较小端，层纹隐约可见。（图 7.15）

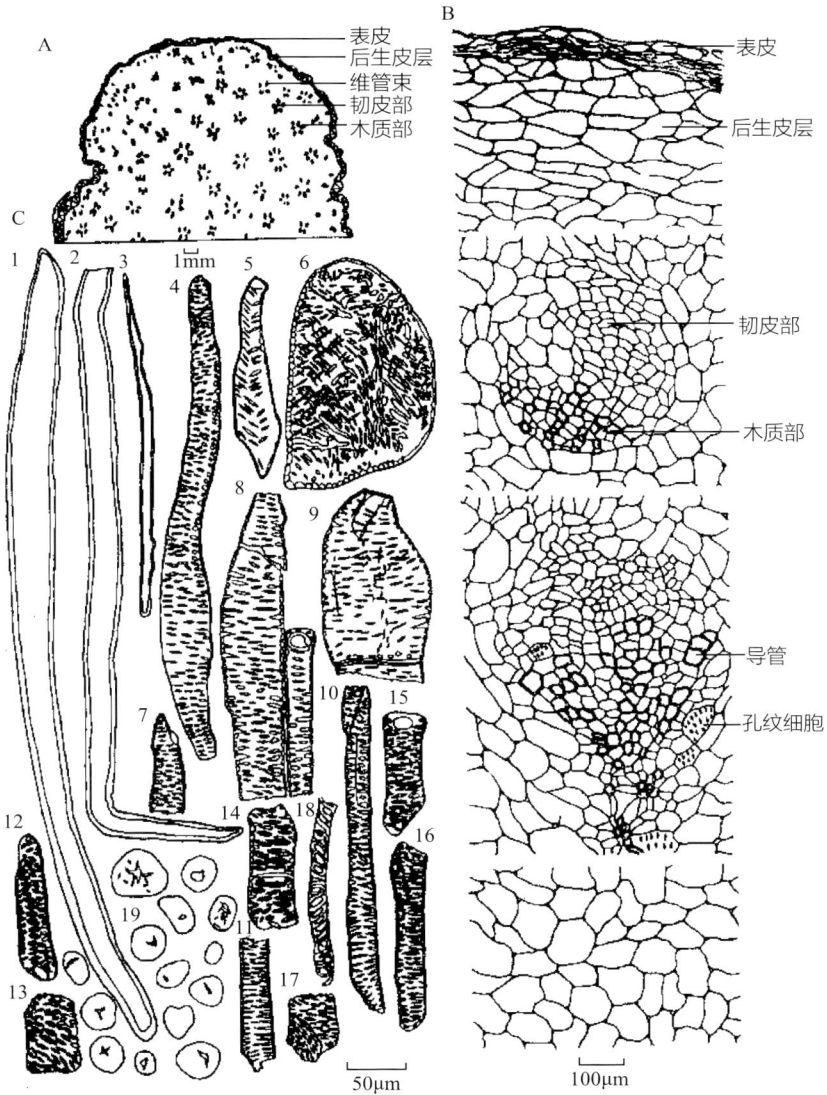

图 7.14　管花肉苁蓉茎组织显微特征

A. 横切面组织简图；B. 横切面组织详图；C. 解离组织和粉末图

1~3. 韧皮纤维；4~6. 孔纹细胞；7~11. 网纹导管；12~16. 具缘纹孔导管；17. 孔网纹导管；18. 螺纹导管；19. 淀粉粒

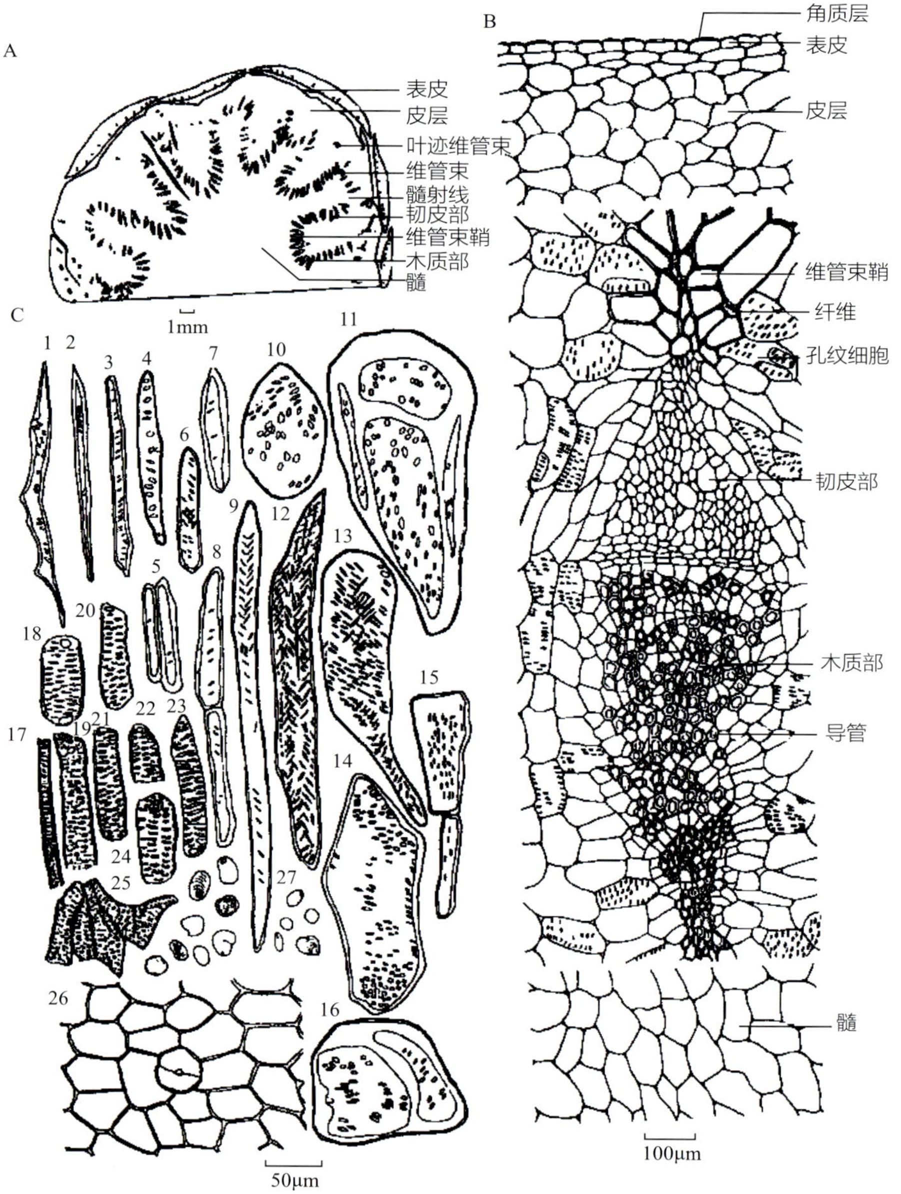

图 7.15　盐生肉苁蓉茎组织显微特征

A. 横切面组织简图；B. 横切面组织详图；C. 解离组织和粉末图

1~9. 纤维；10~16. 孔纹细胞；17. 螺纹导管；18~23. 网纹导管；24. 具缘纹孔导管；25. 孔网纹导管；26. 鳞叶表皮细胞；27. 淀粉粒

### 沙苁蓉肉质茎

本种与荒漠肉苁蓉的区别在于：表面观表皮细胞多角形，垂周壁可见串珠样增厚；气孔不定式，副卫细胞 5~8 个。皮层宽阔，占直径的二分之一以上，由类圆形薄壁细胞组成，叶迹维管束较多，与中柱维管束平行，排列成断续环状。中柱维管束外韧型，6~18 个维管束一组，排列成类多角形，横切面每一个维管束呈倒长卵形，有些韧皮部相连，木质部分叉。维管束鞘呈盔帽形。导管主为梯纹和梯网纹导管，少具缘纹孔、孔纹、螺纹和环纹导管，长 60~750μm，直径 13~35μm，壁厚 2~5μm，穿孔板位于端壁或侧壁，少数导管一端呈尾刺状突起。纤维呈长条形，常一端平截，一端渐尖，少数两端平截，长 140~1100μm，直径 10~25μm，壁厚约 2μm，纹孔、孔沟明显，从茎上部向下，纤维逐渐减少，中下部未见纤维。孔纹细胞类圆形、类椭圆形，壁增厚，纹孔椭圆形，有些纹孔集结成纹孔域。淀粉粒单粒，稀复粒，复粒由 2 分粒组成，类球形，直径 2~20μm，脐点一字形，层纹不明显，上部淀粉粒减少。鳞叶表面观气孔易见。（图 7.16）

## 🔺 药材薄层色谱鉴定

薄层色谱（TLC）鉴别系指将中药提取液点样于不同性能固定相（最常用的是硅胶）的薄层板上，然后用不同的流动相（展开剂）展开，分离其化学成分，再用紫外光照射或化学试剂显色检测的方法。不同的中药由于所含化学成分不同，在薄层板上呈现出不同的斑点（或条带），再与对照品、对照药材或对照提取物进行比较，可以准确地鉴定出药材的基原。薄层色谱鉴别是对中药内在化学成分的检测，不仅对中药鉴别具有重要意义，而且通过与对照药材或对照提取物比较，可以初步判断药材的内在质量。随着色谱固定相和薄层色谱相关仪器的发展，特别是高效薄层板及薄层自动展开和成像系统的发展，为 TLC 鉴别提供了信息更加丰富、操作更加简便、重现性更好的技术。肉苁蓉药材的三种基原植物荒漠肉苁蓉、管花肉苁蓉和盐生肉苁蓉所含化学成分基本相同，但各成分的含量有明显的差别，通过 TLC 可以进行准确鉴别。而肉苁蓉药材的主要伪品——沙苁蓉和列当、

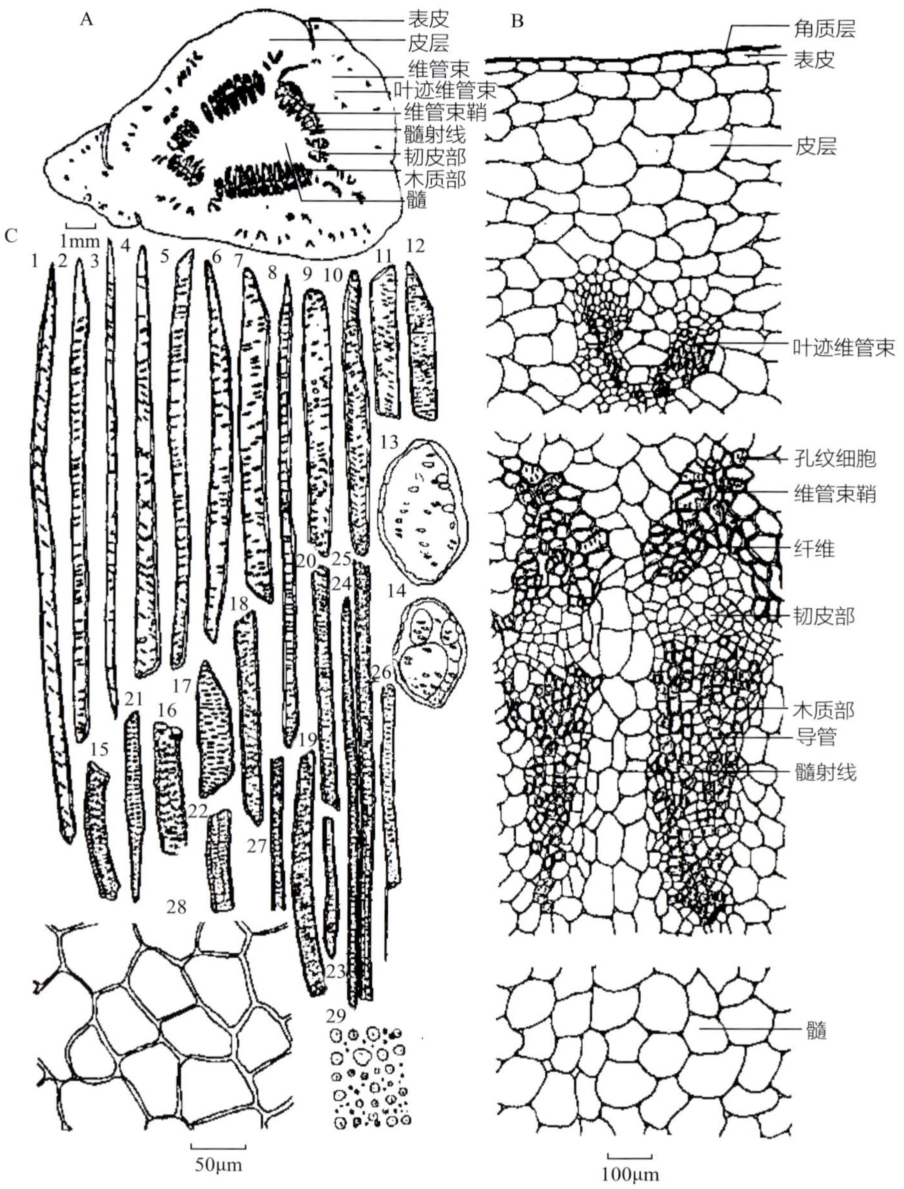

图 7.16 沙苁蓉茎组织显微特征

A. 横切面组织简图；B. 横切面组织详图；C. 解离组织和粉末图
1~12. 纤维；13, 14. 孔纹细胞；15, 16. 具缘纹孔导管；17~19. 网纹导管；20~24. 梯纹导管；
25, 26. 梯网纹导管；27. 螺纹导管；28. 鳞叶表皮细胞；29. 淀粉粒易混品——草苁蓉和锁阳所含成分与肉苁蓉三种基原植物存在着明显的差别，通过 TLC 可以很容易将其甄别。

### 方法一：现行版《中国药典》肉苁蓉 TLC 鉴别

**供试品溶液制备** 分别取荒漠肉苁蓉、管花肉苁蓉、盐生肉苁蓉和沙苁蓉样品粉末各 1g，加甲醇 20ml，超声处理 15min，滤过，滤液浓缩至近干，残渣加甲醇 5ml 使溶解，作为供试品溶液。

**对照品溶液的制备** 取松果菊苷对照品、毛蕊花糖苷对照品，加甲醇分别制成每 1ml 含 1mg 的溶液，作为对照品溶液。

**测定法** 照薄层色谱法（现行版《中国药典》四部通则 0502）试验，吸取样品溶液和对照品溶液各 1μl，分别点于同一聚酰胺薄层板上，以甲醇 - 醋酸 - 水（2∶1∶7）为展开剂，展开，取出，晾干，置紫外光灯（365nm）下检视。

荒漠肉苁蓉、管花肉苁蓉、盐生肉苁蓉、沙苁蓉、列当、草苁蓉、锁阳的薄层色谱图见图 7.17。

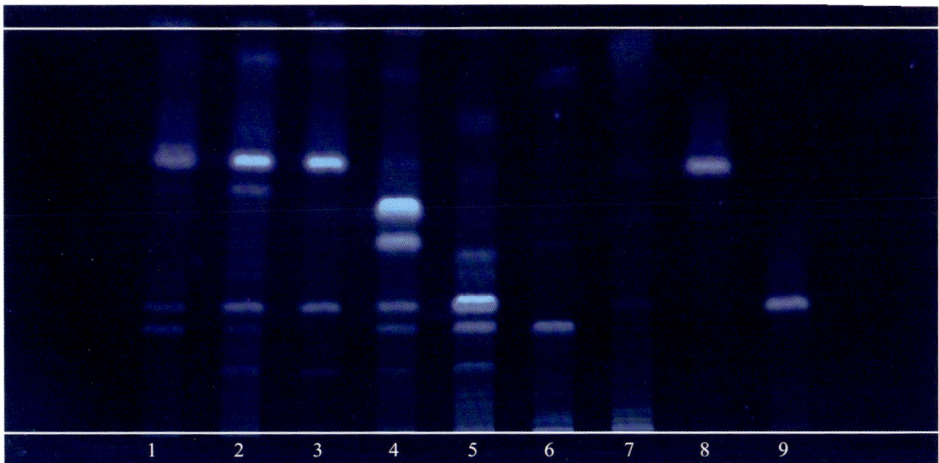

图 7.17　肉苁蓉样品、伪品和对照品的薄层色谱图

1. 荒漠肉苁蓉；2. 管花肉苁蓉；3. 盐生肉苁蓉；4. 沙苁蓉；5. 列当；
6. 草苁蓉；7. 锁阳；8. 松果菊苷对照品；9. 毛蕊花糖苷对照品

### 方法二：北京大学中医药现代研究中心肉苁蓉 TLC 鉴别

**供试品溶液制备** 分别取荒漠肉苁蓉、管花肉苁蓉、盐生肉苁蓉和沙苁蓉样品粉末各 1g，加甲醇 20ml，超声处理 15min，滤过，滤液浓缩至近干，残渣加甲醇 5ml 使溶解，作为供试品溶液。

**对照品溶液的制备** 取松果菊苷对照品、毛蕊花糖苷对照品，加甲醇分别制成每 1ml 含 1mg 的溶液，作为对照品溶液。

**测定法** 照薄层色谱法（现行版《中国药典》四部通则 0502）试验，吸取样品溶液和对照品溶液各 1μl，分别点于同一高效硅胶 G 薄层板上，以乙酸乙酯 - 甲醇 - 甲酸 - 水（15∶2∶2∶2）为展开剂，展开，取出，晾干，喷以 10% 硫酸乙醇溶液，在 105℃加热 2 分钟，置紫外光灯（365nm）下检视。

荒漠肉苁蓉、管花肉苁蓉、盐生肉苁蓉、沙苁蓉、列当、草苁蓉、锁阳的薄层色谱图见图 7.18。

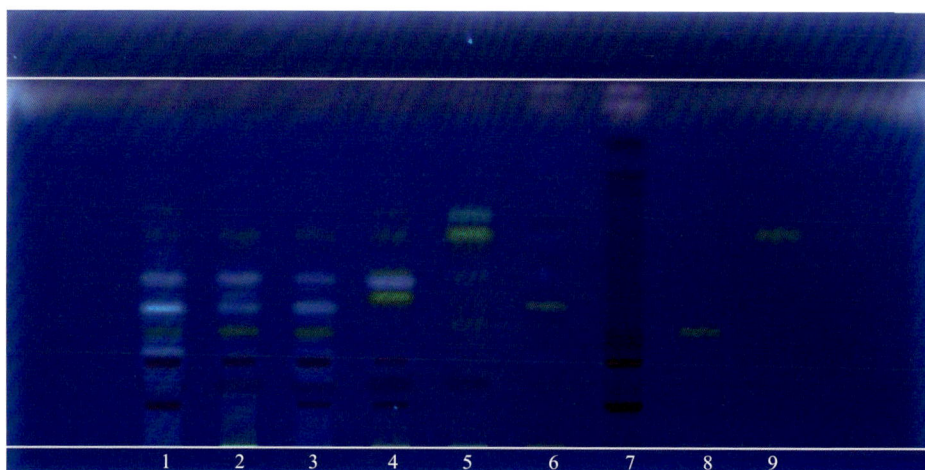

图 7.18 肉苁蓉样品和对照品的薄层色谱图

1. 荒漠肉苁蓉；2. 管花肉苁蓉；3. 盐生肉苁蓉；4. 沙苁蓉；5. 列当；
6. 草苁蓉；7. 锁阳；8. 松果菊苷对照品；9. 毛蕊花糖苷对照品

# 第三节　真伪饮片辨苁蓉

饮片是直接用于临床或家庭的药品。饮片的真假对于临床治病和家庭
保健更为重要。然而，在中药市场上，恰恰是饮片伪劣产品最多，造假最
严重。因此，了解饮片的鉴别方法非常重要。肉苁蓉的饮片，无论是荒漠
肉苁蓉还是管花肉苁蓉，都有明显的特征，比较容易鉴别。下面介绍肉苁
蓉饮片的鉴别方法。

## 1. 荒漠肉苁蓉饮片

荒漠肉苁蓉的传统饮片有 2 种。荒漠肉苁蓉药材除去杂质，洗净，润
透，切厚片，干燥，即为荒漠肉苁蓉饮片（荒漠肉苁蓉）。取净荒漠肉苁蓉
片，加适量的黄酒炖或蒸至酒吸尽，干燥，即为酒荒漠肉苁蓉饮片（酒荒
漠肉苁蓉）。荒漠肉苁蓉鲜切片加工的饮片，包括趁鲜切片 - 干燥、趁鲜切
片 - 杀酶 - 干燥等加工的药材，经筛选、除去杂质后加工的饮片，其性状与
药材基本一致。现在还有一种新型的饮片，是将新鲜的荒漠肉苁蓉高温杀
酶，干燥，切薄片，这种饮片很漂亮，在市场上很受欢迎，我们暂且称之
为"新型饮片"（图 7.19）。因此，在此介绍传统饮片和新型饮片的性状特征。

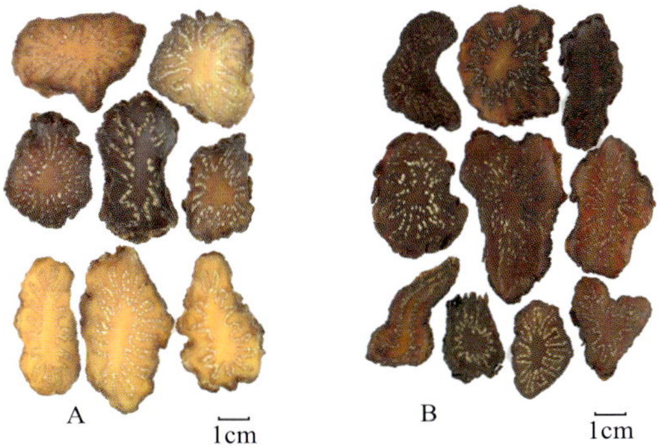

图 7.19　荒漠肉苁蓉新型饮片

A. 春肉苁蓉炮制；B. 秋肉苁蓉炮制

**荒漠肉苁蓉** 呈不规则形状的厚片，直径或宽 1~12cm，表面棕褐色或灰棕色。侧表面密布鳞叶脱落后的残基。切面点状维管束排列成深波状圆环，放大镜下可见维管束外侧维管束鞘尾状延伸。气微，味甜、微苦。（图 7.20 A，图 7.21）

**酒荒漠肉苁蓉** 形如荒漠肉苁蓉。表面黑棕色，质柔润。略有酒香气，味甜，微苦。（图 7.20 B）

**荒漠肉苁蓉新型饮片** 形如荒漠肉苁蓉。切面光亮，黄棕色至棕褐色，半透明胶质状，深波状排列的维管束非常明显。

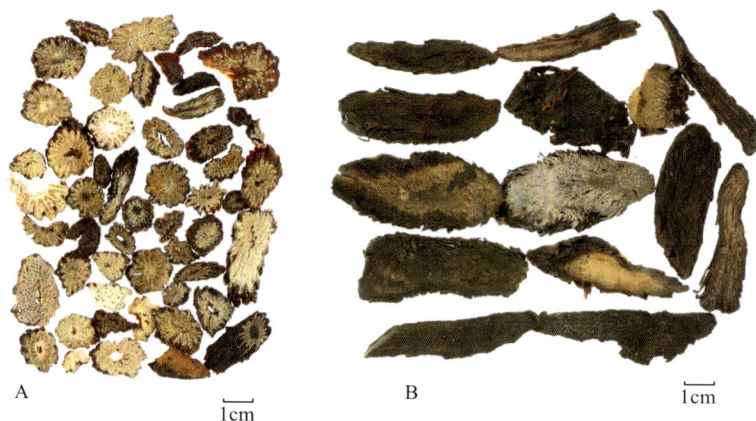

A      1cm        B      1cm

图 7.20 荒漠肉苁蓉饮片

A. 肉苁蓉饮片；B. 酒肉苁蓉饮片

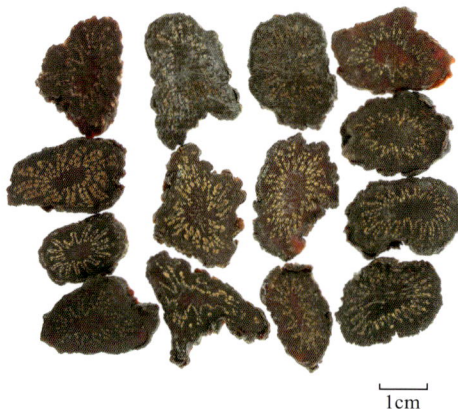

1cm

图 7.21 荒漠肉苁蓉优质饮片

## 2. 管花肉苁蓉饮片

传统的管花肉苁蓉饮片有 2 种。管花肉苁蓉药材除去杂质，洗净，润透，切厚片，干燥，即为管花肉苁蓉饮片（管花肉苁蓉）。取净管花肉苁蓉片，加适量的黄酒炖或蒸至酒吸尽，干燥，即为酒管花肉苁蓉饮片（酒管花肉苁蓉）。管花肉苁蓉鲜切片加工的饮片，包括趁鲜切片 - 干燥、趁鲜切片 - 杀酶 - 干燥等加工的药材，经筛选、除去杂质后加工的饮片，其性状与药材基本一致。因此，这里仅介绍传统饮片的性状特征。

**管花肉苁蓉** 呈不规则形状的厚片，直径或宽 2.5~12cm。表面棕褐色或灰棕色。侧面密布鳞叶脱落后的残基。切面密布点状维管束，散生。气微，味甜、微苦。（图 7.22 A ）

**酒管花肉苁蓉** 形如管花肉苁蓉。表面黑棕色，质柔润。略有酒香气，味甜，微苦。（图 7.22 B ）

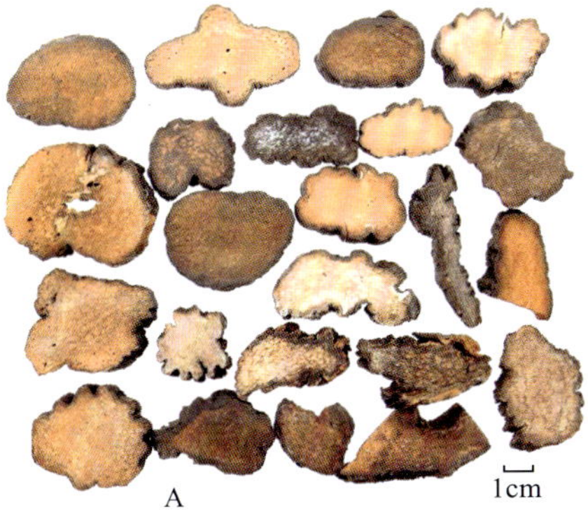

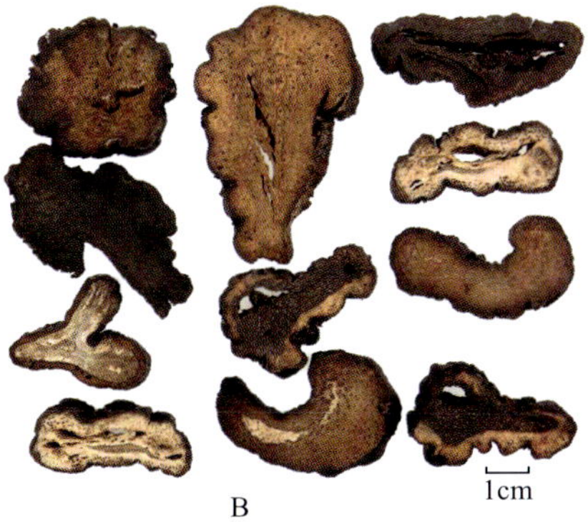

图 7.22 管花肉苁蓉饮片
A. 管花肉苁蓉饮片；B. 酒管花肉苁蓉饮片

## 3. 盐生肉苁蓉饮片

盐生肉苁蓉饮片有 2 种，即药材除去杂质，洗净，切厚片，干燥而成的盐生肉苁蓉饮片（盐生肉苁蓉），及盐生肉苁蓉饮片酒制后而成的酒盐生肉苁蓉饮片（酒盐生肉苁蓉）。

**盐生肉苁蓉** 呈不规则形状的厚片，直径或宽 0.7~5cm。表面棕褐色或灰棕色。侧表面密布断裂的鳞叶或鳞叶脱落后的残基。切面点状维管束排列成波状或深波状圆环，放大镜下可见维管束外侧维管束壳呈类圆形。气微，味甜、微苦。(图 7.23)

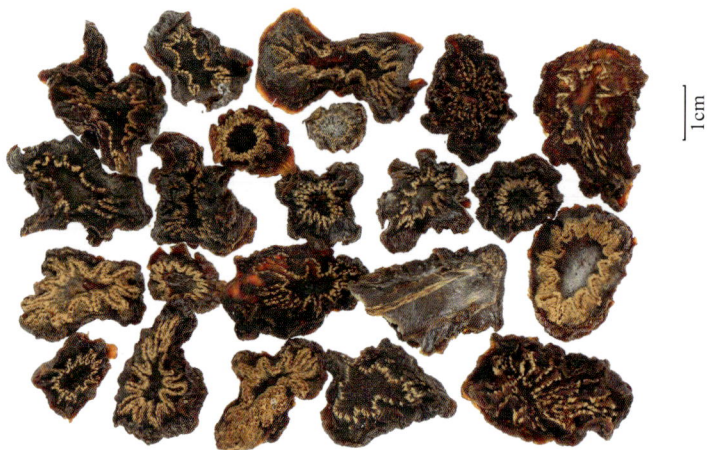

图 7.23　盐生肉苁蓉饮片

**酒盐生肉苁蓉**　形如盐生肉苁蓉。表面黑棕色，质柔润。略有酒香气，味甜，微苦。

# 第四节　品质优劣论苁蓉

根据现代研究，中药材的品质主要取决于其所含有效成分的含量。肉苁蓉的传统功效为补肾、益精、润肠通便。现代研究发现，肉苁蓉除传统功效外，还有抗衰老、抗疲劳、抗老年痴呆症和帕金森病、抗抑郁、保肝、增强免疫力等作用。药效物质研究表明，肉苁蓉补肾益精、抗衰老、抗老年痴呆症和帕金森病、抗抑郁、保肝的主要药效物质为苯乙醇苷类，抗疲劳、提高免疫功能的药效物质包括苯乙醇苷类、多糖和寡糖类，通便的药效物质为寡糖类、甘露醇和甜菜碱。因此，根据肉苁蓉中所含的苯乙醇苷、寡糖类、甘露醇和甜菜碱的含量，基本可以评价不同肉苁蓉的作用特点和品质优劣。

# 苯乙醇苷类成分的含量

松果菊苷和毛蕊花糖苷是肉苁蓉中含量最高和第二高的两种苯乙醇苷类成分，是肉苁蓉补肾、抗衰老、抗老年痴呆症和帕金森病等药效的主要有效成分，因此这两种成分可作为评价肉苁蓉的补肾、抗衰老等作用的指标。《中国药典》即以这两种标志性化合物为指标，采用高效液相色谱法（HPLC）进行含量测定，并规定：按干燥品计算，肉苁蓉（荒漠肉苁蓉）含松果菊苷和毛蕊花糖苷的总量不得少于0.30%；管花肉苁蓉含松果菊苷和毛蕊花糖苷的总量不得少于1.5%[1]。本文对屠鹏飞教授团队长期测定的数据和部分文献[3-8]发表的数据进行统计。从表7.1可以看出，肉苁蓉苯乙醇苷类成分的含量差异很大，这与肉苁蓉的种类、采收季节和加工方法等有关。从种类上看，管花肉苁蓉＞盐生肉苁蓉＞荒漠肉苁蓉，因此，补肾抗衰老首选管花肉苁蓉；从加工方法上看，"鲜切片 - 高温杀酶 - 干燥"方法能够明显提高苯乙醇苷类成分的含量。

表 7.1　肉苁蓉药材松果菊苷和毛蕊花糖苷平均含量（%）

| 基原植物 | 加工方法 | 产地 | 采收季节 | 松果菊苷 | 毛蕊花糖苷 | 总含量 |
|---|---|---|---|---|---|---|
| 荒漠肉苁蓉 | 晒干法 | 内蒙古阿拉善盟野生品 | 未知 | 0.8 | 0.34 | 1.14 |
| | | 内蒙古阿拉善盟栽培品 | 未知 | 0.81 | 0.42 | 1.22 |
| | | 甘肃 | 春季 | 0.92 | 1.14 | 2.05 |
| | | 新疆北疆 | 春季 | 1.10 | 0.49 | 1.59 |
| | | | 秋季 | 2.04 | 0.42 | 2.46 |
| | | 新疆南疆 | 春季 | 0.72 | 0.21 | 0.98 |
| | | | 秋季 | 1.40 | 0.15 | 1.55 |
| | 鲜切片 - 干燥法 | 内蒙古阿拉善左旗 | 春季 | 1.40 | 1.53 | 2.97 |
| | 鲜切片 - 高温杀酶 - 干燥法 | 内蒙古阿拉善左旗 | 春季 | 8.10 | 7.38 | 15.48 |
| 管花肉苁蓉 | 晒干法 | 新疆和田地区野生 | 春季 | 2.45 | 0.65 | 3.09 |
| | | | 秋季 | 3.35 | 0.63 | 3.98 |
| | | 新疆和田地区栽培 | 春季 | 5.06 | 1.23 | 6.30 |
| | | | 秋季 | 4.30 | 0.77 | 5.08 |

续表

| 基原植物 | 加工方法 | 产地 | 采收季节 | 松果菊苷 | 毛蕊花糖苷 | 总含量 |
|---|---|---|---|---|---|---|
| 管花肉苁蓉 | 晒干法 | 新疆阿克苏地区野生 | 秋季 | 2.89 | 0.63 | 3.52 |
| | | 新疆喀什地区野生 | 秋季 | 1.89 | 0.30 | 2.19 |
| | | 新疆巴州且末县野生 | 秋季 | 3.65 | 0.64 | 4.29 |
| | 鲜切片-晒干法 | 新疆和田地区于田县栽培 | 春季 | 5.35 | 1.26 | 6.61 |
| | 鲜切片-高温杀酶-晒干法 | 新疆和田地区于田县栽培 | 春季 | 41.65 | 8.62 | 50.27 |
| 盐生肉苁蓉 | 晒干法 | 甘肃白银市 | 春季 | 6.51 | 2.14 | 8.65 |
| | | 新疆奇台县 | 春季 | 3.52 | 0.86 | 4.38 |
| | | 新疆吉木萨尔县 | 春季 | 2.69 | 0.34 | 3.03 |
| | | 甘肃皋兰县 | 春季 | 0.57 | 0.06 | 0.63 |
| | | 甘肃张掖市 | 春季 | 0.12 | 0.10 | 0.22 |
| | | 青海海南州 | 春季 | 6.90 | 3.72 | 10.62 |

## 甘露醇、甜菜碱和寡糖类成分含量

肉苁蓉富含甘露醇、甜菜碱、果糖、蔗糖和葡萄糖等。这些成分具有很强的增加肠内渗透压的作用，使大便保持一定的湿度，是肉苁蓉"润肠通便"的主要有效成分。因此，可以用这些成分作为指标来评价肉苁蓉的通便效果。甘露醇、甜菜碱、果糖等通便成分主要与肉苁蓉的种类、产地和采收季节有关，与加工方法无明显关系。本文统计了屠鹏飞教授团队长期测定的数据和部分文献[4，9]发表的一些数据。从表7.2可以看出，肉苁蓉中甜菜碱、甘露醇和寡糖类成分含量的种内变化相对较小，且该类成分相对稳定，不同加工方法之间差异不大。荒漠肉苁蓉和盐生肉苁蓉的甜菜碱、甘露醇和寡糖类成分的含量很高，多数样品的总含量超过30%。这些成分具有很强的吸水性，这也是荒漠肉苁蓉和盐生肉苁蓉容易吸潮、质地柔软、通便作用强的原因。而管花肉苁蓉甘露醇和寡糖类成分相对较低，且不含甜菜碱。因此，如果用于通便，应该首选荒漠肉苁蓉和盐生肉苁蓉。

表 7.2　肉苁蓉药材甘露醇、甜菜碱、果糖、蔗糖和葡萄糖等成分平均含量（%）

| 基原植物 | 加工方法 | 产地 | 采收季节 | 甜菜碱 | 甘露醇 | 果糖 | 葡萄糖 | 蔗糖 | 总含量 |
|---|---|---|---|---|---|---|---|---|---|
| 荒漠肉苁蓉 | 传统晒干法 | 内蒙古阿拉善盟野生 | 未知 | 8.93 | 10.25 | 7.02 | 3.33 | 8.93 | 29.52 |
| | | 内蒙古阿拉善盟栽培 | 未知 | 9.88 | 8.48 | 8.61 | 3.62 | 9.88 | 30.58 |
| | | 甘肃 | 春季 | 7.43 | 8.33 | 11.93 | 5.51 | 6.16 | 39.36 |
| | | 新疆北疆 | 春季 | / | / | / | / | / | / |
| | | | 秋季 | 9.81 | 7.52 | 6.10 | 3.05 | 10.78 | 37.26 |
| | | 新疆南疆 | 春季 | 6.13 | 8.71 | 7.68 | 5.21 | 13.61 | 41.35 |
| | | | 秋季 | 4.79 | 6.44 | 5.93 | 5.57 | 30.48 | 51.57 |
| | 鲜切片-干燥法 | 内蒙古阿拉善左旗 | 春季 | / | 8.66 | / | / | / | |
| | 鲜切片-高温杀酶-干燥法 | 内蒙古阿拉善左旗 | 春季 | / | 9.30 | / | / | / | |
| 管花肉苁蓉 | 传统晒干法 | 新疆和田地区野生 | 春季 | - | 5.93 | 6.84 | 4.05 | - | 16.82 |
| | | | 秋季 | - | 4.82 | | | | |
| | | 新疆和田地区栽培 | 春季 | - | 8.86 | 5.87 | 3.08 | - | 17.81 |
| | | | 秋季 | - | 4.45 | 5.74 | 2.63 | - | 12.67 |
| | | 新疆阿克苏地区野生 | 秋季 | - | 2.91 | | | | |
| | | 新疆喀什地区野生 | 秋季 | - | 3.96 | | | | |
| | | 新疆巴州且末县野生 | 秋季 | - | 6.96 | | | - | |
| | 鲜切片-晒干法 | 新疆和田地区于田县栽培 | 春季 | - | 5.61 | | | | |
| | 鲜切片-高温杀酶-晒干法 | 新疆和田地区于田县栽培 | 春季 | - | 2.33 | | | - | |
| 盐生肉苁蓉 | 传统晒干法 | 甘肃白银 | 春季 | 7.82 | 11.76 | 10.05 | 3.91 | 6.38 | 39.92 |
| | | 新疆奇台县 | 春季 | / | / | / | / | / | / |
| | | 新疆吉木萨尔县 | 春季 | / | / | / | / | / | / |
| | | 兰州皋兰 | 春季 | / | / | / | / | / | / |
| | | 张掖 | 春季 | / | / | / | / | / | / |
| | | 青海省海南州 | 春季 | 9.32 | 7.90 | 13.31 | 1.99 | 2.23 | 34.08 |

注："-"表示未检出，"/"表示未检测

## 🏔 药材和饮片的遴选

在购买药材或药片时，每个人都希望买到优质的药材和饮片。如何判别优质药材和饮片呢？中药材和饮片品种繁多，情况复杂，难以分辨。专业人员和中成药、饮片生产企业多数具备检测条件，只要按照《中国药典》现行版规定的该中药材和饮片项下的性状、鉴别、检查、浸出物和含量测定等项目进行检测，符合条件的即为合格药材和饮片。在此基础上，查阅相关文献，将含量较高的（含量一般为文献报道样品的前30%）视为优质药材和饮片。对于一般缺少专业知识的非专业人员来说，很难靠自己的经验和能力进行鉴别。购买药材时，一般采取"一问，二看，三摸，四闻"的方式了解药材的质量。"一问"，问药材的基原和产地，了解药材的基原和是否是道地产地生产的药材，因为道地产地生产的中药材，其品种和质量相对比较有保障。"二看"，看药材的体积大小和表面性状，一般选择体积相对较大、条直（根类、根茎类、茎木类药材）、表面鲜亮、无霉斑和黑斑的中药材。"三摸"，通过对全草类、叶类、花类等药材的手感可以了解其是否干燥、质地如何；根类、根茎类、茎木类等药材可以拿起药材掂量掂量，感觉一下质地是否沉重，一般质地较重的药材，质量较好；"四闻"，闻药材的气味，含挥发油的药材（如来源于伞形科、唇形科的中药材）和具有特殊气味的药材（如黄芪的豆腥气、阿魏的臭气等），一般气味越浓，质量越好，同时还要注意是否有霉变和腐败气味。

对于肉苁蓉而言，购买药材或饮片时首先要看其用途。因为肉苁蓉的功效包括补肾、益精、润肠通便等，其所对应的化学成分也不同。如前所述，肉苁蓉补肾、抗衰老、抗老年痴呆症和帕金森病、保肝等作用的有效成分主要是苯乙醇苷类成分，通便的有效成分主要是甜菜碱、甘露醇、果糖、蔗糖和葡萄糖等成分。因此，如果用于补肾、益精、抗衰老等，应该选择苯乙醇苷类成分含量较高的肉苁蓉，即管花肉苁蓉。如果用于通便，应该选择甜菜碱、甘露醇、果糖等成分含量较高的肉苁蓉，即荒漠肉苁蓉。盐生肉苁蓉苯乙醇苷类成分和甜菜碱、甘露醇、果糖等成分含量都比较高，因此补肾、益精、抗衰老、通便等作用都比较好，但该种药材的资源很少，只在当地使用。在确定购买何种肉苁蓉后，再选择优质药材和饮片。

目前，荒漠肉苁蓉的主要产地是内蒙古西部（阿拉善盟、巴彦淖尔市磴口县）、甘肃西部（武威、金昌、张掖、酒泉、白银等市沙漠和荒漠地区各县）、新疆（北部的昌吉、石河子、克拉玛依、塔城、阿勒泰等沙漠和荒漠地区，东部的吐鲁番、哈密的沙漠和荒漠地区，南部的巴州、和田、阿克苏等沙漠和荒漠地区）。就荒漠肉苁蓉而言，从产地看，内蒙古西部、甘肃西部和新疆北部由于气温较低、肉苁蓉生长缓慢，栽培肉苁蓉的收获期一般在三年以上，品质较好；从采收季节看，秋苁蓉的质量优于春苁蓉；从性状上看，一般条直、直径 3cm 以上、表面黄棕色、无花序轴、茎上端无中空、质重、肉质感强、无霉变和虫蛀者，质量为佳。对于荒漠肉苁蓉片，一般直径 3cm 以上、表面亮棕褐色、单个点状维管束较小、维管束环呈深波状（菊花形）、无中空（中空者为开花后的花序轴）、肉质感强者，质量为佳。荒漠酒苁蓉片，表面亮黑褐色，具有明显的酒香气，其他同荒漠肉苁蓉片。

管花肉苁蓉的主产地和道地产地为新疆和田地区，阿克苏地区、阿拉尔市、喀什地区、巴州等新疆南疆地区均有生产，但量较小。对于管花肉苁蓉药材，按照产地来说，以和田地区的于田县和民丰县所产质量为佳；按照采收季节来说，秋苁蓉的质量优于春苁蓉；从性状来说，一般条直、短粗、饱满、中间膨大呈梭形、表面亮棕褐色、无花序轴、茎上端无中空、质重、无霉变和虫蛀者，质量为佳。对于管花肉苁蓉片，一般直径 5cm 以上、表面黄棕色、点状维管束均匀散生于整个切面、无中空者，质量为佳。管花酒苁蓉片，表面棕褐色，具有明显的酒香气，其他同管花肉苁蓉片。

盐生肉苁蓉分布于内蒙古西部、宁夏、甘肃、新疆和青海，均为野生，产量极少（年产量约为 30~50 吨）。盐生肉苁蓉药材的主要加工方法是直接晒干法(甘肃、新疆)和水煮 - 晒干法(宁夏)，前者表面呈黄棕色至棕褐色，后者表面呈棕褐色。盐生肉苁蓉的寄主广泛，其性状与寄主有很大的关系。一般来说，寄生于盐爪爪（宁夏）、珍珠柴（甘肃）等植物根部的肉苁蓉比较短小（长 5~30cm），而寄生于囊果碱蓬（新疆）根部的比较长（10~50cm）。盐生肉苁蓉药材一般条直、直径 2cm 以上、表面黄棕色至棕褐色、无花序或无花序轴、质重、肉质感强、无霉变和虫蛀者，质量为佳。对于盐生肉苁蓉片，一般直径 2cm 以上、表面亮棕褐色、单个点状维管束较小、维管束环呈浅波状、无中空、肉质感强者，质量为佳。

# 参考文献

［1］国家药典委员会．中华人民共和国药典，2020 年版一部［S］．北京：中国医药科技出版社，2020：140-141.

［2］屠鹏飞，何燕萍，楼之岑．肉苁蓉的本草考证［J］．中国中药杂志，1994，19（1）：3-5.

［3］蔡鸿，鲍忠，姜勇，等．鲜管花肉苁蓉加工工艺［J］．中国中药杂志，2007，32（13）：1289-1291.

［4］蔡鸿，鲍忠，姜勇，等．不同影响因素下肉苁蓉中 3 种活性成分的定量分析［J］．中草药，2013，44（11）：3223-3230.

［5］蔡鸿，鲍忠，姜勇，等．不同产地管花肉苁蓉中有效成分的定量分析［J］．中草药，2007，38（3）：452-455.

［6］梁渐崧，薛翠丽，吴孟华，等．肉苁蓉与沙苁蓉中 6 种苯乙醇苷类成分的 UPLC 含量测定及化学计量学评价［J］．药物分析杂志，2021，41（2）：226-235.

［7］陈博，徐小琼，何微微，等．甘肃省肉苁蓉 UPLC 指纹图谱的建立及 4 种指标性成分含量测定［J］．中国药学杂志，2021，56（19）：1563-1570.

［8］曹苑．盐生肉苁蓉有效成分研究及其质量标准建立［D］．新疆医科大学，2015.

［9］石子仪，吴云，朱月美，等．HPLC-ELSD 测定肉苁蓉中甜菜碱甘露醇果糖葡萄糖和蔗糖的含量［J］．中国现代中药，2019，21（1，2）：1641-1646.

第八章

养生保健

用苁蓉

随着我国经济发展、社会人口老龄化和全民健康意识的增强，特别是中共中央、国务院发布的《"健康中国 2030"规划纲要》，在其"战略目标"中明确提出："人民身体素质明显增强，2030 年人均预期寿命达到 79.0 岁，人均健康预期寿命显著提高。"因此，我国人民的健康模式必须由原来的"疾病治疗"模式转变为"预防 - 保健 - 治疗 - 康复"相结合的全程健康模式，养生保健必将成为我国人民的一大健康需求。

肉苁蓉具有补肾、益精、润肠通便等功效，自古就作为药食同源的中药用于养生保健、提高性功能和生育能力等，被誉为"沙漠人参"。南北朝梁代的《本草经集注》载"肉苁蓉……生时似肉，以作羊肉羹，补虚乏极佳，亦可生噉。"[1] 隋末唐初《药性论》载"肉苁蓉，臣。益髓，悦颜色，延年……用苁蓉四两，水煮令烂，薄切细研，精羊肉分为四度，五味，以米煮粥，空心服之。"[1] 唐代《本草拾遗》载"肉苁蓉……强筋健髓，苁蓉、鳝鱼为末，黄精酒丸服之，力可十倍。"[1] 宋代《本草图经》载"肉苁蓉，……西人多用作食品噉之，……合山芋、羊肉作羹，极美好益人，食之胜服补药"。[2] 清代《本经逢原》载"肉苁蓉与锁阳，总是一类，味厚性降，命门相火不足者宜之……老人燥结，宜煮粥食之。"[3]《中药大辞典》记载"肉苁蓉……用于男子阳痿，女子不孕，带下，血崩，腰膝冷痛，血枯便秘。"[4] 在人口老龄化、国家鼓励生育三孩的今天，肉苁蓉必将在养生保健、提高生育能力方面发挥重要作用。

肉苁蓉作为一种珍稀濒危寄生中药，自古以来就稀缺昂贵，很少被大众作为保健产品使用，加上我国相关法规一直未把肉苁蓉列入"药食同源"中药，这也限制了肉苁蓉的广泛使用，导致肉苁蓉的保健价值长期得不到社会的广泛认可。20 世纪 90 年代以来，在学术界、产业界和肉苁蓉产区政府的共同努力下，肉苁蓉大规模人工种植获得成功，彻底解决了肉苁蓉资源短缺的问题，"旧时王谢堂前燕，飞入寻常百姓家。"同时，国家卫生健康委等也将肉苁蓉列入食药物质目录，为肉苁蓉作为保健食品的应用和健康产品的开发铺平了道路。本章以屠鹏飞教授 30 多年肉苁蓉研究和应用经验为基础，结合历代中医药文献古籍和现代文献报道，介绍肉苁蓉及其方剂在养生保健中的应用，以期为肉苁蓉的使用或相关产品的研发提供参考。

# 第一节　保健功能

从《神农本草经》开始，历代本草都对肉苁蓉及其功用进行了记载。如《神农本草经》载"治五劳七伤，补中，除茎中寒热痛，养五脏，强阴，益精气，多子，妇人癥瘕，久服轻身。"《药性论》载"益髓，悦颜色，延年，治女人血崩，壮阳，日御过倍大补益。主赤白下，补精败，面黑，劳伤。"《日华子本草》载"治男绝阳不兴，女绝阴不产，润五脏，长肌肉，暖腰膝，男子泄精，尿血，遗沥，带下，阴痛。"《本草纲目》载"此物补而不峻，故有从容之号。"总结历代本草，肉苁蓉的主要功用为：

（1）补肾益精。用于男子肾虚，精血不足，精弱不育，阳痿，早泄，尿血，遗沥，阴茎寒热疼痛。女子肾阴不足，癥瘕，血崩，赤白带下，阴冷不孕，精败面黑。男女疝气，腰膝酸软，筋骨无力，身心倦怠。

（2）补髓益智。用于髓海亏空，神经衰弱，失眠健忘，老年痴呆，震颤麻痹（帕金森病）。

（3）润肠通便。用于肠燥便秘，尤其是老年、体弱、孕妇便秘。

（4）悦颜驻色。用于皮肤衰老、干枯、肤色不佳。

（5）滋养五脏。抗衰老，延年益寿。

现代药理研究和临床应用表明，肉苁蓉具有提高性功能、抗衰老、提高学习记忆能力、抗老年痴呆症、帕金森病和抑郁症、调节免疫功能、抗疲劳、保肝、通便等多方面的作用。其主要保健功能为：

（1）提高性功能。肉苁蓉可以提高肾阳虚导致的性欲低下、勃起障碍、勃起无力，提高精子的数量和质量。

（2）抗衰老。肉苁蓉可以延长健康寿命，改善老年人免疫衰老，抑制衰老相关基因和各种细胞因子。

（3）防治神经退行性疾病。肉苁蓉所含的苯乙醇苷类成分具有明显的抗氧化、抗炎、神经保护、提高学习记忆能力和提高脑内多巴胺的含量等作用，对血管性痴呆（VD）、阿尔茨海默病（AD）、帕金森病等神经退行性疾病具有防治作用。

（4）防治抑郁症。肉苁蓉具有镇静安眠和提高脑内单胺类神经递质的作用，动物试验表明，肉苁蓉对抑郁症具有明显的改善作用。

（5）抗疲劳和精神萎靡。动物试验表明，肉苁蓉可以明显延长小鼠的负重游泳时间，具有抗疲劳的作用。同时，肉苁蓉具有镇静安眠和提高学习记忆能力的作用。二者功能结合，肉苁蓉可以改善疲劳和精神萎靡状态，对现代从事体力和脑力劳动者都有抗疲劳和改善精神状态作用。

（6）提高免疫功能。肉苁蓉可明显增加巨噬细胞和淋巴细胞的数量，并可增加免疫器官脾脏的重量，具有显著的提高免疫功能的作用，可以调节免疫低下人群的免疫功能。

（7）保肝。研究表明，肉苁蓉苯乙醇苷类及其主要成分松果菊苷对化学性肝损伤（四氯化碳诱导）、酒精性肝损伤以及免疫系统过度激活引起的急性肝损伤具有保护作用，能够显著降低肝损伤导致的转氨酶的升高。

（8）通便。肉苁蓉自古以来就被用作润肠通便的名药。现代研究表明，肉苁蓉所含的甘露醇、甜菜碱、果糖等成分可以明显提高肠内渗透压，抑制大肠对水分的吸收，使大便变软，属于容积类通便药，同时还具有促进肠蠕动的作用。肉苁蓉的通便作用是仅仅使大便变软，易于排除，不会导致泻下，特别适合预防和治疗老年人、体弱者和孕妇的便秘。


# 第二节　药材的处理方法

去过内蒙古阿拉善的人一定都听说过"肉苁蓉"，它是当地最知名的特产之一，或许你在街上买过，或许亲朋好友送给你过。如果你去新疆和田地区的市场或巴扎（集市）走一走，一定会有人向你兜售当地特产"肉苁蓉"——他们称之为"大芸"，也可能是刚从地里挖出来的鲜肉苁蓉。当你从阿拉善采到又长又粗的肉苁蓉，或从和田采到又粗又硬的肉苁蓉时，你一定非常兴奋，因为拿到一根从未见过的又长又粗的沙漠人参，但当你回到家时，你会不知所措。很多人都知道肉苁蓉是好东西，但却不知道该怎么处理，到了夏天，肉苁蓉长满了虫子和霉菌，最后就被扔进了垃圾桶。

拿到肉苁蓉后应该怎么处理呢？这里有一个简单的处理方法。

**肉苁蓉干药材**　首先将整根的肉苁蓉药材截成长度 20~30cm 的段，用自来水冲洗干净，置已加水的蒸锅蒸屉上，待锅中水烧开后，继续蒸 10~20min（根据肉苁蓉的直径大小确定蒸的时间），待药材变软后，取出，放置至手能握的温度（或用湿毛巾保护），用刀切成厚约 4mm 的片，晾干，用封口袋包装，置阴凉干燥处保存，或冰箱冷藏室保存，临用时取出，并及时封好封口袋。对于一些较粗、较硬、难以软化的肉苁蓉药材，水洗干净后，可以先用湿毛巾或湿布盖上，放置 12 小时后，再置蒸锅上蒸软。

**肉苁蓉鲜药材**　将鲜药材用自来水冲洗干净，用菜刀切成厚约 5mm 的片，置已加水的蒸锅蒸屉上，待锅中水烧开后，继续蒸 10min，取出，用粗线穿成一串，挂通风处，晾干，用封口袋包装，置阴凉干燥处保存，或冰箱冷藏室保存，临用时取出，并及时封好封口袋。

目前，肉苁蓉药材，无论是荒漠肉苁蓉，还是管花肉苁蓉，都有趁鲜加工的干燥切片，这些切片的质量一般比干燥药材的质量好，因为药材在干燥过程中，有效成分发生了降解。因此，在自行购买肉苁蓉，最好买干燥的切片，使用方便，或到药店购买肉苁蓉饮片。


# 第三节　单方及其用法


🌿 **肉苁蓉汤（屠氏发明）**

取肉苁蓉 6~10g，用水快速淋洗干净，置砂锅或不锈钢锅内，加水 200ml，煎煮至沸，再文火微沸煎煮 30min，滤出药液；药渣再加水 200ml，煎煮至沸，再文火微沸煎煮 30min，滤出药液；合并药液，一日分 3 次服用。

**保健功能：**补肾，益精，抗疲劳，安神益智，润肠通便。用于肾阳不足，精血亏虚，阳痿不孕，疲劳过度，腰膝酸软，筋骨无力，失眠健忘，老年痴呆，免疫力低下，肠燥便秘。用于便秘者，日用量可增加至 15~60g。

### 🌿 苁蓉茶（屠氏发明）

取肉苁蓉片或肉苁蓉丝 5~10g，置茶杯或壶中，加开水没过肉苁蓉，轻摇茶杯或壶，倒出开水，清洗肉苁蓉。再加开水，浸泡 10min 后，即可饮用。可重复加水 3~5 次。

**保健功能：** 补肾，益精，抗疲劳，安神益智，润肠通便。用于肾虚乏力，精血亏虚，腰膝酸软，筋骨无力，精神萎靡，失眠健忘，免疫力低下，肠燥便秘。用于便秘者，日用量可增加至 15~60g。

### 🌿 肉苁蓉丸（屠氏发明）

取肉苁蓉 100g，用水快速淋洗干净，晾干或置干燥箱中 60℃以下烘干，粉碎，过 120 目筛，加炼蜜适量，制成 1000 丸，干燥，即得。一日 3 次，每次服用 10~20 丸。

**保健功能：** 补肾阳，益精血，安神益智，润肠通便。用于肾阳不足，精血亏虚，阳痿不孕，疲劳过度，腰膝酸软，筋骨无力，失眠健忘，老年痴呆，免疫力低下，肠燥便秘。

### 🌿 肉苁蓉膏（屠氏发明）

取肉苁蓉适量，用水快速淋洗干净，置砂锅或不锈钢锅中，加约 6 倍量水，煮沸，再文火微沸 30min，倾出药液，备用。再加约 5 倍量水，煮沸，再文火微沸 20min，倾出药液。合并 2 次药液，置锅中，文火慢慢熬制成稠膏状（熬制过程中，注意搅拌，防止粘锅碳化）。或将盛药液的锅置于大锅中，隔水熬制成稠膏状（不会碳化，比较安全）。趁热将稠膏倒入瓶中，冷却到室温后，盖上瓶盖，置冰箱冷藏室保存。每天取约 20ml，加开水融化后服用。管花肉苁蓉流浸膏略有苦涩味，开水融化时可加适量的蜂蜜调节口感；荒漠肉苁蓉流浸膏口感较好，流浸膏可以直接服用。

**保健功能：** 补肾阳，益精血，安神益智，润肠通便。用于肾阳不足，精血亏虚，阳痿不孕，疲劳过度，腰膝酸软，筋骨无力，失眠健忘，老年痴呆，免疫力低下，肠燥便秘。用于便秘者，日用量可增加至 15~60g。

🌿 **酒肉苁蓉汤**（《医学广笔记》）

大肉苁蓉 90g。白酒浸，洗去鳞甲，切片，白汤 600ml，煎 200ml，顿服。

**功能主治**：高龄老年血液枯槁，大便燥结，胸中作闷。

# 第四节　药膳及其制作方法

## 一、屠氏发明药膳

### 1. 菜类

🌿 **凉拌肉苁蓉**

取鲜肉苁蓉 300g，洗净，去外皮，切丝，入沸水烫 2~3min，捞出，备用。取少量食用油，在锅中烧热，加干辣椒炸至焦黄，倒出，备用。取肉苁蓉丝，加适量青辣椒丝、食盐、味精，浇上干辣椒油，拌匀，即得。

肉苁蓉有一定的苦味，也可加入一半土豆丝，稀释苦味，味道更佳。

**保健功能**：温补肾阳，补益气血，抗疲劳，润肠通便。

🌿 **清炒苁蓉片**

取鲜肉苁蓉 300g，洗净，去外皮，切片，入沸水烫 2~3min，捞出，备用。取少量食用油，在锅中烧热，加入肉苁蓉片及其他辅助蔬菜（如青椒、辣椒、蒜苗等），炒熟，再加入适量的食盐、味精，炒匀，即可。

**保健功能**：温补肾阳，补益气血，抗疲劳，提高免疫功能，安神益智。

🌿 **清炒苁蓉山药片**

取鲜肉苁蓉 100g，洗净，去外皮，切片，入沸水烫 2~3min，捞出，备用。取鲜山药 200g，洗净，去外皮，切片，备用。取少量食用油，在锅中烧热，加入肉苁蓉片、山药片及其他辅助蔬菜（如青椒、辣椒等），炒熟，再加入适量的食盐、味精，炒匀，即可。

**保健功能：** 滋肾阴，补肾阳，健脾生血，抗疲劳，提高免疫功能。

### 🌿 苁蓉炒肉片

取鲜肉苁蓉 200g，洗净，去外皮，切片，入沸水烫 2~3min，捞出，备用。取猪肉（或羊肉、牛肉）50~100g，洗净，切薄片，备用。取少量食用油，在锅中烧热，加入猪肉（或羊肉、牛肉），爆炒至 7 成熟，盛出，备用。再取少量食用油，在锅中烧热，加入肉苁蓉片、适量生姜和其他辅助蔬菜（如青椒、辣椒、蒜苗、食用菌等），炒至 7 成熟，再加入肉片，炒匀，最后加入少量水和适量的食盐，加盖 1~2min 后，加味精，炒匀，即可。

**保健功能：** 温补肾阳，健脾生血，抗疲劳，提高免疫功能。

### 🌿 苁蓉炒腰花

取鲜肉苁蓉 100g，洗净，去外皮，切片，入沸水烫 2~3min，捞出，备用。取腰花 250g，入沸水烫 2~3min 去膻味，捞出，备用。取少量食用油，在锅中烧热，加入肉苁蓉片、腰花及辅助蔬菜（生姜、青蒜、冬笋片），爆炒至熟，加入少量水和适量的食盐，加盖 1~2min 后，加味精，炒匀，即可。

**保健功能：** 温补肾阳，强筋健骨，抗疲劳，提高记忆力。

### 🌿 苁蓉炖羊肉

取鲜肉苁蓉 50g，洗净，去外皮，切片，或取肉苁蓉饮片 10g，洗净，备用。取鲜羊肉 300~500g，入炖锅中，加入肉苁蓉片，再加入适量的枸杞子、大枣、生姜、八角茴香、桂皮、孜然、香叶等辅料和水，大火煮沸，再文火炖 30min 至熟透，即得。

**保健功能：** 大补肾阳，强筋健骨，抗疲劳，提高免疫功能。

### 🌿 苁蓉炖羊排

取鲜肉苁蓉50g，洗净，去外皮，切片，或取肉苁蓉10g，洗净，备用。取羊排300~500g，入炖锅中，加入肉苁蓉片，再加入适量的枸杞子、生姜、大枣、八角茴香、桂皮、孜然、香叶等辅料和水，大火煮沸，再文火炖30min至熟透，即得。

**保健功能：**大补肾阳，强筋健骨，抗疲劳，提高免疫功能。

### 🌿 苁蓉炖牛肉

取肉苁蓉10g，洗净，备用。取牛肉300~500g，入炖锅中，加入肉苁蓉片，再加入适量的枸杞子、大枣、生姜、八角茴香、桂皮、孜然、香叶等辅料和水，大火煮沸，再文火炖30min至熟透，即得。

**保健功能：**温补肾阳，强筋健骨，抗疲劳，健脾生血，提高免疫功能。

### 🌿 苁蓉炖牛鞭

取肉苁蓉15g，洗净，备用。取牛鞭100~200g，入炖锅中，加入肉苁蓉片，再加入适量的黄芪、枸杞子、大枣、生姜、八角茴香、桂皮、孜然、香叶等辅料和水，大火煮沸，再文火炖30min至熟透，即得。

**保健功能：**大补肾阳，强筋健骨，抗疲劳，提高免疫功能。

### 🌿 苁蓉炖鹿肉

取肉苁蓉10g，黄芪、党参各5g，快速淋洗干净，入炖锅中，加入鹿肉300~500g，再加入适量的枸杞子、大枣、生姜、八角茴香、桂皮等辅料和水，大火煮沸，再文火炖30min至熟透，即得。

**保健功能：**大补肾阳，强筋健骨，补气生血，抗疲劳，提高免疫功能。

### 🌿 苁蓉炖鹿鞭

取肉苁蓉15g，黄芪、党参各5g，快速淋洗干净，入炖锅中，加入鹿鞭100~200g，再加入适量的枸杞子、大枣、生姜、八角茴香、桂皮等辅料和水，大火煮沸，再文火炖 30min 至熟透，即得。

保健功能：大补肾阳，强筋健骨，补气生血，抗疲劳，提高免疫功能。

### 🌿 苁蓉炖羊肾

取肉苁蓉 15g，黄芪、党参各 5g，快速淋洗干净，入炖锅中，加入羊肾 4 个，再加入适量的枸杞子、大枣、生姜、八角茴香、桂皮等辅料和水，大火煮沸，再文火炖 30min 至熟透，即得。

保健功能：大补肾阳，强筋健骨，补气生血，抗疲劳，提高免疫功能。

### 🌿 苁蓉烧羊肉

取肉苁蓉 10g、淫羊藿 2g、黄芪 5g，快速淋洗干净，备用。取羊肉 300~500g，洗净，切块，备用。取适量食用油，置锅中烧热，加入适量的生姜、葱炒至焦黄，加入羊肉炒至表面变色，然后加入肉苁蓉、淫羊藿、黄芪及适量的八角茴香、桂皮、香叶等，再加入适量的水及食盐、黄酒、酱油等调料，文火烧至熟透，再加适量味精，拌匀，即得。

保健功能：大补肾阳，强筋健骨，补气生血，抗疲劳。

### 🌿 苁蓉烧羊肾

取肉苁蓉 10g、淫羊藿 2g、黄芪 5g，快速淋洗干净，备用。取羊肾 4 个，洗净，切片，备用。取适量食用油，置锅中烧热，加入适量的生姜、葱炒至焦黄，再加入羊肾炒至表面变色，然后加入肉苁蓉、淫羊藿、黄芪及适量的八角茴香、桂皮、香叶等，再加入适量水及食盐、黄酒、酱油等调料，文火烧至熟透，再加适量味精，拌匀，即得。

保健功能：大补肾阳，强筋健骨，益气生血，抗疲劳。

### 🌿 苁蓉烧牛肉

取肉苁蓉、黄芪、枸杞子各 5g，快速淋洗干净，备用。取牛肉 300~500g，洗净，切块，备用。取适量食用油，置锅中烧热，加入适量的生姜、葱炒至焦黄，加入牛肉炒至表面变色，然后加入肉苁蓉、黄芪、枸杞子及适量的八角茴香、桂皮、香叶等，再加入适量水及食盐、黄酒、酱油等调料，文火烧至熟透，再加适量味精，拌匀，即得。

**保健功能：**大补肾阳，强筋健骨，补气生血，抗疲劳。

### 🥣 苁蓉烧牛鞭

取肉苁蓉 10g、淫羊藿 2g、黄芪 5g，快速淋洗干净，备用。取鲜牛鞭或浸泡好的干牛鞭 1~2 条，洗净，切段，备用。取适量食用油，置锅中烧热，加入适量的生姜、葱炒至焦黄，再加入牛鞭炒至表面变色，然后加入肉苁蓉、淫羊藿、黄芪及适量的八角茴香、桂皮、香叶等，再加入适量水及食盐、黄酒、酱油等调料，文火烧至熟透，再加适量味精，拌匀，即得。

**保健功能：**大补肾阳，强筋健骨，补气生血，抗疲劳。

### 🥣 苁蓉烧鹿肉

取肉苁蓉 10g，黄芪、党参、怀牛膝各 5g，快速淋洗干净，备用。取鹿肉 300~500g，洗净，切块，备用。取适量食用油，置锅中烧热，加入适量的生姜、葱炒至焦黄，再加入鹿肉炒至表面变色，然后加入肉苁蓉、黄芪、党参、怀牛膝及适量的八角茴香、桂皮、香叶等，再加入适量水及食盐、黄酒、酱油等调料，文火烧至熟透，再加适量味精，拌匀，即得。

**保健功能：**补肾阳，强筋骨，益气生血，抗疲劳。

### 🥣 苁蓉烧鹿鞭

取肉苁蓉 10g、淫羊藿 2g、黄芪 5g，快速淋洗干净，备用。取鲜鹿鞭或浸泡好的干鹿鞭 1~2 条，洗净，切段，备用。取适量食用油，置锅中烧热，加入适量的生姜、葱炒至焦黄，再加入鹿鞭炒至表面变色，然后加入肉苁蓉、淫羊藿、黄芪及适量的八角茴香、桂皮、香叶等，再加入适量水及食盐、黄酒、酱油等调料，文火烧至熟透，再加适量味精，拌匀，即得。

**保健功能：**大补肾阳，强筋健骨，益气生血，抗疲劳。

### 🥣 苁蓉烧鳝段

取肉苁蓉 10g，黄芪、党参、枸杞子各 5g，快速淋洗干净，备用。取鳝鱼 300~500g，切段，除去内脏，洗净，备用。取适量食用油，置锅中烧热，加入适量的生姜、葱炒至焦黄，再加入膳段炒至表面变色，然后加入肉苁蓉、黄芪、党参、枸杞子，再加入适量水及食盐、黄酒、酱油等调料，文火烧至熟透，再加适量味精，拌匀，即得。

**保健功能：** 补肾阳，强筋骨，益气生血，补虚损，抗疲劳。妇女食之尤佳。

### 🌿 苁蓉烧乌鸡

取肉苁蓉 10g，黄芪、党参、当归、枸杞子各 5g，快速淋洗干净，备用。取处理干净的乌鸡 300~500g，切块，备用。取适量食用油，置锅中烧热，加入适量的生姜、葱炒至焦黄，再加入乌鸡炒至表面变色，然后加入肉苁蓉、黄芪、党参、当归、枸杞子，再加入适量水及食盐、黄酒、酱油等调料，文火烧至熟透，再加适量味精，拌匀，即得。

**保健功能：** 补肾阳，强筋骨，益气生血，补虚损，抗疲劳。妇女食之尤佳。

### 🌿 苁蓉烧乳鸽

取肉苁蓉 10g，黄芪、人参、枸杞子各 5g，快速淋洗干净，备用。取处理干净的乳鸽 2 只，切块，备用。取适量食用油，置锅中烧热，加入适量的生姜、葱炒至焦黄，再加入乳鸽炒至表面变色，然后加入肉苁蓉、黄芪、人参、枸杞子，再加入适量水及食盐、黄酒、酱油等调料，文火烧至熟透，再加适量味精，拌匀，即得。

**保健功能：** 补元气，强筋骨，抗疲劳。

### 🌿 苁蓉烧甲鱼

取肉苁蓉 10g，人参、黄芪、枸杞子各 5g，快速淋洗干净，备用。取处理干净的甲鱼 1 只，切块，备用。取适量食用油，置锅中烧热，加入适量的生姜、葱炒至焦黄，再加入甲鱼炒至表面变色，然后加入肉苁蓉、人参、黄芪、枸杞子，再加入适量水及食盐、黄酒、酱油等调料，文火烧至熟透，再加适量味精，拌匀，即得。

保健功能：大补元气，提高免疫功能，抗疲劳。

## 2. 煲汤类

### 🌿 苁蓉人参乌鸡汤

取肉苁蓉、人参、枸杞子各 10g，快速淋洗干净，备用。取处理干净的乌鸡肉 200~300g，切块，置砂锅中，加入肉苁蓉、人参、枸杞子及适量的生姜、葱和黄酒，再加水，先用大火烧开，沸腾 2~3min，去除上面漂浮的泡沫，再文火慢炖约 60min，加适量食盐、味精，即得。

保健功能：补肾阳，益精气，抗疲劳。

### 🌿 苁蓉灵芝老鸭汤

取肉苁蓉、灵芝、黄芪、枸杞子各 10g，快速淋洗干净，备用。取处理干净的老鸭 1 只，将肉苁蓉、灵芝、黄芪、枸杞子及适量的生姜、葱塞入老鸭腹腔，置砂锅中，根据需要，加入笋干、香菇、黄花菜干等素菜干，加适量黄酒，再加水，先用大火烧开，沸腾 2~3min，去除上面漂浮的泡沫，再文火慢炖约 60min，加适量食盐、味精，即得。

保健功能：补益肝肾，安神益智，抗疲劳，提高免疫功能。

### 🌿 苁蓉甲鱼养生汤

取肉苁蓉 15g，黄芪、党参、枸杞子、大枣各 10g，快速淋洗干净，备用。取处理干净的甲鱼 1 只，切块，置砂锅中，加入肉苁蓉、黄芪、党参、枸杞子、大枣及适量的生姜、葱和黄酒，再加水，先用大火烧开，沸腾 2~3min，再文火慢炖约 60min，加适量食盐、味精，即得。

保健功能：补肾阳，益精气，抗疲劳，延年益寿。

### 🌿 苁蓉鹿鞭补肾汤

取肉苁蓉 15g，淫羊藿 5g，肉桂、枸杞子、大枣各 10g，快速淋洗干净，备用。取鹿鞭 1~2 条，切小段，置砂锅中，加入肉苁蓉、淫羊藿、肉桂、枸杞子、大枣及适量的生姜、葱和黄酒，再加水，先用大火烧开，沸腾 2~3min，再文火慢炖约 60min，加适量食盐、味精，即得。

**保健功能：** 大补肾阳，抗疲劳，强筋健骨。

### 3. 药粥类

#### 🌿 鲜苁蓉粥

取鲜肉苁蓉 100g，洗净，去皮，切成小粒，加入洗净的大米或糯米 100~150g，加水，先大火烧开，再文火慢熬至粥成。

**保健功能：** 补肾阳，强筋骨，润肠通便。尤其适合于老年肾虚或便秘患者。

#### 🌿 鲜苁蓉山药粥

取鲜肉苁蓉、鲜山药各 50g，洗净，去皮，切成小粒，加入洗净的大米或糯米 100~150g，加水，先大火烧开，再文火慢熬至粥成。

**保健功能：** 补肾阳，健脾胃，润肠通便。

#### 🌿 苁蓉粥

取肉苁蓉 15g，快速洗净，蒸或焖至软，切成小粒，加入洗净的大米或糯米 100~150g，加水，先大火烧开，再文火慢熬至粥成。

**保健功能：** 补肾阳，强筋骨，润肠通便。

#### 🌿 苁蓉八宝粥

取肉苁蓉 10g，快速洗净，蒸或焖至软，切成小粒，备用。取莲子、桂圆肉、核桃仁、枸杞子、大枣、白扁豆各 10g，糯米 100g，净洗，加水，先大火烧开，再文火慢熬至粥成。

**保健功能：** 补肾阳，健脾胃，益气血，延年益寿。老年人服之尤佳。

#### 🌿 鲜苁蓉鸡丝粥

取鲜肉苁蓉 50g，洗净，去皮，切成小粒，备用。取鸡胸脯肉，顺着纤维切成小块，置锅中加水煮熟，捞出，鸡汤备用；鸡肉撕裂成丝，备用。

取糯米 100g，净洗后置锅中，加入肉苁蓉、鸡肉、鸡汤和水，先大火烧开，再文火慢熬至粥成，加入适量食盐和味精，即得。

**保健功能：**补肾阳，益气血，抗疲劳。

### 🌿 鲜苁蓉黑鱼粥

取鲜肉苁蓉 50g，洗净，去皮，切成小粒，备用。取黑鱼肉 100g，切片，备用。取大米或糯米 100g，净洗后置锅中，加入肉苁蓉和水，先大火烧开，再文火慢熬至粥成，加入黑鱼肉，再煮沸 2~3min，加入适量食盐和味精，即得。

**保健功能：**补肾阳，健脾胃，益气血，延年益寿。

### 🌿 苁蓉羊肉粥

取肉苁蓉 20g，快速洗净，蒸或焖至软，切成小粒，备用。取精羊肉 100g，切片，备用。取大米或糯米 200g，净洗后置锅中，加入肉苁蓉和羊肉，再加适量水，先大火烧开，再文火慢熬至粥成，加入适量食盐和味精，即得。

**保健功能：**大补肾阳，益气生血，强筋健骨。

## 二、文献药膳汇集

### 🌿 肉苁蓉粥

《中华临床药膳食疗学》 将肉苁蓉加水 100ml，煮烂去渣；精羊肉切片入砂锅内，加水 200ml，先煎数沸，待肉烂后，再加水 300ml，加粳米，煮至米开汤稠，加入少许葱、姜，再煮片刻停火，焖 5min，即可。每日早晚服食。

**功能主治：**温补肾阳，补益气血。

《中华临床药膳食疗学》 将肉苁蓉 20g，桂枝 10g 煎沸 20min，去渣留汁，放入粳米 100g 煮粥，临熟加入鹿角胶 5g 烊化，搅匀即可食之。

**功能主治：**补肾益精，调理冲任。

《药性论》 将苁蓉 120g 水煮烂，薄切细研。精羊肉 60g 切碎块。把大米淘洗干净，与苁蓉片、羊肉共煮粥。

**功能主治**：填精益血。治精败，面黑劳伤。

《圣济总录》 白羊肉 200g、肉苁蓉 50g、粳米 150g、鹿角胶 1.5g、葱白 7 茎、鸡子 2 枚，上药以五味汁中煮粥，临熟下胶、鸡子。

**功能主治**：温阳补肾。治久积虚冷，阳气衰乏。

### 🌿 苁蓉鸡肉羹

《中国食疗大全》 鸡肉 250g 洗净切小块，肉苁蓉 30g 洗净后先煎浓汁备用，米仁 15g 浸泡，板栗 15 枚去壳，香菇 5 只浸软切小块，姜葱切丝。起油锅，先炒鸡肉，加入葱姜。炒后加肉苁蓉煎汁与米仁、板栗、香菇同煮，加调料适量，煮熟后即成。

**功能主治**：补肾壮阳，益中养精。

### 🌿 补阳乳鸽汤

《中国食疗大全》 将乳鸽一只去毛，去内脏，洗净。把肉苁蓉 10g，红枣 5 只，生姜洗净后放入乳鸽腹腔中，加料酒、精盐、味精等调料，隔水蒸熟，吃鸽肉喝汤。

**功能主治**：温补肾阳。

### 🌿 苁蓉麻雀

《中国食疗大全》 将麻雀 10 只去毛去内脏，菟丝子 10g、肉苁蓉 10g 洗净后用纱布包后煎浓汁。浓汁同麻雀一起放入锅内加调料煮熟即成。

**功能主治**：温补肾阳。

### 🌿 苁蓉鹿肉

《中国食疗大全》 将鹿肉 250g 洗净后切片，肉苁蓉 10g 先浸酒后去皮切片，仙灵脾 10g 先煎汤，去渣留汁。然后起油锅，将鹿肉片和肉苁蓉片入锅煸炒，加料酒、葱、姜、精盐，再加入仙灵脾汤液，共煮熟，加味精适量，食肉喝汤。

**功能主治**：补肾助阳益精。

### 🌿 壮阳小笼包

《中国食疗大全》 先将肉苁蓉 50g 研成细末备用，瘦猪肉 500g 洗净，剁成肉酱，放入锅内，加入苁蓉粉与虾仁 250g，再加各种调料拌匀成馅，再把面粉 500g 加水和成面团，包入馅心，捏成包子，上笼，用旺火沸水煮约 8min 左右，见包子成玉色，底不粘手即熟。

**功能主治：**温补肾阳。

### 🌿 土豆苁蓉蜜膏

《中国药膳辩证治疗法》 将肉苁蓉 20g 水煎取汁适量备用。然后将土豆 1000g 洗净切碎，以洁净纱布绞汁。二汁相兑入锅中，煎熬浓缩至稠黏为止。最后加入蜂蜜一倍量，至沸停火，待冷装瓶备用。

**功能主治：**益气温阳，润肠通便。

### 🌿 苁蓉羊肾羹

《中国药膳辩证治疗法》 羊肾一对切开，剔去筋膜，洗净细切，用酱油、淀粉拌匀备用，锅内加水适量，然后加入 30g 肉苁蓉，约熬 20min，去渣留汁，再下羊肾入锅同煮至熟，放葱、姜、盐、味精、香油，搅匀即成。

**功能主治：**温阳通便。

《经验方》 将羊肾 90g、肉苁蓉 30g 酒浸一夜，去腊膜切细，共煮成羹，用葱、姜、盐调味为羹。

**功能主治：**补肾阳，益精血。治五劳七伤，阳气衰弱，腰脚无力等。

《圣济总录》 羊肾 1 具，肉苁蓉 75g，羚羊角 100g，磁石、薏苡仁为 150g。上药除羊肾、磁石、薏苡仁外，锉细分为 3 服。每服用水 3 斤，煎至 2 斤，去滓下磁石、薏苡仁各 50g，羊肾 1 具煮粥。

**功能主治：**补肾益精。治肾劳风虚，面气黑黄，鬓发干焦。

### 🌿 肉苁蓉炖乳猪脑

《中国药膳辩证治疗法》 将肉苁蓉 30g、乳猪脑 1 具、少许生姜、葱白，去目蜀椒 10 个、熟地黄 10g，诸味放入砂锅，再加适量水炖熟，加盐少许即可。

**功能主治**：补肾益髓，填精养神。

### 🌿 苁蓉山药扁豆粥

《中国药膳辩证治疗法》 炒扁豆 60g 先煎至五成熟，再入干净之肉苁蓉和山药各 30g，直到温火煎至扁豆稀烂成粥即可。

**功能主治**：补肾健脾，益气生精。

### 🌿 羊脊骨羹

《中国药膳辩证治疗法》 将羊脊骨 1 具，肉苁蓉 15g（洗净切片），草果 3 个水煮成汤，去渣。以此汤煮面羹，然后加入少许葱、姜佐料即可。

**功能主治**：补肾助阳。

《本草纲目》 将羊脊骨 1 具锤碎，肉苁蓉 30g（洗净切片），草果 3 枚，荜茇 6g，水煮汁，下葱、酱作羹食。

**功能主治**：治肾虚腰痛。

### 🌿 肉苁蓉汤

《中华养生药膳大典》 把肉苁蓉浸白酒中，洗去鳞甲，切片，用水 3 碗，煎作 1 碗。

**功能主治**：填精补虚。治高年血液枯槁，大便燥结，胸中作闷。

### 🌿 苁蓉羊肉粥

《常见病症的辩证与食疗》 分别将羊肉 100g、肉苁蓉 15g，洗净切细，先用砂锅煎肉苁蓉取汁，去渣，入羊肉、大米同煮，待煮熟后加盐、葱、姜为粥。

**功能主治**：养心健脾，益肾填精。治心悸寐少，精神倦怠，遇事善忘，四肢无力等症。

## 🌿 当归苁蓉猪血羹

《实用食疗方精选》 将当归身 15g、肉苁蓉 15g 洗净，加水适量煮取药液待用；将冬葵菜 250g 撕去筋膜，洗净，放入锅内，再将待用的药液加入，煮至冬葵菜熟时，将 125g 猪血煮熟切成片或条，同熟猪油、葱白、食盐、味精、香油一并加入，混合均匀，趁热食之。

**功能主治**：养血润肠通便。主治血虚肠燥的大便秘结。

## 🌿 鹿肾粥

《太平圣惠方》 上药先以水 2 斤，煮米作粥，欲熟，下鹿肾 1 对、肉苁蓉 100g、葱白、盐和椒。

**功能主治**：温肾壮阳。治五劳七伤，阳气衰弱，益气力。

## 🌿 苁蓉羹

《圣济总录》 肉苁蓉 50g、白羊肾一对、葱白 7 茎、羊肺 100g，上药入五味汁作羹。

**功能主治**：温阳补肾。治丈夫久积虚损，阳气衰，腰脚疼痛无力。

# 第五节　药酒及其制作方法

## 🌿 肉苁蓉酒（屠氏发明）

**制法一**：取肉苁蓉 100g，加 50 度左右白酒 500ml，浸泡一周，即可饮用。每日晚餐时服用 20~50ml。酒尽，再加 50 度左右白酒 500ml，浸泡一周，又可饮用。

**制法二**：取鲜肉苁蓉 300g，洗净，削去外皮，切丝，加 60 度以上的白酒 500ml，浸泡一周，即可饮用。每日晚餐时服用 20~50ml，酒尽，再加 50 度左右白酒 500ml，浸泡一周，又可饮用。

保健功能：补肾，益精，抗疲劳，安神益智。用于肾虚乏力，精血亏虚，疲劳过度，腰膝酸软，筋骨无力，免疫力低下，失眠健忘。

### 🌿 苁蓉枸杞酒（屠氏发明）

**制法一：** 取肉苁蓉 60g、枸杞子 50g，加 50 度左右白酒 500ml，浸泡一周，即可饮用。每日晚餐时服用 20~50ml。酒尽，再加 50 度左右白酒 500ml，浸泡一周，又可饮用。

**制法二：** 取鲜肉苁蓉 180g，洗净，削去外皮，切丝，再取枸杞子 50g，加 60 度以上的白酒 500ml，浸泡一周，即可饮用。每日晚餐时服用 20~50ml，酒尽，再加 50 度左右白酒 500ml，浸泡一周，又可饮用。

**保健功能：** 补肾，益精，抗疲劳，安神益智。用于肾虚乏力，精血亏虚，疲劳过度，腰膝酸软，筋骨无力，免疫力低下，失眠健忘。

### 🌿 苁蓉黄精酒（屠氏发明）

取肉苁蓉 100g、制黄精 50g，加 50 度左右白酒 500ml，浸泡一周，即可饮用。每日晚餐时服用 20~50ml。酒尽，再加 50 度左右白酒 500ml，浸泡一周，又可饮用。

**保健功能：** 补肾，益精，健脾，润肺，抗疲劳，安神益智。用于肾虚乏力，精血亏虚，肺虚燥咳，疲劳过度，腰膝酸软，免疫力低下，失眠健忘。

### 🌿 苁蓉强身酒（屠氏发明）

取黄酒 1L，倒入不锈钢锅中，加肉苁蓉 50g、炒核桃肉（捣碎）100g、枸杞子 50g，加热至沸，再文火微沸 5 分钟，用纱布滤出黄酒，稍凉后即时可饮。或灌装于酒瓶中，置冰箱中冷藏，分次饮用。每日晚餐时饮用 100~200ml，加热后饮用更佳。

**保健功能：** 补肾，抗疲劳，提高免疫力，安神益智。用于肾虚乏力，疲劳过度，腰膝酸软，免疫力低下，失眠健忘。

### 🌿 苁蓉葡萄酒（屠氏发明）

取肉苁蓉、枸杞膏 50g，加入 1L 葡萄酒中，搅拌溶解，即可饮用。或置冰箱冷藏，分次饮用。每日 100~200ml。

肉苁蓉、枸杞膏的制法：取肉苁蓉饮片和枸杞子（5∶1），加 8 倍量水，煎煮提取 1 小时，滤过，滤液备用；再加 6 倍量水，煎煮提取 0.5 小时，滤过。合并 2 次滤液，减压浓缩至稠膏状，即得。

**保健功能：** 补肾，抗疲劳，提高免疫力，安神益智。用于肾虚乏力，疲劳过度，免疫力低下，失眠健忘。

### 🌿 复方芪蓉大补酒（屠氏发明）

取肉苁蓉 100g，黄芪、人参、枸杞子、麦冬各 50g，加 50 度左右白酒 1L，浸泡一周，即可饮用。每日晚餐时服用 20~50ml。酒尽，再加 50 度左右白酒 1L，浸泡一周，又可饮用。

**保健功能：** 大补元气，抗疲劳，提高免疫力，安神益智。用于肾气亏虚，疲倦乏力，精神萎靡，免疫力低下，失眠健忘。

### 🌿 复方蓉茸壮骨酒（屠氏发明）

取肉苁蓉 100g、鹿茸 10g、淫羊藿 10g、杜仲 30g、生地黄 50g，加 50 度左右白酒 1L，浸泡一周，即可饮用。每日晚餐时服用 20~50ml。酒尽，再加 50 度左右白酒 1L，浸泡一周，又可饮用。

**保健功能：** 补肾，强筋，健骨。用于骨质疏松，腰膝酸软。

### 🌿 复方苁蓉健脑酒（屠氏发明）

取肉苁蓉 100g、天麻 50g、红景天 30g、石菖蒲 20g、丹参 30g，加 50 度左右白酒 1L，浸泡一周，即可饮用。每日晚餐时服用 20~50ml。酒尽，再加 50 度左右白酒 1L，浸泡一周，又可饮用。

**保健功能：** 补肾健脑，安神益智。用于肾虚健忘，烦躁失眠。

### 🌿 复方苁蓉开心酒（屠氏发明）

取肉苁蓉 100g、巴戟天 50g、枳壳 30g、柴胡 30g、酸枣仁 20g、石菖蒲 20g、丹参 30g，加 50 度左右白酒 1L，浸泡一周，即可饮用。每日晚餐时服用 20~50ml。酒尽，再加 50 度左右白酒 1L，浸泡一周，又可饮用。

**保健功能：**补肾安神，疏肝解郁。用于郁闷寡欢，心神不定，性欲减退。

### 复方苁蓉固肾酒（屠氏发明）

取肉苁蓉 100g、鹿茸 10g、淫羊藿 20g、杜仲 30g、肉桂 10g、熟地黄 50g，加 50 度左右白酒 1L，浸泡一周，即可饮用。每日晚餐时服用 20~50ml。酒尽，再加 50 度左右白酒 1L，浸泡一周，又可饮用。

**保健功能：**补肾阳，益精血，强筋骨。用于阳痿遗精，早泄不举，性欲减退，筋骨萎软。

## 参考文献

[1] 唐慎微. 证类本草［M］. 北京：华夏出版社，1993：192-193.

[2] 苏颂. 本草图经（上）［M］. 合肥：安徽科学技术出版社，1994：118.

[3] 张璐. 本经逢原［M］. 北京：中国古籍出版社，2017：37.

[4] 江苏新医学院. 中药大辞典［M］. 2 版. 上海：上海科学技术出版社，2006：1225-1227.

肉苁蓉因其寄生的生长方式和神奇的功效，历史上就属于珍稀名贵中药材。随着我国改革开放和中医药事业的发展，肉苁蓉与其他药材一样，需求量迅猛增长，资源短缺现象非常严重。20 世纪七八十年代，由于长期乱采滥挖，不仅导致肉苁蓉资源濒于枯竭、物种即将消失，还对沙漠环境造成严重破坏，荒漠肉苁蓉 *Cistanche deserticola* Y. C. Ma 已被列入《濒危野生动植物种国际贸易公约》的附录Ⅱ。面对肉苁蓉的资源枯竭、产业发展与生态需求，屠鹏飞教授组织和带领团队经过三十多年的潜心研究与砥砺推广，阐明了肉苁蓉属植物寄生机制，突破寄生植物人工种植系列关键技术，创建了肉苁蓉及其寄主植物高产稳产栽培技术体系，并在西北沙漠大规模推广，彻底解决了肉苁蓉资源短缺问题，治理大片沙漠，带动沙区人民脱贫致富；阐明肉苁蓉药效物质及其作用机制，发现肉苁蓉抗老年痴呆和帕金森病、抗抑郁、抗衰老、保肝等新的药效作用和临床价值，创制治疗血管性痴呆新药"苁蓉总苷胶囊"，研发系列保健产品，打造了肉苁蓉全产业链，促进地方经济、健康事业和中药产业发展，取得了巨大的生态、经济和社会效益。肉苁蓉从濒危植物到中药材大品种的发展历史，是濒危中药材可持续发展的典范，也是我国履行《濒危野生动植物种国际贸易公约》的典范。本章简要介绍肉苁蓉生态产业的发展历程，以期为中药产业发展提供借鉴。

# 第一节 "八五"攻关启征程

1990 年 8 月，刚从中国药科大学博士毕业的屠鹏飞博士受著名生药学家楼之岑教授邀请来到北京医科大学药学院做博士后。屠鹏飞拜见楼教授时，很快就谈到研究课题的事。楼教授说："你博士论文是研究中药沙参的，现在是继续博士论文的课题，还是另外再选课题，你自己决定吧。"屠鹏飞思考了几天，觉得沙参属植物种类很多，基原复杂，从生物学角度很值得研究，但其药效一般，从药物方面研究没有前景，于是他就决定重起炉灶，找一种具有挑战性的、可以长期研究的中药进行研究。屠鹏飞查阅了历代本草著作和大量的国内外文献，发现中药肉苁蓉在历代本草中都有记载，尤其是在传统补肾处方中使用频度很高，而且肉苁蓉还是寄生植物，有着神奇的生长特性，肉苁蓉主要分布在沙漠、荒漠地区，国内外研究的人很少。"补肾中药，寄生植物，分布沙漠，鲜有研究"几个关键词深深地吸引着年轻的博士。于是屠鹏飞就向楼先生汇报，决定研究肉苁蓉。先生听后非常高兴，说："肉苁蓉是个好中药，很值得研究。不过肉苁蓉主要分布在西北的沙漠中，资源调查和样品采集都非常困难，你要做好吃苦的准备。"屠鹏飞坚定地说："我从小在农村长大，吃苦是不怕的。"这样就确定肉苁蓉作为屠鹏飞的博士后研究课题。楼先生又告诉屠鹏飞，肉苁蓉准备列入国家"八五"重点科技攻关项目"常用中药材品种整理与质量研究"，但已分配给南方片，赶紧去找徐国钧先生商量。

徐国钧先生是中国药科大学的教授，我国最著名的生药学家之一，是屠鹏飞的博士生导师。当时全国生药学界有"南徐北楼"之美誉，楼之岑先生于1994年当选为中国工程院院士，徐国钧先生于1995年当选为中国科学院院士。国家"八五"重点科技攻关项目"常用中药材品种整理与质量研究"从"七五"开始，徐国钧先生任组长，楼之岑先生任副组长，分为南方片和北方片两组，两位先生分别担任南方片和北方片的负责人。屠鹏飞回到母校后，赶紧向徐先生汇报自己的想法。徐先生听后非常支持，马上联系了楼先生，提出南北方交换一个中药材品种。在两位恩师的支持下，肉苁蓉列入了国家"八五"重点科技攻关项目，屠鹏飞作为品种负责人，从此开始了"苁蓉一生"的漫漫征程。

1990年10月，肉苁蓉的秋收季节已到，屠鹏飞决定到肉苁蓉主产区之一的内蒙古阿拉善盟进行资源调查和样品采集。出发前，他到当时的中国药材公司科技处开介绍信，因为当时的药材系统是纵向管理的，中国药材公司承担了全国药材系统管理的行政职能，他们出具的介绍信很管用。在开介绍信的时候，时任科技处处长的林琦老师告诉屠鹏飞，内蒙古阿拉善盟医药公司有位叫戈建新的人，他在搞肉苁蓉接种试验，我们还给了他经费，他收购肉苁蓉药材，对阿拉善盟的肉苁蓉资源很了解。随后，屠鹏飞坐上火车，经过一天一夜到达银川，第二天再转汽车，到达阿拉善左旗所在地巴彦浩特镇，开始了他人生第一次沙漠之旅。

阿拉善盟肉苁蓉栽培试验场

　　说起肉苁蓉的人工接种，必须说一说肉苁蓉人工接种试验第一人——戈建新。戈建新是内蒙古阿拉善盟医药公司的职工，蒙古族，专门负责当地肉苁蓉的收购。20世纪80年代，他发现肉苁蓉的资源已经很少，如果这么挖下去，很快就会枯竭，必须人工种植才能解决资源问题。1985年夏天，他采集了一些荒漠肉苁蓉的种子，凭借着自己对肉苁蓉寄生生长的认识，在吉兰泰镇附近的梭梭林保护区进行肉苁蓉接种试验，并建立了第一个肉苁蓉栽培试验场——阿拉善盟医药公司肉苁蓉栽培试验场，戈建新任场长。所谓试验场，就是梭梭林中的三间小土房。进门一间分成两小间，门口一间是戈场长的办公室兼卧室，后面一小间是厨房兼客厅；里面两间都是卧室，放着两排简易木板床，试验场员工和客人都是在这里住。戈建新聘用了几位当地的年轻人帮他一起干活。这里离吉兰泰镇约有30多公里，没有路，只有一望无际的沙漠和一片稀疏分布、久经沧桑却依然充满生机的梭梭林。好在吉兰泰盐场至乌海的运盐铁路从附近穿过，可以坐运盐的火车到达附近下车，再走几公里就能到达试验场。经过三年的接种试验，1988年4月第一批肉苁蓉出土。[1]

肉苁蓉栽培试验场全体工作人员合影

　　屠鹏飞到达巴彦浩特镇后，先找到主管肉苁蓉栽培试验项目的阿拉善盟科技处处长。处长很热情地接待了他，并详细介绍了试验场的地理位置和有关情况。屠鹏飞就向处长请教怎么去试验场。处长直截了当地告诉他，你去不了，因为没有路、没有车。屠鹏飞傻眼了，又问你们是怎么进去的？处长告诉他，我们自己开车去的。由于那时的车非常紧张，经过一番商议，处长终于同意出车送屠鹏飞进去。第二天一早出发，到达试验场已近傍晚，戈建新场长很热情地接待了屠鹏飞，当晚两人谈得非常投机，没有灯，借着月光聊到深夜。第二天一大早，屠鹏飞就跟着戈建新场长进入梭梭林，寻找人工接种的肉苁蓉。第一次进沙漠，屠鹏飞在试验基地住了近10天，基本上把这片梭梭保护区转了个遍。通过与林业管理人员和采挖肉苁蓉牧民的交谈，了解了肉苁蓉资源的枯竭状况，也初步了解了肉苁蓉的接种和生长状况。面对连片死亡的梭梭林，面对骨瘦如柴的骆驼，面对游荡在梭梭林中的采挖大军，屠鹏飞内心非常悲痛，他暗下决心一定要解决肉苁蓉的栽培问题。

面对枯死的梭梭和骨瘦如柴的骆驼，屠鹏飞心里非常沉重

肉苁蓉采收季节，梭梭林中游荡的游击队

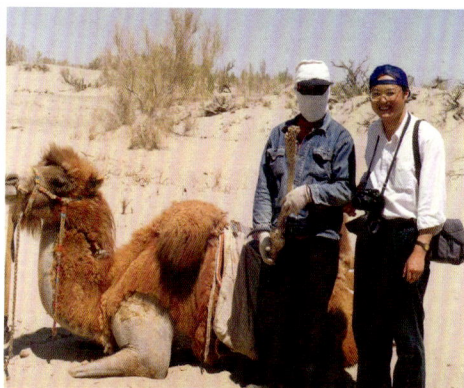

屠鹏飞在阿拉善沙漠与采药人合影

　　在与戈建新的交谈中，屠鹏飞了解到从吉兰泰盐场有到乌海的运盐的火车，可以坐这个火车，到一个叫 103 的站点下车，再走约 3 公里，就可以到达试验基地。此后，每年的春天和秋天，屠鹏飞都坐火车来到这个肉苁蓉栽培试验场，与戈建新一起研究肉苁蓉的栽培技术，每次一住就是 20

多天，直到1994年试验场解散。在这里，他与戈建新绘制了第一张肉苁蓉生长周期图；在这里，他发现肉苁蓉的种子可以诱导寄主的根向其生长，为此后肉苁蓉高产稳产栽培技术的建立奠定了良好的基础。

戈建新是个很能干、很能吃苦的人，试验场的什么事都自己干，不管是开拖拉机、推土机，还是挖沟、挖肉苁蓉，都是自己干。屠鹏飞在试验场经常看到戈场长在干活，那些聘用的小伙子们在一旁看着。但戈场长毕竟是文化知识有限，很多事情是心有余而力不足。比如，肉苁蓉的接种，凭借着自己几十年收购肉苁蓉的经验，他发明的营养土基质种植法[1]，实际上是将沙漠下雨后冲积的一片一片的焦土放在梭梭根下，在上面撒上肉苁蓉的种子，尽管也接种上了肉苁蓉，但并不是他放在上面的梭梭根接种上的，而且附近的根发出毛状根接种上的。现在我们都已经很清楚，肉苁蓉种子只有在寄主的毛状根才能寄生，在木质化的粗根是无法寄生的。这一点屠鹏飞在试验场检查肉苁蓉的接种情况时就已经发现。因此，戈建新的种植方法只能算是肉苁蓉人工接种成功，不能算是栽培技术获得成功。由于戈建新缺乏管理能力，当地的牧民从他的地里采挖肉苁蓉，再卖给他，他也没有办法。由于基本不产生经济效益，这个试验场随着项目的结束，试验场也就结束了其命运。

戈建新作为第一代接种肉苁蓉的科技人员，现在肉苁蓉界的大部分人可能都不认识他，甚至没有听说，屠鹏飞曾经委托阿拉善左旗的很多朋友帮助找戈建新，也没有找到他。但我们必须牢记肉苁蓉界第一个吃螃蟹的人——戈建新。

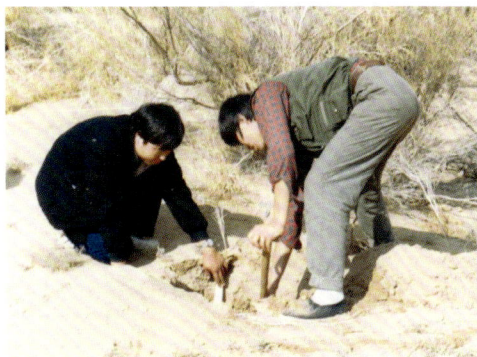

1990年10月，基地工作人员在采挖肉苁蓉

秋季肉苁蓉将沙土顶裂

秋季肉苁蓉生长状况

用于肉苁蓉寄生生物学研究的样品

用于肉苁蓉寄生生物学研究的样品

1991年5月屠鹏飞发现的第一株开花的野生肉苁蓉

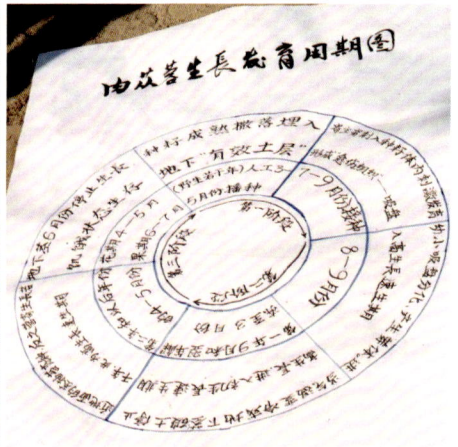

1991年10月，屠鹏飞与戈建新绘制的第一张肉苁蓉生长发育周期图

## 第二节　优势资源注动力

　　1990 年 10 月，屠鹏飞调查了内蒙古阿拉善盟的肉苁蓉资源后，又来到另一个肉苁蓉的主产地——新疆于田县。于田县位于塔克拉玛干沙漠的最南缘，是毛泽东诗词"送瘟神"中的"一唱雄鸡天下白，万方乐奏有于阗"的于阗古国所在地。20 世纪 90 年代，从北京到于田，交通非常不便。先坐三天四夜的火车到达乌鲁木齐，再坐 6 天的汽车到和田，然后再坐半天的汽车到于田。基本上需要 10 多天的时间才能到于田。于田县分布的肉苁蓉是管花肉苁蓉，实际上在 1984 年张志耘研究员发表"中国列当科（一）"[2] 的文章之前，大家都称其为"肉苁蓉"。屠鹏飞到于田后，先找到当地的医药公司，了解肉苁蓉的资源和分布情况。当地医药公司负责人告诉屠鹏飞于田县的肉苁蓉产量很大，但是现在这个时间很难找到。因此，屠鹏飞收集了一些当地的肉苁蓉样品就回到了北京。

　　1991 年春天，屠鹏飞经过周密的计划，开始对全国的肉苁蓉资源进行系统调查，他到了阿拉善进行荒漠肉苁蓉资源调查，见到了野生的开花的肉苁蓉；到了宁夏盐池县冯记沟乡进行盐生肉苁蓉的资源调查。最后来到新疆于田县进行管花肉苁蓉的资源调查，当地医药公司派肉苁蓉药材收购人员、维吾尔族同志阿孜·艾买提（1942 年 8 月出生，大家都叫他"阿查哄"）带着屠鹏飞进行资源调查。阿查哄从 20 世纪 60 年开始就骑着毛驴在当地收购肉苁蓉，对当地的肉苁蓉资源非常了解。阿查哄告诉屠鹏飞肉苁蓉的分布区离县城很远，必须有车才能进去，但是医药公司没有车，你必须租一辆车才能进去。阿查哄带着屠鹏飞到市场上租了一辆小卡车，带着公司的其他几位同志一起进入了沙漠中的柽柳林。进入柽柳林后，屠鹏飞看到很多开花的管花肉苁蓉，挖出来一看，每株肉苁蓉尽管不长，但是下部很粗壮、很结实。屠鹏飞带着这些样品回到北京进行化学成分分析，发现管花肉苁蓉的有效成分苯乙醇苷类成分含量很高，是荒漠肉苁蓉的 5~10 倍。加上管花肉苁蓉的寄主柽柳属植物生长旺盛，屠鹏飞就认准管花肉苁蓉是肉苁蓉的优势资源，于是屠鹏飞就在于田县开展管花肉苁蓉的生物学和栽培技术研究。但是管花肉苁蓉没有收入当时的《中国药典》，销售到内地都作为肉苁蓉的伪品销毁，屠鹏飞就下决心要促进管花肉苁蓉收入《中国药典》。于是屠鹏飞就开始管花肉苁蓉的本草考证、化学成分、药效作用、安全性及其与荒漠肉苁蓉的比较分析。研究结果表明，管花肉苁蓉自古作为肉苁蓉使用（见本书第二章），其化学成分、药效作用与荒漠肉苁蓉基本一致，甚至更好，有效成分松果菊苷和毛蕊花糖苷远远高于荒漠肉苁蓉，而且安全性很高。

2003 年，作为药典委员会委员的屠鹏飞就向国家药典委员会提出建议，将管花肉苁蓉作为肉苁蓉的基原之一收入《中国药典》，以解决肉苁蓉的资源紧缺问题。国家药典委员会进行了立项，并委托屠鹏飞建立管花肉苁蓉的质量标准。2004 年 5 月，国家药典委员会在黑龙江省牡丹江市召开 2005 年版《中国药典》增修订审定会，决定将管花肉苁蓉作为肉苁蓉的基原之一收入 2005 年版《中国药典》。其质量标准公示后，新疆维吾尔自治区和田地区政府非常重视，因为和田地区已经将肉苁蓉产业列入地区三大农业支柱产业，如果管花肉苁蓉没有收入药典，其产业发展将会成为泡影。因此，和田地区在 2004 年 8 月专门召开了"管花肉苁蓉被收入《中国药典》2005 年版新闻发布会"。鉴于屠鹏飞教授为和田地区管花肉苁蓉研究和产业发展做出的贡献，和田地区授予屠鹏飞教授"和田地区科技特等奖"，在新闻发布会上举行了颁奖仪式。这是和田地区第一次将科技奖授予和田地区以外的科技人员，彰显和田地区对屠鹏飞长期工作的认可。

管花肉苁蓉收入《中国药典》，这是肉苁蓉产业发展上一项划时代的工作，其一，当时荒漠肉苁蓉的大面积栽培尚未成功，其野生资源濒临枯竭，临床用药和中成药生产资源严重短缺，很多以肉苁蓉组方的中成药都处于停产状态，管花肉苁蓉收入药典，有效缓解了肉苁蓉的资源紧缺问题；其二，管花肉苁蓉有效成分苯乙醇苷类成分的含量是荒漠肉苁蓉的 5~10 倍，特别是松果菊苷的含量可以说是至今报道的所有植物中含量最高的，管花肉苁蓉收入药典，为新药开发和提取物生产提供了一种很好的资源；其三，管花肉苁蓉的寄主柽柳属植物易于种植、生长旺盛，管花肉苁蓉接种率高，产量大，为肉苁蓉的大规模种植提供了优势资源。

1991 年 5 月，屠鹏飞（左 1）在新疆于田县调研管花肉苁蓉资源

1991 年 5 月，阿查哄和当地小孩帮助屠鹏飞
采挖管花肉苁蓉样品

1991 年 5 月，屠鹏飞在于田沙漠调研管花
肉苁蓉

1991 年 5 月，屠鹏飞在于田调研期间到阿查哄家做客

1992 年，屠鹏飞在实验室分析肉苁蓉样品

2001 年 6 月，屠鹏飞在于田县管花肉苁蓉试验基地检查红柳苗木生长状况

2001 年 6 月，屠鹏飞在于田县管花肉苁蓉试验基地检查红柳生长状况

2001 年 6 月，屠鹏飞与刘铭庭研究员交流管花肉苁蓉栽培技术

2004 年 8 月，和田地委和行署联合召开"管花肉苁蓉收入《中国药典》2005 年版新闻发布会"

"管花肉苁蓉被收入《中国药典》2005 年版新闻发布会"会场

台湾杏辉药业董事长李志文先生代表企业讲话

证　书

屠鹏飞 同志:

　　在科技创新、成果转化、产业化中做出特殊贡献,对推动和田地区科学技术进步、经济建设和社会发展发挥了积极作用,特授予和田地区科学技术进步奖特等奖,并予以表彰。

　　行署专员:

证书编号:T004-001

和田行政公署
二〇〇四年八月二十七日

屠鹏飞获得的和田地区科学技术进步奖特等奖证书

新闻发布会上,时任和田地区党委书记朱海仑给屠鹏飞颁发"和田地区科学技术进步奖特等奖"

# 第三节　学科交叉组团队

肉苁蓉作为根寄生植物，其规模化种植在全世界都无先例。要建立肉苁蓉的种植技术，必须先阐明其寄生生物学，然后解决种子萌发和质量标准、人工接种、灌溉、病虫草害和冻害防治、采收、加工等一系列技术问题。因此，肉苁蓉的种植是一项涉及生物学、农学、林学和中药学等多个学科的系统工程。为了解决肉苁蓉的种植技术难题，屠鹏飞教授于 1996 年邀请了中国农业大学郭玉海教授、上海交通大学李晓波教授、内蒙古阿拉善盟林业治沙研究所田永祯所长等组成多学科研究团队，此后，中国医学科学院药用植物研究所陈君研究员、河北农业大学杨太新教授、中国科学院新疆生态与地理研究所徐新文研究员和孙永强研究员等团队加入了肉苁蓉栽培技术研究团队，开展了肉苁蓉栽培技术的系统研究和推广应用。

经过多年的深入研究，研究团队发现：①肉苁蓉种子能够发出信号物质，诱导寄主毛状根向其生长，当寄主的毛状根生长到离肉苁蓉种子 0.5~1.0cm 时，种子能够感应寄主毛状根的信号物质，启动种子萌发程序，长出芽管状组织，芽管状组织的顶端形成吸器，吸附在寄主毛状根的表面，然后建立寄生关系，此项发现，为现今的撒播方法建立奠定了科学基础；②肉苁蓉种子是特殊的原胚种子，必须经过低温层积后才能萌发，为肉苁蓉种子预处理提供了科学依据；③肉苁蓉种子经氟啶酮溶液浸泡处理，种子在无寄主根存在下能够萌发，解决了肉苁蓉种子萌发机制研究和萌发率测定的瓶颈问题，据此建立了荒漠肉苁蓉和管花肉苁蓉种子的质量标准；④肉苁蓉体内存在着苯乙醇苷类成分的水解酶，鲜药材切片快速干燥或高温杀酶后干燥能够使有效成分含量提高 3~5 倍，为肉苁蓉药材加工和高含量切片生产提供了科学方法。在以上发现的基础上，经过多年的潜心研究，团队突破了肉苁蓉优质种子生产、种子萌发及其质量标准、寄主种植模式、接种、病虫草害防治、管花肉苁蓉秋收秋播接种模式的冻害防治、灌溉次数与用水量、寄主生物量与肉苁蓉接种量、机械化接种与采收、加工等关键技术，创建了肉苁蓉高产稳产生产技术体系。

2000 年 5 月，北京大学肉苁蓉研究团队在阿拉善考察肉苁蓉（左起：蔡阳、雷丽、李寅增、屠鹏飞、宋志宏、常海涛）

2002 年 5 月，屠鹏飞教授与刘同宁总经理在宁夏永宁肉苁蓉栽培基地交流肉苁蓉栽培技术

2001 年 5 月，屠鹏飞教授、郭玉海教授在阿拉善基地工作期间与种植户沈宗道合影

2002 年 5 月，屠鹏飞教授与陈君研究员在宁夏永宁肉苁蓉栽培基地查看肉苁蓉开花情况

2003年6月，屠鹏飞教授和李晓波教授在阿拉善调查沙苁蓉资源

2004年5月，研究团队在阿拉善基地检查肉苁蓉的生长状况

2004年5月，团队在阿拉善基地工作时合影（左起：张玉、屠鹏飞、郭玉海、李晓波）

2005 年 5 月，屠鹏飞、郭玉海和李晓波在阿拉善基地研究神舟四号搭载肉苁蓉种子的接种和生长状况

2005 年 5 月，屠鹏飞、郭玉海、李晓波、田永祯在阿拉善基地调查神舟四号搭载肉苁蓉的生长状况和取样研究

2006年4月，屠鹏飞、郭玉海、李晓波、王新意（右2）在新疆塔中肉苁蓉栽培基地工作人员陪同下，考察荒漠肉苁蓉生长情况

2006年4月，屠鹏飞一行在塔中肉苁蓉基地考察期间与基地工作人员在塔中石油宾馆门口合影

2010年5月，田永祯所长给屠鹏飞教授介绍自主研发的肉苁蓉播种机械

2010年5月，屠鹏飞、郭玉海、李晓波和田永祯在阿拉善基地选育荒漠肉苁蓉优良种质

2013 年 5 月，北京大学肉苁蓉研究团队在阿拉善基地考察期间合影（右起：屠鹏飞、姜勇、孙懿、蒲小平、陈庆亮）

2015 年 5 月，屠鹏飞、郭玉海、杨太新在于田基地检查管花肉苁蓉结果情况

2017 年 10 月，屠鹏飞、田永祯和张治峰总经理（左 2）在阿拉善曼德拉基地考察肉苁蓉生长状况

2018 年 5 月，屠鹏飞和郭玉海在于田县基地检查管花肉苁蓉的生长状况

2018 年 5 月，屠鹏飞、郭玉海、李晓波、田永祯望着大片的梭梭和肉苁蓉，感慨万千：二十年弹指一挥，梭梭依然，人却老，遍地蓉花心畅然

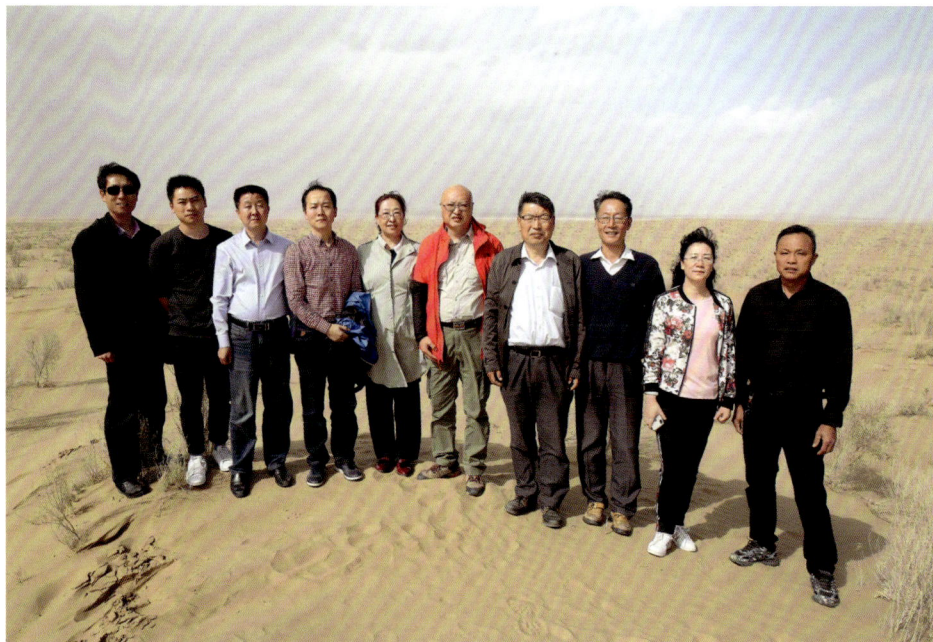

不断壮大的肉苁蓉研究团队（2019 年 5 月，肉苁蓉团队在甘肃民勤基地考察）

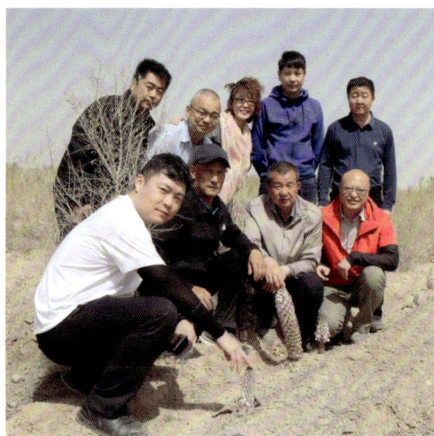

2021 年 5 月，北达苁蓉团队与屠鹏飞教授、宁丰政委（前排右 2）考察景泰肉苁蓉栽培基地

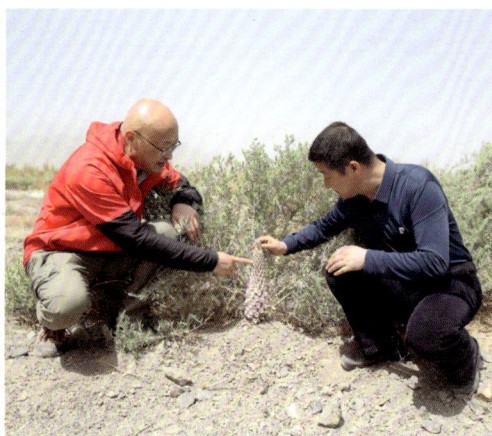

2021 年 5 月，贾存勤博士给其导师屠鹏飞教授介绍基地四翅滨藜种植和接种荒漠肉苁蓉情况

# 第四节　政产学研齐推进

从 20 世纪 90 年代初开始，屠鹏飞就在内蒙古阿拉善盟和新疆和田地区推广荒漠肉苁蓉和管花肉苁蓉的人工种植。但那个时候在西北地区推广一项新生事物是极其艰难的，首先要让当地政府和老百姓能够接受，同时还需要有龙头企业的带头作用。20 世纪 90 年代末，内蒙古阿拉善苁蓉集团、杏辉天力（杭州）有限公司及其所属的和田天力沙生药物开发有限公司、内蒙古王爷地苁蓉生物科技有限公司等企业开始进入肉苁蓉产业化行列，开启了肉苁蓉产业发展新篇章。此后，有一大批企业陆续进入肉苁蓉种植和产业化行列，为肉苁蓉生态产业发展不断注入新的动力。各级政府的重视和支持，是产业发展的重要保障，尤其是大规模推广肉苁蓉及其寄主植物的种植，地方政府在政策导向、土地规划等方面发挥了关键的作用。内蒙古阿拉善盟及其所属三个旗的党委和政府、新疆和田地区及其所属各县的党委和政府都非常重视肉苁蓉生态产业的发展，为产业的发展做出了重要贡献。2015年以后，新疆巴州且末县政府、新疆生产建设兵团 37 团、甘肃民勤县政府等也开始重视肉苁蓉的种植和产业发展，在大规模推广肉苁蓉及其寄主植物种植等方面都发挥了重要作用。

## 阿拉善盟政府——肉苁蓉产业发展的重要推动者

肉苁蓉产业的发展，离不开政府的支持。说起政府的支持，首先必须说说内蒙古阿拉善盟和阿拉善左旗政府。阿拉善盟为肉苁蓉最知名的道地产地，野生资源相对比较丰富，20 世纪 80 至 90 年代的年产量一般在 200~400 吨。阿拉善盟是典型的牧区，当地只是将肉苁蓉作为一种野生药材而已，一直未引起当地政府的重视。从 1990 年开始，屠鹏飞每年都找当地政府，提出加大力度发展肉苁蓉种植，发展肉苁蓉产业。但进展缓慢。

1996 年，屠鹏飞认识了阿拉善苁蓉集团的翟彦奎总经理，就与翟彦奎一起找当地政府。时任阿拉善盟盟长任英超对发展肉苁蓉产业非常感兴趣，多次与屠鹏飞、翟彦奎商量如何发展肉苁蓉产业，并开始布局肉苁蓉的人工种植。1998 年，北京九汉天成控股了阿拉善苁蓉集团后，宋军董事长多次到阿拉善推进肉苁蓉的人工种植和产业发展，与屠鹏飞联合申请并获得了国家荒漠化治理项目，肉苁蓉产业进一步引起了阿拉善盟和左旗政府的重视。为了响应国家提出的"退耕还林，退牧还草"的发展战略，提高国家有关部委、地方政府和农牧民对发展肉苁蓉生态产业的认识，2000 年初，屠鹏飞和宋军董事长商定在阿拉善召开"国际肉苁蓉学术研讨会"，邀请肉苁蓉分布区的政府领导、相关企业和农牧民参加会议。时任阿拉善盟党委书记任英超、盟长陶克对肉苁蓉产业发展非常重视，开始着手规划肉苁蓉的大规模种植和产业发展，亲自策划和组织肉苁蓉大会的召开，并授予屠鹏飞教授"阿拉善荣誉公民"称号。从此，阿拉善盟开始了有组织、有计划地发展肉苁蓉生态产业。此后，阿拉善盟及其各旗的历届党委和政府对肉苁蓉生态产业发展都非常重视。

在早期推进阿拉善肉苁蓉产业发展中，我们还必须提及几位时任领导，他们为阿拉善肉苁蓉产业发展也做出了重要贡献：李超英，时任阿拉善盟副盟长，主管科技工作，在推进阿拉善盟肉苁蓉大规模种植中发挥了重要作用；罗志虎，21 世纪初先后担任阿拉善左旗旗长、党委书记，在规划、推进阿拉善左旗肉苁蓉大规模种植和产业发展中发挥了主导作用；姚新朴，时任阿拉善左旗人大常委会主任，积极推进肉苁蓉的大规模种植；彭加中，先后担任阿拉善左旗副旗长和旗长、阿拉善盟政协副主席，积极推进肉苁蓉生态产业的发展；戈明，先后担任阿拉善左旗副旗长和旗长、阿拉善盟党委常委，在规划、组织和推进阿拉善左旗肉苁蓉产业发展中发挥了重要作用。为阿拉善盟肉苁蓉生态产业发展做出贡献的相关人员还很多，在此不再一一列举了。就是有一批具有开拓精神的地方领导，才有阿拉善肉苁蓉产业的今天。

1999 年 5 月，阿拉善左旗人大常委会主任姚新朴（左）、苁蓉集团总经理翟彦奎（右）陪同屠鹏飞教授在额济纳旗考察肉苁蓉期间，途径黑城，合影留念

1999 年 5 月，屠鹏飞在阿拉善左旗人大常委会主任姚新朴家做客，深入讨论了阿拉善盟肉苁蓉资源保护与生态产业发展大计

1999 年 5 月，阿拉善盟党委书记任英超（右）、盟长陶克（左）授予屠鹏飞教授"阿拉善盟荣誉公民"称号

2000 年 5 月，肉苁蓉大会期间，阿拉善左旗旗长、党委书记罗志虎（左）陪同屠鹏飞教授考察肉苁蓉栽培基地

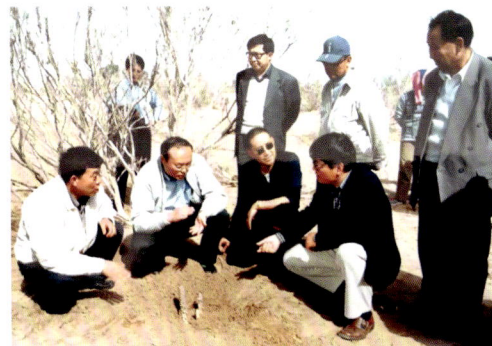

2000 年 5 月，屠鹏飞教授（一排左 2）、郭玉海教授（一排右 1）与苁蓉集团董事长宋军（一排右 2）、总经理翟彦奎（一排左 1）在基地讨论肉苁蓉栽培技术

2000年5月，首届肉苁蓉大会后，阿拉善盟党委书记任英超（左2）与天衡药业董事长沈宁晨、北京九汉天成董事长兼阿拉善苁蓉集团董事长宋军等企业家磋商肉苁蓉产业发展大计

2000年5月，首届肉苁蓉大会后，在阿拉善盟掀起肉苁蓉产业发展高潮。阿拉善左旗召开了梭梭苁蓉产业高科技示范基地建设研讨会

阿拉善左旗首个肉苁蓉生态种植推广基地，1997年接种，2001年实现产出

阿拉善盟副盟长李超英（左）与上海交通大学李晓波教授调查肉苁蓉的生长状况

296

2012 年 5 月，首届肉苁蓉产业发展论坛在阿拉善召开

"首届肉苁蓉产业发展论坛"报告会会场

"首届肉苁蓉产业发展论坛"报告会会场一部分

2012 年 10 月，时任国家药典委员会副秘书长周福成带队，中药处全体工作人员考察阿拉善左旗肉苁蓉栽培基地

时任国家药典委员会副秘书长周福成与刚采挖的肉苁蓉合影

2013 年 5 月，"第七届肉苁蓉及沙生药用植物学术研讨会"在阿拉善召开，图为大会开幕式主席台

"第七届肉苁蓉及沙生药用植物学术研讨会"大会会场

在第七届肉苁蓉大会上，中国野生植物保护协会授予阿拉善盟"中国肉苁蓉之乡"。右为马福会长，左为阿拉善盟副盟长徐景春

2017年3月，阿拉善左旗旗长戈明带队到北京大学药学院商讨合作开展"阿拉善肉苁蓉锁阳道地药材认证规范研究"项目

2017年3月，在北京大学医学部举行"阿拉善左旗人民政府、北京大学阿拉善肉苁蓉锁阳道地药材认证规范研究项目签约仪式"，阿拉善左旗旗长戈明（右）、北京大学医学部副主任肖渊（左）在签约仪式上代表双方签字

2019年5月，在"第十届国际肉苁蓉暨沙生药用植物学术研讨会"期间，阿拉善盟政协副主席、阿左旗旗长戈明与屠鹏飞教授考察肉苁蓉栽培基地

## 和田地区政府——管花肉苁蓉产业发展的决策者

新疆和田地区历史上是肉苁蓉的主产地之一，尽管 20 世纪 90 年代其主产的管花肉苁蓉尚未收入《中国药典》，但其年收购量已达到 200 多吨。同时，管花肉苁蓉产量和有效成分含量均明显高于荒漠肉苁蓉，其寄主柽柳易于种植、土壤适应性强、生物量大，是发展肉苁蓉生态产业的优势基原。因此，屠鹏飞在 20 世纪 90 年代初就想推动和田地区发展肉苁蓉大规模种植。

20 世纪 90 年代末，随着肉苁蓉人工种植获得成功，特别是屠鹏飞教授和黄利兴董事长多次向当地政府介绍肉苁蓉产业的发展前景，提出在和田地区大规模发展肉苁蓉生态产业的想法。黄利兴还提出在和田地区投资建立肉苁蓉栽培基地和生产企业，引起了当地政府的重视。时任和田地区党委书记王敬乾对发展肉苁蓉生态产业非常重视，多次邀请屠鹏飞谋划和田地区肉苁蓉产业发展大计，并提出将肉苁蓉列为"和田地区三大农业支柱产业"发展，号召和田地区各县大规模发展肉苁蓉种植，并提出主办"第二届国际肉苁蓉暨沙生药用植物学术研讨会"。在王敬乾书记的组织和带领下，和田地区各县掀起了种植肉苁蓉的热潮。

和田地区于田县是野生管花肉苁蓉的主要分布区，时任县委书记张秀成对发展肉苁蓉产业十分重视，第一个成立了肉苁蓉研究所"和田大芸研究所"，并给研究所提供了 50 亩地作为管花肉苁蓉种植试验基地。2002 年，杏辉天力（杭州）与北京大学中医药现代研究中心在于田成立了和田天力沙生药用植物开发有限公司，张秀成书记就将"和田大芸研究所"和 50 亩试验基地划归和田天力，并再次提供 3000 亩土地作为和田天力和北京大学的肉苁蓉栽培示范基地。

2003 年，朱海仑同志担任和田地区党委书记，他与时任行署专员的吾买尔·阿不都拉，都非常重视肉苁蓉生态产业的发展，特别是 2004 年 8 月国家药典委员会决定将管花肉苁蓉作为肉苁蓉的来源之一收入 2005 年版《中国药典》，为和田地区肉苁蓉产业发展奠定了合法基础，和田地区专门召开了新闻发布会，并授予屠鹏飞教授和田地区科技特等奖，在和田掀起了发展肉苁蓉生态产业的新高潮，短短几年时间，和田地区柽柳种植面积达到 40 万亩，并开始陆续接种肉苁蓉，成为 21 世纪全国人工种植肉苁蓉规模最大的地区和样板。

在和田地区早期肉苁蓉生态产业发展中，有一批行政领导为产业的发展孜孜不倦、默默奉献：田海洲，时任和田地区党委组织部长，经常深入肉苁蓉分布区调研，研究肉苁蓉的接种技术，被誉为"大芸部长"；艾拉提·司马义，时任和田地区科技局书记，多次与屠鹏飞一起深入沙区调研管花肉苁蓉野生资源，考察肉苁蓉栽培基地，为管花肉苁蓉栽培技术研究和产业发展做了大量工作；冯坚冰，曾任和田地区科技局局长，为肉苁蓉栽培技术的推广做了很多的工作。

在新疆的肉苁蓉产业发展中，新疆生产建设兵团也发挥了重要作用。原 37 团政委、现任 34 团政委的宁丰同志，2014 年 5 月，听说屠鹏飞教授在于田基地工作，从且末专程开车到于田见屠鹏飞，请教有关肉苁蓉的种植和产业发展问题，回去后就在 37 团和且末县掀起了种植肉苁蓉的高潮，并积极引进龙头企业。他调任到 34 团后，又在 34 团推动肉苁蓉生态产业发展，并推动新疆生产兵团第二师和铁门关市建立肉苁蓉产业园，积极引进工业企业。宁丰政委经常与屠鹏飞教授交流肉苁蓉产品开发和产业发展有关问题，可以说是推动产业发展最执着的领导。

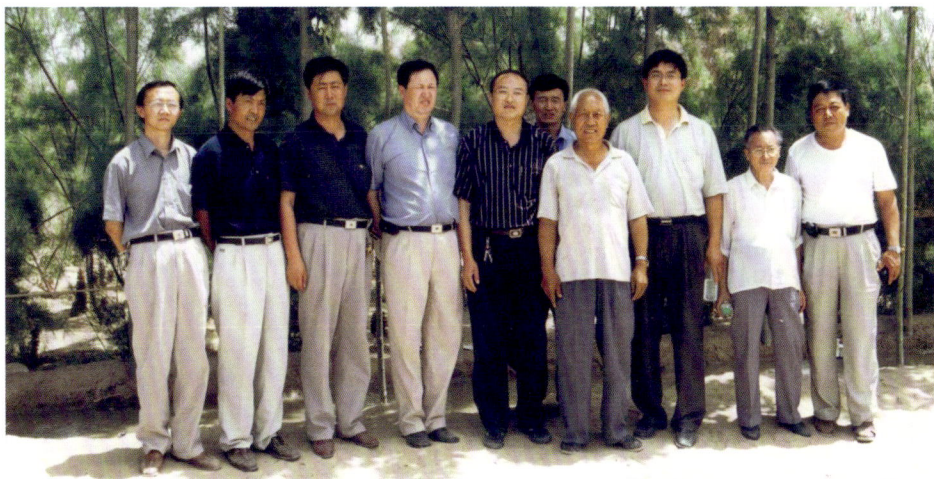

2001 年 6 月，和田地区科技局书记艾拉提·司马义（左 4）、北京大学教授屠鹏飞（左 5）、中科院新疆生态与地理研究所研究员刘铭庭（右 4）、新疆中药民族药研究所研究员李佳政（右 2）在于田县调查肉苁蓉栽培情况

2002年5月，和田地委组织部长田海洲与屠鹏飞教授在于田县考察管花肉苁蓉

2002年5月，第二届肉苁蓉大会期间，和田地委书记王敬乾（中）与美国耶鲁大学教授郑永齐（左）、北京大学教授屠鹏飞合影

2002年5月，肉苁蓉大会期间，和田地区与杏辉天力（杭州）举行管花肉苁蓉加工厂建设项目签字仪式，和田地委副书记朱海仑主持签字仪式

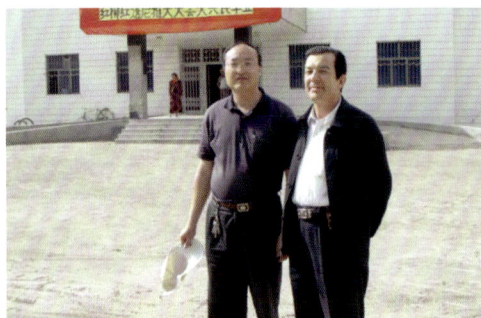

2002年5月，在民丰考察期间，和田地区行署副专员亚力坤·卡得尔与屠鹏飞教授合影

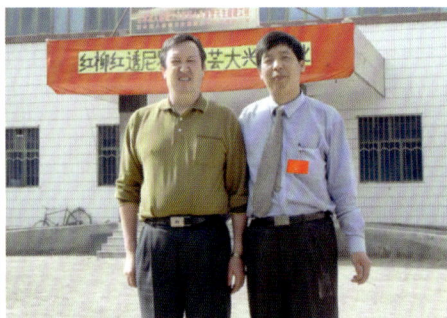

2002年5月，在民丰考察期间，和田科技局书记艾拉提·司马义（左）与杏辉天力（杭州）技术人员樊兴土合影

2002 年 7 月，和田地委副书记朱海仑陪同杏辉医药集团董事长李志文一行考察和田地区管花肉苁蓉资源。右起：于田县委书记张秀成、和田天力沙生药物开发有限责任公司董事长黄利兴、朱海仑、李志文、和田科技局书记艾拉提·司马义、北京大学教授屠鹏飞

2002 年 7 月，和田地区科技局书记艾拉提·司马义陪同李志文董事长一行考察于田县管花肉苁蓉栽培状况

2007 年 5 月，"第四届肉苁蓉暨沙生药用植物学术研讨会"在和田召开，原国家药监局副局长任德权、中国药学会中药和天然药物专业委员会主任委员杨俊山等出席研讨会

2007 年 5 月，"第四届肉苁蓉暨沙生药用植物学术研讨会"产业发展圆桌会议会场

2011 年 5 月，于田县县委书记李建军陪同屠鹏飞教授检查肉苁蓉栽培基地

2011 年 5 月，国家工信部消费品司医药发展处副处长张军考察管花肉苁蓉栽培基地

2011 年 10 月，国家科技部中国生物技术发展中心副主任贾丰考察于田县管花肉苁蓉栽培基地

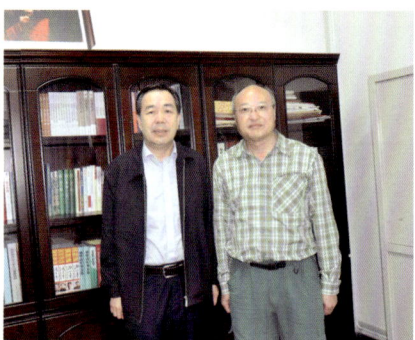

2014 年 5 月，和田地委书记闫国灿与屠鹏飞教授商讨和田地区肉苁蓉产业发展大计

## 🔺 阿拉善苁蓉集团——肉苁蓉产业的开拓者

在肉苁蓉产业推进中，至今做出贡献最大的企业应该是内蒙古阿拉善苁蓉集团。阿拉善苁蓉集团是从阿拉善酒厂发展而来，是最早从事肉苁蓉相关产品开发的企业之一。

1996年，屠鹏飞认识了阿拉善苁蓉集团的董事长翟彦奎。翟彦奎是一位非常优秀的企业家，当时他们研发了2个产品，即现在的七味苁蓉酒和苁蓉养生液，当时是作为内蒙古自治区批准的保健食品，七味苁蓉酒升级为国药准B字号，苁蓉养生液升为保健食品。20世纪90年代末，翟总带领阿拉善苁蓉集团将企业年销售额做到7000多万元，是阿拉善盟效益最好的企业之一。当时阿拉善左旗人大常委会主任姚新朴对翟总的评价非常到位，姚主任用内蒙古口音说："老翟（zei）这个人就是贼，能把一个酒厂做得这么好。"这话听起来是骂人，实际上是表扬翟总。

1998年，阿拉善苁蓉集团被北京九汉天成有限责任公司控股，九汉天成董事长宋军想把阿拉善苁蓉集团做大、做强，就开始组织发展肉苁蓉产业，他们找屠鹏飞商量如何发展肉苁蓉产业。屠鹏飞告诉他们，发展肉苁蓉产业首先必须解决资源问题，解决资源问题的唯一出路是大规模发展肉苁蓉人工种植，但是现在人工种植遇到的最大问题是当地政府不支持。当时适逢党中央、国务院提出"退耕还林，退牧还草"的发展战略，屠鹏飞与宋军董事长商议举办国际肉苁蓉学术研讨会，让地方政府了解发展肉苁蓉生态产业的效益和重要性，于是决定2000年5月召开首届肉苁蓉学术研讨会（详见第五节）。此后，在任英超书记、陶克盟长的组织和领导下，在阿拉善盟掀起了发展肉苁蓉生态产业的高潮。非常遗憾的是，阿拉善苁蓉集团由于多方面的原因，公司不久就走向衰落，最后关闭。

2012年，阿拉善左旗政府为了发展肉苁蓉生态产业，决定让祁成宏先生重启阿拉善苁蓉集团，后更名为"内蒙古宏魁苁蓉集团"。宏魁苁蓉集团承办了2012年的"第一届肉苁蓉产业发展论坛"和2013年的"第七届国际肉苁蓉暨沙生药用植物学术研讨会"，并建立了"沙生药用植物园"，创办了"阿拉善苁蓉文化节"，在推广肉苁蓉及其寄主的人工种植、推动产业发展和肉苁蓉文化建设等方面做出了重要贡献。

内蒙古宏魁苁蓉集团（阿拉善苁蓉集团）

阿拉善苁蓉集团苁蓉酒生产车间

20世纪90年代的苁蓉酒广告

1998年5月，北京九汉天成董事长宋军与阿拉善苁蓉集团总经理翟彦奎在贺南山合影

2000年5月，首届肉苁蓉大会期间，宋军董事长与屠鹏飞教授合影

2000年5月，首届肉苁蓉大会期间，举行阿拉善苁蓉集团与阿拉善左旗政府签订十万亩肉苁蓉基地建设仪式（签字人：阿拉善左旗旗长罗志虎、阿拉善苁蓉集团董事长宋军）

2000年5月，宋军董事长介绍梭梭苁蓉产业高科技示范基地建设项目

苁蓉集团10万亩苁蓉基地示范园区

2000年5月，苁蓉集团苁蓉基地种植场景

屠鹏飞教授与阿拉善苁蓉集团董事长宋军和总经理翟彦奎查看肉苁蓉的生长情况

宋军董事长给大家介绍阿拉善苁蓉集团肉苁蓉的栽培情况

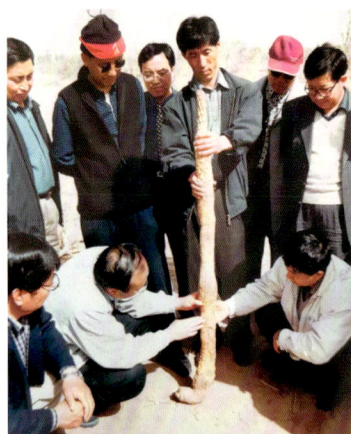

屠鹏飞在阿拉善期间测定人工种植肉苁蓉的长度

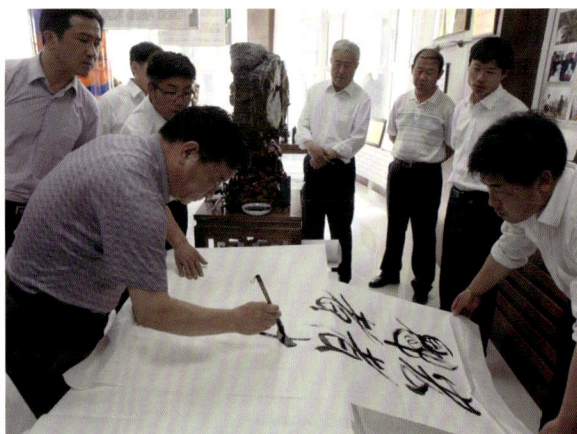

2012年5月，首届肉苁蓉产业发展论坛期间，中国中药协会会长房书亭考察苁蓉集团并题字

## 🔺 杏辉天力（杭州）——管花肉苁蓉产业的先锋

为管花肉苁蓉生态产业发展做出贡献最大的是杏辉天力（杭州）药业有限公司。杏辉天力（杭州）的前身是杭州天力药业有限公司，当时天力药业的董事长黄利兴先生，肉苁蓉行业的老人都认识他，属于肉苁蓉产业的开拓者之一。1996年，黄总从报纸上看到屠鹏飞教授正在研发以肉苁蓉为原料的新药"苁蓉总苷胶囊"，就到北京医科大学找到了屠鹏飞商谈联合研发"苁蓉总苷胶囊"事宜，由于都是浙江老乡，双方一拍即合。黄利兴是苁蓉产业发展过程中不可忘却的人物，是一位口才较好的浙江企业家。1998年，黄利兴和屠鹏飞来到新疆和田，找到时任和田地区党委书记的王敬乾，介绍肉苁蓉产业发展前景。此后，和田地区将肉苁蓉生态产业发展列入三大农业支柱产业。2002年，杏辉天力与北京大学中医药现代研究中心合作，在于田县建立第一家专业从事肉苁蓉产业发展的企业——和田天力沙生药物开发有限公司，并建立了小规模的鲜切片加工厂和3000亩肉苁蓉栽培示范基地。

2005年，黄利兴从杏辉天力（杭州）退出，自己在民丰县创建了新疆帝辰生物科技有限公司。杏辉天力（杭州）继续与屠鹏飞合作研发"苁蓉总苷胶囊"，并于2005年获得新药证书和生产文号，这是至今唯一一个以肉苁蓉单味药为原料的药品。和田天力以此为契机加大了在于田县的投入，在于田县工业园区新建了肉苁蓉鲜切片加工厂，游能盈担任总经理，王新意担任副总经理，他们都为肉苁蓉产业的发展做出了贡献。

杏辉天力（杭州）是台湾杏辉医药公司在杭州的台资企业，杏辉医药的董事长李志文先生是一位很有远见和谋略的企业家，他多次亲自到和田地区和于田县组织、布局肉苁蓉产业的发展，主动承办了第二至第四届肉苁蓉学术研讨会，为肉苁蓉产业发展提出了很多建设性意见，在前期肉苁蓉产业发展中做出了重要贡献。

2002 年 7 月，北京大学医学部与杏辉医药集团在北京举行产学研合作签字仪式，图为北京大学常务副校长韩启德与杏辉医药集团董事长李志文在签字仪式上签字

2002 年 7 月，韩启德常务副校长在签字仪式上讲话

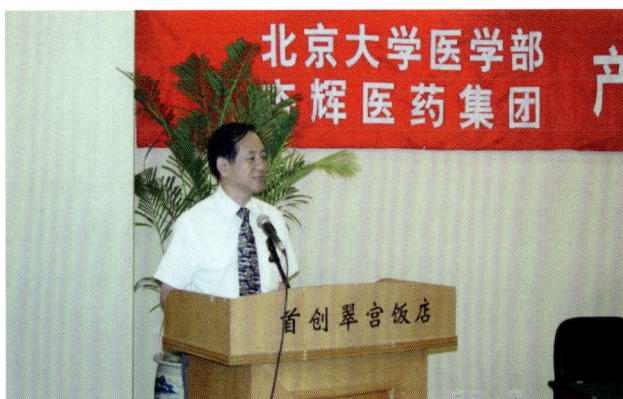

2002 年 7 月，李志文董事长在签字仪式上讲话

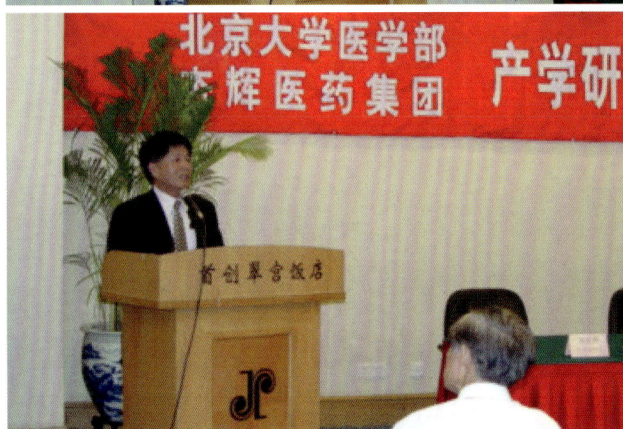

310

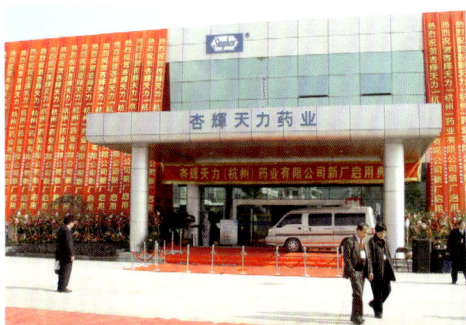

2003 年 12 月，杏辉天力（杭州）药业
新厂启动典礼

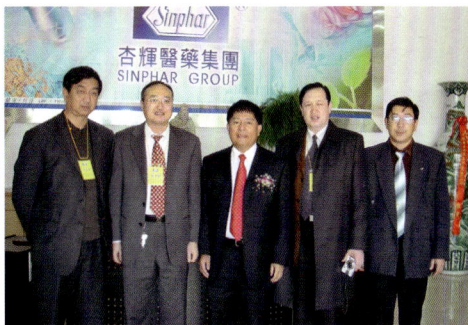

李志文、屠鹏飞、艾拉提·司马义、王新生、
王新意在杏辉天力新厂合影

2003 年 12 月，屠鹏飞与台湾杏辉药业部分领导在新厂合影

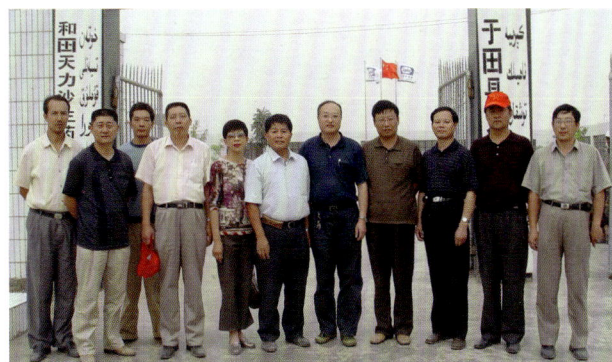

2004 年 8 月，屠鹏飞与李志
文董事长夫妇等一行在和田
天力沙生药物开发有限公司
门口合影

2005 年 5 月，"第三届肉苁蓉暨沙生药用植物学术研讨会"在杏辉天力（杭州）药业有限公司召开，时任浙江省药监局局长陈时飞、中国药学会中药和天然药物专业委员会主任委员杨俊山、和田科技局党委书记艾拉提·司马义、台湾杏辉药业董事长李志文等领导出席大会开幕式

2005 年 5 月，第三届肉苁蓉研讨会期间，部分参会嘉宾和代表在杏辉天力（杭州）药业合影

第四届肉苁蓉大会期间，屠鹏飞教授与李志文董事长、游能盈总经理在基地合影

2007 年 5 月，第四届肉苁蓉大会部分嘉宾。从左至右分别是：刘同宁、游能盈、钱忠直、屠鹏飞、李志文、苏慕怀、唐静静、雷丽

2011 年 5 月，屠鹏飞考察于田肉苁蓉基地，与当地领导和基地管理人员合影

2014 年 10 月，和田天力沙生药物开发有限公司新厂落成，并付诸使用

和田天力自行设计的肉苁蓉鲜切片生产线——清洗部分

和田天力自行设计的肉苁蓉鲜切片生产线——切片部分

和田天力肉苁蓉鲜切片晾晒场

2015年5月，屠鹏飞陪同丛斌院士一行专家考察和田天力（左起：钱忠直教授、屠鹏飞教授、丛斌院士、游能盈总经理、庾石山研究员）

2015年10月，国家科技惠民计划项目结题现场勘验组专家和领导考察和田天力沙生药物开发有限公司

2015年10月，时任于田县委书记马志军（一排左）陪同江苏康缘药业有限公司董事长萧伟（一排右）、国家工信部医药发展处处长毛俊锋（二排右1）考察和田天力

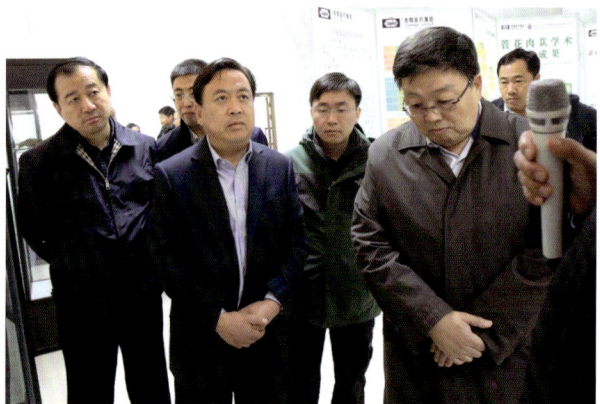

2016 年 9 月，时任全国政协副主席、九三学社中央主席、中国科学院院士韩启德一行视察和田天力肉苁蓉鲜切片生产线

2016 年 9 月，全国政协副主席、九三学社中央主席、中国科学院院士韩启德（中），九三学社中央副主席赖明（右 2），九三学社中央副主席、中国工程院院士丛斌（左 2），中共于田县委书记马志军（右 3），于田县政府县长艾热提·尤努斯（右 1），北京大学教授屠鹏飞（左 3），和田天力副总经理王学武（左 1）在和田天力肉苁蓉产品展示厅合影

2018 年 5 月，国家科技部"根在基层·青春担当"活动期间，中国生物技术发展中心副主任马宏建（前排左 3）等一行考察和田天力，游能盈总经理介绍公司的情况

## 🗼 王爷地苁蓉生物——乌兰布和的旗帜

内蒙古王爷地苁蓉生物有限公司注册于内蒙古磴口县，创立于2006年，开发以沙漠为载体肉苁蓉为核心的沙产业，在乌兰布和沙漠治沙十余年，牢固树立"绿水青山就是金山银山"的理念，坚持"生态产业化、产业生态化"的理论，遵循"多采光、少用水、新技术、高效益"的沙产业路线，依托自主知识产权，以缔造中蒙药产业为使命，创造"生态修复共同体＋产业振兴共同体＋健康养生共同体"为核心的乌兰布和沙漠王爷地肉苁蓉产业绿色发展模式，创新有机生态种植先河，形成药材种植、生产加工、技术研发、仓储物流、互联网营销到全产业链质量追溯的大健康数智化运营平台。公司董事长魏均是一位很有追求的企业家，他原本是磴口县的行政人员，自己辞职干起了沙漠治理的事业。魏均进入肉苁蓉产业尽管晚一点，但是他很有想法，就是想把肉苁蓉生态产业做大做强。他组织承担了第五届肉苁蓉学术研讨会，这是当时参加人数最多的肉苁蓉大会。此后，魏总积极参加肉苁蓉相关会议，宣传肉苁蓉产业发展对生态、地方经济发展和农牧民致富的作用，为肉苁蓉及其寄主的推广种植和生态产业发展做出了重要贡献。

内蒙古王爷地苁蓉生物有限公司

内蒙古王爷地苁蓉生物有限公司梭梭和肉苁蓉栽培基地

2009 年 5 月，第五届国际肉苁蓉暨沙生药用植物学术研讨会在磴口召开期间，魏均董事长陪同屠鹏飞教授考察基地，并确定加强合作

2014 年 5 月，在考察王爷地公司期间，屠鹏飞教授与刘延淮总经理、魏均董事长合影

2014 年 5 月，屠鹏飞教授、郭玉海教授、刘延淮总经理等一行专家考察王爷地公司后，在肉苁蓉晾晒场合影

2014 年 5 月，魏均董事长与肖小河研究员合影

魏均董事长查看基地肉苁蓉的开花情况

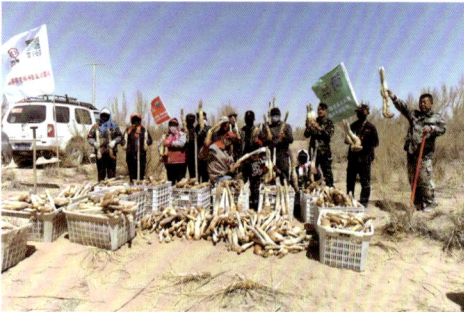

王爷地公司肉苁蓉基地春季采挖现场

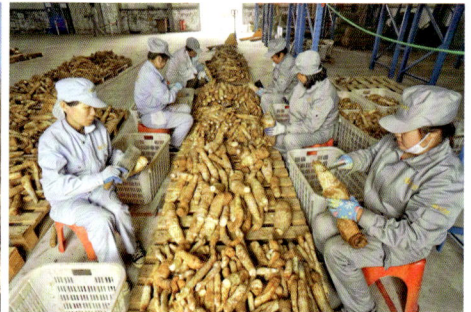

王爷地公司鲜品肉苁蓉分拣加工

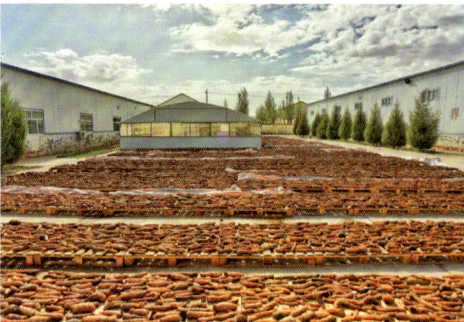

王爷地公司肉苁蓉加工晾晒场

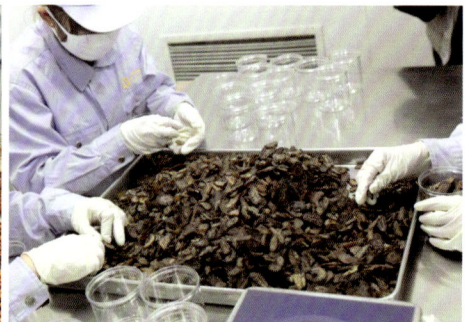

肉苁蓉优质饮片筛选车间

## 🔺 帝辰生物——肉苁蓉国际市场的开拓者

和田帝辰医药生物科技有限公司为黄利兴先生在新疆和田地区民丰县创建，后迁址至洛浦县。他在和田期间，一方面积极组织和推广管花肉苁蓉及其寄主柽柳的大规模种植，推动新疆维吾尔自治区政府、和田地区政府发展肉苁蓉生态产业，同时积极开发肉苁蓉提取物及相关产品，并积极开拓海外市场。拍摄肉苁蓉产品宣传专题片、组织在日本召开"国际肉苁蓉学术研讨会"、到美国洛杉矶参加健康食品和植物补充剂博览会，做了很多开拓性的工作。由于远离家乡和年纪等方面的原因，2013年，黄利兴将企业转让给游林先生。游林接收帝辰公司后，也积极开展了肉苁蓉产业发展和产品推广等工作，为肉苁蓉产业发展做出了一定的贡献。

和田帝辰医药生物科技有限公司

2001年6月，和田帝辰医药生物科技有限公司创始人黄利兴（左4）与屠鹏飞教授（右5）等一行在于田县考察肉苁蓉基地和投资环境时合影

2001年6月，黄利兴在于田县考察管花肉苁蓉资源时与新疆中药民族药研究所研究员李佳政、中科院生态与地理研究所研究员刘铭庭两位老前辈合影

2001年6月，屠鹏飞教授、黄利兴董事长与刘铭庭研究员、李佳政研究员讨论有关管花肉苁蓉的栽培技术问题

2015年8月，黄利兴董事长、游林总经理、屠鹏飞教授等在北京大学中医药现代研究中心召开"中韩管花肉苁蓉研究会"筹备会

2015 年 8 月，参加"中韩管花肉苁蓉研究会"筹备会的中韩代表在北京大学医学部合影

2016 年 4 月，游林董事长、屠鹏飞教授参加媒体交流会，介绍肉苁蓉相关产业及其产品

2016 年 5 月，游林董事长在管花肉苁蓉栽培基地考察

## 第五节　苁蓉大会创新举

20世纪90年代末，通过近20年的改革开放，我国经济得到很大发展，人民生活水平和健康水平有了很大提升，中药产业也得到了飞速发展。当时，肉苁蓉的需求量迅猛增长，但野生资源已经濒临枯竭，临床用药和中成药生产严重缺货，很多中成药因此而长期停产。面对资源严重短缺，面对栽培技术难以推广，长期从事肉苁蓉研究的屠鹏飞十分着急。后来遇到了阿拉善盟苁蓉集团的宋军董事长和翟彦奎总经理，学者遇到企业家，一碰就出火花。大家多次坐在一起商量如何推进肉苁蓉的种植和产业发展，认为在产地召开学术研讨会是宣传肉苁蓉产业、提高地方政府对发展肉苁蓉产业的认识的最佳途径。2000年初决定在肉苁蓉开花季节的5月份召开国际肉苁蓉学术研讨会。为了提高会议的宣传效果，研讨会决定在北京和内蒙古阿拉善左旗两地召开，从此揭开了每两年一届的"国际肉苁蓉暨沙生药用植物学术研讨会"的序幕。至今已召开13届，在促进国际肉苁蓉研究和产业发展交流、提高地方政府对发展肉苁蓉生态产业的认识以及推进肉苁蓉产业发展等方面发挥了重大作用。

下面对几次关键性的研讨会进行介绍。

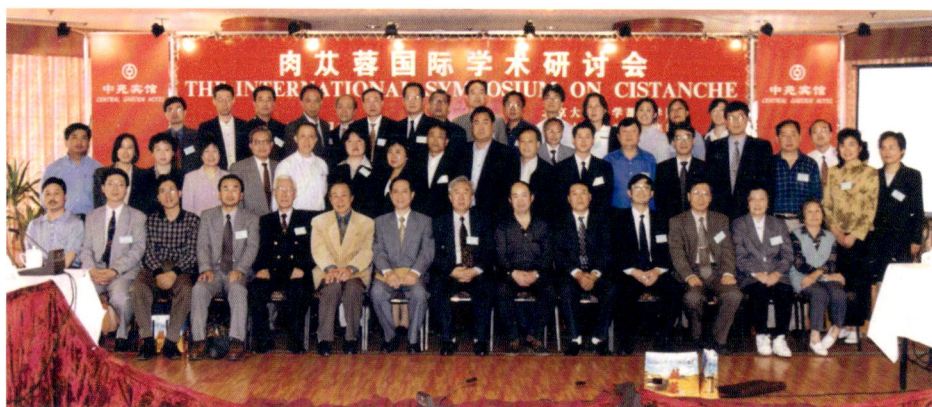

第一届肉苁蓉学术研讨会合影（2000.5.3，北京中苑宾馆）

第一届肉苁蓉学术研讨会合影（2000.5.6，阿拉善盟宾馆）

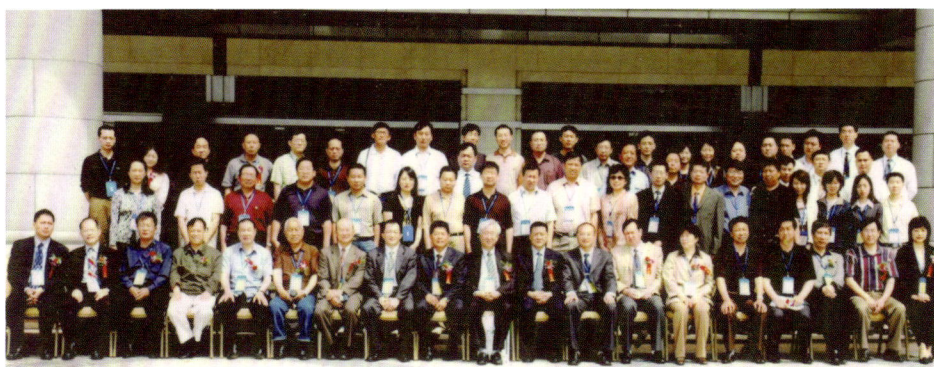

第三届肉苁蓉学术研讨会合影（2005.5.21，杭州）

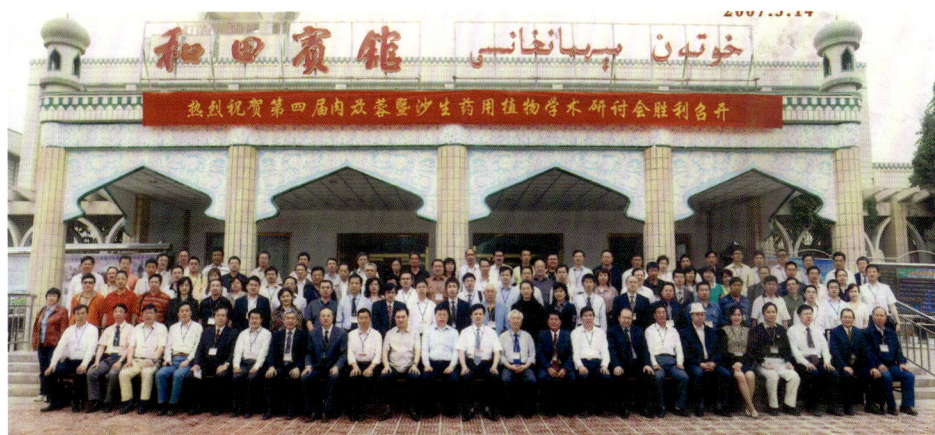

第四届肉苁蓉学术研讨会合影（2007.5.14，和田宾馆）

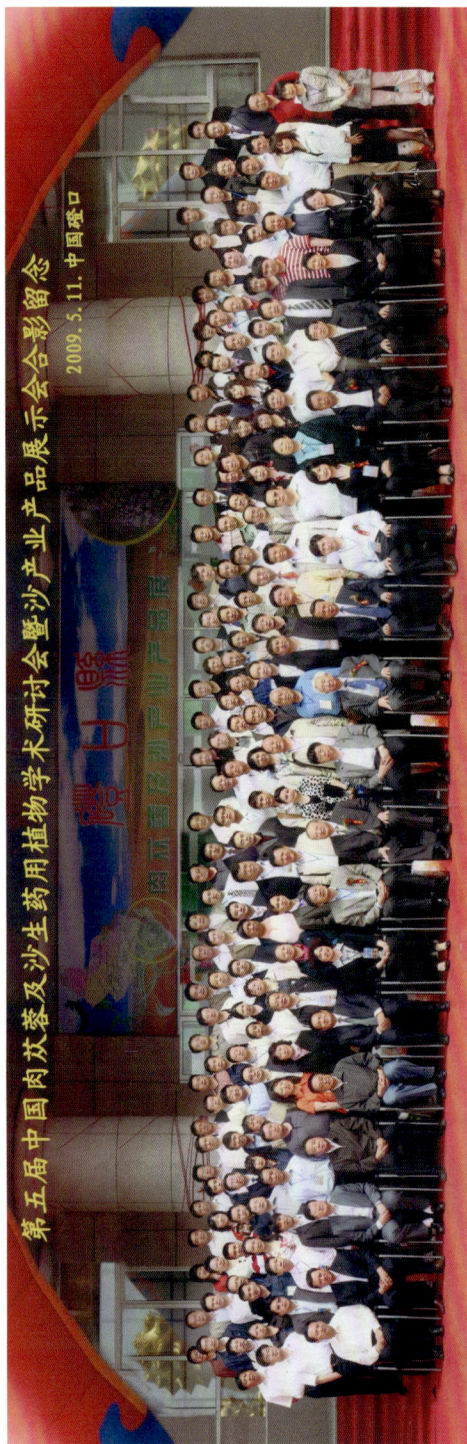

第五届肉苁蓉暨沙生药用植物学术研讨会合影（2009.5.11，磴口三盛公酒店）

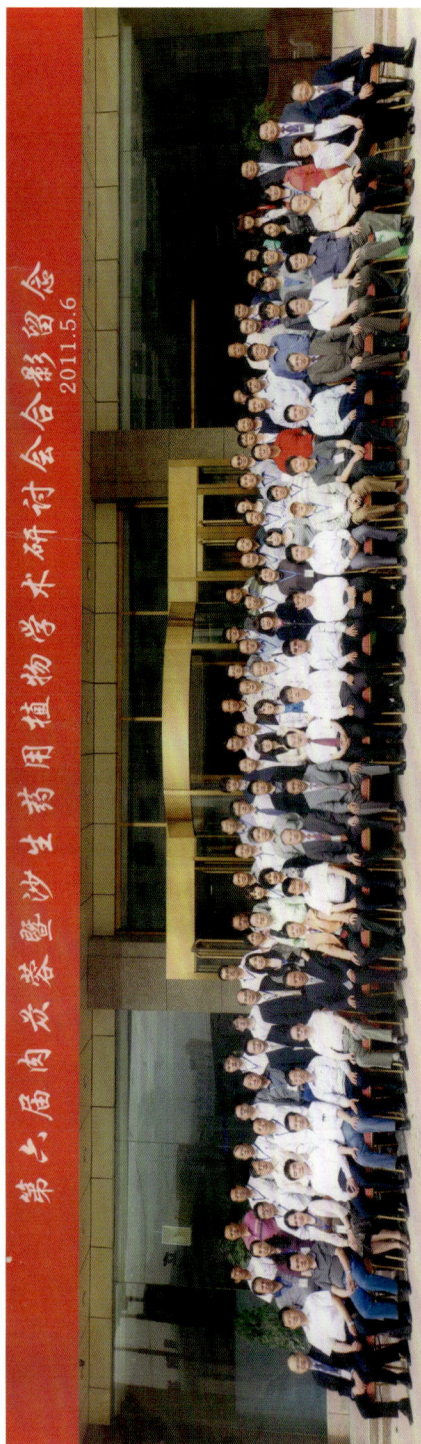

第六届肉苁蓉学术研讨会合影（2011.5.6，和田银都西湖国际大酒店）

第七届肉苁蓉学术研讨会合影（2013.5.14，阿拉善盟宾馆）

第八届肉苁蓉及沙生药用植物学术研讨会合影留念
新疆·和田 2015.5.17

第八届肉苁蓉学术研讨会合影（2015.5.17，和田银都西湖国际大酒店）

第九届肉苁蓉学术研讨会合影（2017.5.7，和田银都西湖国际大酒店）

第十届国际肉苁蓉暨沙生药用植物学术研讨会全体代表合影（2019.5.9，阿拉善大漠苁蓉博览园）

第十一届国际肉苁蓉暨沙生药用植物学术研讨会全体代表合影（2021.5.9，武威建隆大酒店）

第十二届国际肉苁蓉暨沙生中药材学术研讨会及中国中药协会沙地中药材专业委员会成立大会全体合影

第十二届肉苁蓉暨沙生中药材学术研讨会（2023.4.24，新疆铁门关市群众文化活动中心）

### 首届肉苁蓉学术大会——揭开肉苁蓉学术研讨会的序幕

"首届国际肉苁蓉学术研讨会"由中国药学会主办，北京大学医学部药学院、内蒙古阿拉善苁蓉集团公司、日本养命酒制造株式会社等单位联合承办。为了提升研讨会的影响力，研讨会于 2000 年 5 月 3 日至 7 日在北京和内蒙古阿拉善左旗两地召开。研讨会邀请屠鹏飞博士的导师、日本富山医科药科大学名誉教授、北京大学医学部名誉教授、著名生药学家难波恒雄先生任大会主席，时任中国药学会中药与天然药物专业委员会副主任、中国医学科学院药用植物研究所副所长杨峻山先生任大会副主席，屠鹏飞担任大会秘书长。

研讨会于 2000 年 5 月 3 日在北京中苑宾馆举行开幕式和大会交流，5 月 4 日全体代表乘飞机到达肉苁蓉的故乡、北国边陲内蒙古阿拉善左旗进行产地考察和学术交流，5 月 6 日在阿拉善宾馆举行了大会闭幕式，5 月 7 日部分代表赴宁夏盐池县继续进行产地考察。时任北京大学副校长、医学部主任、中国科学院院士韩启德，中国药学会副理事长、北京大学医学部教授、天然药物及仿生药物国家重点实验室主任、中国科学院院士张礼和，国家经贸委医药司行业管理处副处长吕志坤，北京大学医学部科研处处长方伟岗、日本养命酒制造株式会社中央研究所主席研究员守屋明、北京九汉天成集团公司董事长兼内蒙古阿拉善苁蓉集团公司董事长宋军出席了大会开幕式并讲话。全国人大常委会副委员长吴阶平院士为大会题词，并预祝大会取得圆满成功。肉苁蓉学术界的前辈施大文、张洪泉、堵年生、张志耘、李天然、李佳政、徐文豪等，产业界前辈黄利兴、翟彦奎等，日本富山医科药科大学教授门田重利、日本养命酒制造株式会社研究员吉松敬雄参加了学术研讨会。

作为首次肉苁蓉学术研讨会和主产地考察，这次研讨会成效斐然，并创下多个空前之举。

（1）相距千里，两地召开——创下跨度最大的学术会议

在大会组织过程中，屠鹏飞教授与宋军董事长等商议，认为这次学术研讨会是首届肉苁蓉学术研讨会，其目的是扩大肉苁蓉的影响力，在首都北京召开才会产生最大的效应。同时，研讨会还要达到提高地方政府对发

展肉苁蓉产业的认识，并考虑很多从事肉苁蓉研究的学者还从未见过实地生长的肉苁蓉，很希望到产地进行实地调查，研讨会应该安排在阿拉善召开。为了兼顾三方面的需求，大会组委会决定研讨会在北京和阿拉善两地召开。但两地相距 1000 多公里，如何解决交通问题？这要感谢阿拉善苁蓉集团的宋军董事长及其团队，他们通过多方关系，联系到了联航飞机，从北京包机直飞银川，包机费用全部由阿拉善苁蓉集团承担。宋军的大气，至今让老苁蓉人记忆犹新。

（2）首次交流，相见恨晚——千言万语意未尽

肉苁蓉由于其分布区域偏远、资源稀少，其研究和开发利用非常薄弱，但在各个领域、在国内外仍然都有学者在各自钻研。由于学科的差异，大家很少有机会进行交流。作为寄生植物和补肾中药，肉苁蓉尚待解开的谜团太多太多。这次研讨会给大家提供了一个国内外、多学科交流的平台。苁蓉人共聚一堂，千言万语，说不完，道不尽。通过深入研讨，解开了很多久久思索的难题。

（3）穿沙包，过盐湖——三十越野浩荡吉兰泰

肉苁蓉的分布区在沙漠深处，交通不便，多数地方没有公路，一般车辆很难进入。这次研讨会在阿拉善盟党委、政府，阿拉善左旗党委、政府的大力支持下，组成了一支浩浩荡荡的越野车队，经过一整天的奔波，行程 600 多公里，分别考察了阿拉善左旗的锡林郭勒梭梭围栏育种基地、吉兰泰肉苁蓉人工栽培基地和罕乌拉梭梭林地的梭梭和肉苁蓉生长状况。

（4）临其境，见苁蓉——会议代表大开眼

肉苁蓉生长在偏远的沙漠之中，在全国尽管有很多人研究肉苁蓉，但是实地调查肉苁蓉、亲眼见过肉苁蓉的人不多。这次通过实地考察肉苁蓉，很多学者都是第一次进沙漠、第一次见生长着的肉苁蓉，大家都非常兴奋，呼叫声和相机声一路伴随。

2000年5月，首届肉苁蓉国际学术研讨会在北京召开，图为大会主席台

2000年5月，首届肉苁蓉国际学术研讨会（北京）与会领导专家，右起：杨俊山、韩启德、张礼和、难波恒雄、吕志坤（国家经贸委医药处副处长）、守屋明（日本养命酒公司研究员）

2000年5月，首届肉苁蓉国际学术研讨会，莅临领导（北京）左起：难波恒雄教授、张礼和院士、韩启德院士、杨俊山教授

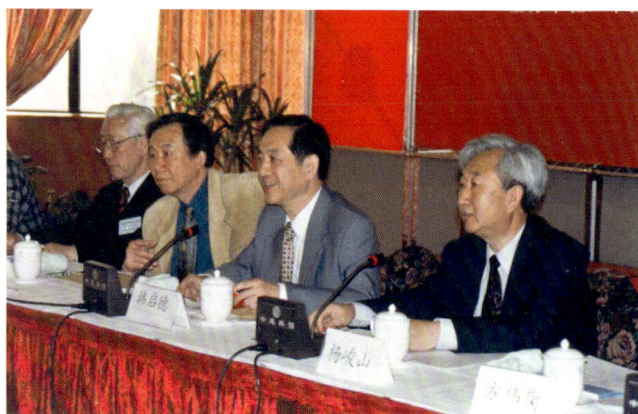

330

北京会场一角。右起：堵年生、黄利兴、蔡阳、吉松敬雄（日本养命酒株社会社）、施大文、范文哲、门田重利（日本富山医科药科大学）

北京会场。右起：薛德钧、张百舜、韩志军、张思巨、李佳政、韩丽春、李天然

北京会场一角。左起：娜仁、曹瑞、马虹、张雷红、张洪泉

北京会场。右起：敬松、朱玉栋、褚志义、华云伟、孙云

大会期间，屠鹏飞教授（右2摄影者）一直为大家摄影，留下了一批珍贵的照片

2000年5月4日，研讨会从北京辗转阿拉善左旗，当晚阿拉善盟政府举行招待会，盟长陶克代表盟委和盟政府致欢迎辞

招待会上，中国药学会副秘书刘永久代表大会讲话并致谢

首届肉苁蓉大会阿拉善会场的主席台

首届肉苁蓉大会
阿拉善会场

为了宣传肉苁蓉生
态产业发展前景，
会议期间专门举办
了一场新闻发布会

2000年5月5日，大会组织考察肉苁蓉生态种植基地的车队场景

车队进入吉兰泰
梭梭林保护区

大会代表在阿拉善肉苁
蓉生态种植基地考察

阿拉善盟林业局
梁守华给与会代
表介绍阿拉善盟
肉苁蓉种植情况

## 第二届肉苁蓉学术研讨会——开启和田肉苁蓉产业发展的篇章

新疆和田位于塔克拉玛干沙漠的南缘，是管花肉苁蓉的主要分布区，是肉苁蓉的第二大主产区。当时和田地区正在大规模发展肉苁蓉生态产业，提出将肉苁蓉列为和田地区农业三大支柱产业之一。为了促进和田地区肉苁蓉产业的发展，应和田地区和杭州天力药业有限公司的申请，"第二届国际肉苁蓉暨沙生药物学术研讨会"于 2002 年 5 月 21 日在祖国的边陲城市和田市召开。这次会议由中国药学会主办，北京大学中医药现代研究中心、杭州天力药业有限公司、新疆和田地区行政公署、新疆医科大学药学院联合承办，并得到了和田地区党委、行署以及和田地区沙生药用植物和红柳肉苁蓉产业开发领导小组的大力支持。本次大会由中国工程院院士王永炎、日本富山医科药科大学名誉教授难波恒雄、美国耶鲁大学教授郑永齐、中国药学会中药和天然药物专业委员会主任委员杨峻山、台湾杏辉药业董事长李志文担任大会名誉主席，北京大学教授屠鹏飞担任大会主席，来自国内外的 86 位代表出席了研讨会。时任和田地区党委书记王敬乾、和田地区行署专员吾买尔·阿不都拉、国家经贸委医药司医药处副处长吕志坤等出席了会议。肉苁蓉科研和产业界前辈李佳政、李天然、刘铭庭、堵年生、徐文豪、黄利兴，日本养命酒株式会社出山武、小岛晓，台湾杏辉药业苏慕寰、游能盈参加了研讨会。

研讨会进行了 2 天的学术交流，主要内容包括肉苁蓉的资源、栽培技术、化学成分、药理作用、质量分析和开发利用等，会议特别就管花肉苁蓉收入《中国药典》等问题进行了认真的讨论。

5 月 23 日一大早，代表们从和田出发到于田县进行管花肉苁蓉栽培基地及沙生药用植物资源考察。首先来到于田县肉苁蓉栽培基地进行考察，其时，正逢于田县组织农牧民进行万亩柽柳种植，数百人在沙漠上轰轰烈烈翻沙植树的场景，让代表们看了都非常震撼，让人想起当年人民公社集体干活的场面。然后，代表再到管花肉苁蓉栽培试验基地进行考察，基地的管花肉苁蓉鲜花盛开，芬芳四溢，大部分代表都是第一次亲眼见到管花肉苁蓉真容，兴奋不已。下午，代表们从于田出发到民丰县，沿途考察了野生管花肉苁蓉和马路两侧成片的麻黄以及其他沙生植物。

5月24日一早，代表们从民丰出发，首先到民丰的柽柳自然林考察了野生管花肉苁蓉，然后沿着沙漠公路返回乌鲁木齐。那时沙漠公路刚开通不久，公路两旁的沙山非常壮观，代表们一边欣赏着沙漠风光，一边谈笑风生。晚上住宿塔中宾馆。25日从塔中出发直奔乌鲁木齐，沿途成片的胡杨林久经沧桑，红柳林点缀其间，别有一番风景。晚上11点多才到达乌鲁木齐。

这次会议不仅让代表们进行了深入的学术交流，而且看到了野生和栽培的管花肉苁蓉，感悟了死亡之海塔克拉玛干沙漠的独特魅力，更加坚定了发展肉苁蓉生态产业、以肉苁蓉带动沙漠治理的决心。

2002年5月，"第二届肉苁蓉暨沙生药用植物学术研讨会"在新疆和田宾馆召开

大会主席台一部分。前排左起：大会组委会主席屠鹏飞、和田地委书记王敬乾、美国耶鲁大学教授郑永齐；后排左起：北京大学教授果德安、国家中医药管理局中药处副处长周杰、杭州天力药业有限公司总经理黄利兴、日本富山医科药科大学教授门田重利、日本养命酒株式会社研究员出山武、新疆医科大学教授热娜·卡斯木

屠鹏飞代表大会组委会致开幕词

大会期间，杭州天力药业有限公司与和田地区政府签订管花肉苁蓉加工厂建设项目合作协议，和田地委副书记朱海仑（右1）主持

北京大学屠鹏飞教授做大会报告

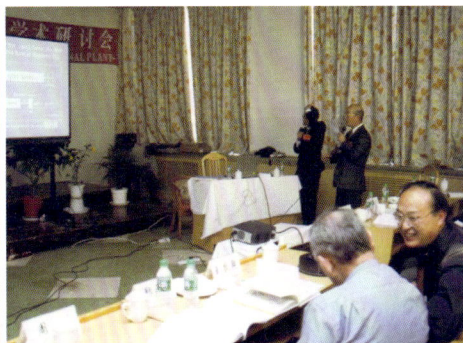

日本养命酒株式会社小岛晓做大会报告

会议期间，屠鹏飞教授与中科院新疆生态与地理研究所研究员刘铭庭就管花肉苁蓉栽培技术和质量等问题进行了深入交流

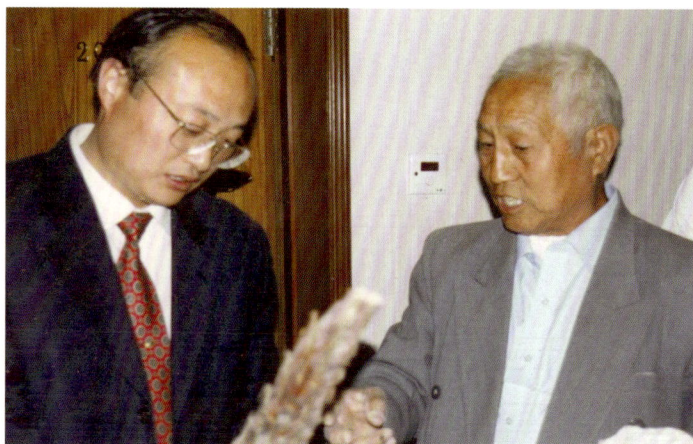

会议期间部分嘉宾合影留念。右起：热娜·卡斯木、屠鹏飞、郑永齐、果德安、王传社

为了让代表们充分了解和体会和田地区的优秀民族文化，大会安排了我国著名民族歌舞团——和田地区歌舞团的歌舞演出。图为部分嘉宾与歌舞团演员合影

会议期间，大会安排代表参观新疆维吾尔医学专科学校

为了让代表们了解和田的风土民情，大会组织了简短考察，图为部分代表在"无花果王"前合影。左起：叶菲、郭玉海、张志耘、王传社

研讨会部分嘉宾在考察期间合影（1）。左起：迪里拜尔、热娜·卡斯木、屠鹏飞、和田行署副专员亚力坤·卡得尔

研讨会部分嘉宾在考察期间合影（2）。右起：常海涛、小岛晓、出山武

研讨会部分嘉宾与当地老乡合影(1)。左起：游能盈、屠鹏飞；右起：蒲小平、王传社

研讨会部分嘉宾与当地老乡合影(2)。左起：郭玉海、游能盈、张志耘、郑永齐；右起：蒲小平、李天然

2002年5月23日，与会代表考察于田县肉苁蓉栽培基地与产业发展规划展示

代表们在肉苁蓉栽培基地考察期间，受到了热情好客的于田县人民的热烈欢迎

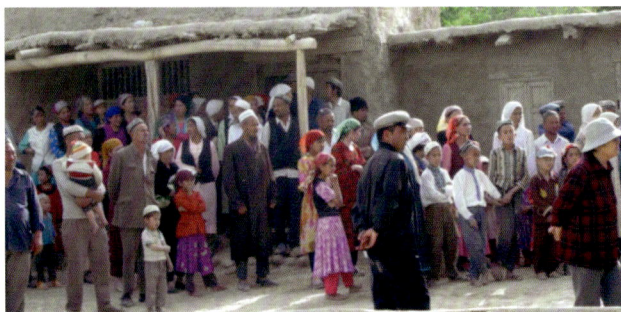

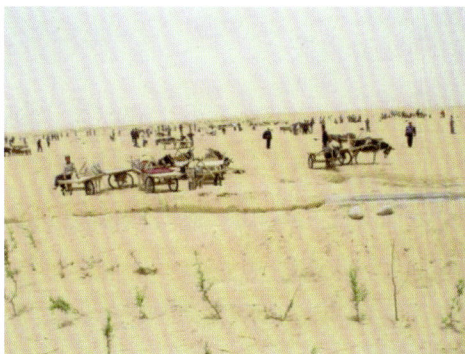

于田县万亩柽柳和管花肉苁蓉栽培基地建设场景

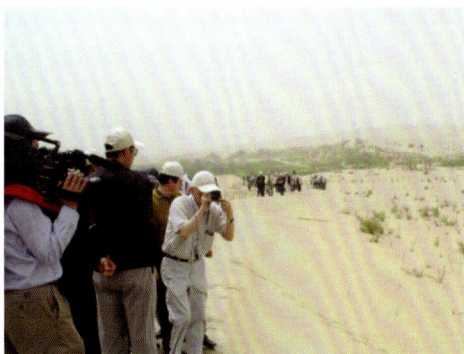

代表们考察于田县万亩柽柳和管花肉苁蓉栽培基地

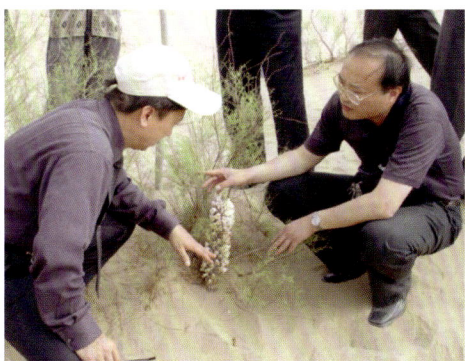

屠鹏飞与和田地委组织部部长田海洲考察野生管花肉苁蓉

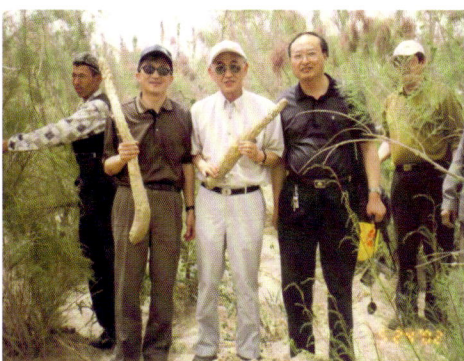

管花肉苁蓉栽培基地考察期间，屠鹏飞、郑永齐和游能盈合影

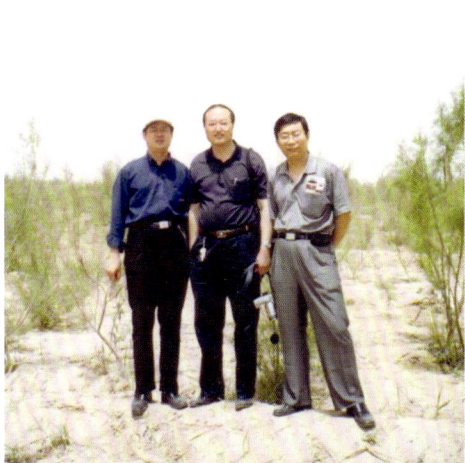

新疆维吾尔医学专科学校副校长吴秋灵与屠鹏飞、王传社在基地合影

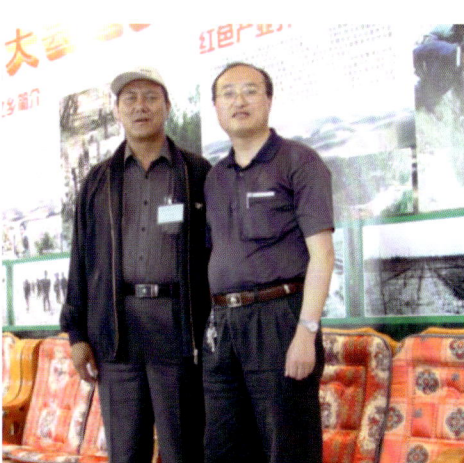

考察期间，于田县县委书记张秀成与屠鹏飞教授就于田县肉苁蓉产业发展进行了深入的探讨

## 第五届肉苁蓉学术研讨会——河套源头论发展

内蒙古磴口县地处乌兰布和沙漠的东缘和黄河河套源头，清朝属于阿拉善王爷封地，自古为中药肉苁蓉和甘草的道地产区之一。2005年以来，磴口县凭借其优良的自然环境和便利的交通条件，大力发展肉苁蓉人工种植和生态产业，出现了内蒙古王爷地苁蓉生物有限公司、内蒙古云海秋林畜牧有限公司、内蒙古沙金古泉苁蓉酒业有限责任公司等多家龙头企业。为了促进磴口县肉苁蓉的人工种植和产业发展，"第五届肉苁蓉及沙生药用植物学术研讨会暨肉苁蓉及沙产业产品展示会"于2009年5月11日至13日在内蒙古磴口县召开。

本次研讨会由中国药学会主办，北京大学中医药现代研究中心、内蒙古磴口县人民政府、内蒙古王爷地苁蓉生物有限公司、内蒙古云海秋林畜牧有限公司、内蒙古沙金古泉苁蓉酒业有限责任公司联合承办，来自全国大专院校、科研单位和企业的代表以及当地政府相关人员共300多人参加了研讨会，其中正式代表198人。

大会开幕式由时任中国药学会中药与天然药物专业委员会主任委员杨俊山教授主持，国家食品药品监督管理局原副局长任德权先生应邀出席了开幕式并讲话，大会组委会主席屠鹏飞教授致开幕词，杨俊山主任委员代表药学会致欢迎词。时任内蒙古磴口县县委书记郭介中、县长丁凤玲出席开幕式，郭介中代表磴口县县委、县政府致欢迎词。北京大学药学院时任院长刘俊义教授作为承办单位的领导应邀出席了研讨会并在开幕式上讲话。

整个大会以"发展肉苁蓉产业，服务健康事业，推进西部经济发展与生态文明"为主题，分为肉苁蓉及沙生药用植物研究学术报告、肉苁蓉产业发展圆桌会议、肉苁蓉及沙产业产品展示会和肉苁蓉种植基地考察四个部分。研讨会共收到论文51篇，内容包括资源、人工种植、化学成分、药理作用、临床应用、质量控制、新产品开发和产业发展思路等。与往届研讨会相比，新产品开发和产业发展两方面的论文明显增加，说明肉苁蓉及其相关研究和产业发展进入一个新的时期，其中21位代表做了大会报告。在产业发展圆桌会议上，代表们踊跃发言，为产业发展献计献策。企业代表根据自身在种植、新产品开发和生产中碰到的实际问题，为科研人员提出了多个急待解决的课题，并提出"企业家出题，研究人员答题，市场检验"的产学研结合的思路。

在肉苁蓉及沙产业产品展示会上，共有 31 家企业的产品参加了展示，包括肉苁蓉、甘草、黄芪、枸杞子、小西红柿干等西部地区特产药材、饮片、农产品及其相关产品，琳琅满目的产品使代表们大开眼界。特别是展示会上展出的几根 2 米多长的肉苁蓉，成为展示会的宠儿，大家纷纷与其合影留念。展示会还邀请当地的书法家为代表们现场挥毫，其中为大会主席屠鹏飞教授书写的一幅"苁蓉一生"大字，刚劲有力，既是对屠鹏飞本人的勉励，也是对肉苁蓉业界所有从业人员的勉励。

2009 年 5 月 13 日，代表们考察了内蒙古王爷地苁蓉生物有限公司的荒漠肉苁蓉种植基地。在一望无际的乌兰布和沙漠上，3000 多亩成片、成行的梭梭和下面寄生的鲜花盛开的肉苁蓉，让代表们兴奋不已，很多代表都是第一次实地见识肉苁蓉，也使大家进一步认识到种植肉苁蓉的生态效益和经济效益。考察当天，内蒙古王爷地苁蓉生物有限公司专门安排了现场种植梭梭，让代表们了解梭梭的种植方法。值得一提的是，王爷地肉苁蓉种植基地附近还有几亩种植的甘草和一丛接种在白刺上的锁阳，此时正值锁阳开花季节，血红的花序伸出地面，让很多未见过锁阳的代表激动不已，纷纷与之合影。

本次大会的顺利召开和取得的惊人效果，磴口县人民政府和内蒙古王爷地苁蓉生物有限公司的魏均董事长发挥了重要作用，是他们的精心安排和周到服务，才有本次肉苁蓉大会的精彩纷呈。

2009 年 5 月 11 日，第五届中国肉苁蓉及沙生药用植物学术研讨会暨沙产业产品展示会在内蒙古磴口县召开

第五届肉苁蓉学术研讨会会场，200 多名代表和地方各级领导参加了此次研讨会

大会组织委员会主席屠鹏飞致开幕词

中国药学会中药和天然药物专业委员会主任委员杨俊山教授代表中国药学会讲话

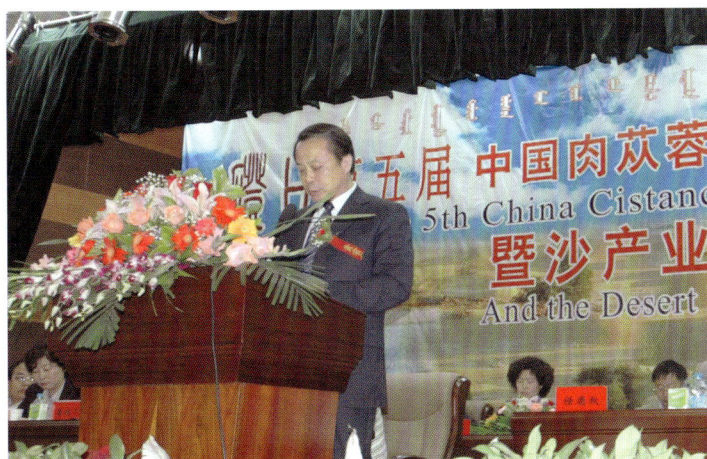

北京大学药学院院长刘俊义教授代表承办单位讲话

大会主席屠鹏飞教授作主题报告

中国农业大学郭玉海教授作大会报告

上海交通大学李晓波教授作大会报告

中国医学科学院药用植物研究所陈君研究员作大会报告

内蒙古王爷地苁蓉生物有限公司董事长魏均作大会报告

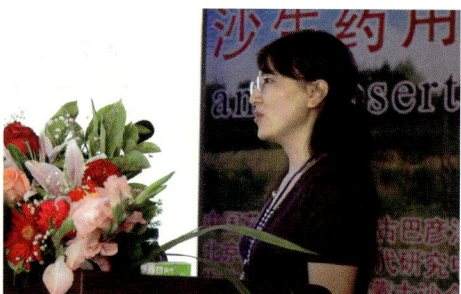

内蒙古农业大学教授盛晋华作大会报告

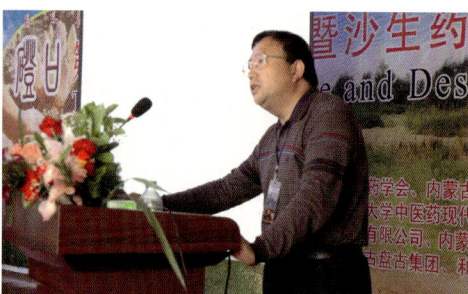

河北农业大学教授杨太新作大会报告

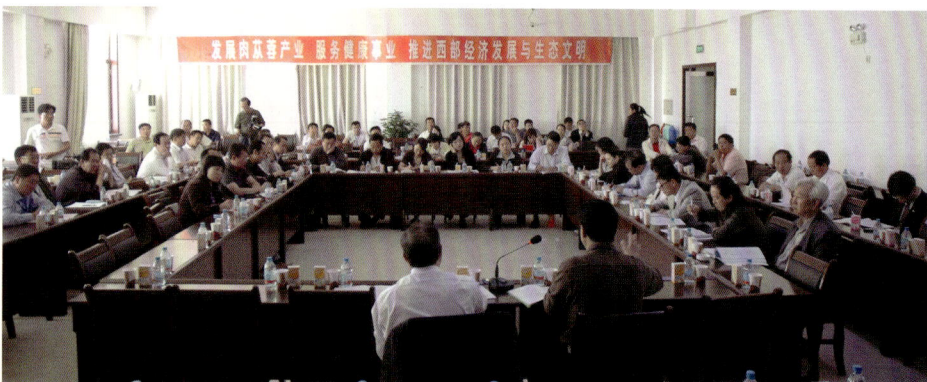

肉苁蓉产业发展圆桌会议会场

主持人风采。阿拉善盟林业治沙研究所所长田永祯（左）与北京大学药学院院长刘俊义

磴口县县长丁凤玲（右2）在研讨会闭幕式上讲话

研讨会嘉宾参观肉苁蓉产品展示会。左起：屠鹏飞、田南卉（北京绿色金可董事长）、杨俊山、任德权（国家食品药品监督管理局原副局长）

杨俊山、陈君、田永祯等嘉宾与展示会上展出的"苁蓉王"合影

北京大学药学院院长刘俊义教授与展出的"苁蓉王"合影

研讨会嘉宾和磴口县领导在展示会合影。右起：屠鹏飞、任德权、丁凤玲、张小平（内蒙古沙金古泉酒业董事长）、袁野（磴口县科技局局长）

部分嘉宾在展示会合影。左起：雷丽、魏均、屠鹏飞

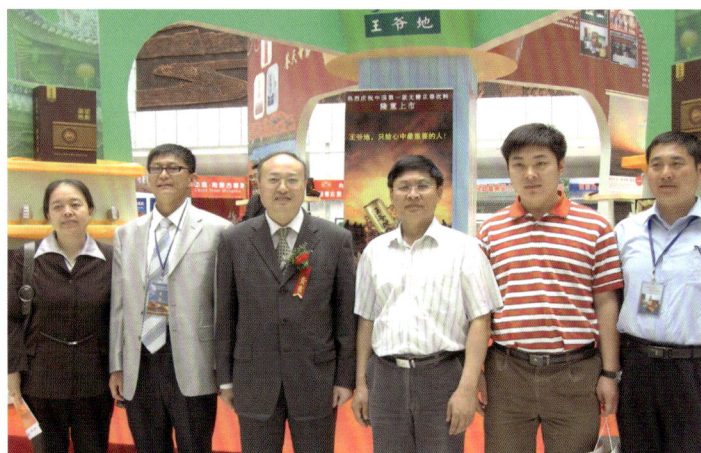

研讨会期间，当地书法家为屠鹏飞题写"苁蓉一生"，这是对屠鹏飞的勉励，也是对全体苁蓉人的勉励

研讨会代表考察内蒙古王爷地苁蓉生物有限公司的肉苁蓉栽培基地

屠鹏飞、贾晓光（左4）与魏均及其公司人员在基地合影

魏均、任德权和屠鹏飞在基地考察时合影

磴口县科技局局长袁野
现场给屠鹏飞介绍磴口
县肉苁蓉产业发展规划

屠鹏飞和贾晓光等嘉宾
考察了基地附近出土的
中药锁阳

国家食品药品监督管理
局原副局长任德权仔细
察看了锁阳，事后给屠
鹏飞指出要同时解决锁
阳的人工种植问题

## 第八届肉苁蓉学术研讨会——肉苁蓉生态产业高质量发展的新起点

自 2000 年召开首届国际肉苁蓉学术研讨会以来，在各级政府、学术界和相关龙头企业的积极推动下，尤其是在肉苁蓉主产地连续举办的七届研讨会发挥的宣传和推动作用，肉苁蓉及其寄主植物的人工栽培得到了快速的发展。至 2012 年，结合沙漠治理，已在新疆和田地区种植柽柳属植物近 40 万亩，接种管花肉苁蓉近 30 万亩；在内蒙古阿拉善盟和磴口县种植梭梭近 100 万亩，接种荒漠肉苁蓉 20 多万亩。但当时肉苁蓉的种植普遍存在着只有面积、没有实际产量或产量很低的局面，如新疆于田县，当时种植柽柳接种肉苁蓉达到近 9 万亩，但年平均亩产鲜肉苁蓉不到 18kg，内蒙古阿拉善盟等产区产量更低。肉苁蓉及其寄主的大规模种植，虽然取得了很好的生态效益，但是种植的农牧民没有得到实际的经济效益，也没有解决肉苁蓉资源严重短缺的问题。

面对当时只有面积、没有产量的尴尬局面，2012 年，屠鹏飞教授牵头以北京大学为申请单位，联合新疆于田县林业站、中国农业大学、中科院新疆生态与地理研究所等单位，申请国家科技惠民计划项目并获得资助，在新疆于田县实施肉苁蓉大规模高产稳产栽培技术的推广（详见本章第七节）。项目组在于田县政府的组织和支持下，三年时间，在于田县建立了管花肉苁蓉优质种子生产基地 2300 亩，高产稳产栽培基地 5000 亩，对于田县原有的 9 万亩柽柳和管花肉苁蓉种植基地进行了全面的改良，新建柽柳和管花肉苁蓉栽培基地 8 万亩。2014 年 3 月，首批管花肉苁蓉采收，示范基地年平均亩产鲜药材超过 500kg，推广基地年平均亩产鲜药材达到 100kg；5 月，种子基地的管花肉苁蓉进入花期，鲜花成行盛开，非常漂亮，说明接种率非常高。项目的实施，证明了肉苁蓉实现大面积的高产稳产是没有问题的。

为了充分利用国家科技惠民项目实施产生的示范效益，推动全国肉苁蓉大规模高产稳产的实现，推进肉苁蓉生态产业的高质量发展，2015 年 5 月 17 日至 19 日，"第八届国际肉苁蓉暨沙生药用植物学术研讨会"第四次在祖国边陲城市和田召开，并组织到国家科技惠民项目实施地于田县现场考察。

此次研讨会由中国野生植物保护协会、中国中药协会、国家濒危物种进出口管理办公室、新疆和田地区行署、九三学社中央委员会社会服务部、天然药物及仿生药物国家重点实验室共同主办,新疆和田地区科技局、新疆于田县政府、和田天力沙生药物开发有限责任公司、中国野生植物保护协会肉苁蓉保育委员会、北京大学中医药现代研究中心、新疆野生动植物保护协会联合承办。

研讨会开幕式由新疆和田地区行署副专员库来西·吐尔逊主持,大会组委会主席、北京大学药学院教授屠鹏飞致开幕词,新疆和田地区行署专员艾则孜·木沙致欢迎辞,全国人大常委、九三学社中央副主席丛斌院士应邀出席大会开幕式并讲话,中国野生植物保护协会副秘书长赵胜利、中国中药协会副会长王瑛、杏辉天力(杭州)总经理游能盈分别代表主办单位和承办单位讲话。来自全国各地高校、研究所、企业的专家学者以及地方政府相关人员 200 余人参加了本次研讨会。时任中国中医科学院副院长黄璐琦院士应邀出席了研讨会,并做特邀报告。九三学社中央社会服务部部长徐国权,九三学社新疆维吾尔自治区主委、新疆大学副校长贾殿增,时任新疆维吾尔自治区科技厅副厅长杨晓伟、国家中医药管理局科技司中药处副处长孙丽英等领导出席了会议。中药界和肉苁蓉产业界知名专家钱忠直、庾石山、阿吉艾克拜尔·艾萨、郭玉海、赵润怀、季申、陈君、殷军、田永祯、贾晓光、赵大庆、赵余庆等参加了会议。英国邱园皇家植物园列当科分类专家夏洛特·刘也应邀参加了研讨会。

来自全国的 22 位从事中药特别是肉苁蓉研究、开发和产业化的专家、学者和企业界代表做了大会报告。中国野生植物保护协会肉苁蓉保育委员会主任委员、大会组委会主席屠鹏飞教授做了题为"发展肉苁蓉生态产业,推进西部荒漠地区生态文明"的大会主题报告,介绍了肉苁蓉属植物的资源、化学成分、药理作用、质量控制、生物学与栽培技术等方面的研究成果,并重点介绍了肉苁蓉属植物及其寄主大面积推广种植情况、国家科技惠民计划项目的实施情况以及肉苁蓉生态产业的发展前景,提出肉苁蓉的资源将会很快解决,今后的重点任务应该是研发肉苁蓉相关产品,推进肉苁蓉下游产业的发展。

5 月 18 日,大会组织与会代表实地考察了"国家科技惠民计划项目"

实施基地——于田县管花肉苁蓉及柽柳高产稳产示范基地。其时，正值柽柳和管花肉苁蓉开花时节，车队行进在数万亩绿树红花的柽柳林中，其间一行行红白相间的肉苁蓉花序，让代表们目不暇接，叹为观止。车停在了管花肉苁蓉种子基地，下车后，大家都急忙奔向盛开的肉苁蓉花，有拍摄肉苁蓉的，有与肉苁蓉合影的，也有登上瞭望塔欣赏整个场景的，场面非常热闹。此后，车队又到管花肉苁蓉和柽柳栽培推广基地，一眼望不到边的数万亩柽柳林与附近留下的沙漠形成鲜明的对比。科技的力量与当地农牧民勤劳的结合，让成片的沙漠变成了绿洲，与会代表观后都感到非常震撼。这次肉苁蓉栽培基地的实地考察，让来自全国各地的代表们第一次亲眼看见了肉苁蓉高产稳产的效果，大家都对肉苁蓉产业的发展信心百倍。在 5 月 19 日下午召开的肉苁蓉产业发展圆桌会议上，与会代表积极发言，献计献策，最后形成 3 点重要共识：①成立全国肉苁蓉产业联盟，共同推动肉苁蓉产业发展，防止"药贱伤农"事件的发生；②大力推进肉苁蓉食品新原料及药食同源中药申报，促进肉苁蓉作为大众健康食品进入千家万户，积极拓展肉苁蓉市场领域；③加大宣传，让全国、全世界都了解"沙漠人参"肉苁蓉的保健价值，让它成为家喻户晓的健康产品代名词。

本次肉苁蓉学术大会成效非常明显，在全国各地再次掀起了肉苁蓉大规模种植和产业发展的浪潮，肉苁蓉生态产业进入了高质量发展。

2015 年 5 月 17 日，"第八届肉苁蓉暨沙生药用植物学术研讨会"在新疆和田召开

研讨会大会会场，代表及地方各级领导共 200 多人参加会议

大会主席、北京大学教授屠鹏飞致开幕词

和田地区行署专员艾则孜·木沙致欢迎辞

全国人大常委、九三学社中央副主席、中国工程院院士丛斌讲话

新疆维吾尔自治区科技厅副厅长杨晓伟讲话

中国野生植物保护协会副秘书长赵胜利讲话

中国中药协会副会长王瑛讲话

杏辉天力（杭州）总经理游能盈代表承办单位讲话

中国中医科学院副院长、中药资源中心主任、中国工程院院士黄璐琦作大会特邀报告

大会主席、北京大学屠鹏飞教授作大会主题报告

中科院新疆理化研究所副所长、研究员阿吉艾克拜尔·艾萨作特邀报告

沈阳药科大学中药学院院长、教授赵余庆
作特邀报告

新疆中药民族药研究所所长、研究员贾晓光
作大会报告

中国医学科学院药用植物研究所研究员陈
君作大会报告

阿拉善盟林业治沙研究所所长、教授级高级
工程师田永祯作大会报告

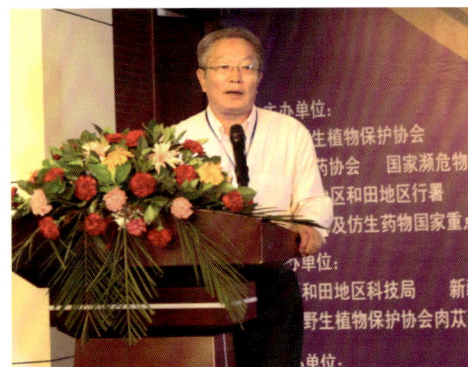

内蒙古大学教授曹瑞作大会报告

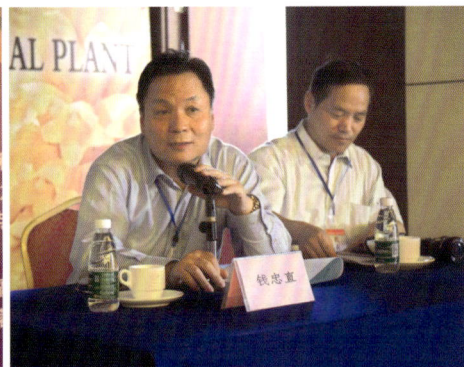

大会主持人风采。国家药典委员会首席科学家
钱忠直（左）、中国中药集团总工程师赵润怀

九三学社中央社会服务部部长徐国权（中）、新疆维吾尔自治区科技厅科研条件与财务处处长张耀（左）出席研讨会

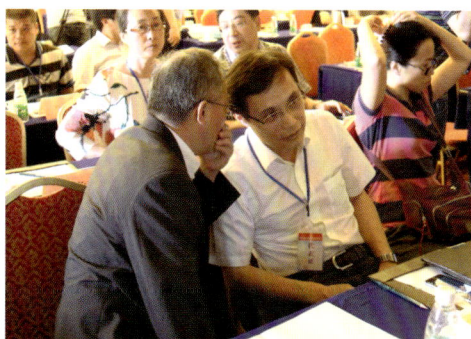

会议茶歇期间，游能盈总经理向黄璐琦副院长汇报企业发展状况

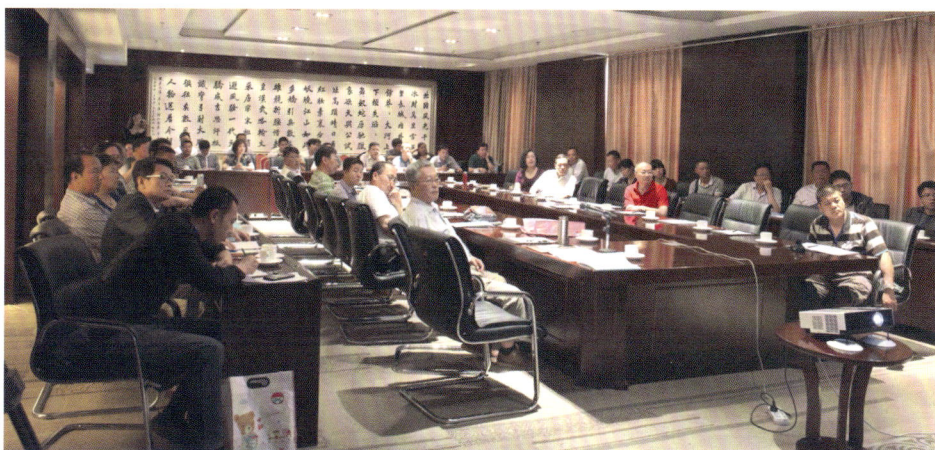

2015年5月19日，报告会与圆桌会议会场

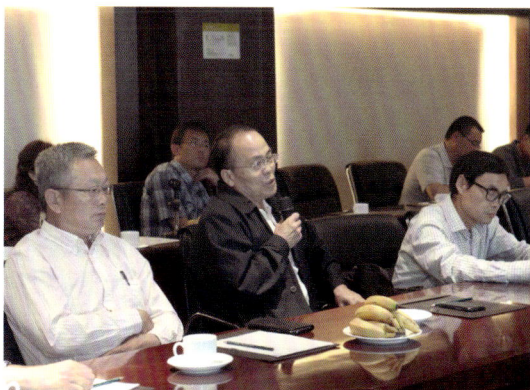

产业发展圆桌会议上，中科院新疆生态与地理研究所研究员徐新文（中）发言

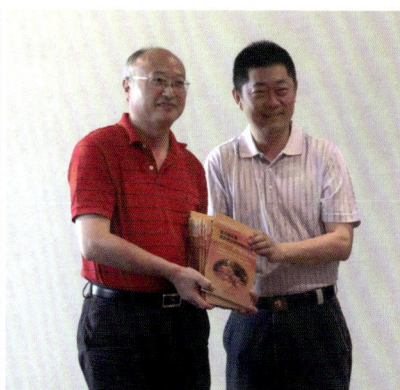

在大会闭幕式上，屠鹏飞教授给和田地区捐赠《肉苁蓉栽培技术丛书》100套

2015 年 5 月 18 日，会议代表考察于田县肉苁蓉栽培基地

代表们饶有兴趣地拍摄刚采挖的管花肉苁蓉

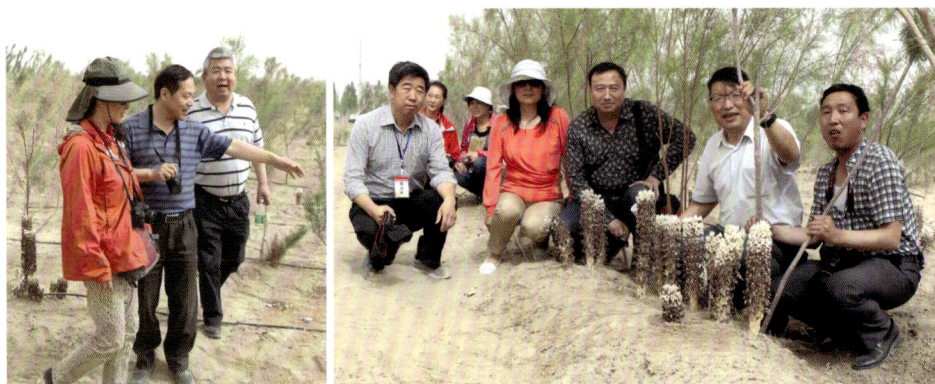

陈君（左）、赵润怀（中）、赵大庆（长春中医药大学教授）在基地考察

嘉宾和代表在基地考察并合影。右起：武志博（阿拉善盟林业治沙研究所）、郭玉海、杨太新

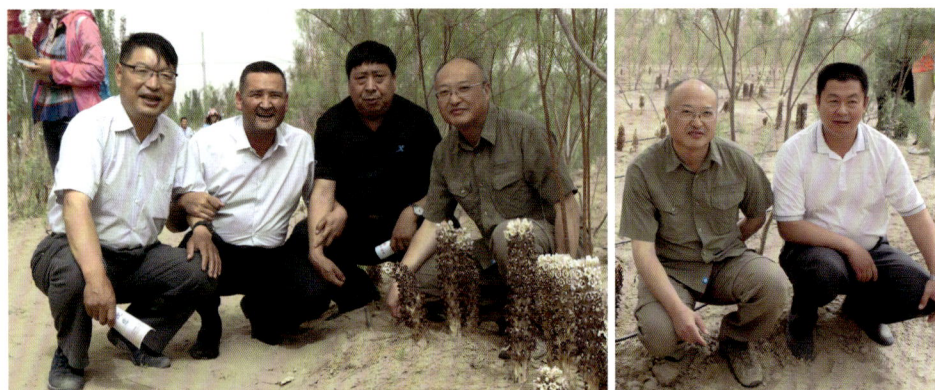

嘉宾和于田县领导在基地考察并合影。左起：郭玉海、亚森·阿卜杜艾尼（于田县县委常委）、田永祯、屠鹏飞

新疆苁蓉堂生物科技有限公司董事长徐继凯与屠鹏飞合影

部分嘉宾和代表与肉苁蓉合影。左起：季申（上海市药检所中药室主任）、祝明（浙江省药检所中药室主任）、赵润怀、屠鹏飞

部分嘉宾和代表在基地附近沙坡上合影

会议代表参观和田天力沙生药物开发有限责任公司的肉苁蓉鲜切片加工车间

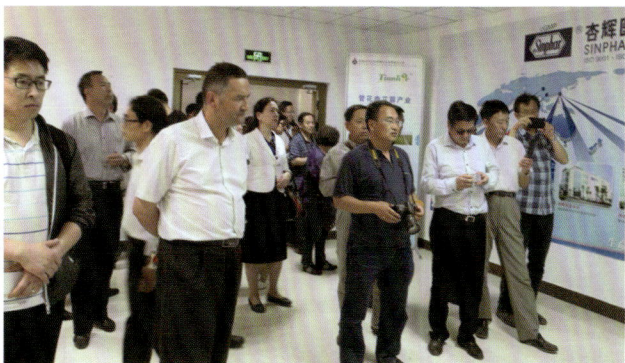

会议代表参观和田天力沙生药物开发有限责任公司的肉苁蓉产品展示厅

## 第十届肉苁蓉学术研讨会——砥砺奋进二十年，苁蓉花开遍大漠

第一届国际肉苁蓉学术研讨会在内蒙古阿拉善召开，二十载岁月时光流逝，但苁蓉人没有蹉跎，我们默默耕耘，砥砺前行，数百位苁蓉人的共同努力，20万沙区人民的积极参与，在内蒙古、新疆、甘肃等地沙漠中种植梭梭和柽柳615万亩，接种肉苁蓉191万亩，年产药材7000余吨，基本解决了肉苁蓉药用资源短缺问题，治理大片沙漠。为了总结20年肉苁蓉生态产业发展的成果及其经验，开启肉苁蓉产业发展新征程，"第十届国际肉苁蓉暨沙生药用植物学术研讨会"于2019年5月9日至11日回到首届肉苁蓉学术研讨会举办地内蒙古阿拉善盟召开，本次研讨会的主题是"做强苁蓉健康产业，助推健康中国建设，促进西部生态经济发展"。

研讨会由中国野生植物保护协会、中国中药协会、内蒙古阿拉善盟行政公署、天然药物及仿生药物国家重点实验室联合主办，内蒙古阿拉善左旗人民政府、盟科技局、盟林业和草原局、盟林业治沙研究所、阿拉善环境产业联合会、内蒙古沙漠肉苁蓉有限公司、中国野生植物保护协会肉苁蓉保育委员会、北京大学中医药现代研究中心、北京中医药大学中药现代研究中心联合承办。

大会开幕式由内蒙古阿拉善盟副盟长秦艳主持，大会组委会主席、北京大学药学院教授屠鹏飞致开幕词，内蒙古阿拉善盟盟长代钦致欢迎辞，国家中医药管理局原副局长李大宁应邀出席了开幕式并讲话，中国中药协会会长房书亭代表主办单位讲话，阿拉善SEE生态协会会长、武汉当代集团董事长艾路明代表承办单位讲话。来自中国、日本和英国的230多位专家、学者、企业界代表、肉苁蓉主产地政府领导和地方技术人员参加了研讨会。国家药品监督管理局执业药师资格认证中心原主任周福成、科技部中国生物技术发展中心中医药处处长程翔林、时任国家中医药管理局中药处处长陈榕虎等应邀出席了会议，中医药界和肉苁蓉学术界知名专家果德安、庾石山、刘建勋、朱晓新、余伯阳、赵润怀、赵维良、郭玉海、郭巧生、杨太新、刘可春、钟国跃、李晓波、姜勇、曹瑞、乔善义等，以及企业代表内蒙古宏魁苁蓉集团董事长祁成宏、内蒙古曼德拉苁蓉生物有限公司总经理张治峰、内蒙古沙漠肉苁蓉有限公司董事长李正、和田北达苁蓉

生物科技有限公司董事长盛庆、日本荣进株式会社社长李征等参加了会议。

在学术报告会上，24位代表做了大会发言，内容包括肉苁蓉属植物形态与分类、肉苁蓉栽培技术与推广、肉苁蓉药效物质及其作用机制、肉苁蓉相关产品开发与产业发展以及锁阳等沙生药用植物的研究开发。大会组委会主席屠鹏飞教授做了题为"砥砺奋进二十年 苁蓉花开遍大漠"的主题报告，对肉苁蓉的研究和生态产业发展进行了全面的回顾和总结，提出到2027年肉苁蓉相关产业实现年产值500亿元的目标，并提出了明确的实施方案，为今后肉苁蓉产业发展指明了方向。研讨会举行的"产业发展圆桌会议"环节，大家就如何发展肉苁蓉大健康产业，将肉苁蓉打造成为年销售500亿元的中药材大品种等议题进行了热烈的讨论，并提出详细、可操作的发展方案。

5月11日全体代表参观了内蒙古曼德拉沙产业责任有限公司的万亩梭梭和肉苁蓉栽培基地。研讨会期间，阿拉善左旗还举办"第二届肉苁蓉文化节"，进一步丰富了研讨会的内容。看到肉苁蓉文化节展示的多根2米多长和各种形态的肉苁蓉，以及琳琅满目的肉苁蓉相关产品，代表们眼界大开。

本次研讨会的成功召开，将进一步促进肉苁蓉生态产业的发展，发挥肉苁蓉产业在健康中国建设、西部荒漠化治理和精准扶贫等方面的作用。

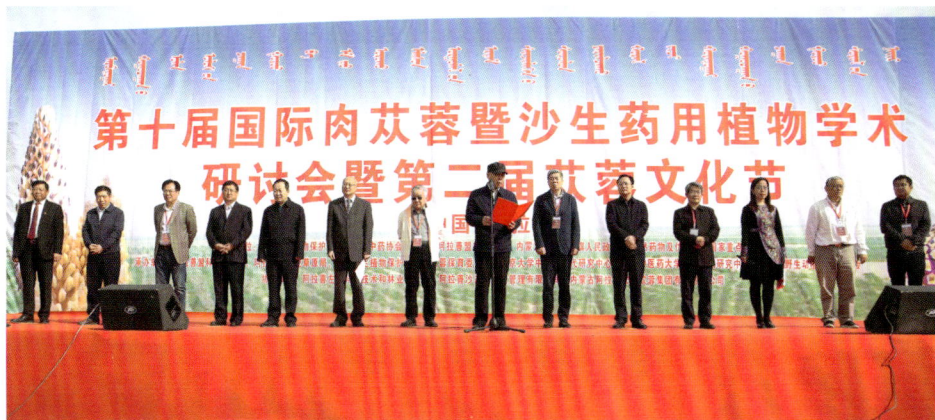

2019年5月9日，"第十届国际肉苁蓉暨沙生药用植物学术研讨会暨第二届苁蓉文化节"开幕式在阿拉善大漠苁蓉博物园召开

大会开幕式参会
代表场景（1）

大会开幕式参会
代表场景（2）

阿拉善盟副盟长秦艳主持开幕式

阿拉善盟盟长代钦致欢迎辞

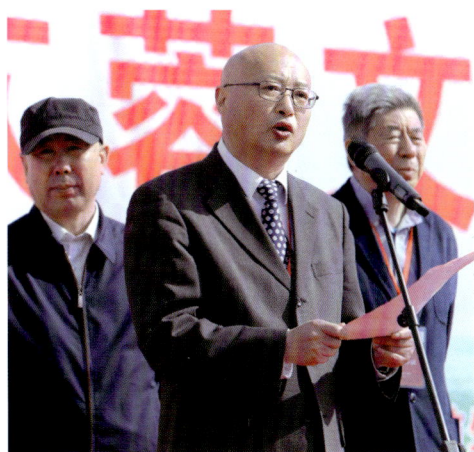

大会主席、北京大学教授屠鹏飞讲话

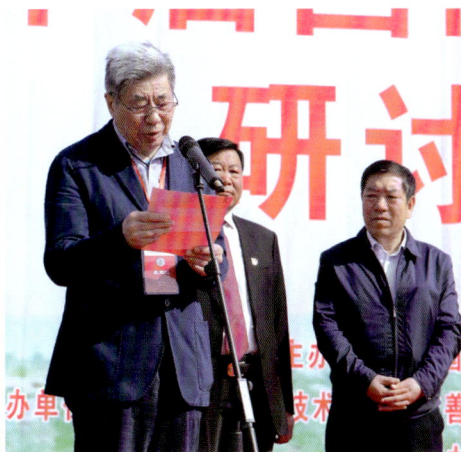

国家中医药管理局原副局长李大宁讲话

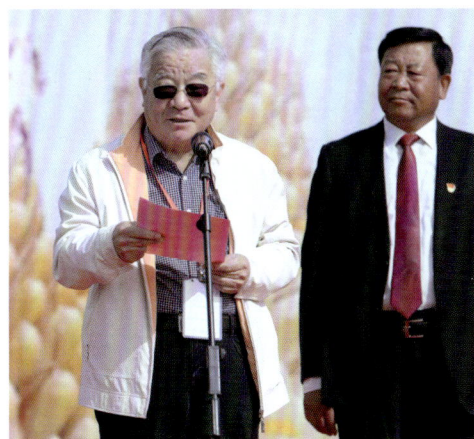

中国中药协会会长房书亭讲话

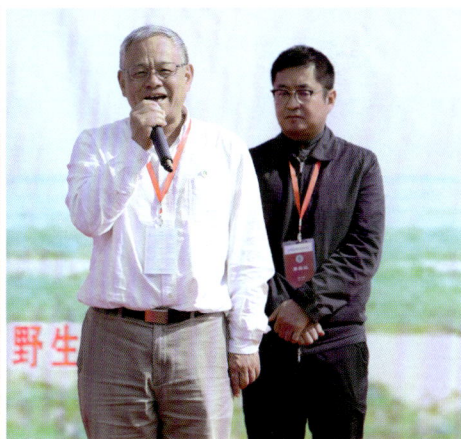

阿拉善 SEE 生态协会会长、武汉当代集团董事长艾路明讲话

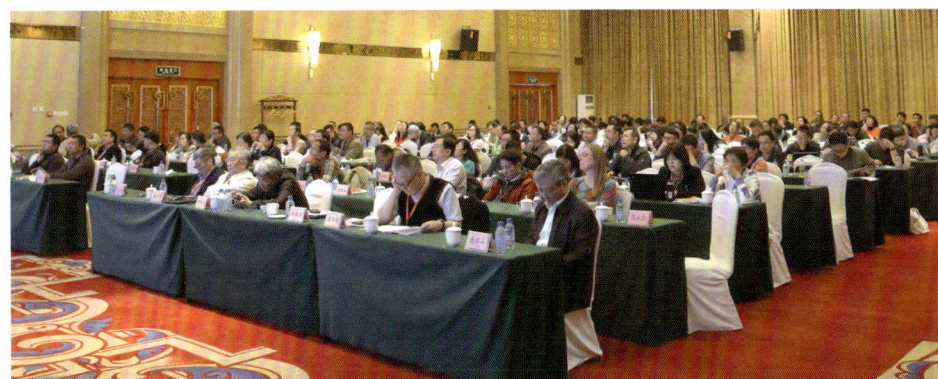

大会研讨会会场场景

大会代表考察肉苁蓉栽培基地

工作人员为嘉宾和代表现场采挖肉苁蓉

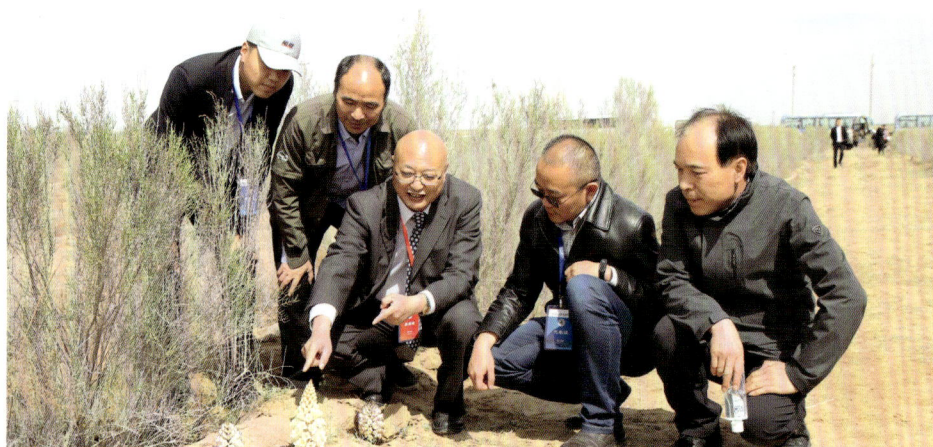

屠鹏飞给部分代表介绍肉苁蓉种质变异问题。右起：王学武、卿德刚、屠鹏飞、邓伟峰（湖南医药学院）

364

嘉宾在基地与肉苁蓉合影。左起：周跃华（国家药监局药品审评中心）、周福成、屠鹏飞、赵润怀

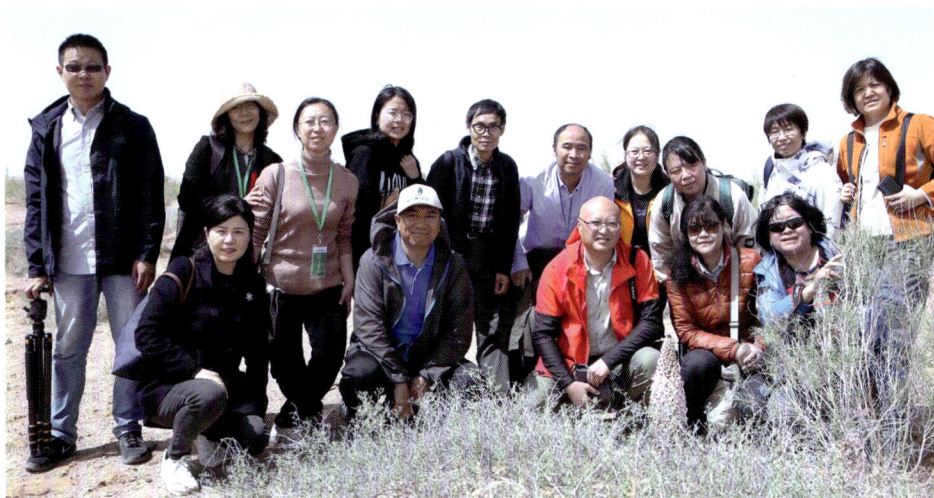

部分嘉宾和代表在肉苁蓉栽培基地合影

曹瑞（左）、屠鹏飞、娜仁（右，阿拉善盟）在基地合影

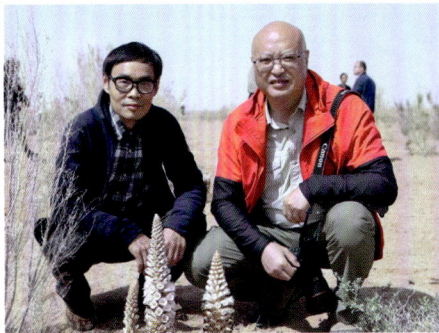

赵维良（左，浙江省药检院）和屠鹏飞在基地合影

连运河（右，晨光生物科技有限公司）和屠鹏飞在基地合影

屠鹏飞教授及其团队部分参会代表在基地合影

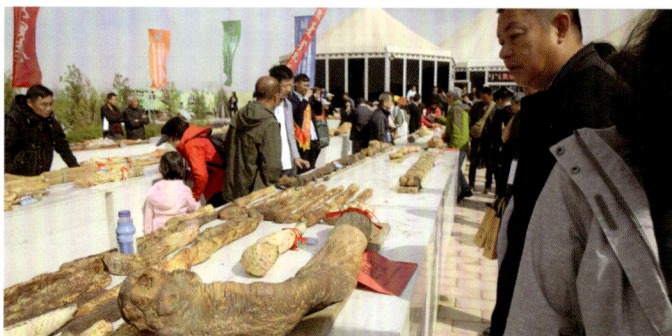

会议期间，举办了第二届苁蓉文化节。农牧民们将自己采挖的各种富有特点的肉苁蓉送到文化节上展示，琳琅满目，应接不暇，成为阿拉善的一张名片

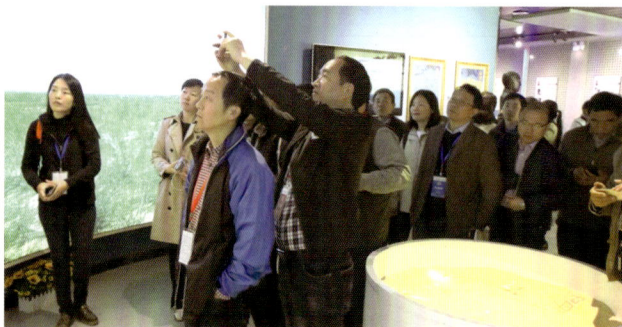

会议期间，大会组织会议代表参观了阿拉善沙产业博物馆

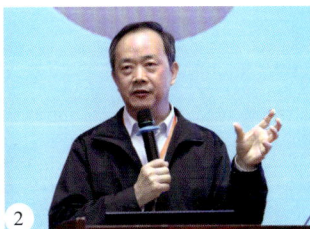

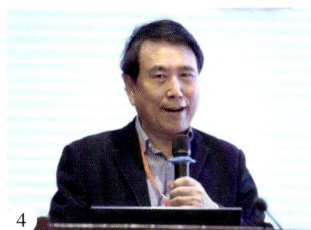

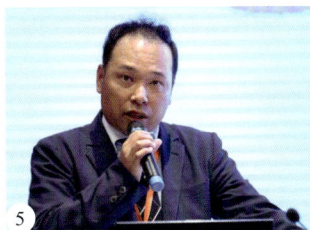

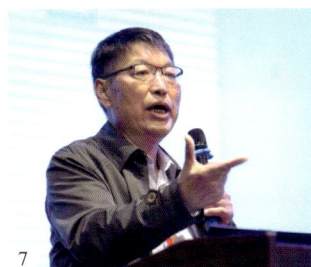

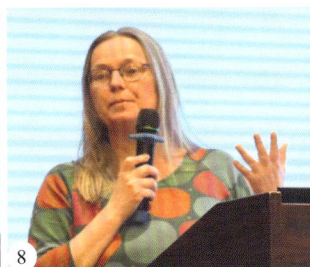

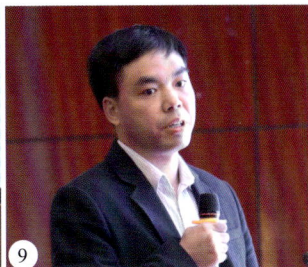

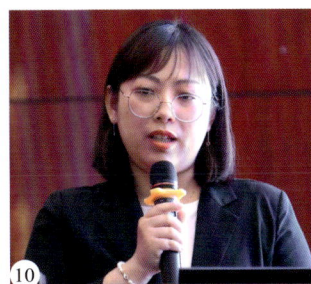

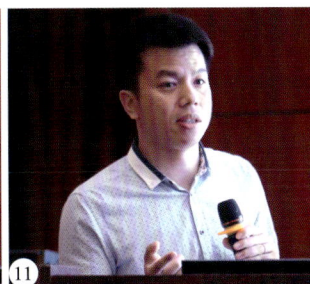

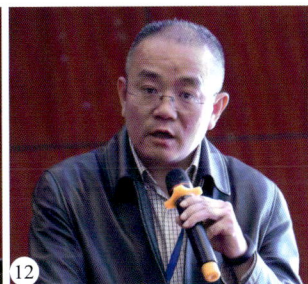

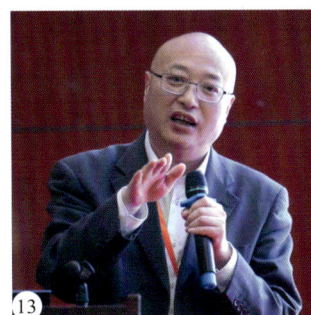

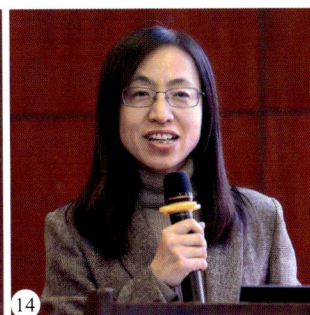

大会部分报告人
1. 庾石山教授（中国医学科学院药物研究所）
2. 果德安教授（中国科学院上海药物研究所）
3. 詹华强教授（香港科技大学）
4. 刘建勋研究员（中国中医科学院西苑医院）
5. 上野省一部长（株式会社荣进商事）
6. 李晓波教授（上海交通大学药学院）
7. 郭玉海教授（中国农业大学中药材研究中心）
8. Prof. Julie Hawkins (University of Reading)
9. 黄勇副教授（河南农业大学）
10. 刘晓副研究员（北京中医药大学）
11. 宋月林研究员（北京中医药大学）
12. 卿德刚副研究员（新疆维吾尔自治区中药民族药研究所）
13. 屠鹏飞教授（北京大学药学院）
14. 姜勇教授（北京大学药学院）

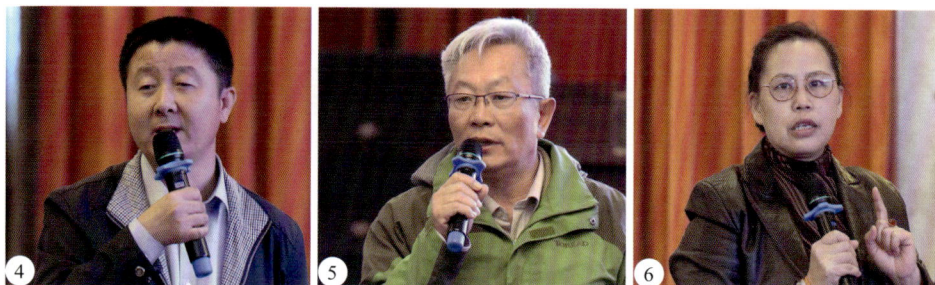

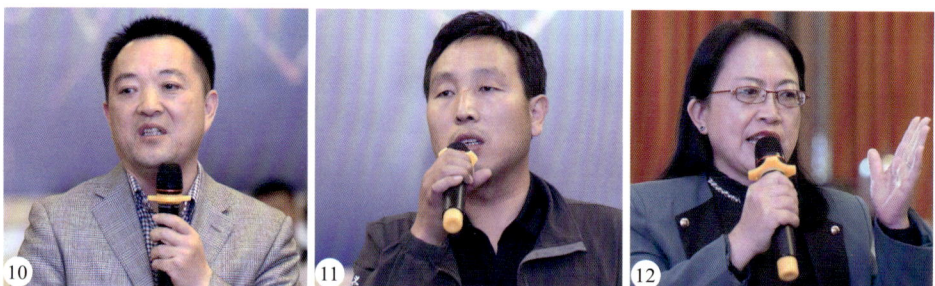

大会部分主持人、提问人和发言者

1. 余伯阳（中国药科大学中药学院，院长、教授）
2. 赵润怀（中国中药集团、中国现代中药杂志，常务主编）
3. 雷取凤（国家开发银行扶贫金融事业部，处长）
4. 贾存勤（甘肃汇勤生物科技有限公司，董事长）
5. 曹瑞（内蒙古大学，教授）
6. 胡慧华（北京中医药大学，副教授）

7. 李正（内蒙古沙漠肉苁蓉有限公司，董事长）
8. 王学武（和田天力沙生药物开发有限责任公司，副总）
9. 刘泽世（国家林业和草原局）
10. 朱百赞（内蒙古曼德拉山产业开发有限公司）
11. 武志博（内蒙古阿拉善盟林业治沙研究所）
12. 张立（中国中医科学院，教授）

## 第十一届肉苁蓉学术研讨会——河西重镇展未来

汉末本草名著《名医别录》载："肉苁蓉……生河西山谷及代郡雁门。"魏代《吴普本草》云："肉苁蓉……生河西山阴地。"宋代《嘉祐本草》载："肉苁蓉……按《蜀本》：图经云：出肃州禄福县沙中。"甘肃是古代本草记载肉苁蓉产地频次最高的省，尤其是河西地区。至今，河西走廊的武威、张掖、酒泉、金昌等地区仍然是肉苁蓉的道地产区，其中，武威市民勤县位于巴丹吉林沙漠和腾格里沙漠的边缘，肉苁蓉及其寄主梭梭的种植成为其沙漠治理和沙区人民致富的重要途径。同时，2019年11月国家卫生健康委等将肉苁蓉列入食药同源中药材试点品种。

为了推进甘肃省肉苁蓉生态产业发展，同时充分利用"健康中国建设"、"一带一路"以及肉苁蓉列入食药同源中药材试点品种的大好机遇，全面提升肉苁蓉产业发展速度，尽早将肉苁蓉打造成为高质量中药材大品种，同时促进沙地药用植物的研究、开发和沙产业发展，促进中国西部地区经济发展和生态文明建设，2021年5月9日至11日，"第十一届国际肉苁蓉暨沙生药用植物学术研讨会"在甘肃省武威市召开，大会的主题是"做强肉苁蓉健康产业，推动肉苁蓉属植物保护和可持续利用，弘扬中医药文化，促进西部经济发展和生态文明建设"。

本次研讨会由中国野生植物保护协会、中国中药协会、天然药物及仿生药物国家重点实验室联合主办，内蒙古沙漠肉苁蓉有限公司、甘肃蓉宝生物科技有限公司、甘肃汇勤生物科技有限公司、大漠农林生态产业股份公司、北达苁蓉（上海）食品有限公司、中国野生植物保护协会肉苁蓉专业委员会、北京大学中医药现代研究中心联合承办。

开幕式由大会执行主席、内蒙古沙漠肉苁蓉有限公司董事长李正主持，大会组委会主席、中国野生植物保护协会肉苁蓉保育委员会主任委员、北京大学中医药现代研究中心主任屠鹏飞教授致开幕词，武威市副市长王雁致欢迎词，中国野生植物保护协会会长黄建华代表主办单位讲话，科技部中国生物技术发展中心中医药处处长程翔林应邀出席开幕式并讲话。黄建华会长指出："肉苁蓉研究与产业化推广是野生植物保护的典范，不仅解决了中药材资源问题、保护了野生资源，而且创造了可持续治理沙漠和荒漠地区脱贫致富的新模式，值得大力推广"。程翔林处长指出："肉苁蓉产业的发展具有重要的生态效益、经济效益和社会效益，目前种植技术已经成熟，资源基本解决，下一步应加强下游产业发展和宣传力度"。

来自全国15个省（市、自治区），96家高校、科研院所、企业的260余位代表参加了研讨会。国家药品监督管理局执业药师资格认证中心原主任周福成，内蒙古阿拉善盟政协副主席、阿拉善左旗党委副书记、旗长戈明，新疆生产建设兵团第二师副师长闫河江、时任37团政委宁丰等领导应邀出席了大会。我国中医药学界和肉苁蓉业界知名学者果德安、石建功、张东明、郭玉海、李晓波、姜勇、田永祯、徐新文、赵维良、杨太新、刘斌、王兴军、李茂星、胡芳弟、孙永强、曹瑞、李晓瑾、卿德刚、徐荣、盛晋华、李典鹏等，以及企业代表甘肃蓉宝生物科技有限公司董事长张琴玲、甘肃汇勤生物科技有限公司董事长贾存勤、北达苁蓉（上海）食品有限公司董事盛庆、内蒙古王爷地苁蓉生物有限公司董事长魏均、民勤县博龙沙产业开发有限公司董事长曾令龙、新疆巴州且末县新宁农林科技有限公司董事长徐宁、内蒙古曼德拉生物科技有限公司董事长张治峰、新疆苁蓉堂生物科技有限公司董事长徐继凯、浙江趋衡公益基金会资源与项目投资管委会主任乐可锡等参加了会议。

23位代表做了大会报告，内容包括肉苁蓉属植物及其寄主的DNA分析、荒漠肉苁蓉新寄主四翅滨藜的发现、肉苁蓉栽培技术研究与推广、肉苁蓉药效物质及其作用机制、肉苁蓉化学成分组及体内代谢产物高效分析、肉苁蓉主要有效成分苯乙醇苷类成分的生物合成相关基因及生物合成途径、肉苁蓉相关产品开发与产业发展等。大会组委会主席屠鹏飞做了"蓄势而发，乘势而为——高质量发展肉苁蓉生态产业"的主题报告，提出：充分利用"健康中国建设""一带一路"和肉苁蓉列入"食药同源"中药试点品种目录的机遇，进一步加强肉苁蓉的基础研究，深度挖掘肉苁蓉的药用价值和保健功能；研发一批新产品，推进一批老产品，为产业发展提供强劲的动力；加强肉苁蓉及其寄主植物的综合利用，全面提升肉苁蓉产业的经济效益；吸引一批大型企业，建设几个大平台，为产业发展培养一批龙头企业；进一步加大宣传，大力发展国内市场，着力开拓国际市场。并强调了由浙江趋恒公益基金会和北京大学联合发现的荒漠肉苁蓉新寄主四翅滨藜的优势，号召业界大力推广。

鉴于肉苁蓉药用资源已经彻底解决，产业发展的当务之急是下游产品开发与产业化，在"产业发展圆桌会议"上，与会代表就如何利用当前我国政府发布的一系列中医药发展利好政策和肉苁蓉列入食药同源中药材试点品种的良好机遇，大力发展肉苁蓉大健康产业，将肉苁蓉打造成为年销售 500 亿元的中药材大品种等议题展开热烈讨论，并提出详细、可操作的发展方案。

肉苁蓉产业的发展是一项集生态效益、经济效益和社会效益于一体的真正的生态产业，尤其对西部荒漠地区的发展起着举足轻重的作用，会议呼吁，在当前我国全面进入生态中国和新农村建设的关键时刻，政府应该从生态安全和社会安定的战略高度重视肉苁蓉产业的发展，从资金、政策、人才等各方面给予产业发展更大的支持；并号召大型制药企业和健康产品生产企业更多地加入肉苁蓉产业化行业，为打造肉苁蓉大健康产业，培育高质量中药材大品种，促进西部荒漠地区生态文明建设和经济发展做出贡献。

5 月 11 日，与会代表考察了位于巴丹吉林沙漠的甘肃荒漠肉苁蓉有限公司肉苁蓉栽培基地。

2021 年 5 月 9 日，"第十一届国际肉苁蓉暨沙生药用植物学术研讨会"在甘肃省武威市建隆大酒店召开

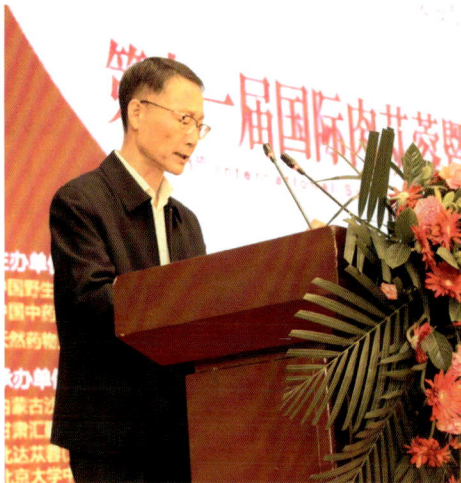

大会执行主席、内蒙古沙漠肉苁蓉有限
公司董事长李正主持开幕式

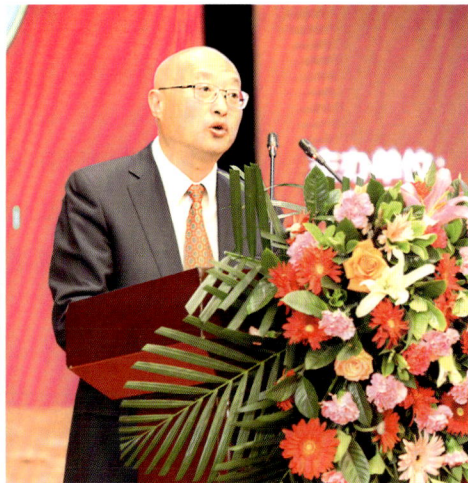

大会主席、北京大学教授屠鹏飞致开幕词

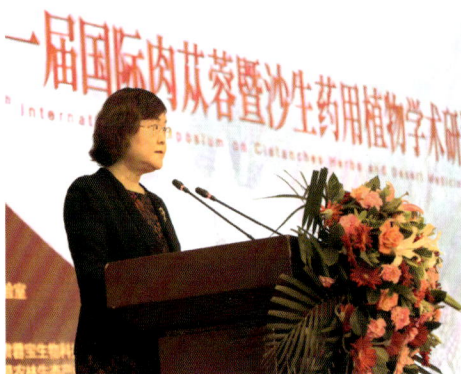

武威市副市长王雁致欢迎辞

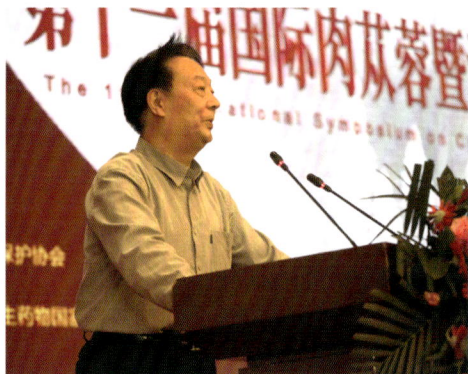

中国野生植物保护协会会长黄建华代表主办
单位讲话

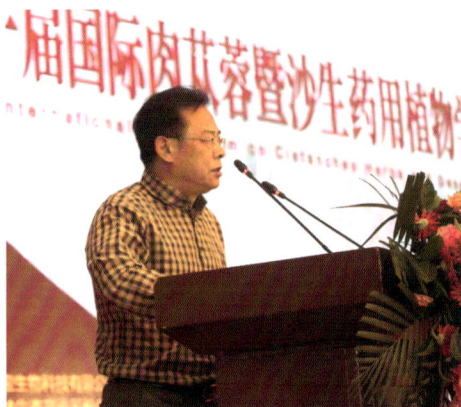

国家科技部中国生物技术发展中心中医药处
处长程翔林讲话

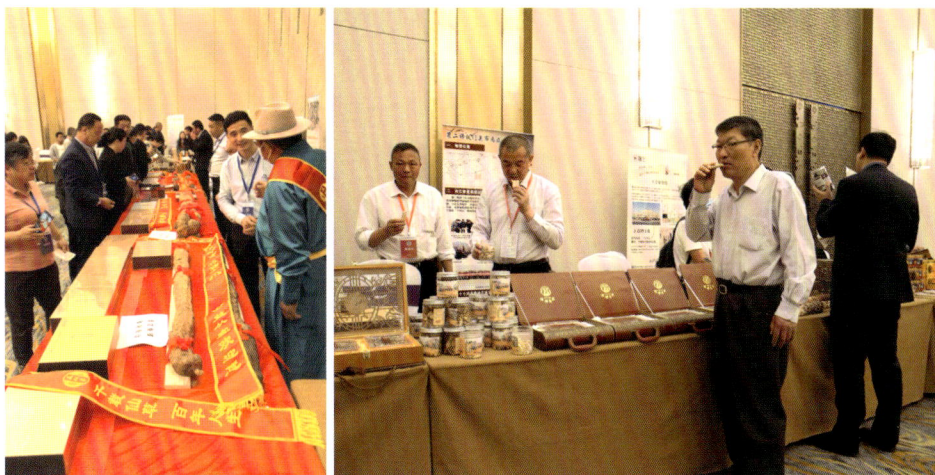

研讨会期间，举办了肉苁蓉及其产品展示

与会嘉宾和代表参观、品尝肉苁蓉产品

# 第六节　示范基地树样板

20世纪90年代，在西北沙区推广肉苁蓉栽培技术仍然是一件非常困难的事情。为了大规模推广肉苁蓉栽培技术，创建肉苁蓉生态产业，除了上述在产地组织召开肉苁蓉学术研讨会，提高地方政府、企业和农牧民发展肉苁蓉生态产业的认识外，第二个重要举措是建立示范基地，多种形式培养和培训地方科技人员和农牧民。

1998年，北京大学药学院与内蒙古阿拉善盟林业治沙研究所、中国农业大学合作，利用阿拉善盟林业治沙研究所的梭梭种植基地，建立了1.8万亩荒漠肉苁蓉栽培示范基地，并开展了优质种子生产、高产稳产技术、神舟四号宇宙飞船搭载肉苁蓉种子接种和优良种质选育等研究，同时，通过集中学习和现场示范，为阿拉善盟各旗培养了一批科技人员，培训了一大批农牧民，为阿拉善盟肉苁蓉大规模种植打下了良好的基础。

2002年，北京大学中医药现代研究中心与杏辉天力（杭州）药业有限公司、于田县人民政府联合，在于田县建立了第一家专业从事肉苁蓉栽培和产业发展的企业——和田天力沙生药物开发有限公司。于田县将其原有的"于田县大芸研究所"和 50 亩种植基地划归天力公司，天力公司对该基地进行了改良。2003 年，天力公司与北京大学合作又建立了 3000 亩管花肉苁蓉及其寄主柽柳规范化栽培示范基地，全部使用滴灌设施，第二年管花肉苁蓉陆续出土开花，这是管花肉苁蓉第一块大面积规范化栽培基地。同时，开展多种形式的培训工作，培养了一批科技人员，培训了一大批农牧民，为和田地区管花肉苁蓉大规模种植打下了坚实的基础。

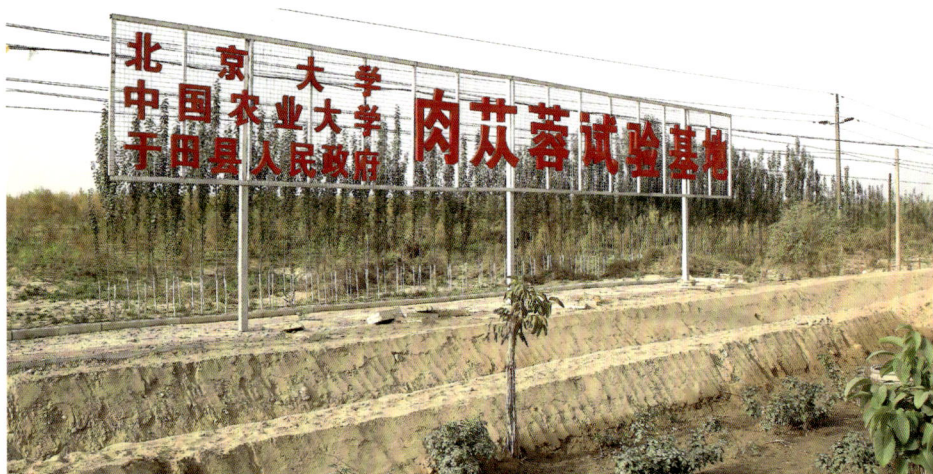

从新疆于田县城沿 315 国道向东 15 公里处国道南侧，立着一块醒目的大牌子，上面写着"北京大学 中国农业大学 于田县人民政府 肉苁蓉试验基地"，肉苁蓉的田间栽培试验多数在这里完成，栽培技术多数从这里走出。这里已成为于田县的一张名片

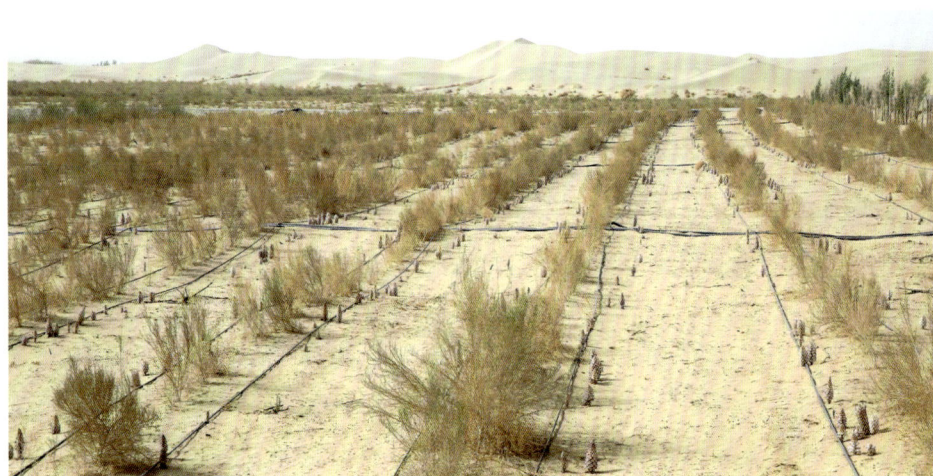

荒漠肉苁蓉栽培示范基地（示花期）

示范基地荒漠肉苁蓉开花场景

示范基地荒漠肉苁蓉果期场景

秋收时节，示范基地荒漠肉苁蓉的生长
状况 -1

秋收时节，示范基地荒漠肉苁蓉的生长状况 -2

行播模式荒漠肉苁蓉生长状况

穴播模式荒漠肉苁蓉生长状况

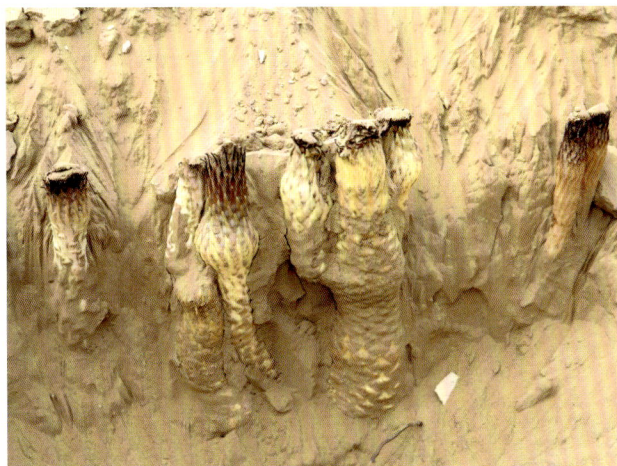

荒漠肉苁蓉花序茎打顶试验

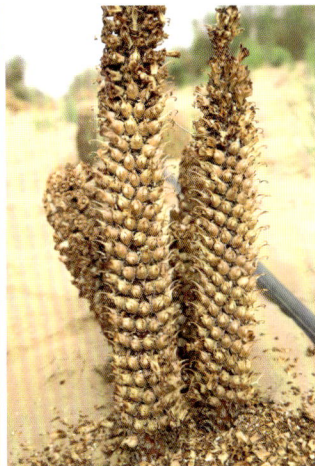

荒漠肉苁蓉近成熟果实

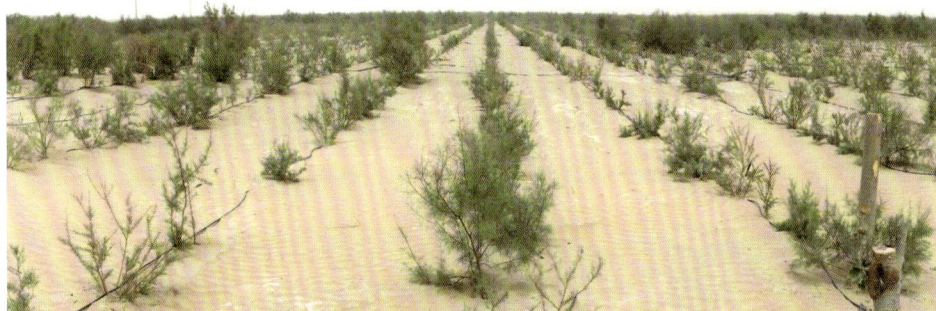

管花肉苁蓉规范化栽培示范基地——通过 GAP、安利纽崔莱、有机食品论证

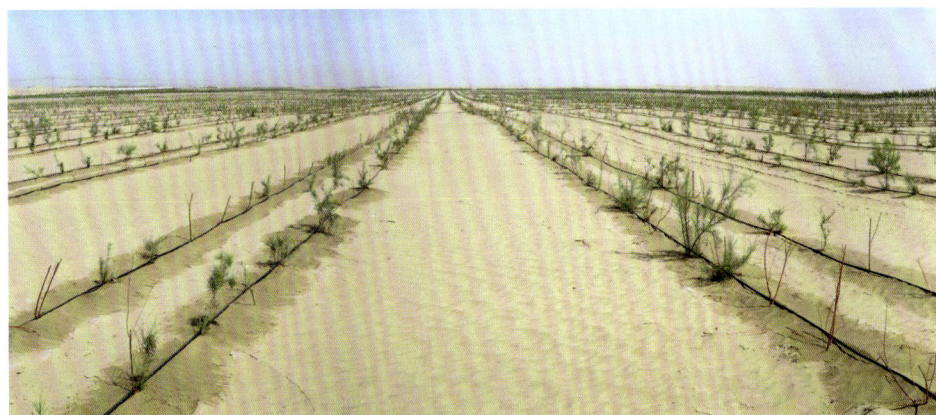

管花肉苁蓉规范化栽培示范基地——宽窄行模式

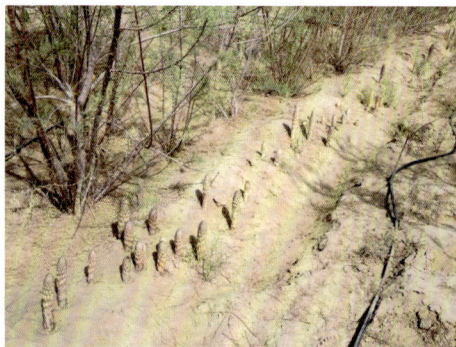

四月下旬，管花肉苁蓉出土场景

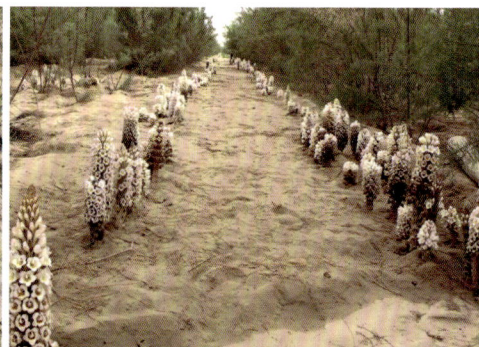

五月初，示范基地管花肉苁蓉开花场景

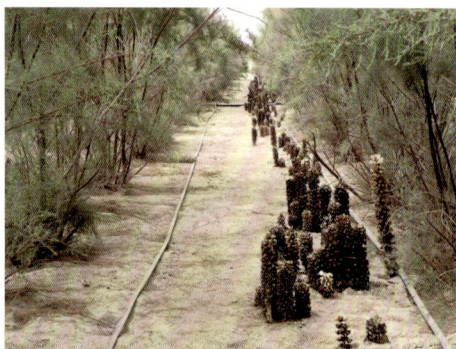

六月初，示范基地肉苁蓉进入果期场景

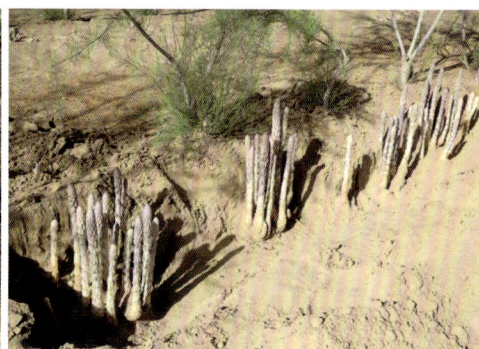

春收季节，管花肉苁蓉的生长状况

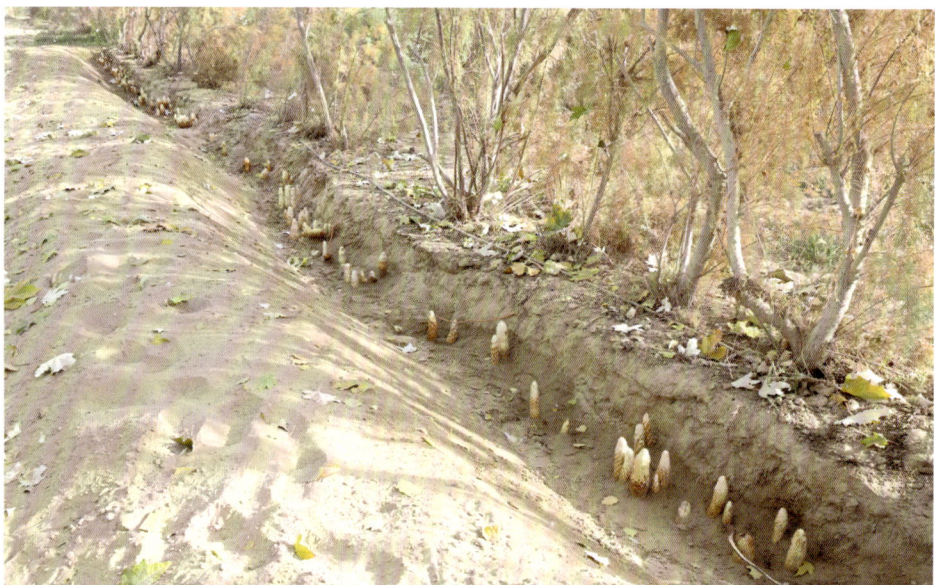

秋收季节，管花肉苁蓉生长状况

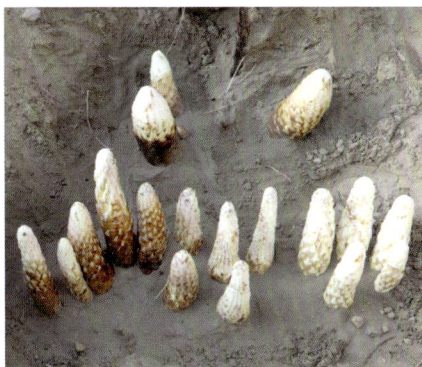

正常生长的管花肉苁蓉肉质茎

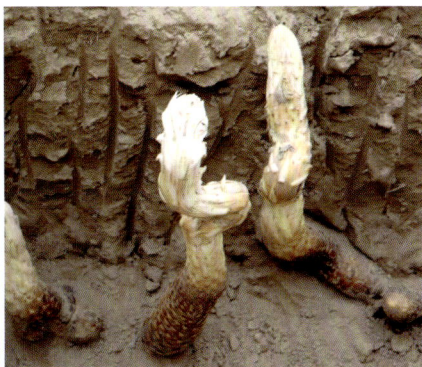

土壤板结硬化导致肉质茎扭曲变异

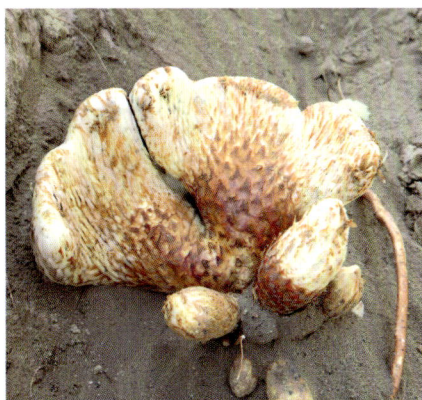

肉质茎尖受伤后异常生长形成扇形等各
种形状

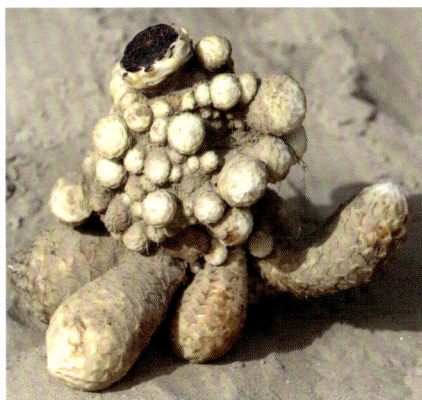

寄生盘过度分化形成大量的肉质茎

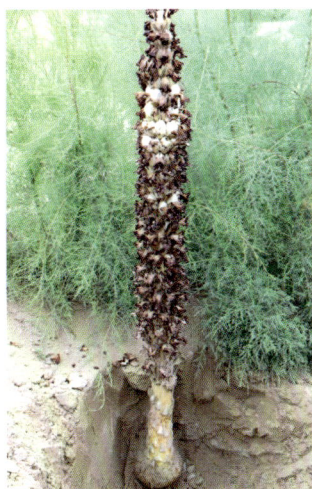

管花肉苁蓉果序（2013.6.18）

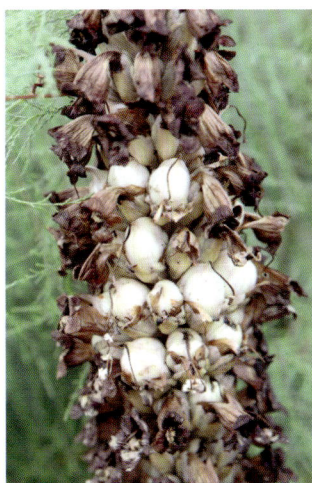

管花肉苁蓉近成熟果实

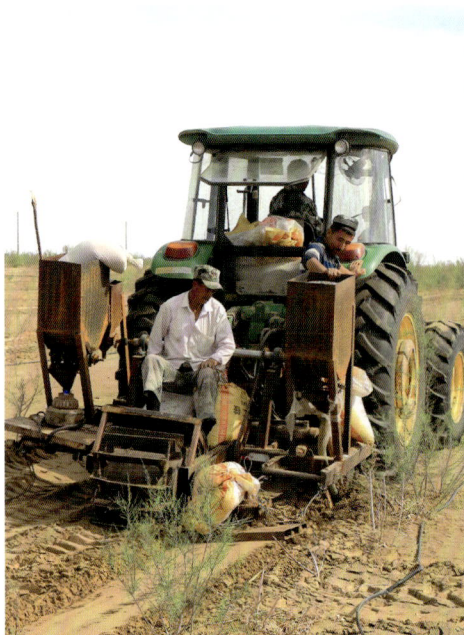

自主研发肉苁蓉简易播种机，8 小时播种约 100 亩

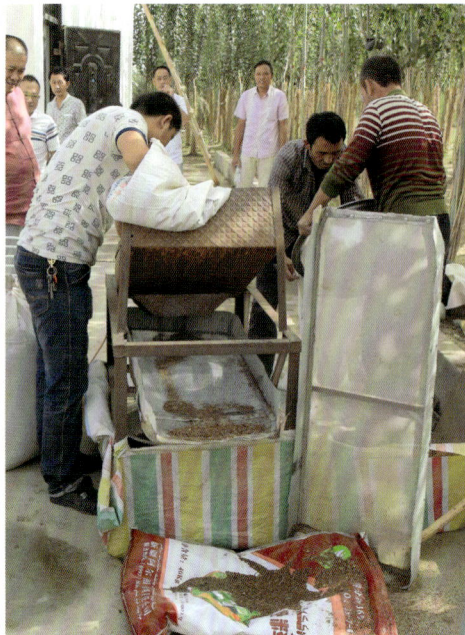

自主研发肉苁蓉种子简易筛选机

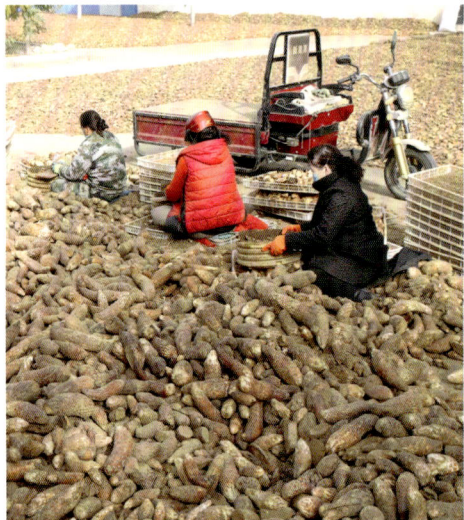

肉苁蓉鲜切片加工

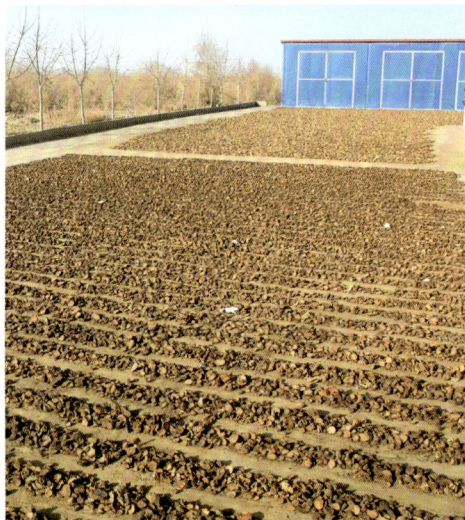

肉苁蓉鲜切片晾晒场景

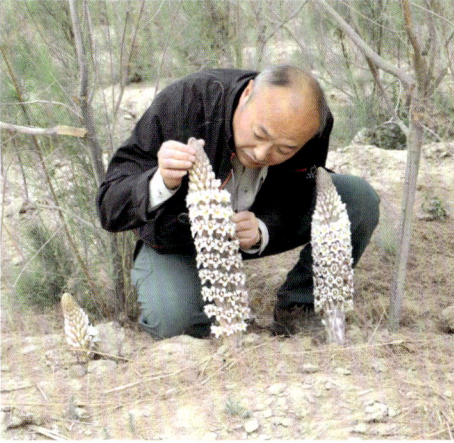

2014 年 5 月，屠鹏飞在基地检查管花
肉苁蓉的开花情况

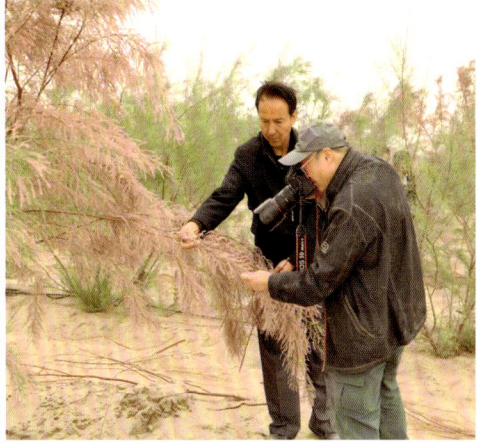

2014 年 5 月，屠鹏飞与和田天力沙生药物开
发有限公司副总经理艾尔肯·买提肉孜检查柽
柳生长状况

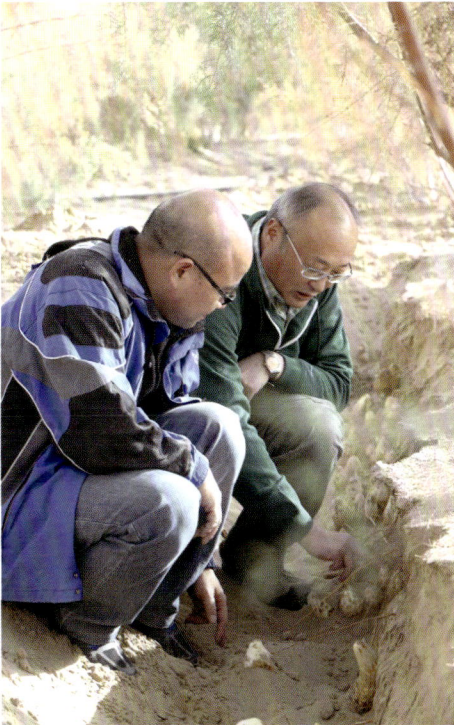

2014 年 10 月，屠鹏飞与陈庆亮博士
检查基地管花肉苁蓉生长状况

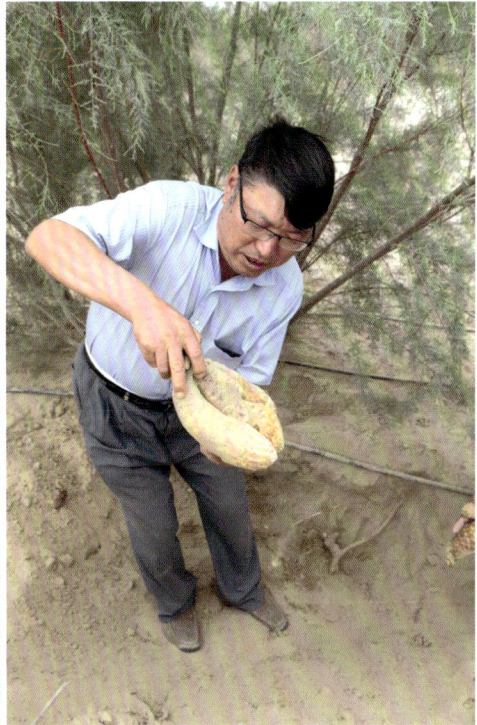

2015 年 8 月，中国农业大学教授郭玉海在基地
采集管花肉苁蓉样品

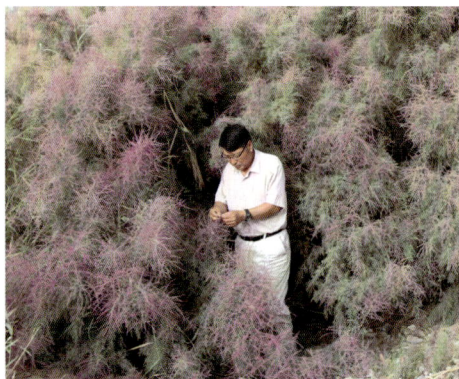

2015年8月，郭玉海在基地工作期间，从野生多花柽柳中筛选管花肉苁蓉的寄主

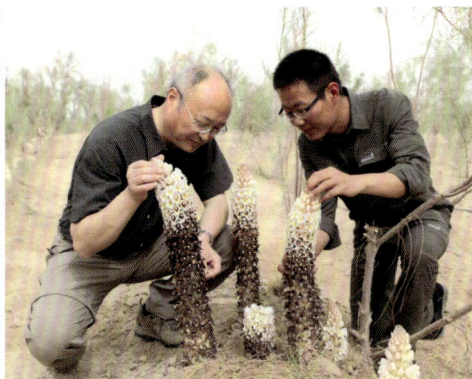

2015年5月，屠鹏飞与博士生王信宏筛选管花肉苁蓉优良种质

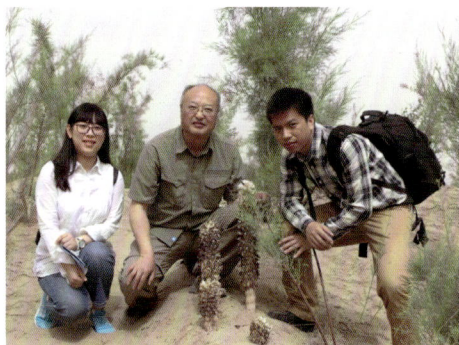

2015年5月，屠鹏飞与团队肉苁蓉研究人员宋月林博士、刘晓博士在基地筛选管花肉苁蓉优良种质

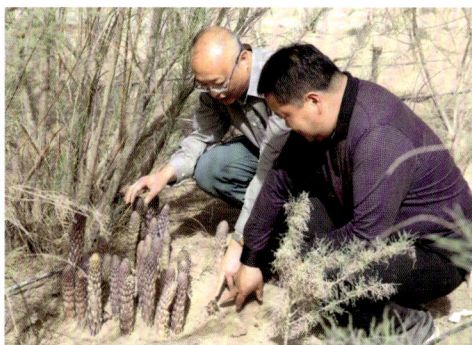

2016年4月，于田县副县长周喜红（右）陪同屠鹏飞教授检查基地肉苁蓉的生长状况

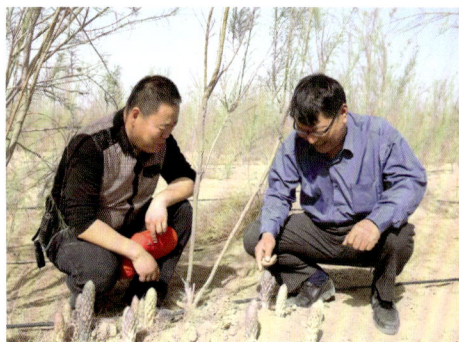

2016年4月，于田县林业站副站长郭永军与郭玉海教授检查基地肉苁蓉的生长状况

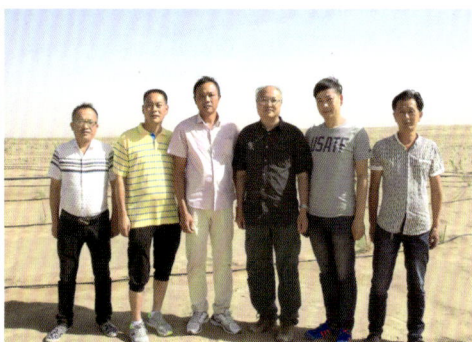

2016年7月，屠鹏飞在基地工作期间，与基地管理和工作人员合影。左起：屠建文、胡正荣、屠鹏越（屠鹏飞的弟弟）、屠鹏飞、盛庆、王如金

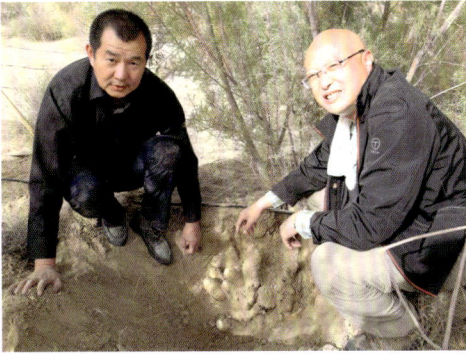

2016 年 10 月，屠鹏飞陪同新疆生产建设兵团第 37 团政委宁丰考察基地

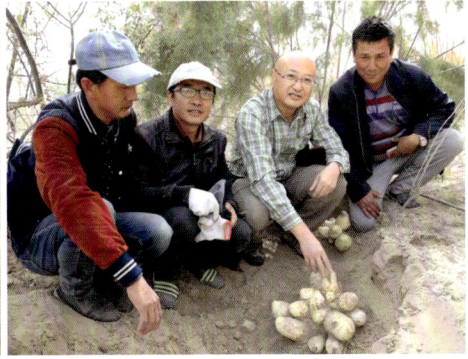

2016 年 10 月，屠鹏飞在基地工作期间，与基地管理人员合影

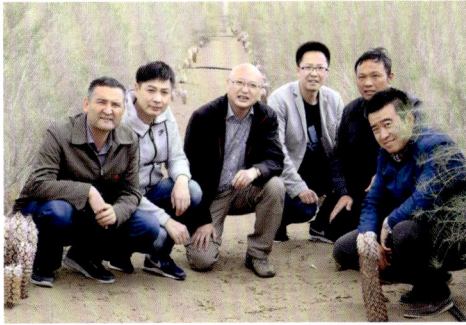

于田县相关领导陪同屠鹏飞检查基地。左起：于田县党委常委亚森·阿卜杜艾尼、盛庆、屠鹏飞、汤海军、屠鹏越、于田县林草局党委书记范金宏

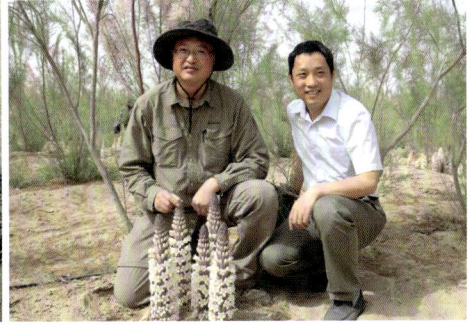

2017 年 5 月，屠鹏飞与团队成员北京中医药大学药学院副院长李军研究员考察肉苁蓉基地

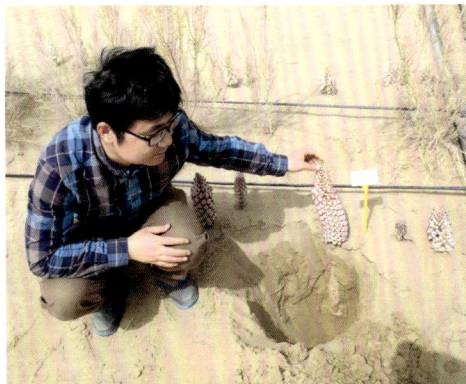

2018 年 4 月，北京大学博士后王方明在基地筛选荒漠肉苁蓉优良种质

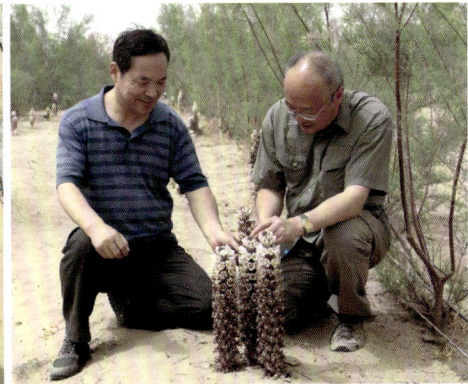

2015 年 5 月 18 日，中国中药集团总工程师赵润怀主任药师（左）考察肉苁蓉基地

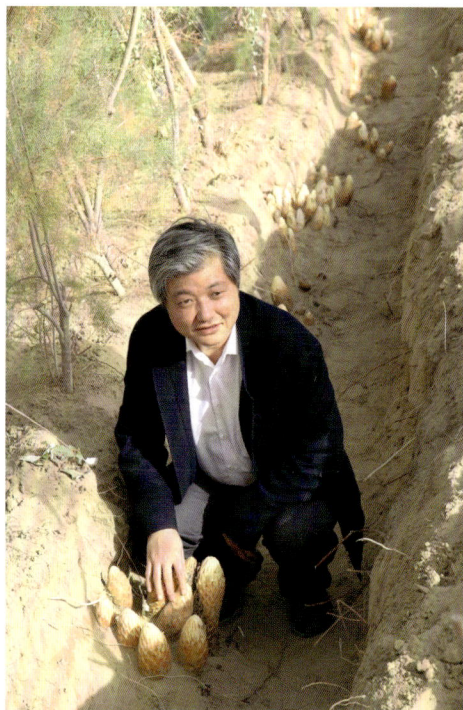

2015 年 10 月 22 日，中国医学科学院药物研究所副所长庾石山研究员在国家科技惠民计划项目现场勘验期间考察肉苁蓉基地

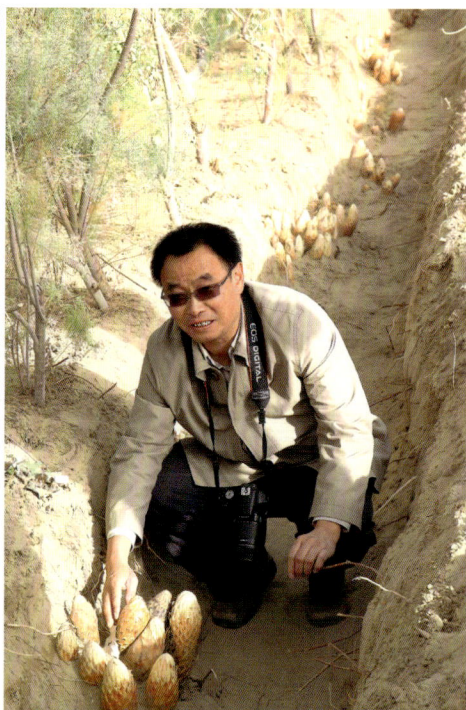

2015 年 10 月 22 日，全军中药研究所所长肖小河研究员在国家科技惠民计划项目现场勘验期间考察肉苁蓉基地

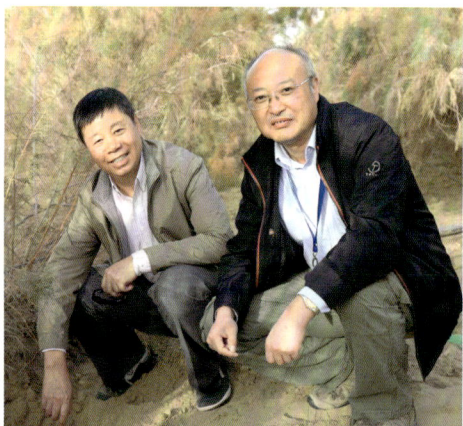

2015 年 10 月 22 日，国家林草局濒危野生动植物管理办公室原主任周亚非（左）在国家科技惠民计划项目现场勘验期间考察肉苁蓉基地

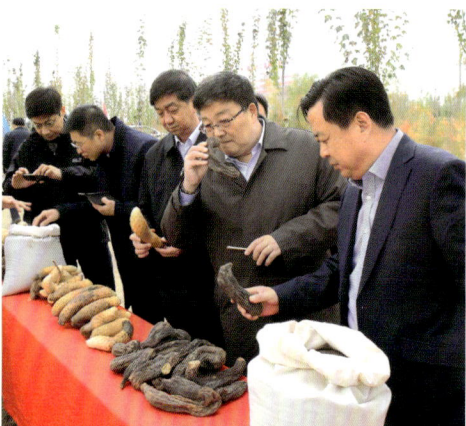

2015 年 10 月 26 日，于田县县委书记马志军（右 1）、和田地区经贸委书记王新生（右 3）陪同江苏康缘药业有限公司董事长萧伟（右 2）考察肉苁蓉基地

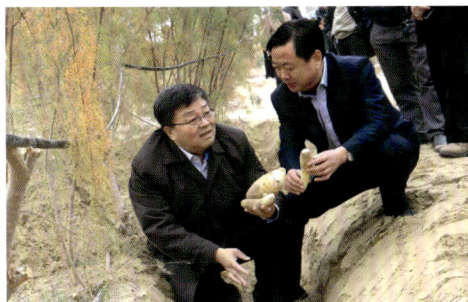

萧伟董事长与马志军书记现场调查肉苁蓉的生长状况

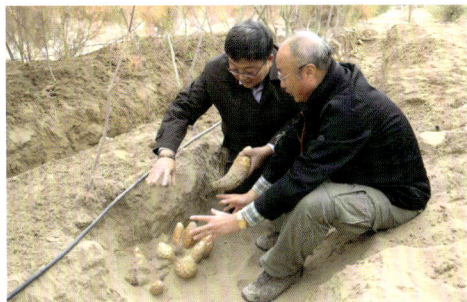

屠鹏飞教授给萧伟董事长介绍管花肉苁蓉的寄生和生长过程

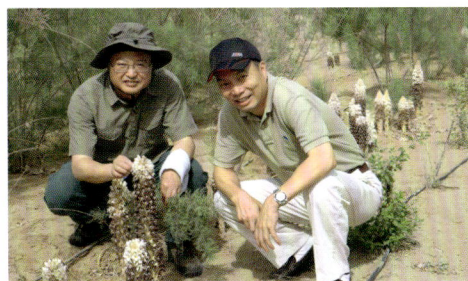

2016 年 5 月 11 日，屠鹏飞陪同江西青峰药业副总经理谢宁博士（右 1）考察基地

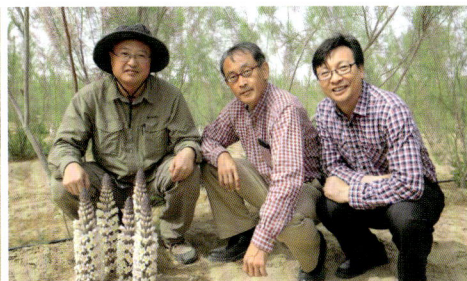

2017 年 5 月 9 日，在第九届肉苁蓉大会期间，屠鹏飞陪同日本东京大学教授阿部郁郎（中）、中国医学科学院药物研究所研究员张东明（右 1）考察肉苁蓉基地

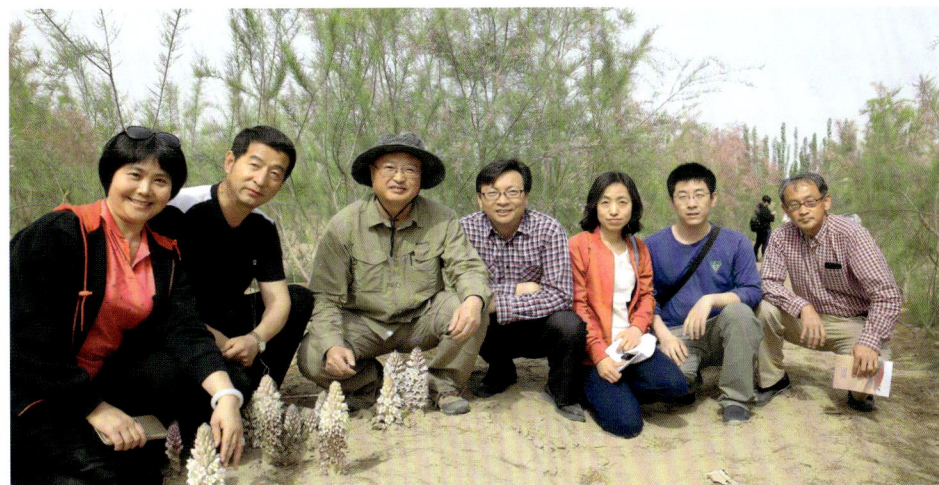

2017 年 5 月 9 日，在第九届肉苁蓉大会期间，部分参会嘉宾在基地合影。左起：山西大学教授秦雪梅、军事医学科学院研究员乔善义、屠鹏飞、张东明、北京大学教授姜勇、北京大学研究员曾克武、阿部郁郎

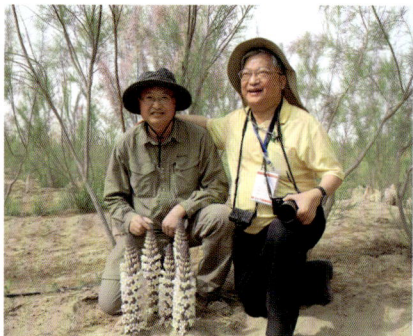

2017年5月9日，台湾中国医药大学教授张永勋（右）考察基地，与屠鹏飞合影

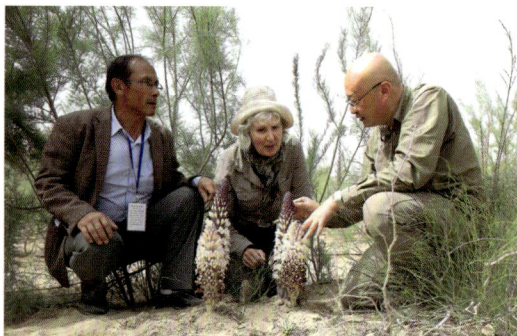

2017年5月9日至11日，列当科分类专家、英国邱园植物园夏洛特·刘（中）参加肉苁蓉大会，深入考察了肉苁蓉栽培基地，并与屠鹏飞教授（右）就世界肉苁蓉属植物分类进行了深入的交流

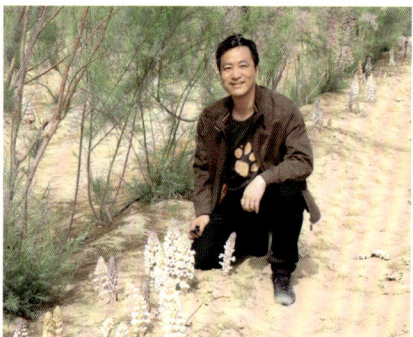

2017年5月9日，国家食品药品监督管理局药品审评中心中药药学部部长周跃华考察基地

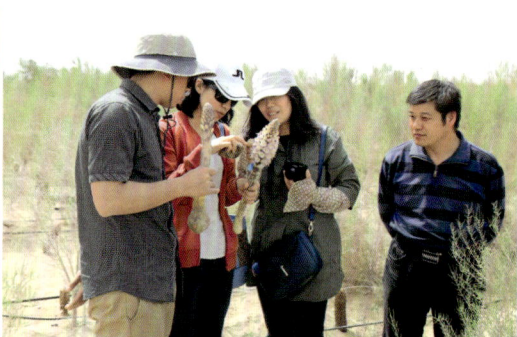

2017年5月9日，肉苁蓉研究专家在基地考察期间进行深入交流。右起：新疆林业科学院造林治沙研究所研究员刘永萍、中国医学科学院药用植物研究所研究员徐荣、姜勇、宋月林

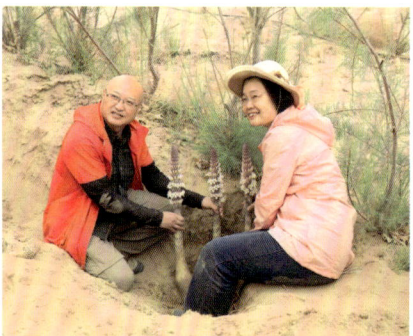

2018年5月4日，上海中医药大学教授李西林（右）带队到基地拍摄肉苁蓉专题片，与屠鹏飞合影

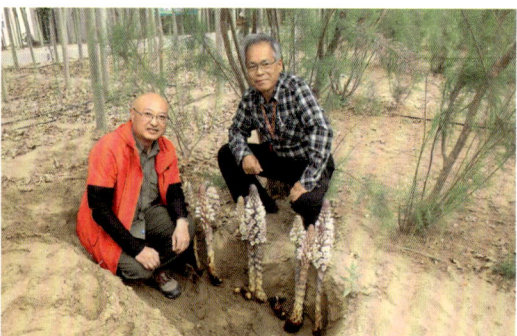

2018年5月9日，屠鹏飞邀请日本金泽大学教授御影雅幸（右）考察肉苁蓉基地

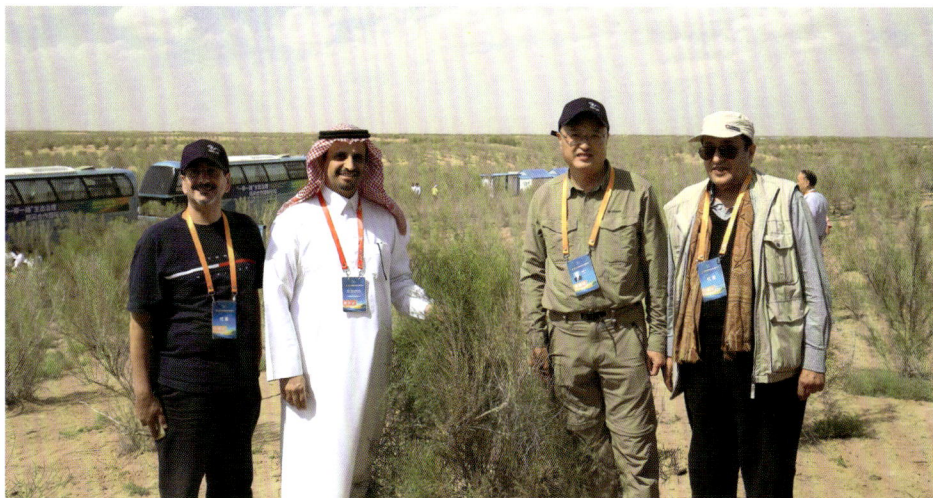

2018年9月12日，"一带一路"荒漠化治理国际大会在武威召开，期间代表们考察甘肃省民勤县梭梭与肉苁蓉生态种植基地，图为部分嘉宾与屠鹏飞合影，左2为沙特王子

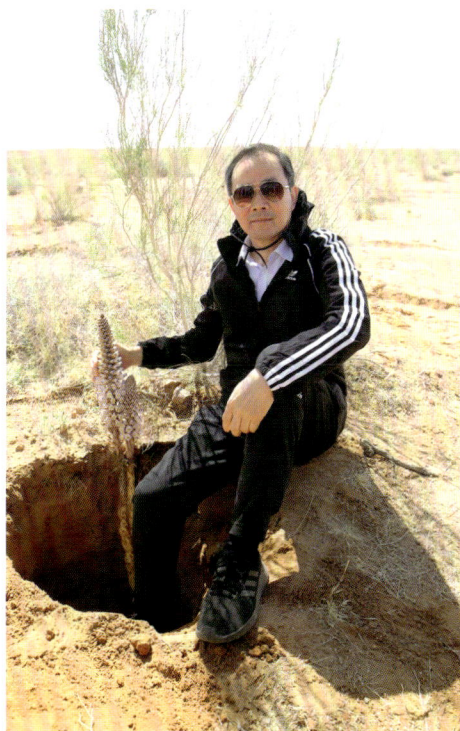

2019年5月10日，在第十届肉苁蓉大会期间，中国科学院上海药物研究所研究员果德安考察阿拉善肉苁蓉栽培示范基地

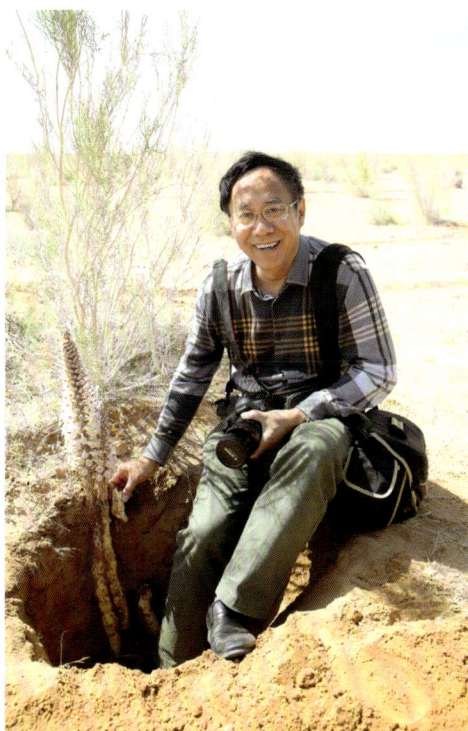

2019年5月10日，江西中医药大学教授钟国跃考察阿拉善肉苁蓉栽培示范基地

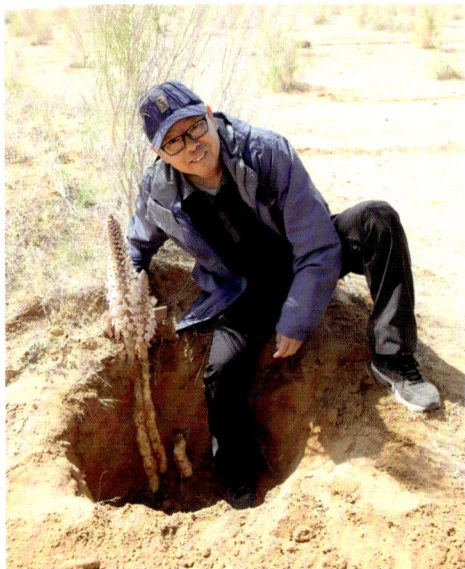

2019 年 5 月 10 日，中国药科大学教授余伯阳考察阿拉善肉苁蓉生态种植基地

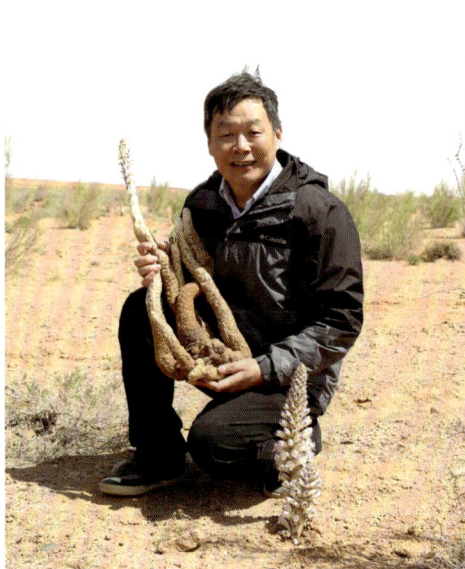

2019 年 5 月 10 日，中国中医科学院中药研究所研究员朱晓新考察阿拉善肉苁蓉生态种植基地

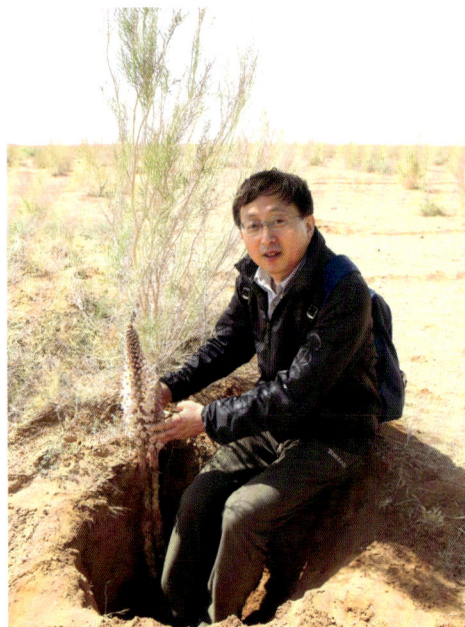

2019 年 5 月 10 日，山东省科学院生物研究所所长刘可春研究员考察阿拉善肉苁蓉生态种植基地

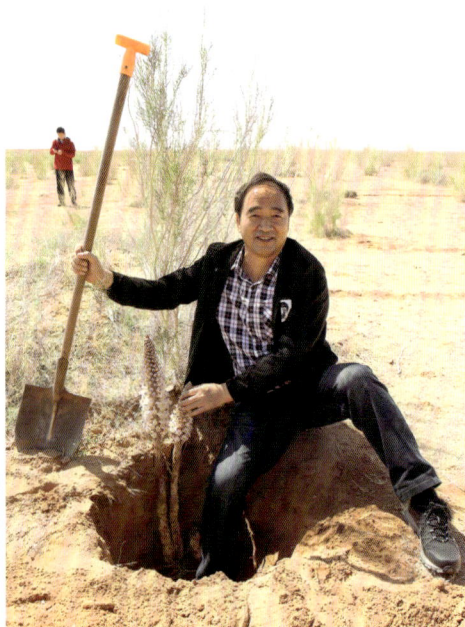

2019 年 5 月 10 日，南京农业大学教授郭巧生考察阿拉善肉苁蓉生态种植基地

388

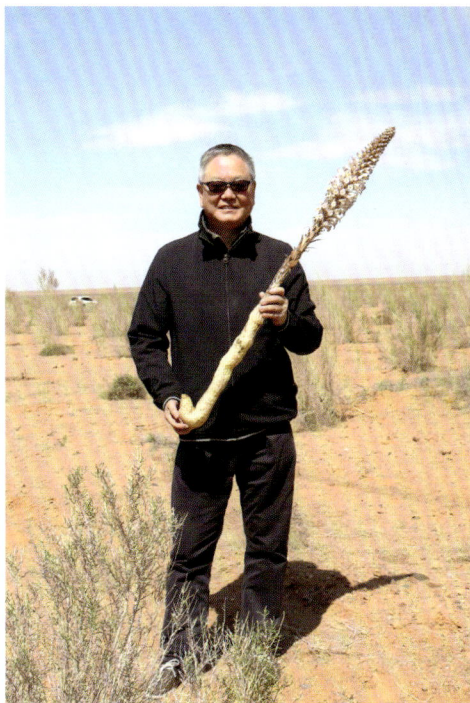

2019 年 5 月 10 日，香港科技大学教授詹华强考察阿拉善肉苁蓉生态种植基地

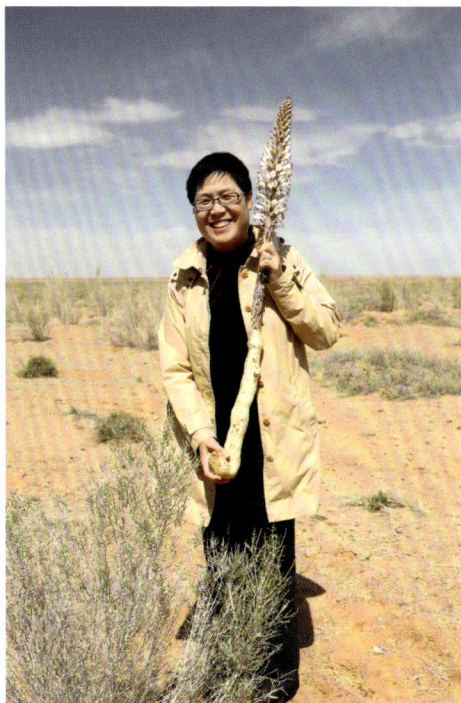

2019 年 5 月 10 日，香港科技大学董婷霞博士考察阿拉善肉苁蓉生态种植基地

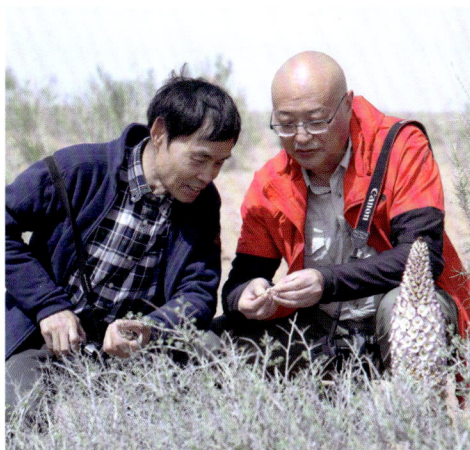

2019 年 5 月 11 日，浙江省食品药品检验研究院副院长赵维良考察阿拉善肉苁蓉生态种植基地

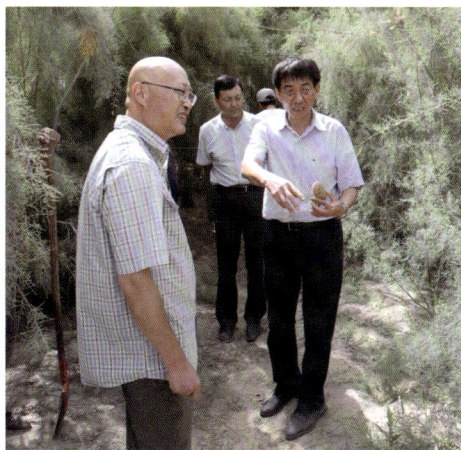

2019 年 7 月 16 日，晨光生物科技有限公司董事长卢庆国（右 1）一行到于田肉苁蓉栽培示范基地考察

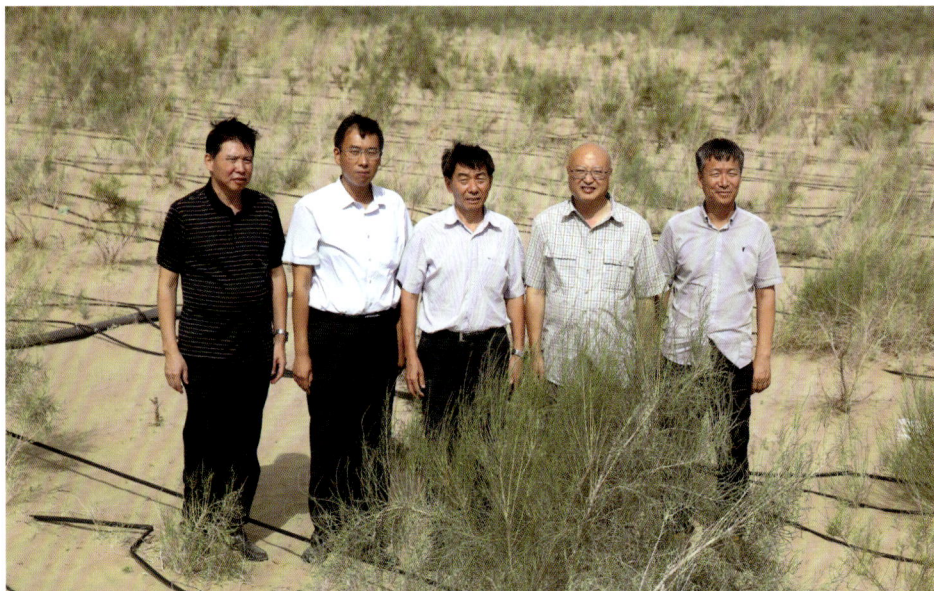

卢庆国董事长一行与屠鹏飞在基地合影。左起：于田县林草局局长赵剑涛、于田县副县长张鹏、卢庆国、屠鹏飞、晨光生物副总经理韩文杰

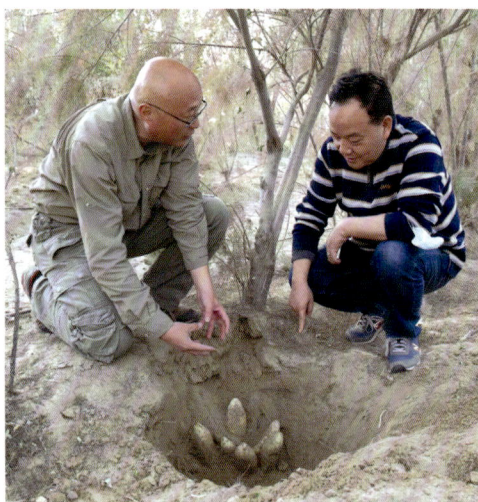

2020年10月18日，屠鹏飞陪同丽珠集团原总裁陶德胜（右）考察基地

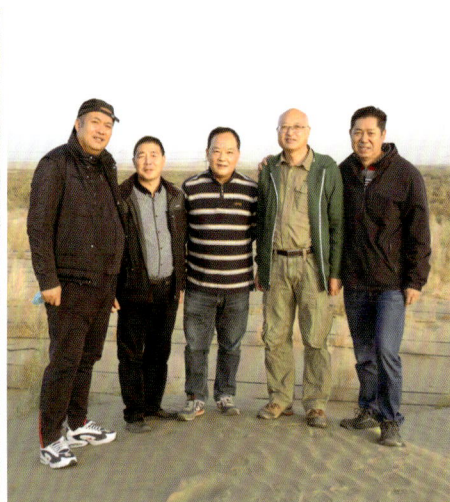

陶德胜考察期间在基地合影。左起：彭勇、许宏、陶德胜、屠鹏飞、谷红岩

# 第七节　科技惠民花更艳

如前所述，从 2000 年召开首届肉苁蓉学术研讨会开始，内蒙古西部沙区、新疆南疆塔克拉玛干沙漠周边地区以及甘肃和宁夏等沙区发展肉苁蓉生态产业的积极性逐渐高涨，至 2012 年，已在内蒙古西部和新疆南疆地区种植梭梭和柽柳达到 140 万亩，接种肉苁蓉达到 50 万亩，但市场上肉苁蓉仍然严重短缺。经过屠鹏飞仔细调查，肉苁蓉的种植存在着只有面积、没有产量的情况。作为肉苁蓉产业的领军人，屠鹏飞非常着急，他与阿拉善盟和新疆和田等地的政府领导进行了认真分析，发现主要问题为：①肉苁蓉的种子质量存在着很大的问题，多数种子没有成熟，萌发率很低，假种子充斥市场；②由于荒漠肉苁蓉的种子较贵，多数种植地区，播种量普遍偏低；③没有按照规范化的栽培技术进行栽培，阿拉善盟等缺水地区用水量太少甚至梭梭成活后就不再用水；④寄主老化，新发的毛状根很少，接种率很低。

2012 年 7 月，正逢国家实施科技惠民计划项目，屠鹏飞在科技部、新疆维吾尔自治区科技厅和新疆于田县政府的大力支持下，以北京大学为牵头单位，于田县林业站、中国农业大学和中国科学院新疆生态与地理研究所为参加单位，联合申请了国家科技惠民计划项目"新疆于田县特色药材科技惠民示范工程"，并获得立项，在于田县全面开展肉苁蓉高产稳产栽培技术的推广。

为了做好项目的实施工作，全面推进肉苁蓉生态产业高质量发展。2013 年 2 月 23 日，项目组在于田县召开了项目启动会和首期培训会，时任于田县常务副县长王林、副县长田玉生、和田地区科技局副局长陈治学以及于田县各局领导、各乡镇书记和乡镇长参加了会议，对各乡镇进行了全面的动员和布置。项目由时任于田县党委书记李建军亲自主抓，由主管林业的副县长田玉生具体负责。在屠鹏飞的要求下，于田县政府将科技惠民计划项目列入各乡镇的一把手工程，与项目实施的各乡镇的书记签订了军令状。

2013 年 2 月，项目组在田玉生副县长和时任于田县林业局局长段宏平的带领下，冒着严寒，开始在各乡镇进行种植基地规划，落实各乡镇的种植面积和原有柽柳林的改造工作，并由各乡镇组织和动员农牧民开始平整土地，按照要求打机井，铺设滴灌设施。边平整，边种植柽柳，同时在原有改造后的柽柳种植基地接种管花肉苁蓉。2013 年 10 月后，再次开始大规模种植柽柳，并对春天种植的柽柳全面接种管花肉苁蓉。至 2014 年 3 月，按照项目规划，新建管花肉苁蓉种子基地 2300 亩，高产稳产栽培示范基地 5000 亩，对原有 9 万亩柽柳进行了改造和接种管花肉苁蓉，新建种植基地 8 万亩，全面完成了基地建设任务。2014 年 5 月，首批接种的 5 万多亩管花肉苁蓉出土开花，一行行密集的花序亭亭玉立，非常壮观。

2014 年 6 月 5 日，正值肉苁蓉果实成熟之时，国家科技惠民计划项目办公室副主任安道昌、科技部中国生物技术发展中心中医药处处长程翔林等一行到基地进行项目中期检查。经过一天的实地检查，最后在检查工作总结会上，安道昌副主任对项目的实施工作给予了高度的评价，最后指出这个项目确实体现了"科技"和"惠民"四个字，项目的实施效果用四个字表达——非常震撼！

2014 年 10 月，首批接种的管花肉苁蓉进入盛产期，开沟挖土后，露出一行行白色的肉苁蓉肉质茎，非常整齐。经初步测产，高产稳产栽培示范基地的鲜肉苁蓉产量达到亩产 500kg 以上，大规模推广基地的鲜肉苁蓉亩产达到 100kg 以上。

2015 年春天，接种的肉苁蓉全面进入丰产期，产量很高。5 月初，留种基地和高产稳产栽培基地的管花肉苁蓉全面出土开花，此时正值"第八届国际肉苁蓉暨沙生药用植物学术研讨会"在新疆和田召开。5 月 18 日，大会组织与会代表实地考察了"国家科技惠民计划项目"实施基地——于田县管花肉苁蓉及柽柳高产稳产示范基地。正如本章第五节中介绍的，此次实地考察，给代表们留下了深刻的影响，再次掀起了全国发展肉苁蓉生态产业的热潮，也开启了肉苁蓉生态产业高质量发展的新篇章。

国家科技惠民计划项目的实施，培训管理和技术人员 115 人次，重点培养技术人员 20 人，培训种植农牧民 3085 人次；建立管花肉苁蓉种子基地 4300 亩，累计为农牧民发放优质种子 8960kg；建立肉苁蓉高产稳产示范基地 5000 亩，亩产达到 300kg 以上，并通过国家药监局组织的 GAP 认证；对原有的 9 万亩柽柳种植基地进行了改良，新建基地 8 万亩，累计治理沙漠 17 万亩，为于田绿洲构筑了一道牢固的生态屏障；2013 年至 2015 年，累计生产鲜肉苁蓉 29095 万吨，肉苁蓉药材和切片销售收入达到 29950 万元。取得了巨大的生态、经济和社会效益。

2015 年 10 月 22 日至 23 日，正值肉苁蓉采收季节，国家科技惠民项目管理办公室委托新疆维吾尔自治区科技厅组织有关专家对项目进行了现场勘验，专家们看到开沟露出的一行行整齐的肉苁蓉，都非常兴奋。2016 年 10 月 13 日，新疆维吾尔自治区科技厅组织有关专家对项目进行了全面验收。

总结项目的实施经验，主要有：

（1）项目负责人及其团队的认真实施。项目负责人屠鹏飞在项目实施期内，每年 7~8 次到于田，亲自落实项目实施的每项具体工作，并组织培训技术人员和种植农牧民；项目组的郭玉海教授、姜勇教授、陈庆亮博士等也每年多次到基地工作，多位博士生长驻基地。

（2）地方政府的大力支持与组织落实。在新疆要组织种植十几万亩的肉苁蓉，没有地方政府的支持和组织，是十分困难的。于田县政府对国家科技惠民计划的实施非常支持，时任县委书记李建军同志亲自主抓，副县长田玉生、林业局局长段宏平具体负责项目的实施，经常深入基地，碰到问题，马上解决。2015 年 1 月，马志军同志接任李建军担任于田县委书记，同样非常支持项目的工作，委派县委常委亚森同志具体负责项目的实施。亚森是位非常能干、很能吃苦、办事雷厉风行的民族同志，每天早上 9 点钟上班，一直干到晚上 10~12 点钟，最后积劳成疾，英年早逝。

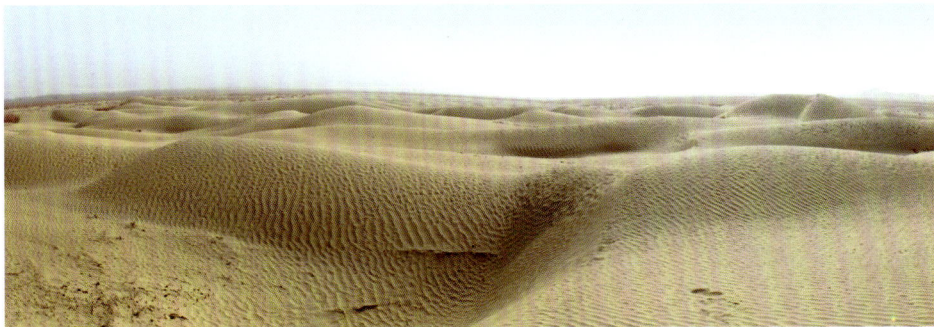

国家科技惠民计划项目规划基地之一的地貌——于田县奥依托格拉克乡

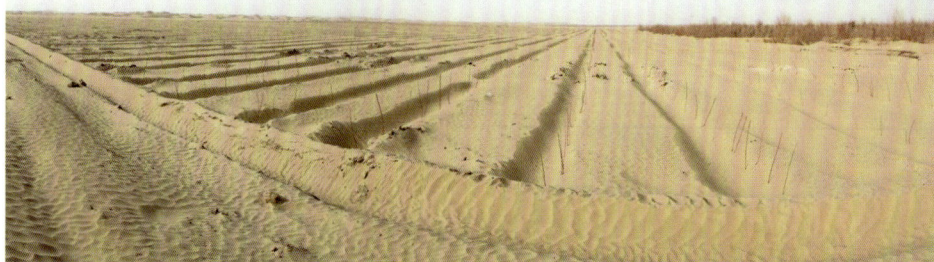

2013 年 2 月，国家科技惠民计划项目首批种植的柽柳

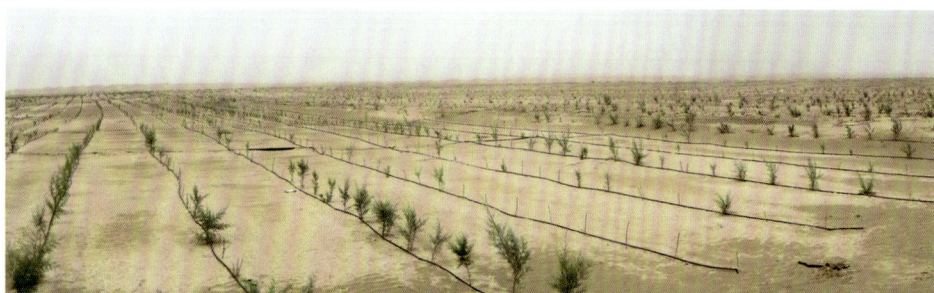

2013 年 6 月，首批种植的柽柳的成活和生长状况

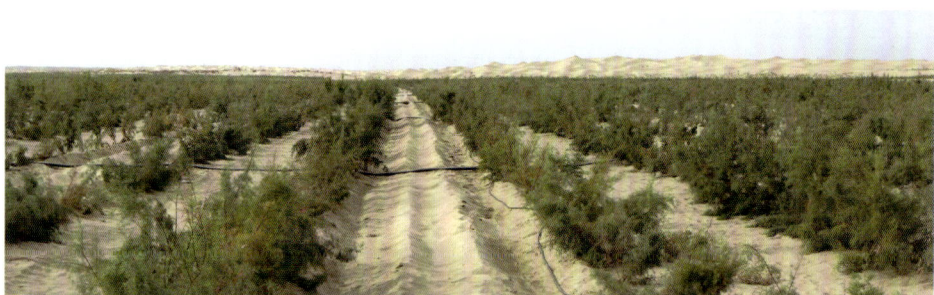

2014 年 10 月，首批种植的柽柳生长状况

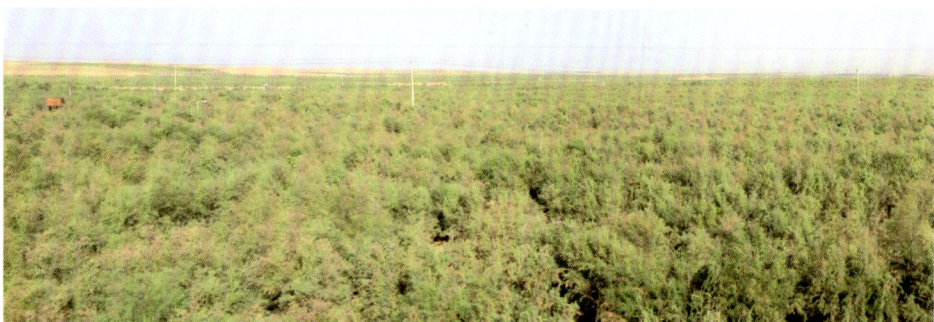

2016 年 7 月，于田县连片 10 万亩柽柳和管花肉苁蓉栽培基地

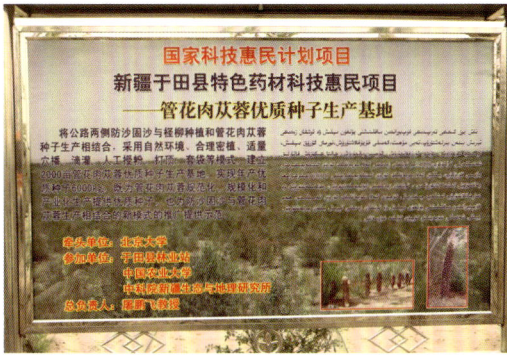

国家科技惠民计划项目——管花肉苁蓉优质种子生产基地

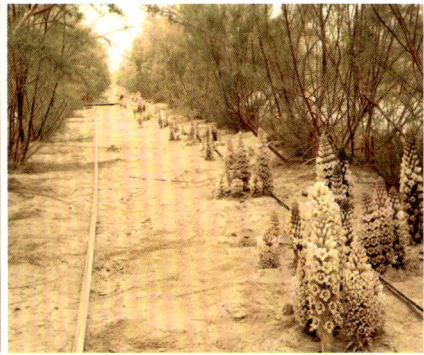

2014年5月，种子基地管花肉苁蓉开花的场景

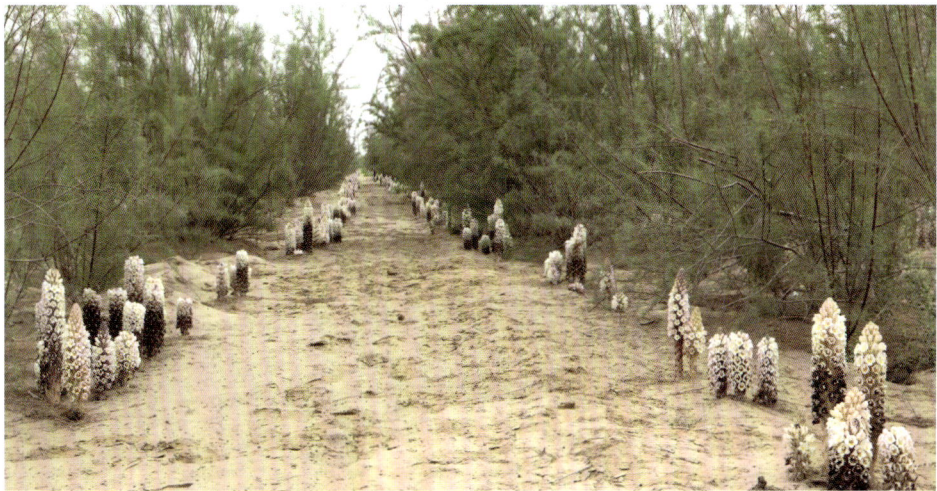

2015年5月，种子基地管花肉苁蓉开花的场景

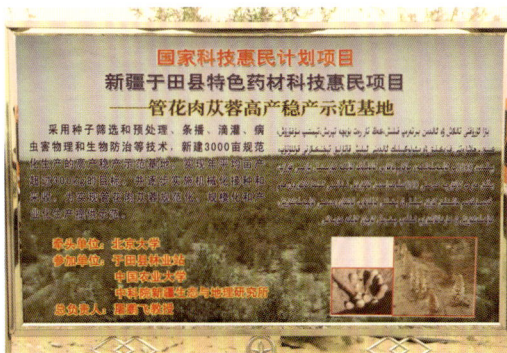

国家科技惠民计划项目——管花肉苁蓉高产稳产示范基地

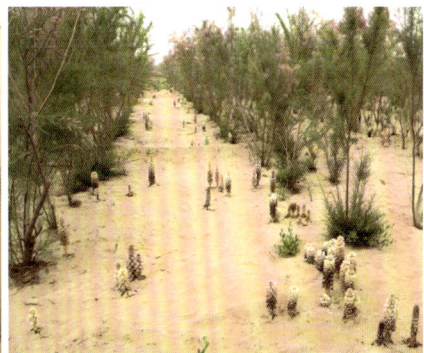

2014年5月，高产稳产示范基地管花肉苁蓉的开花状况

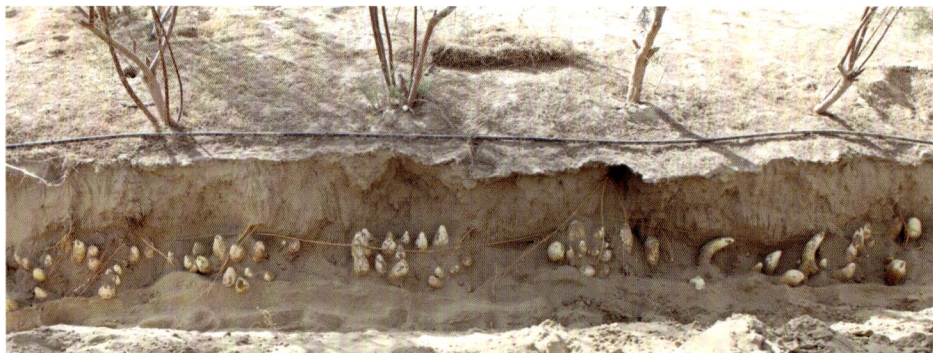

2014 年 10 月，秋收时节，高产稳产示范基地管花肉苁蓉的生长状况

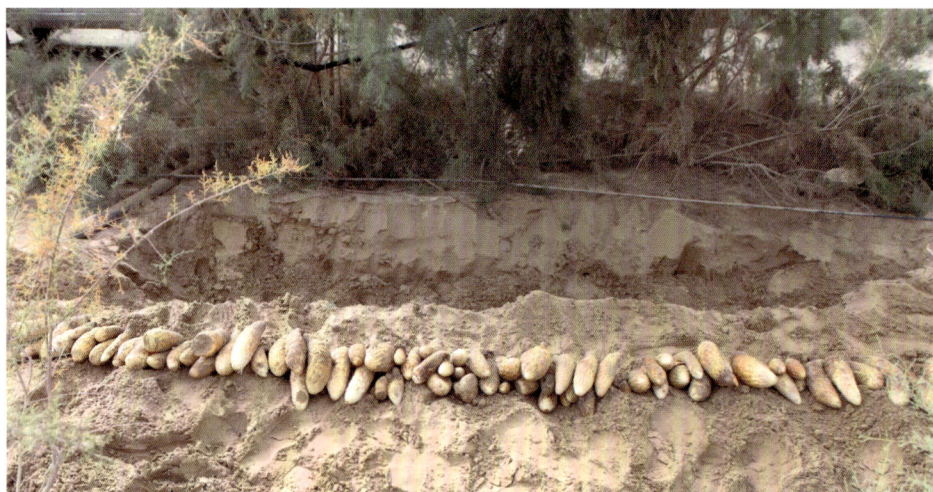

秋收时节，高产稳产示范基地管花肉苁蓉产量测定，平均亩产达到 560kg

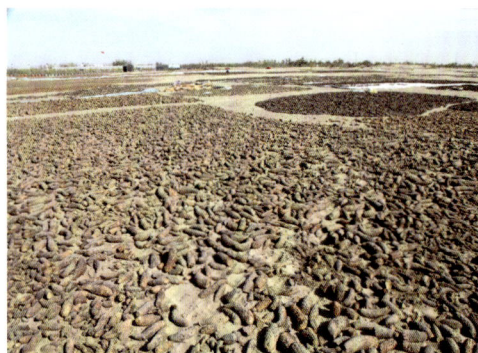

采收时节，于田县肉苁蓉晾晒场景

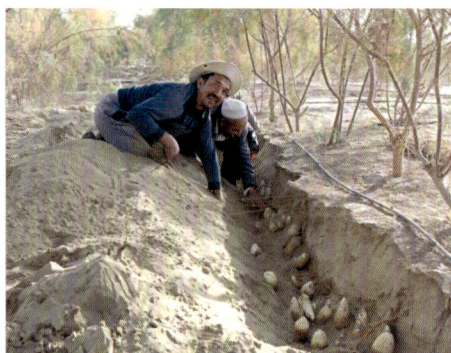

秋收时节，采收和加工肉苁蓉成为于田农牧民重要工作

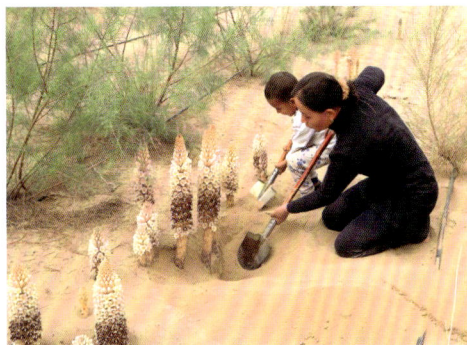

采收时节，忙碌的母子

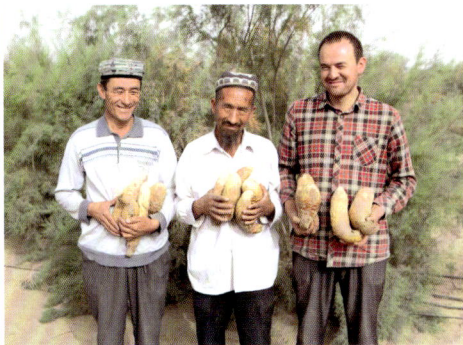

丰收喜悦的肉苁蓉种植户

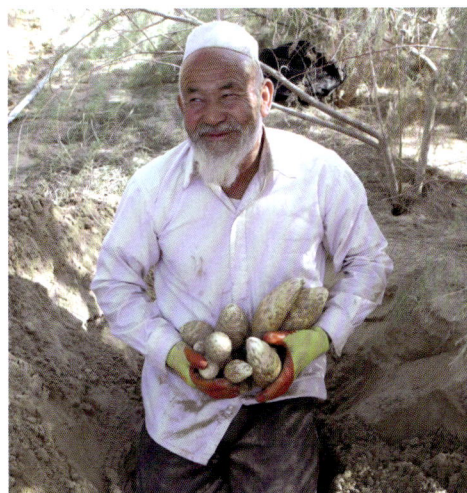

老汉捧着采挖的肉苁蓉，心里乐开了花

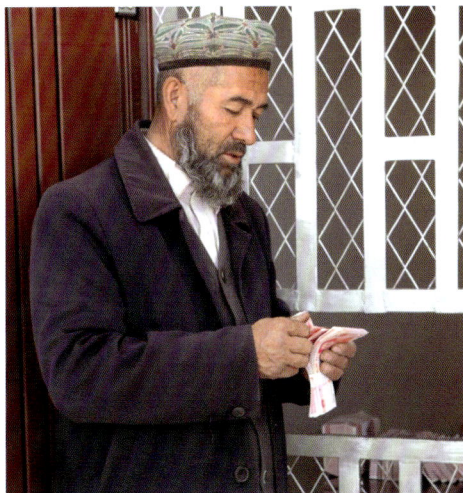

肉苁蓉成为于田县农牧民重要的经济来源

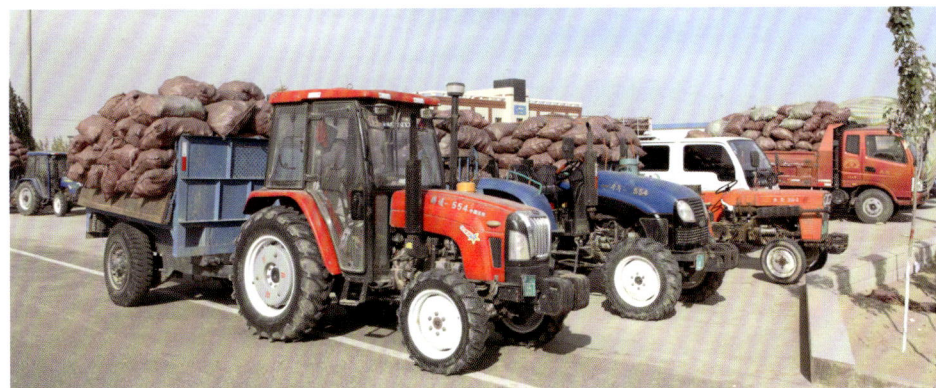

秋收时节，排长队交货的场景

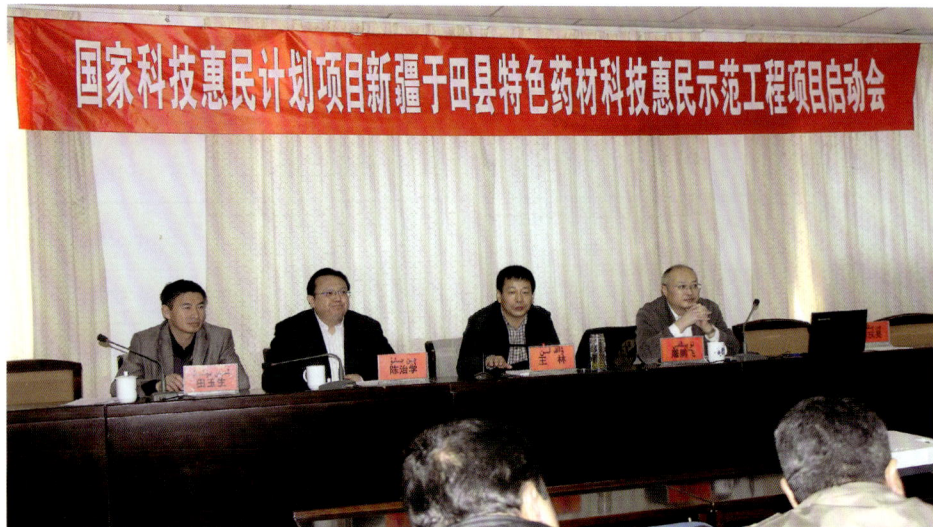

2013年2月23日，于田县召开国家科技惠民计划项目启动和培训会，屠鹏飞教授详细介绍了项目的目标任务和实施方案。出席会议的相关人员和专家（右起）：国家科技惠民计划项目牵头人、北京大学教授屠鹏飞，于田县常务副县长王林，和田地区科技局副局长陈治学，于田县国家科技惠民计划项目主管副县长田玉生

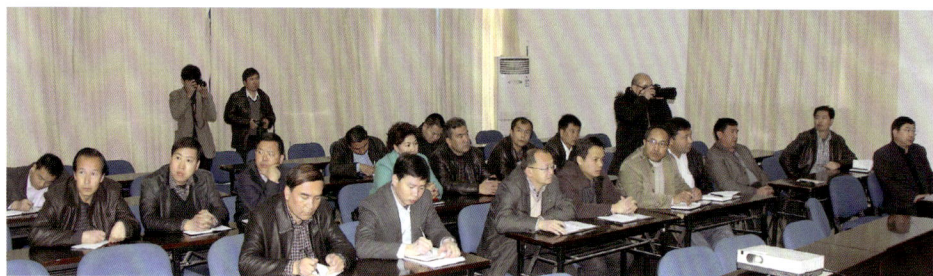

于田县各相关局、林业站和乡镇相关人员参加了项目启动会和培训

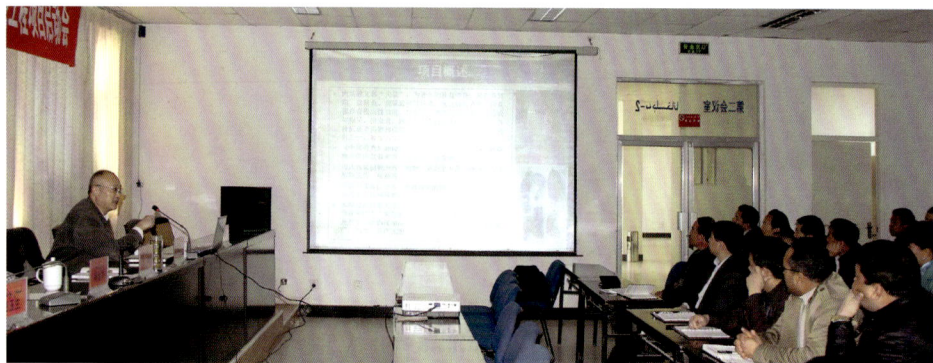

项目牵头人屠鹏飞教授给与会管理干部作项目现场培训

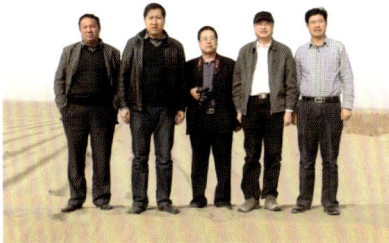

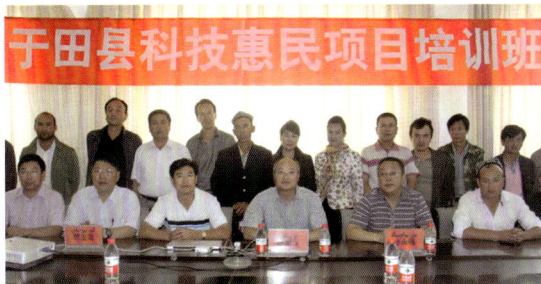

项目启动会后，项目组主要负责人对各乡镇的计划实施基地进行了详细的调查。右起：于田县林业局局长段宏平、项目牵头人屠鹏飞、于田县林业站副站长郭永军、于田县奥依托格拉克乡党委书记许峰

2013年6月18日，项目组在于田县举办了第二次国家科技惠民项目培训班，来自于田县林业局、各乡镇相关人员以及种植户120多人参加了集中培训。图为部分培训班成员与授课教师合影，左起：王新意、郭玉海、段宏平、屠鹏飞、孙永强（中国科学院新疆生态与地理研究所研究员）

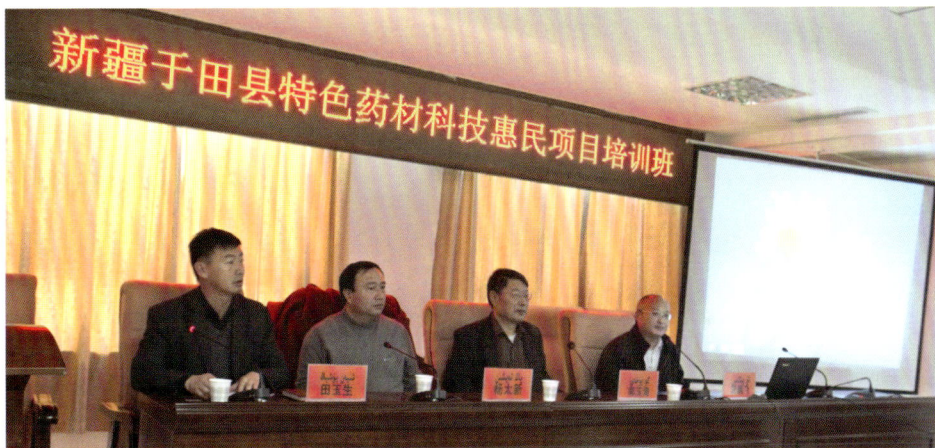

2013年11月25日，项目组举办第三次培训班。左起：田玉生、杨太新、郭玉海、屠鹏飞

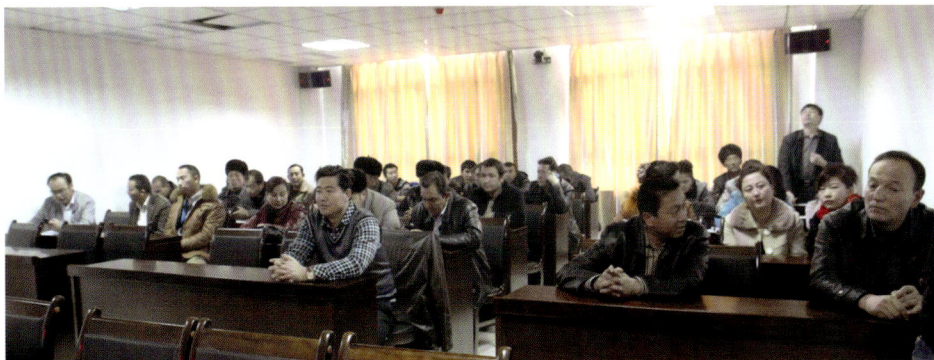

于田县相关局、乡镇相关人员以及林业站技术人员参加了培训

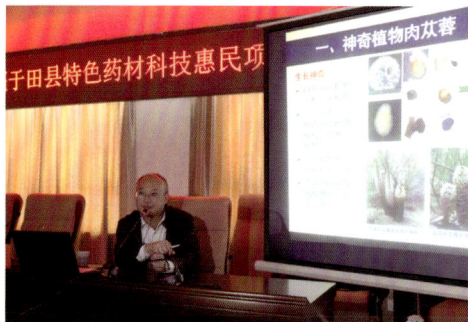

项目牵头人屠鹏飞教授讲授肉苁蓉研究
进展和产业发展前景

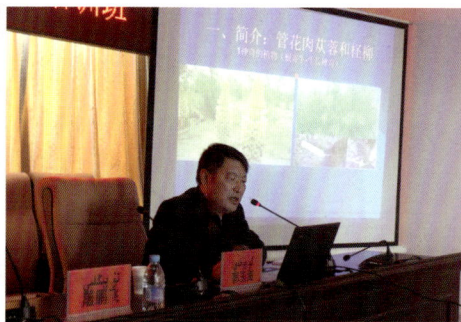

郭玉海教授讲授管花肉苁蓉和柽柳人工种植
技术

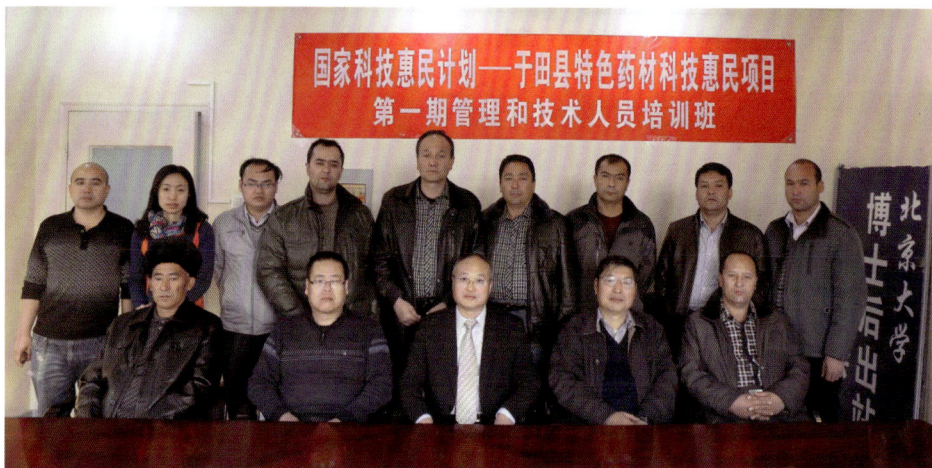

2013年12月，项目组在北京大学医学部举办了首期技术人员培训班，来自于田县林业站的
10位学员参加了为期2周的技术培训。前排左2为培训班领队、于田县林业站副站长郭永军，
中间为项目牵头人屠鹏飞教授，右2为郭玉海教授

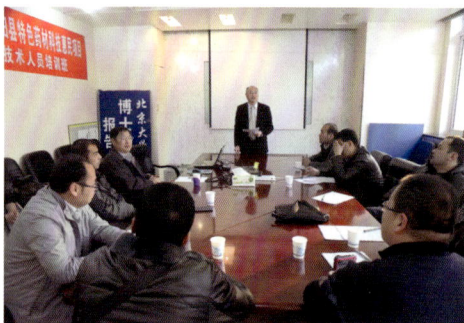

项目牵头人屠鹏飞教授给培训班学员讲课

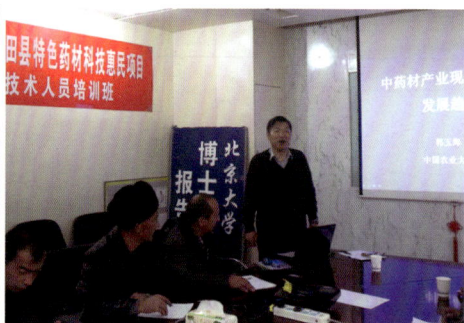

中国农业大学郭玉海教授给培训班学员讲课

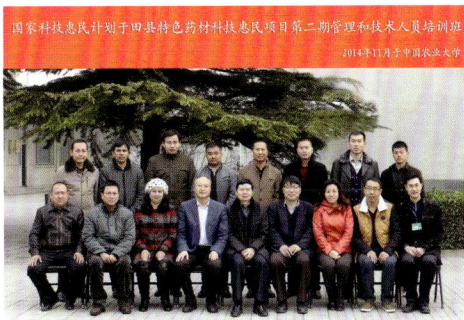

2014 年 11 月，项目组在中国农业大学举办了第二期管理和技术人员集中培训班

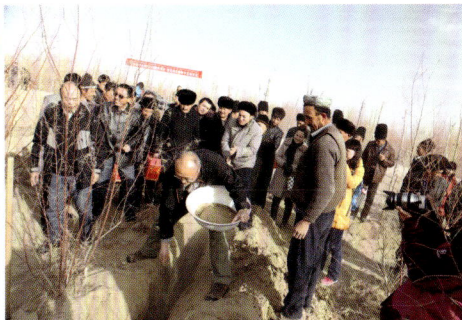

2013 年 11 月 25 日，项目组举行现场播种培训

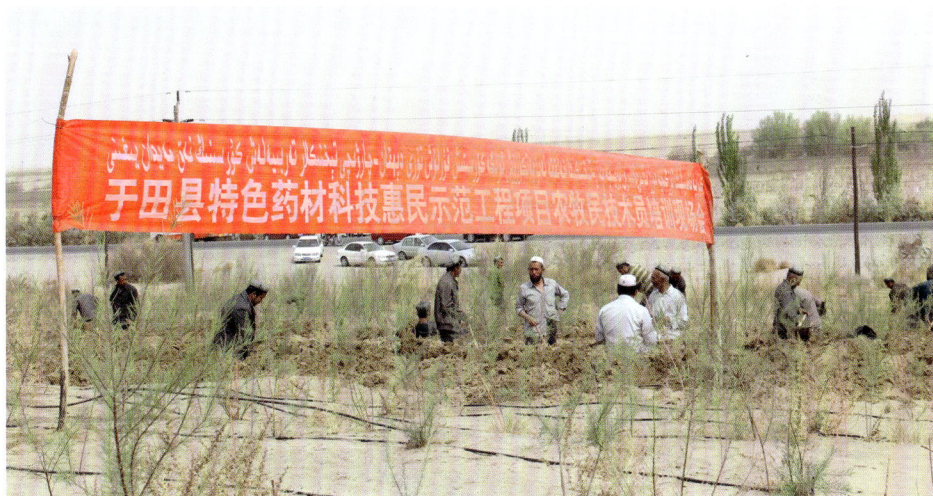

2014 年 4 月 16 日，项目组举行农牧民技术人员现场培训

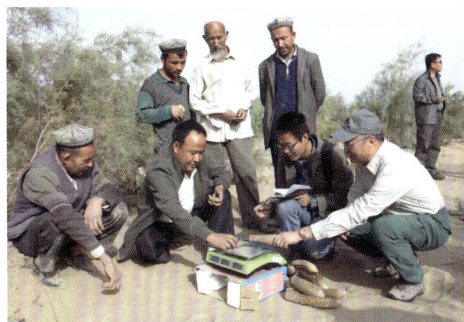

2013 年 9 月 28 日，屠鹏飞（右 1）和博士生王信宏给技术人员和农牧民介绍肉苁蓉测产方法

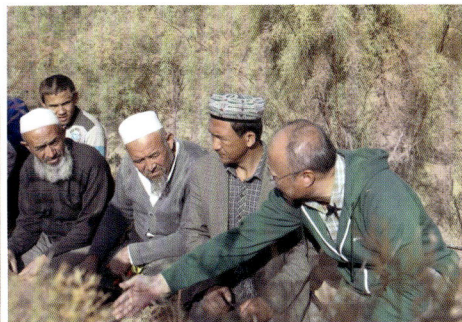

2014 年 10 月 20 日，秋收时节，屠鹏飞教授（右 1）给农牧民现场培训采收和加工技术

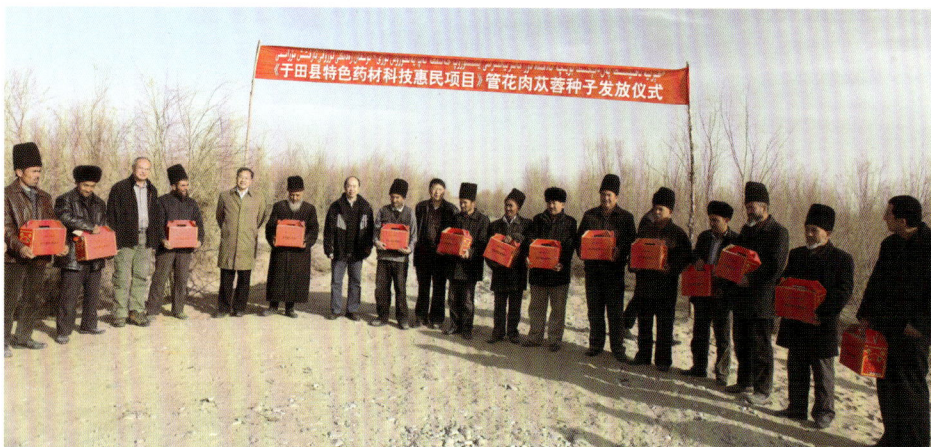

为了全面提高肉苁蓉的产量，国家科技惠民计划项目累计为于田县农牧民免费发放管花肉苁蓉优质种子9吨

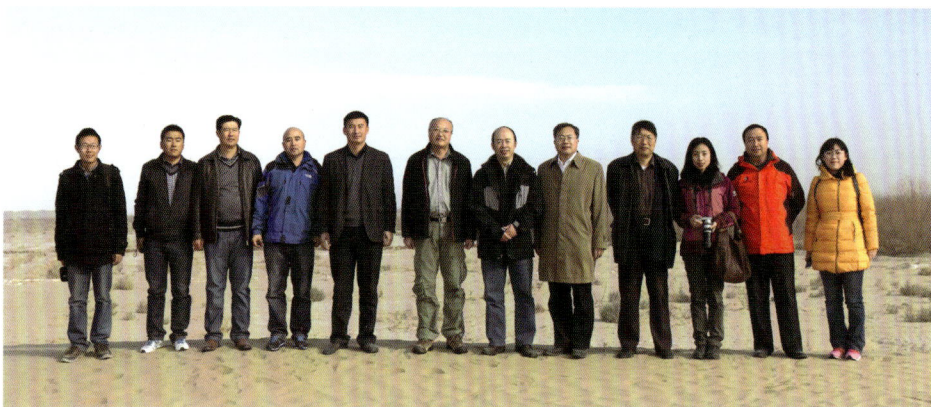

2013年11月25日，种子发放仪式后，项目组主要成员和相关人员考察栽培基地，并合影。左起：王信宏、杜友、段宏平、陈庆亮、田玉生、屠鹏飞、方伟岗（北京大学医学部副主任）、沈如群（北京大学医学部科技处处长）、郭玉海、姜勇、杨太新、刘晓

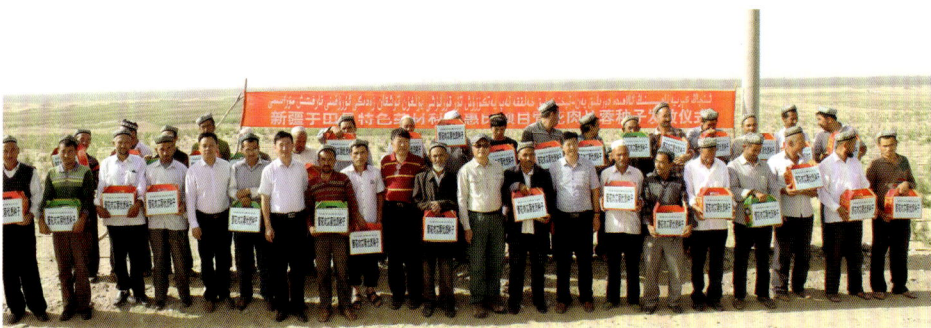

2014年9月29日，项目举行第四次管花肉苁蓉优质种子免费发放仪式

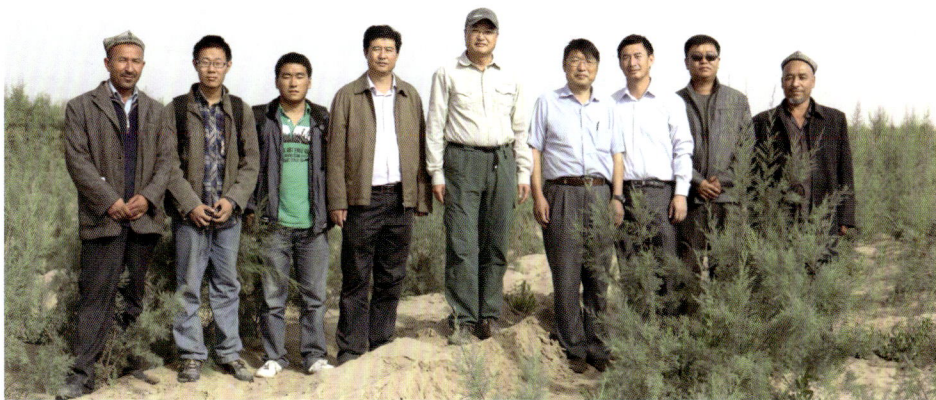

2013年9月，项目组对国家科技惠民计划项目实施基地进行了全面检查，图为项目组成员与基地种植户合影

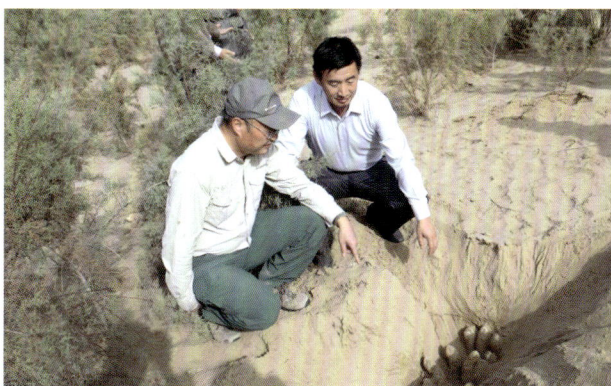

2013年9月，项目牵头人屠鹏飞和于田县副县长田玉生检查基地肉苁蓉的生长状况

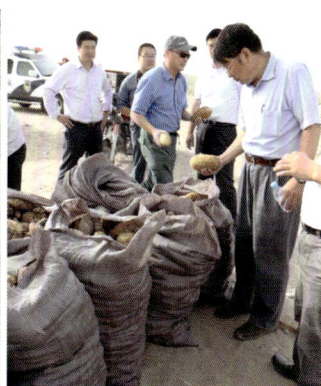

2013年9月，项目组成员检查种植户采挖的肉苁蓉

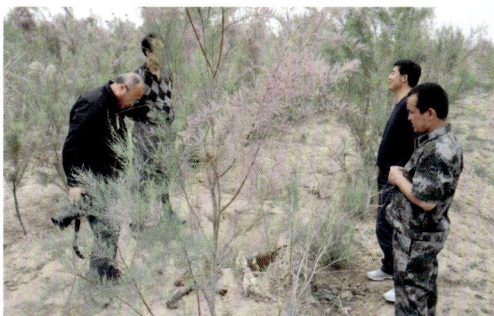

2014年5月，屠鹏飞与段宏平检查项目实施基地，发现基地出现肉苁蓉茎腐病

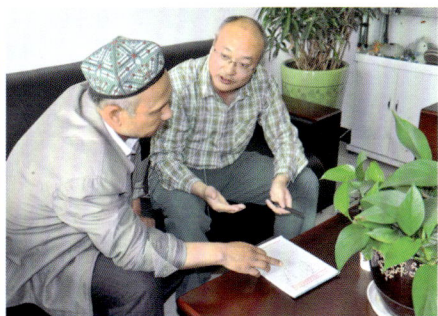

2014年5月，屠鹏飞与于田县农业机械技术推广站站长艾尔肯·库尔班（左）讨论肉苁蓉采收机械的设计问题

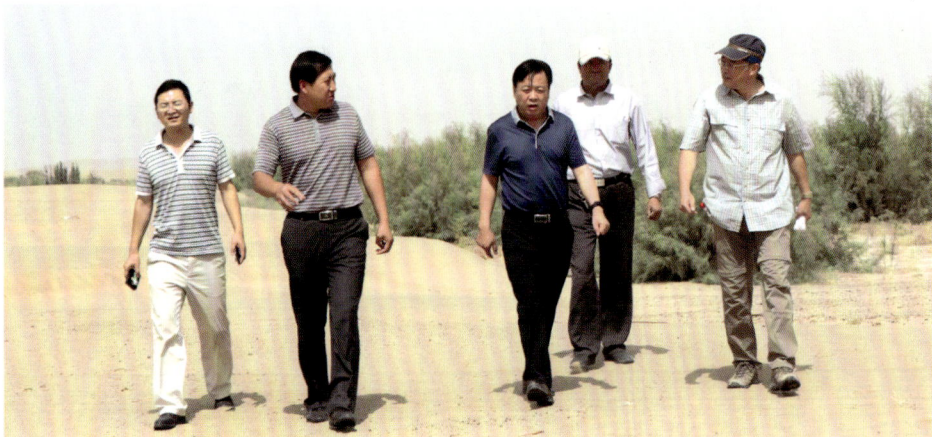

2015年8月19日，于田县县委书记马志军（中）到基地检查国家科技惠民计划项目实施状况

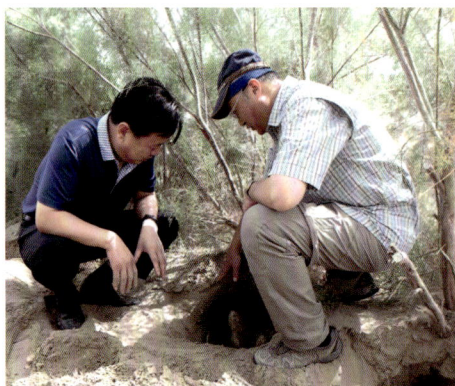

马志军与屠鹏飞检查肉苁蓉的生长状况

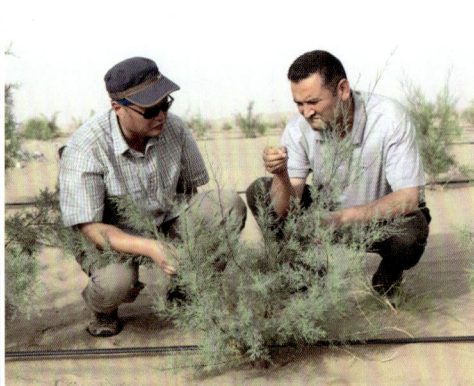

2015年8月，于田县县委常委亚森（右）与屠鹏飞检查柽柳病虫害的发生状况

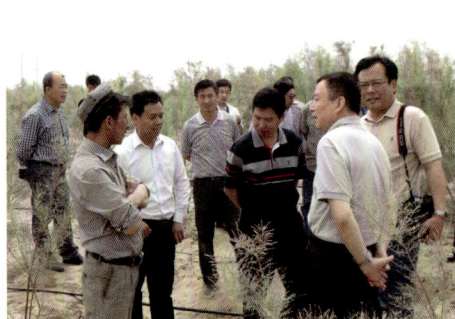

国家科技惠民计划项目管理办公室副主任安道昌一行来基地进行项目中期检查

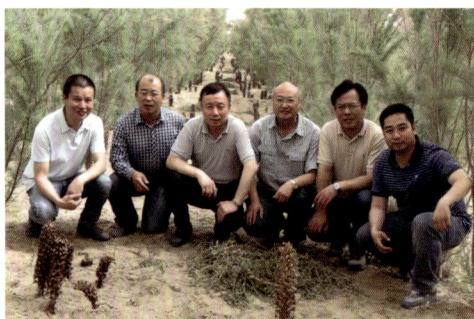

安道昌副主任（左3）、程翔林处长（右2）、赵理副处长（右1）检查肉苁蓉栽培基地并合影

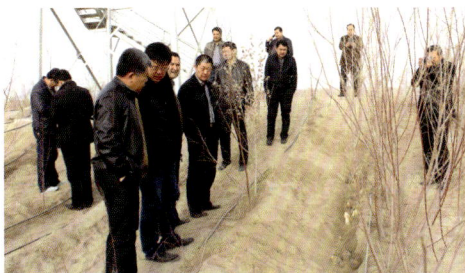

2015 年 3 月 4 日，新疆科技厅厅长、中科院新疆分院院长张小雷（左 2）一行来基地检查国家科技惠民计划项目的实施情况

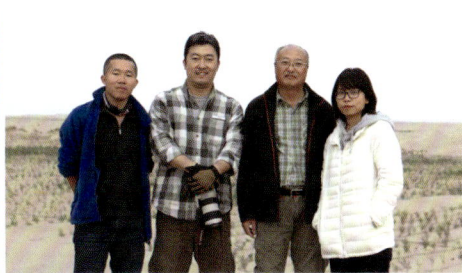

为做好国家科技惠民计划项目的宣传工作，北京大学电视台派工作人员连续三年跟踪拍摄，留下了一大批珍贵的资料。图为电视台老师与屠鹏飞合影，左起：付佳祥、王鹏、屠鹏飞、蒋菡

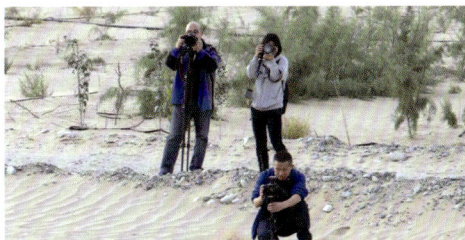

2014 年 10 月，付佳祥（前）和蒋菡（后右）在认真地拍摄

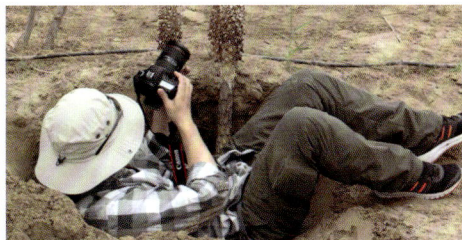

2015 年 5 月，王鹏为了能够拍出肉苁蓉开花精美的视频，挖了个坑直接躺进去

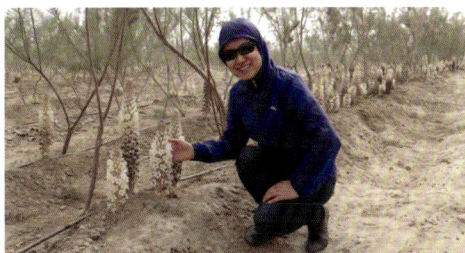

2015 年 5 月 13 日，科技日报记者杨朝晖来基地考察和报道项目进展情况

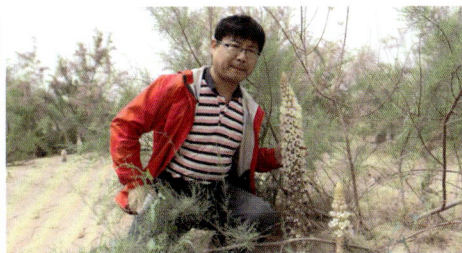

2015 年 5 月 13 日，中国中医药报社总编任壮来基地考察和报道项目进展情况

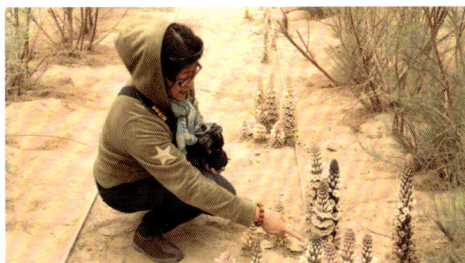

北京大学医学部宣传部付东红老师多次随项目组来基地考察、报道项目进展情况

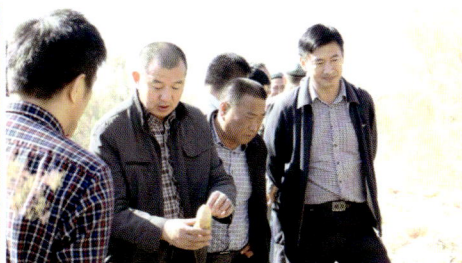

2014 年 10 月 19 日，新疆生产建设兵团第 37 团政委宁丰（左 2）一行到于田县考察学习

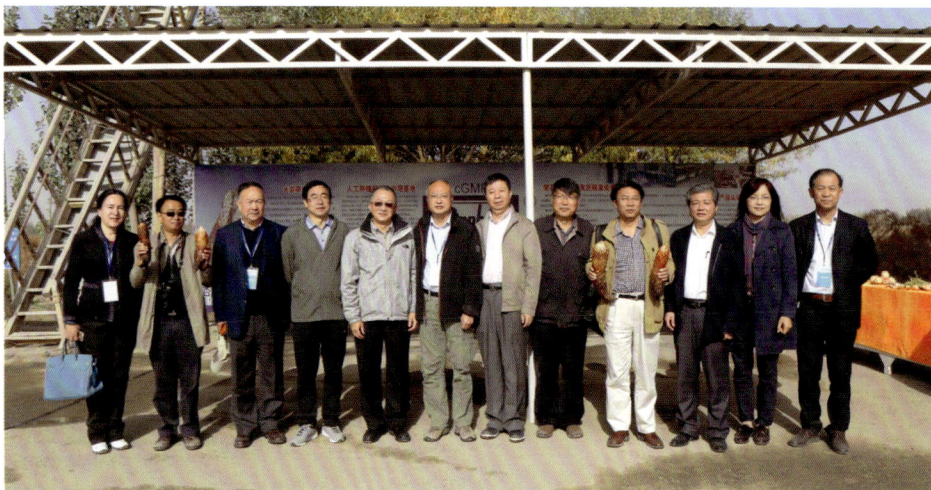

2015年10月22日，国家科技惠民计划项目管理办公室委托新疆维吾尔自治区科技厅组织项目结题现场勘验

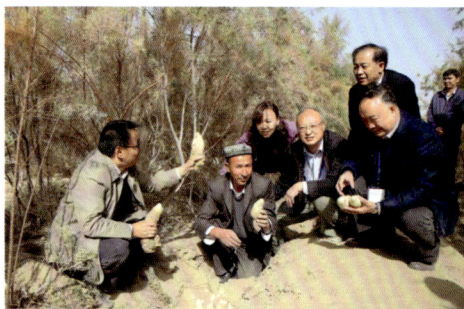

勘验专家现场采挖肉苁蓉，检查肉苁蓉的生长状况

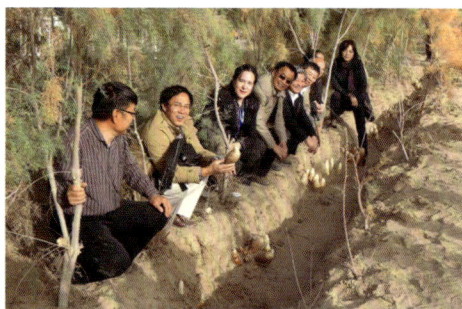

勘验专家现场检查肉苁蓉的生长状况并合影

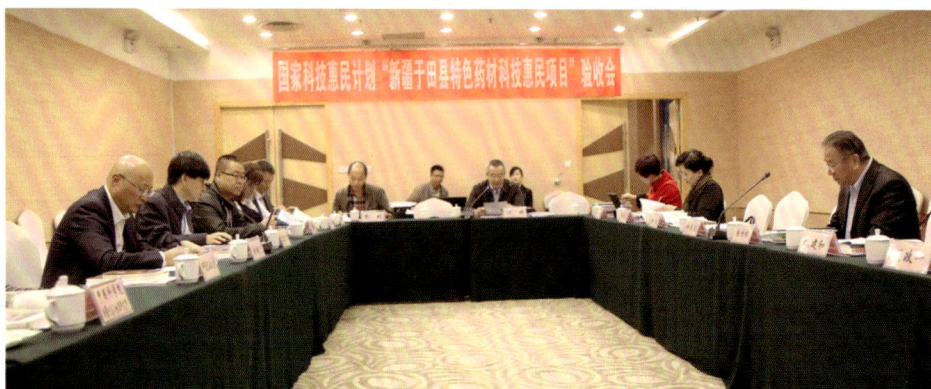

2016年10月13日，国家科技惠民计划项目管理办公室委托新疆维吾尔自治区科技厅组织项目结题验收，验收由新疆维吾尔自治区科技厅副厅长仲健主持

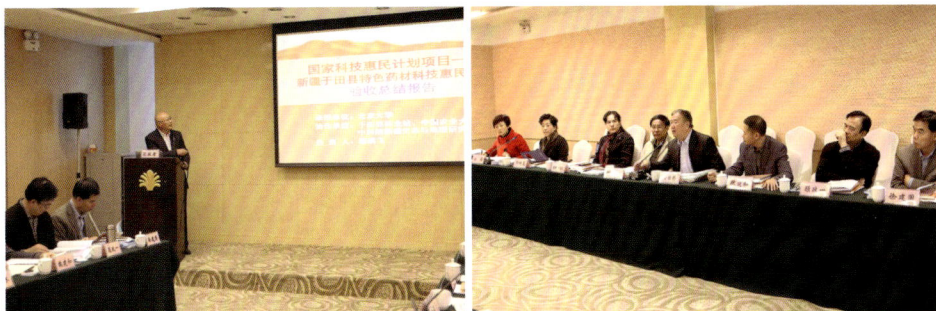

屠鹏飞代表项目组汇报项目验收总结报告

项目验收专家组成员，右起：徐建国、顾政一、魏建和、杨世林、钟国跃、热娜·卡斯木、邓树莲、任娟

# 第八节　大漠遍开苁蓉花

在肉苁蓉学界的深入研究和积极推动下，在肉苁蓉主产区的各级政府的大力支持和积极组织下，在肉苁蓉产业界相关企业的积极行动下，肉苁蓉生态产业得到了飞速发展，尤其是肉苁蓉种植业发展很快。据内蒙古、新疆、甘肃、青海等省区的地方政府统计，截至2023年5月，已在西北沙漠地区种植肉苁蓉寄主植物梭梭和柽柳900多万亩，接种肉苁蓉300万亩，年产肉苁蓉8500余吨，形成了以内蒙古阿拉善盟和磴口县、甘肃省民勤县为代表的肉苁蓉生态种植区，以新疆维吾尔自治区和田地区、巴州且末县、吐鲁番市以及甘肃省白银市等地区为代表的肉苁蓉高产稳产种植区。基本解决了肉苁蓉资源短缺问题，保障了中药产业的可持续发展，保护了肉苁蓉野生资源，治理沙漠6000多平方公里，带动沙区20多万农牧民致富，为沙区脱贫致富、乡村振兴以及维护边疆民族地区的社会和谐做出了巨大贡献，取得巨大生态效益、社会效益和经济效益。

春夏之交，如果您有机会来到新疆的和田地区、且末县、吐鲁番市，内蒙古的阿拉善盟或磴口县，甘肃的白银市，您一定要去肉苁蓉栽培基地看看，数万亩甚至数十万亩成片的肉苁蓉开花，一定让您震惊不已，让您流连忘返。

10多年潜心研究，20多年努力推广，如今大漠已遍开苁蓉花。

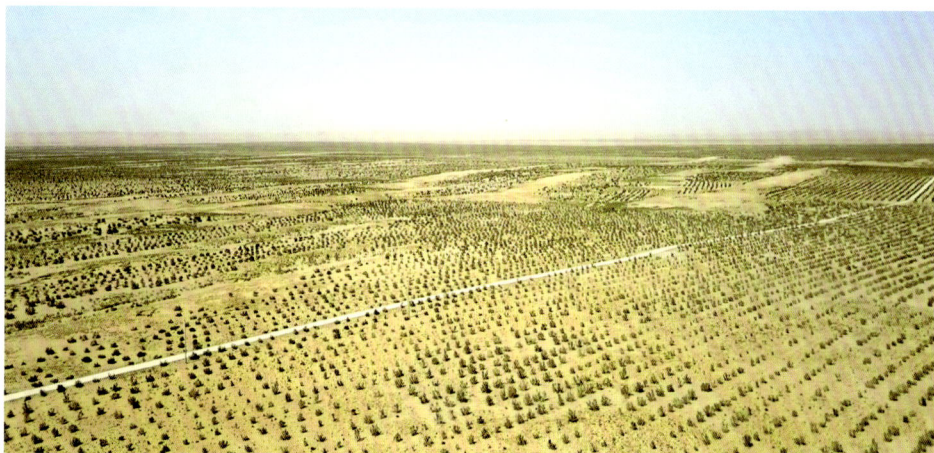

内蒙古阿拉善盟 40 万亩成片梭梭和肉苁蓉生态种植基地（航拍：王鹏）

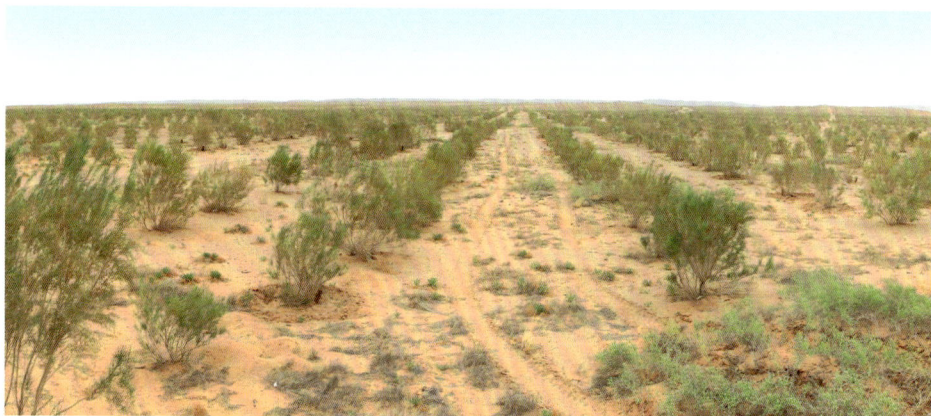

内蒙古阿拉善盟梭梭和荒漠肉苁蓉生态种植基地

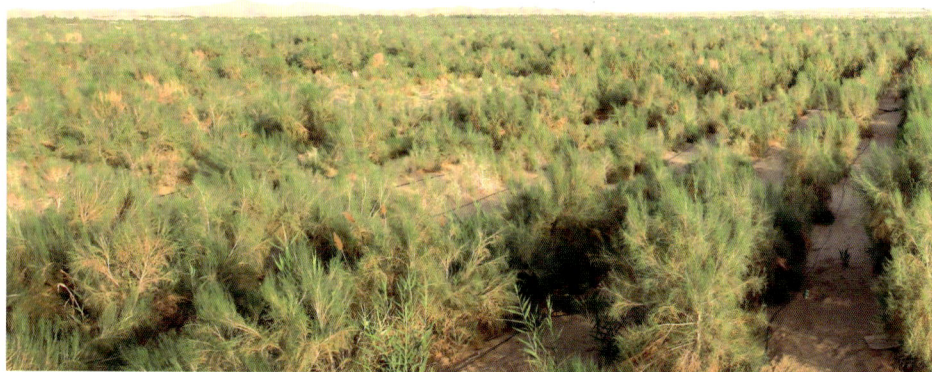

新疆于田县万亩规范化种植梭梭和荒漠肉苁蓉基地

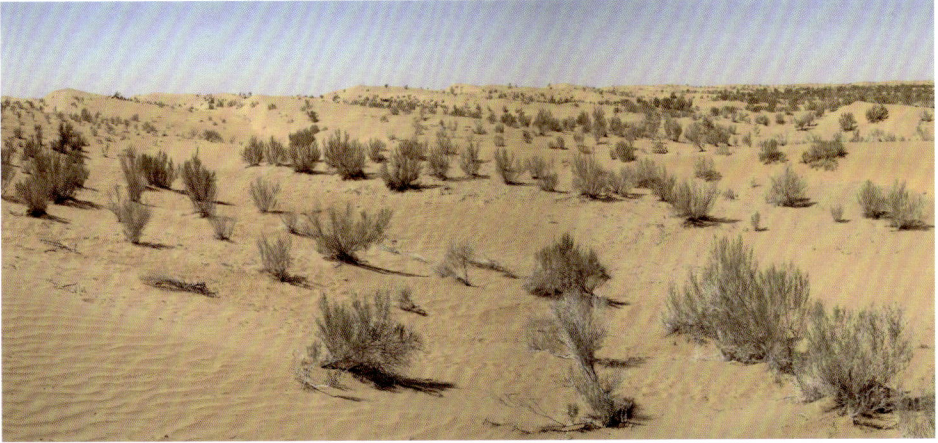

甘肃民勤县 10 万亩连片梭梭和荒漠肉苁蓉生态种植基地

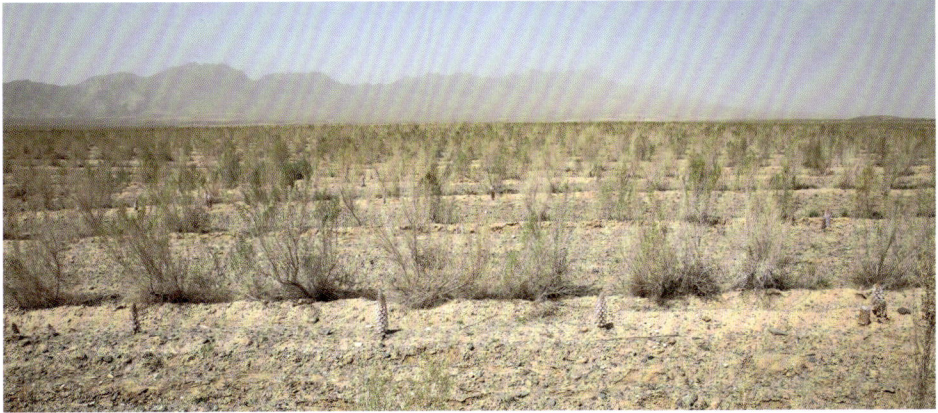

甘肃景泰县万亩规范化种植梭梭和荒漠肉苁蓉基地（甘肃汇勤生物）

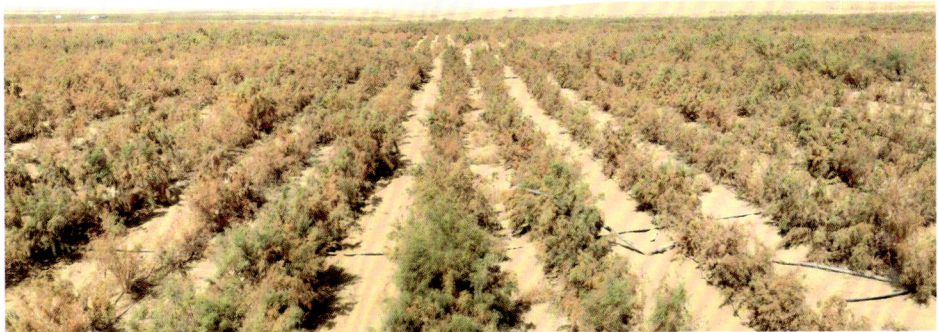

新疆于田县 10 万亩连片柽柳和管花肉苁蓉规范化栽培基地秋色

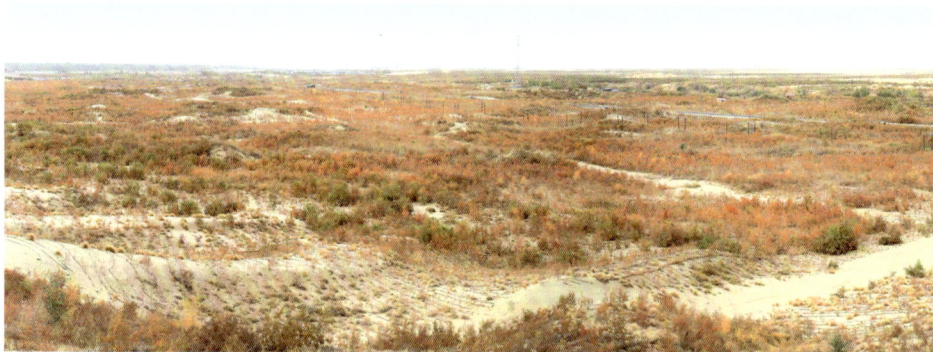

新疆于田县柽柳和管花肉苁蓉生态种植基地秋色

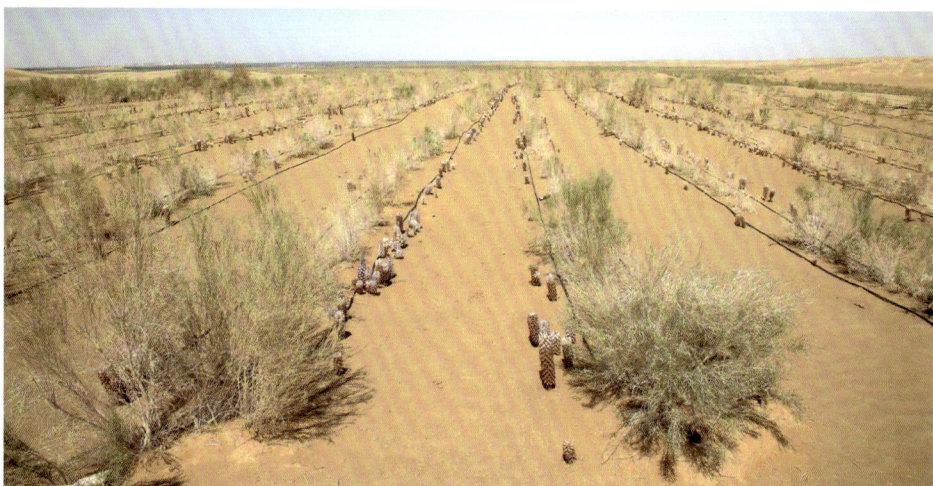

荒漠肉苁蓉开花的场景

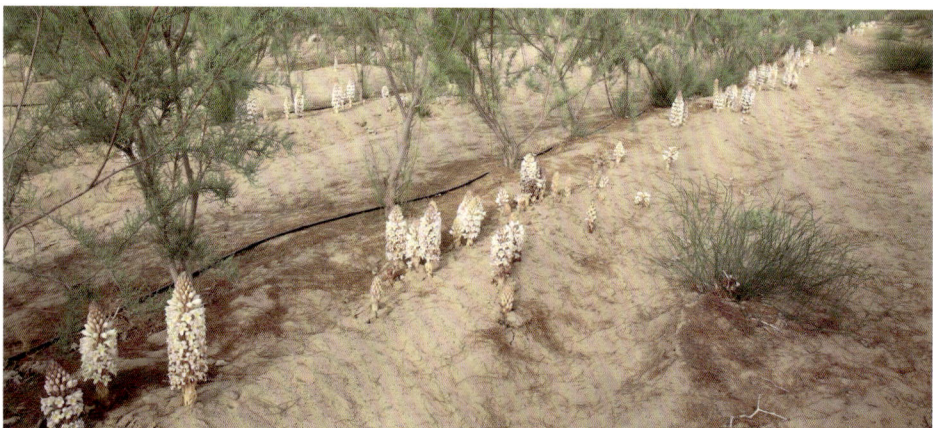

管花肉苁蓉开花场景

# 第九节　深度挖掘创产业

肉苁蓉的资源短缺问题已彻底解决了，现在产业发展面临的头等大事是解决肉苁蓉下游产业的问题。屠鹏飞及其团队 20 年前就有所准备，着手研发肉苁蓉相关产品，包括药品和健康产品。1996 年，屠鹏飞教授在发现肉苁蓉苯乙醇苷类成分具有抗老年痴呆症的基础上，提取纯化管花肉苁蓉苯乙醇苷类有效成分，将其研制成为治疗血管性痴呆的有效部位新药"苁蓉总苷及其胶囊"，2005 年获得新药证书和批准文号，现由江苏康缘药业有限公司生产。此后，屠鹏飞团队又将肉苁蓉的有效成分松果菊苷研制成为治疗血管性痴呆的有效成分新药，目前已进入 II 期临床试验；同时，在阐明肉苁蓉润肠通便药效物质的基础上，将荒漠肉苁蓉润肠通便的有效部位研制成为治疗便秘新药，目前也已进入 II 期临床试验。江西汇仁药业有限公司以肉苁蓉为处方药味之一研发了肾宝系列制剂，湖北劲牌有限公司以肉苁蓉为处方药味之一研发了中国劲酒，内蒙古苁蓉集团研发了"七味苁蓉酒"和"苁蓉养生液"，安利（中国）以银杏叶提取物和管花肉苁蓉提取物为原料研发了"银杏苁蓉片"，新疆帝辰生物科技有限公司与新疆中药民族药研究所合作，研发了"康咖片"。2017 年，以北京大学姜勇教授为牵头人，内蒙古曼德拉生物科技有限公司为牵头单位，承担了国家重点研发计划项目"中药肉苁蓉大品种开发与产业化"，对肉苁蓉的功效进行了深入的挖掘，发现肉苁蓉具有保肝、抗抑郁等新的功能，利用肉苁蓉列入食药同源中药材试点品种的机会，研发了 50 多个健康产品，为肉苁蓉产业发展注入了强劲的动力。目前肉苁蓉的全产业链基本形成，把肉苁蓉的产业做大做强是我们苁蓉人的主要任务。

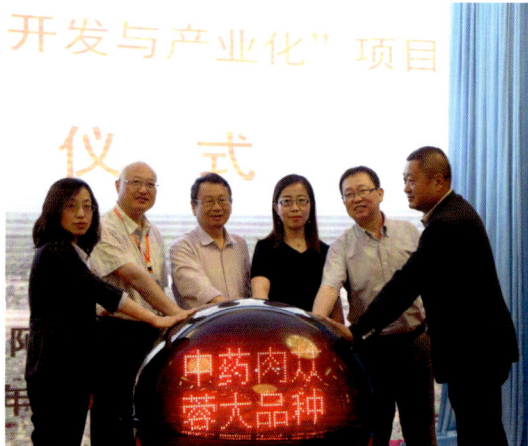

2018 年 5 月 15 日，由内蒙古曼德拉生物科技有限公司作为牵头单位，北京大学姜勇教授作为牵头人的国家重点研发计划项目"中药肉苁蓉大品种开发研究"启动会在阿拉善左旗召开，图为项目启动仪式。左起：姜勇教授、北京大学教授屠鹏飞、中国中医科学院首席研究员叶祖光、阿拉善盟副盟长秦艳、内蒙古自治区科技厅高新处处长宝伟君、内蒙古曼德拉生物科技有限公司董事长张治军

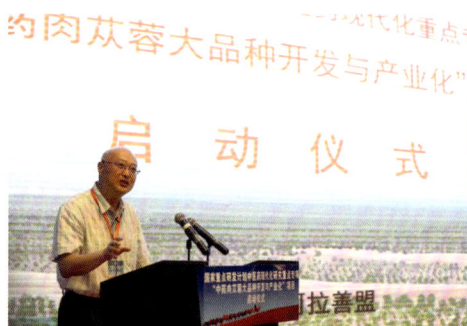

屠鹏飞教授代表项目专家组专家讲话

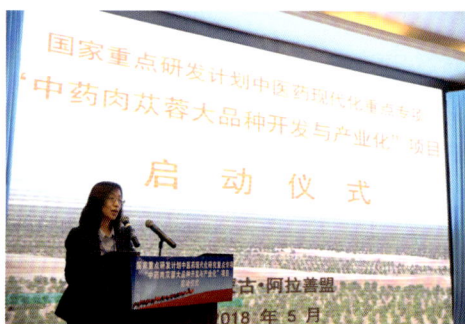

项目牵头人姜勇教授介绍项目的整体情况

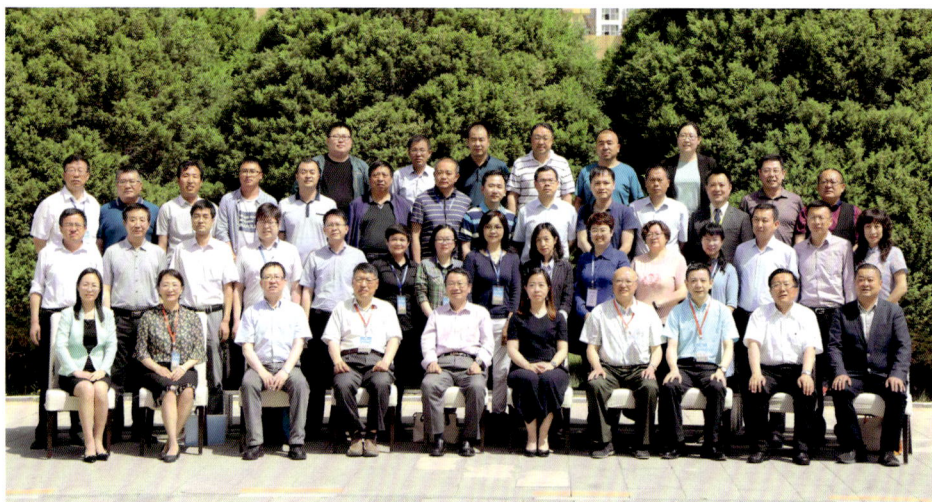

与会专家、阿拉善盟领导和项目组主要成员合影

# 第十节 政府重视促发展

产业的发展离不开各级领导的重视和支持，肉苁蓉作为少有的能够实现沙区可持续发展的生态产业，各级领导都非常重视，极大地推动了肉苁蓉生态产业的发展。2006年9月8日，时任总书记的胡锦涛同志在新疆和田视察期间，考察了柽柳和肉苁蓉栽培基地，对肉苁蓉及其寄主植物的种植形成的生态效益给予了高度评价。2015年5月，九三学社中央副主席、全国人大常委、中国工程院院士丛斌应邀出席了第八届肉苁蓉学术大会，并到于田县肉苁蓉栽培基地进行了视察，对肉苁蓉生态产业发展所形成的生态效益、社会效益和经济效益给予高度评价。2016年9月，时任全国政协副主席、九三学社中央主席、中国科协主席、中国科学院院士韩启德专程到新疆于田县视察肉苁蓉栽培基地，韩院士在栽培基地实地视察后，听取了于田县政府和屠鹏飞教授对肉苁蓉生态产业发展的工作汇报后指出："屠鹏飞教授是我国著名的生药学家和天然药物学家，他在和田的沙漠上面经过自己20多年的努力，能够使得一片荒漠上面建起绿洲，防止了沙漠化的进展，种植出非常好的高质量的肉苁蓉，而且进入市场，完成了全产业链的生产，对当地老百姓收入的提高起到了实实在在的作用。我觉得我们北京大学的教授和我们的学者都应该学习他这种精神，把学问做到大地上。"2019年6月，全国政协副主席、九三学社中央常务副主席邵鸿一行在新疆于田县调研期间，专程到于田县肉苁蓉栽培基地调研。邵鸿同志现场考察了北京大学肉苁蓉栽培试验基地和大规模推广基地、听取了屠鹏飞关于于田县肉苁蓉生态产业发展状况的汇报后指出：我们九三有许多优秀的科技人才，南有"天麻之父"周铉，北有"肉苁蓉之父"屠鹏飞，你们的事迹值得宣传，让大家好好学习。视察结束后，邵鸿同志关切地询问屠鹏飞是否还有什么困难需要九三学社中央帮助解决的。屠鹏飞提出目前产业发展的瓶颈问题是将肉苁蓉列入食药同源中药材名录，希望九三学社中央给国家卫健委写个提案。随后，九三学社中央专门给国家卫健委写了"关于加快推进落实肉苁蓉纳入食药物质目录的建议"。

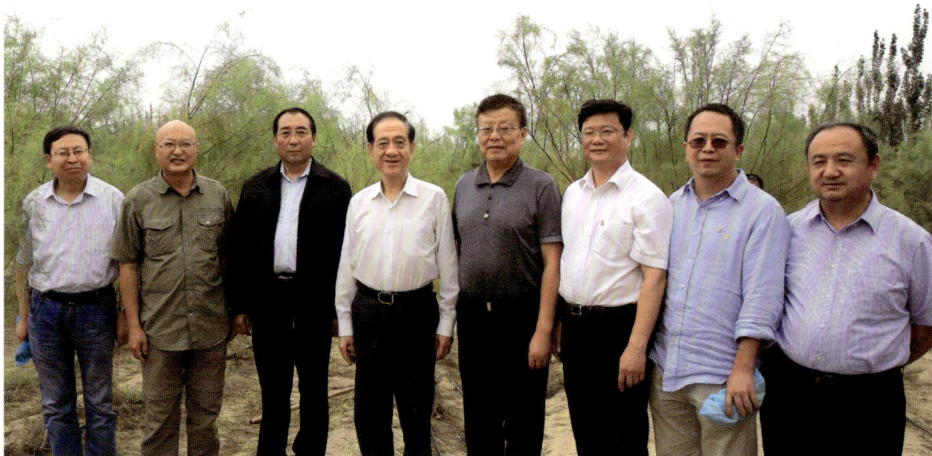

2016年9月6日，全国政协副主席、九三学社中央主席、中国科学院院士韩启德一行来于田县肉苁蓉试验基地视察

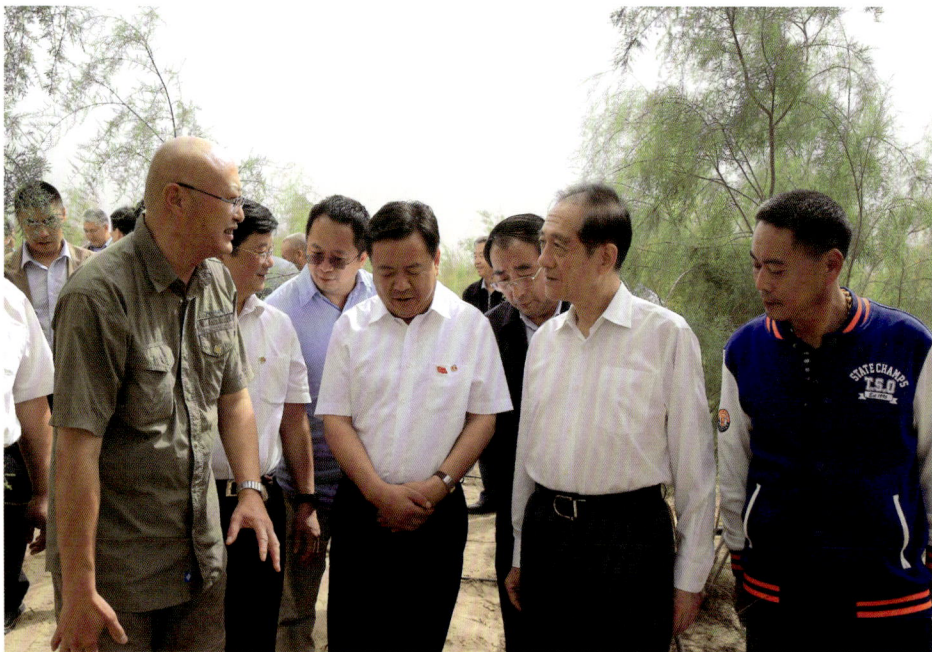

屠鹏飞向韩启德主席详细汇报于田县肉苁蓉栽培基地建设情况

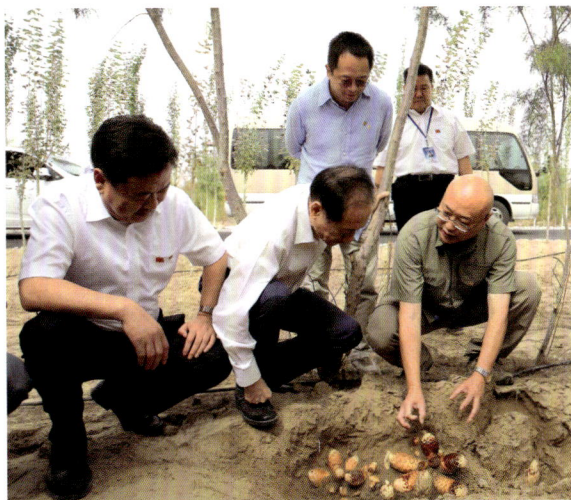

韩启德主席（中）详细地询问了屠鹏飞（前排右1）有关肉苁蓉的栽培情况。图中，前排左1为于田县县委书记马志军，后排左1为360公司董事长周鸿祎

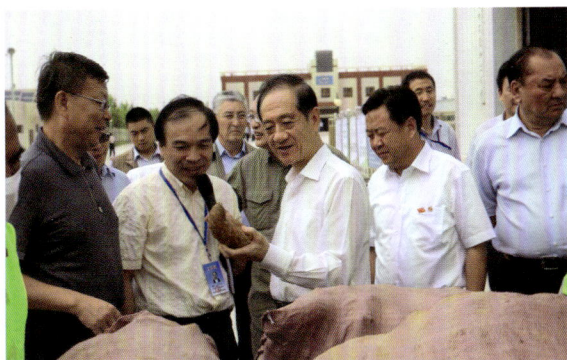

韩启德主席一行视察和田天力沙生药物开发有限责任公司肉苁蓉加工车间

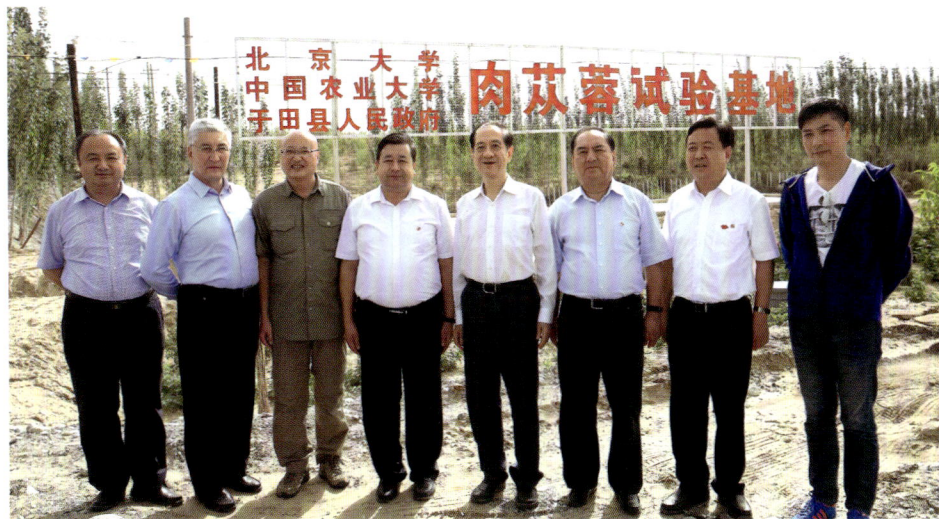

韩启德主席与于田县领导和基地工作人员合影

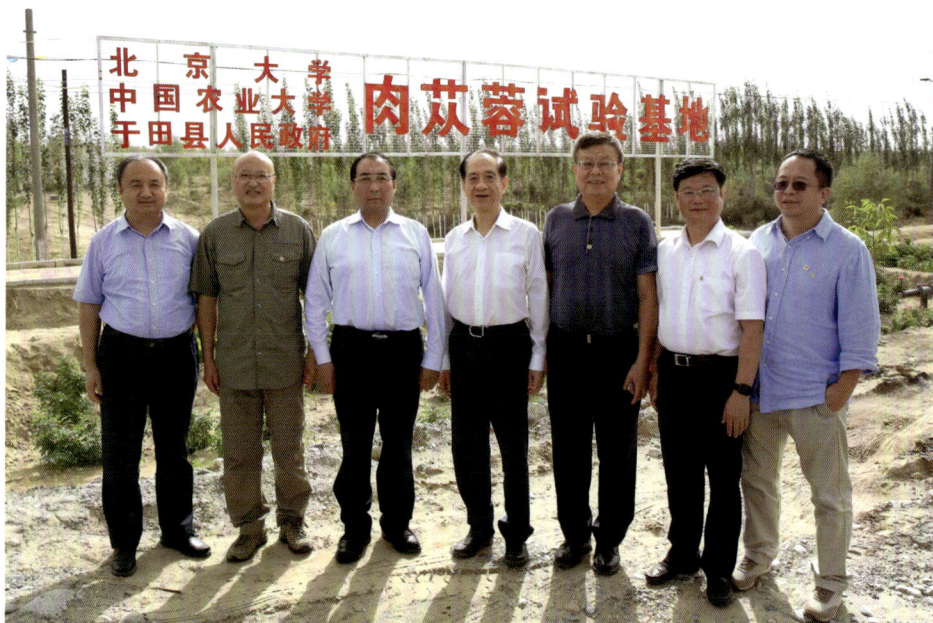

视察结束后，九三学社中央主要领导以及九三学社社员屠鹏飞合影

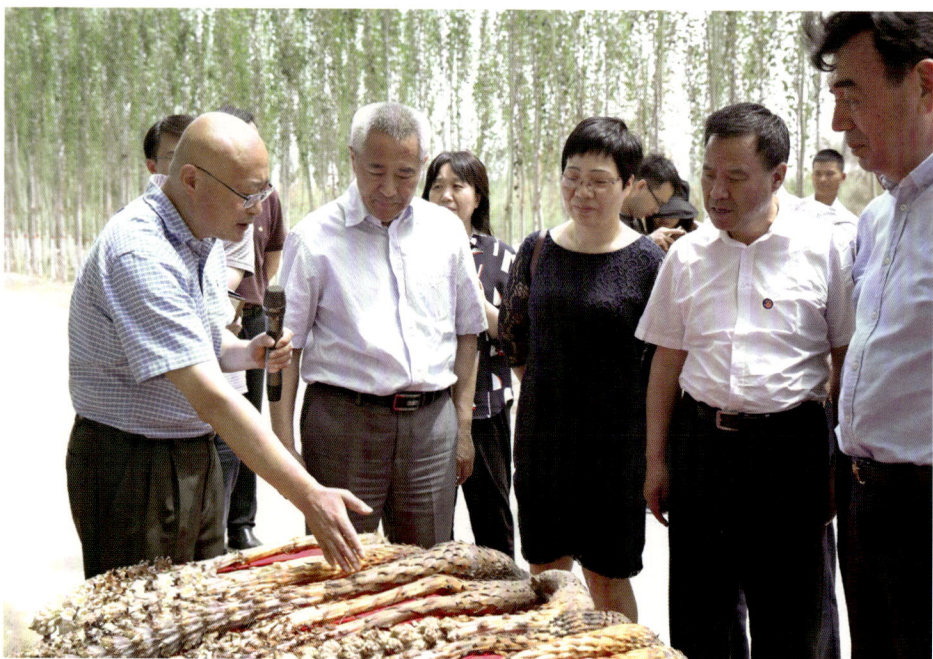

2019 年 6 月 4 日，全国政协副主席、九三学社中央常务副主席邵鸿（左 2）一行视察于田县肉苁蓉栽培基地，屠鹏飞向邵鸿副主席汇报于田县肉苁蓉产业发展状况

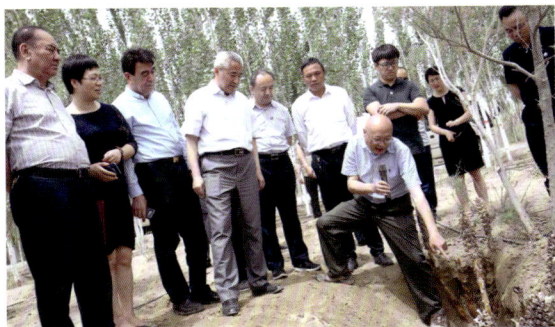

屠鹏飞给邵鸿副主席介绍肉苁蓉的
寄生特性和生长状况

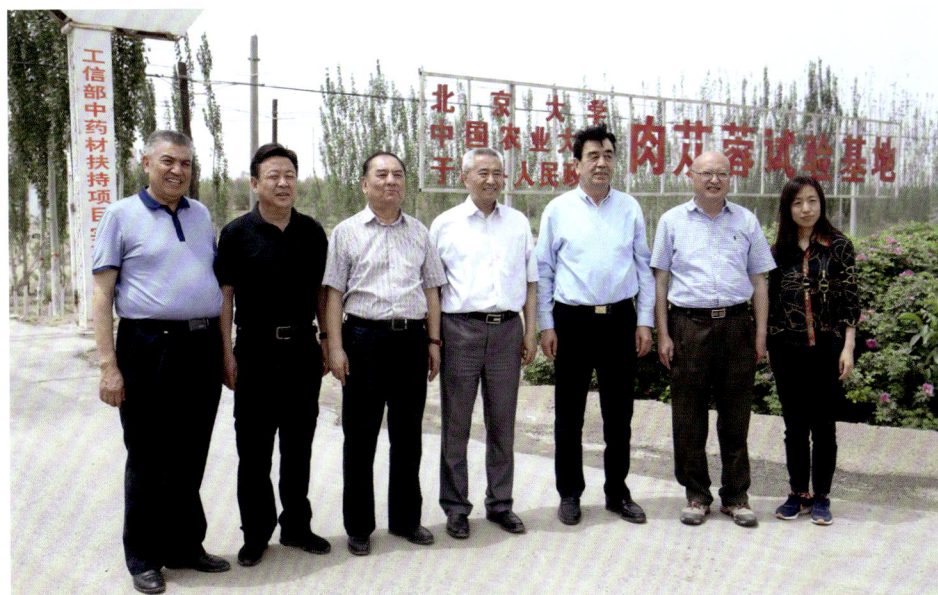

邵鸿副主席与新疆维吾尔自治区及于田县领导、北大教授合影。左起：艾尔肯江（于田县政
协主席）、马志军、多力坤·阿不都热依木、邵鸿、木太力甫·吾布力（新疆维吾尔自治区政
协副主席）、屠鹏飞、姜勇（北京大学教授）

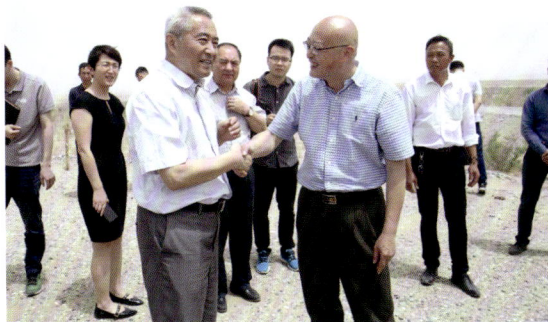

视察结束后临别时，邵鸿副主席关
切地问屠鹏飞是否还有什么困难，
并提出加强宣传

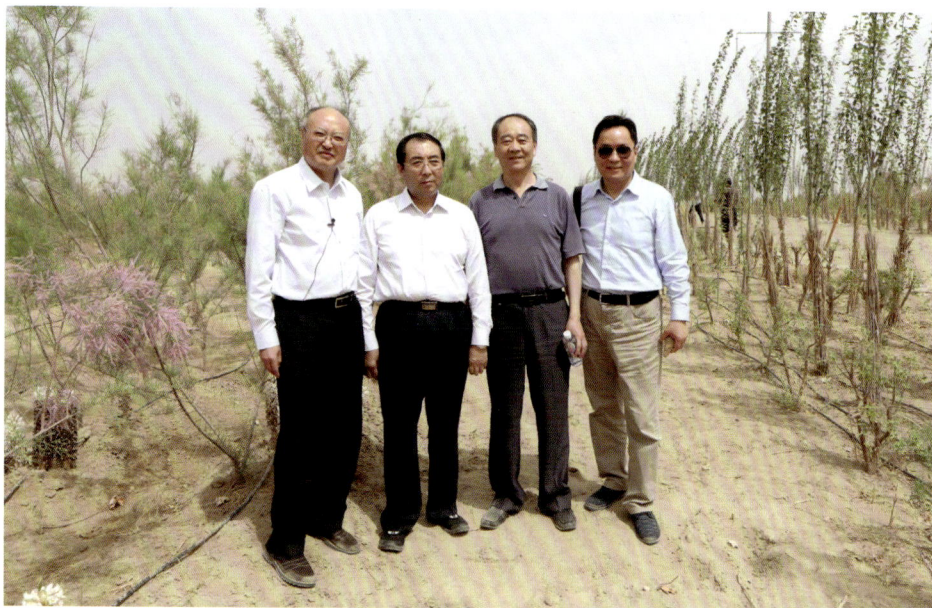

2015年5月17日，九三学社中央副主席、中国工程院院士丛斌一行考察于田县肉苁蓉栽培基地

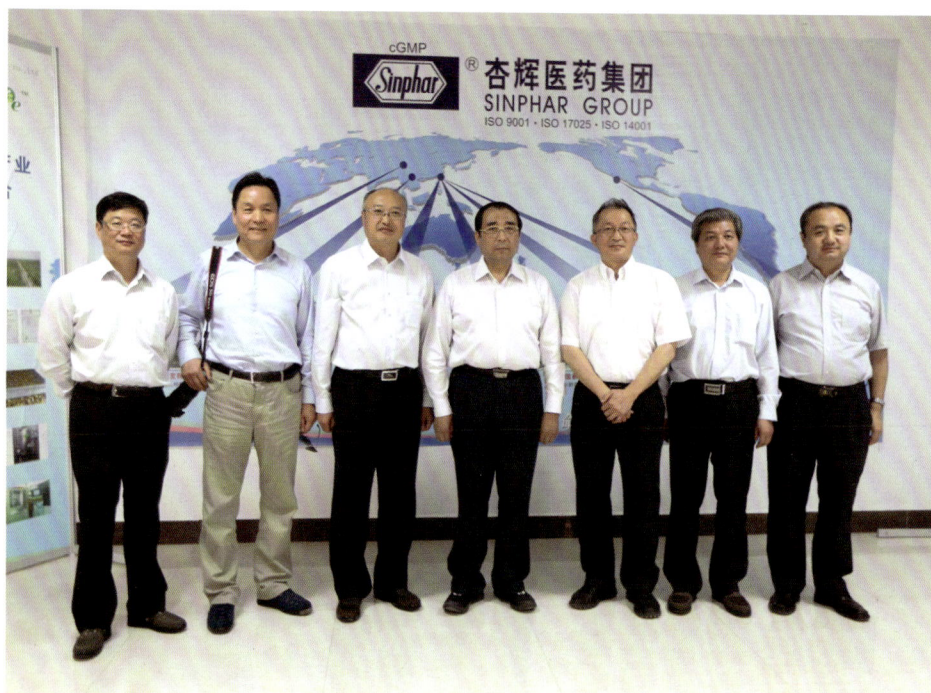

丛斌副主席一行考察和田天力沙生药物开发有限责任公司后合影

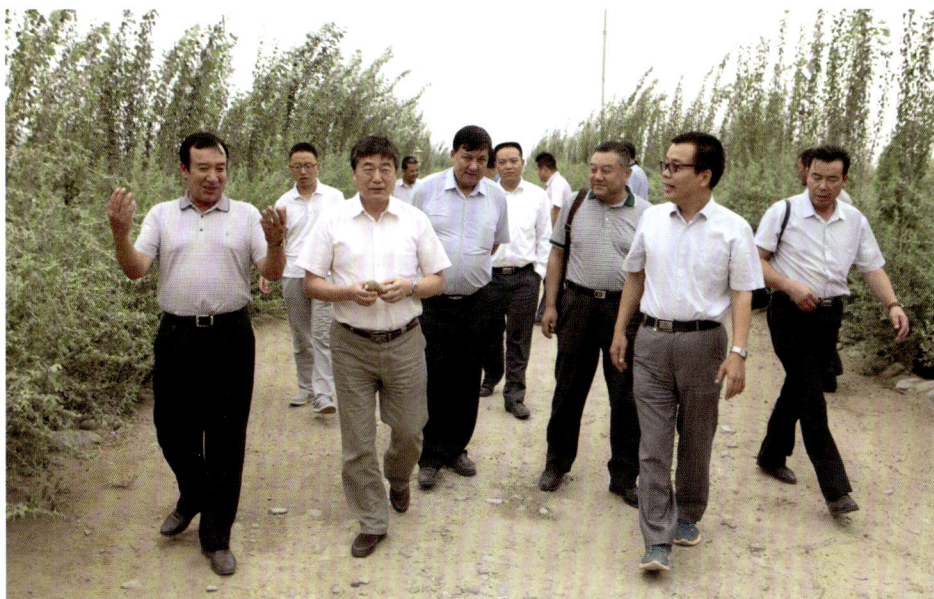

2015年8月19日，九三学社新疆维吾尔自治区委员会副主委韩慎贵（左2）、秘书长李安明（前排右1）一行到于田县肉苁蓉栽培基地调研

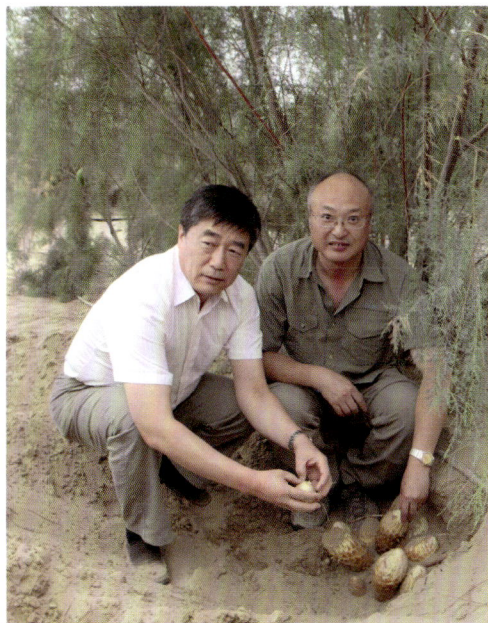

韩慎贵和屠鹏飞现场检查肉苁蓉的生长状况

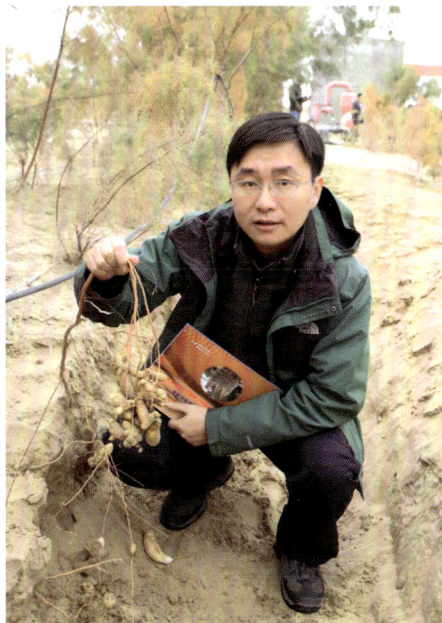

2015年10月26日，国家工业与信息化产业部消费品司医药处长毛俊锋考察于田县肉苁蓉栽培基地

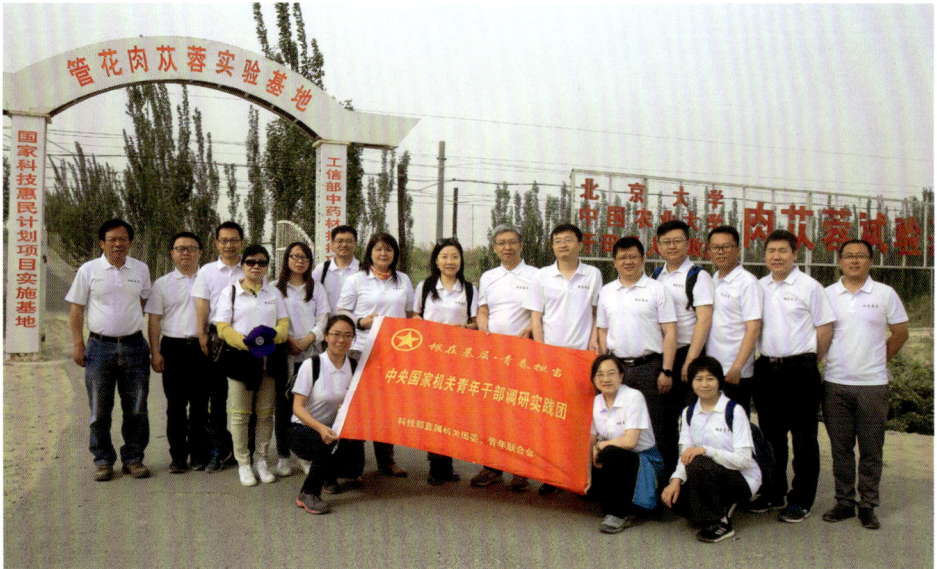

2018 年 5 月 7-8 日，由中国生物技术发展中心副主任马宏建担任领队的国家科技部"根在基层·青春担当"调研实践团到于田县肉苁蓉栽培基地调研

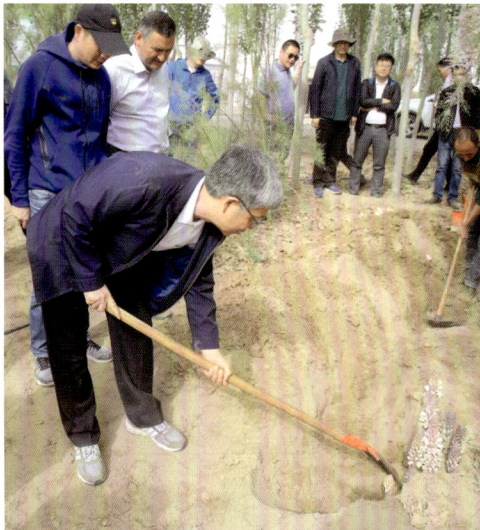

科技部调研团成员积极参加劳动，纷纷拿起铲子采挖肉苁蓉。图为马宏建副主任正在采挖肉苁蓉

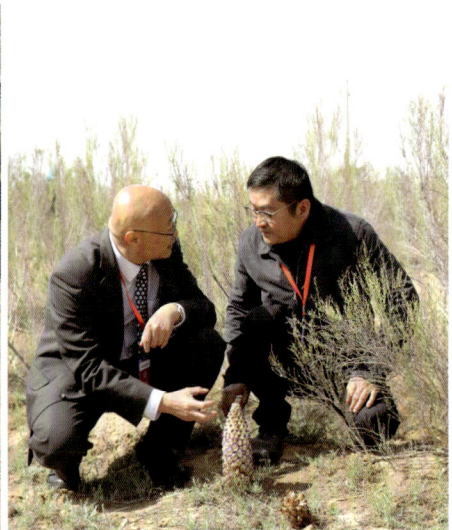

2019 年 5 月 9 日，国家中医药管理局科技司中药处处长陈榕虎应邀出席第十届肉苁蓉大会，并考察肉苁蓉栽培基地。图为屠鹏飞向陈榕虎处长（右）介绍的肉苁蓉的栽培技术

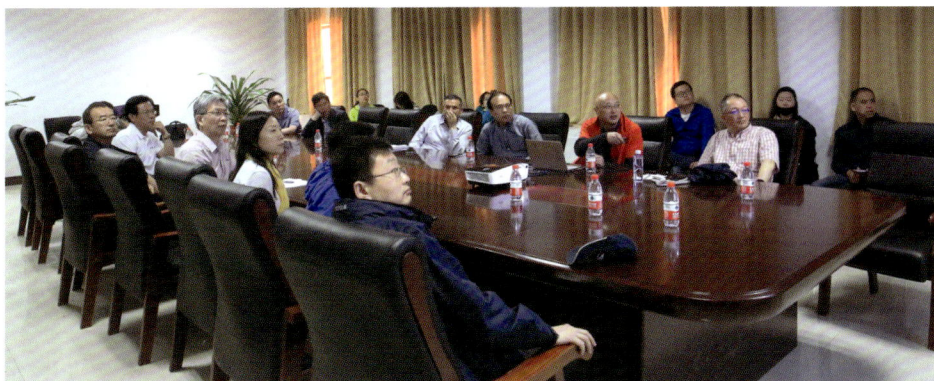

屠鹏飞代表项目组向科技部调研团汇报肉苁蓉栽培技术和生态产业发展状况

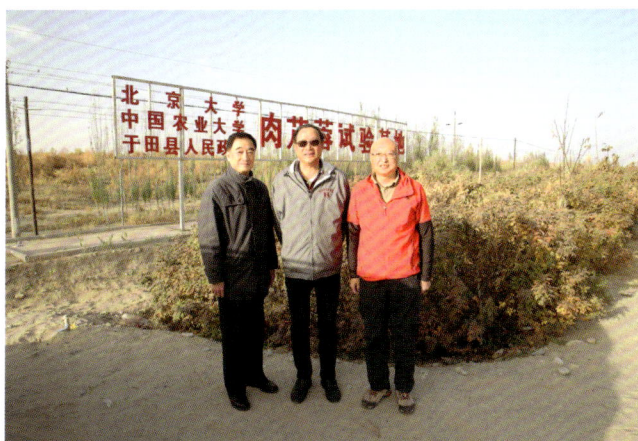

2019年10月30日，中国科协原副主席、广西壮族自治区原副主席、中国农业大学原校长、北京大学原副校长陈章良（中）考察于田县肉苁蓉栽培基地

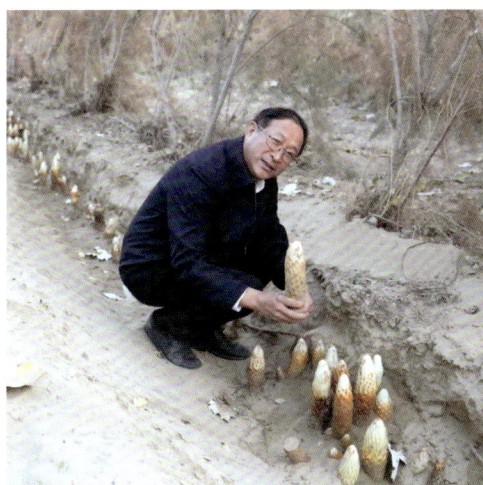

陈章良教授考察基地并现场采挖肉苁蓉

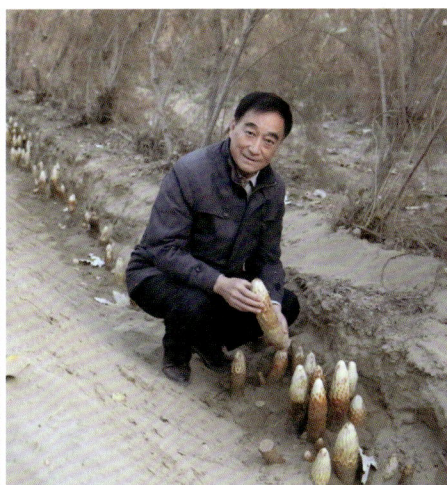

任洪主任考察基地肉苁蓉的生长状况

# 第十一节　千亿产业展未来

我国党和政府对中医药事业发展十分重视，中共中央总书记习近平同志指出："中医药学包含着中华民族几千年的健康养生理念及其实践经验，是中华文明的一个瑰宝，凝聚着中国人民和中华民族的博大智慧……推动中医药事业和产业高质量发展，推动中医药走向世界，充分发挥中医药防病治病的独特优势和作用，为建设健康中国、实现中华民族伟大复兴的中国梦贡献力量。"不仅对中医药学给予高度的评价，而且也为中医药事业和产业的发展指明了方向。

2016 年，国务院发布的《中医药发展战略规划纲要（2016—2030 年）》（国发〔2016〕15 号）开篇就指出："中医药作为我国独特的卫生资源、潜力巨大的经济资源、具有原创优势的科技资源、优秀的文化资源和重要的生态资源，在经济社会发展中发挥着重要作用。"肉苁蓉产业是中药材中少有的同时兼具"中医药五大资源"的产业，其发展潜力巨大。

2016 年 10 月 25 日，中共中央、国务院联合发布了《"健康中国 2030"规划纲要》，在到 2030 年具体实现目标中明确提出："人民身体素质明显增强，2030 年人均预期寿命达到 79.0 岁，人均健康预期寿命显著提高。""健康产业规模显著扩大。健康服务业总规模从 2020 年的 8 万亿元发展到 2030 年的 16 万亿元。"要实现人均健康寿命显著提高和健康服务业快速发展，在疾病预防和养生保健康复等方面具有明显优势和特色的中医药，必将发挥重要的作用。肉苁蓉作为名贵补益中药，在抗衰老、抗氧化、提高学习记忆能力、防治老年痴呆症和帕金森病、抗抑郁、保肝、提高免疫功能、防治便秘等方面具有确切的疗效和保健作用，而且特别温和，安全性很高，特别适合于中老年人和体弱多病者的养生保健，因此，肉苁蓉在健康中国建设中必将发挥重要的作用。

肉苁蓉产业发展了今日，其栽培技术基本解决，药材资源基本得到保障，目前的产业瓶颈是下游产品的开发和产业化。2019 年 11 月 25 日，国家卫生健康委发布了《关于对党参等 9 种物质开展按照传统既是食品又是中药材的物质管理试点工作的通知》（国卫食品函〔2019〕311 号），将肉苁蓉（荒漠）列入了 9 种食药物质管理试点品种之一，为肉苁蓉的产品开发注入了强劲的动力，必将促进肉苁蓉产业跨越式发展。

中国沙漠总面积约 70 万平方千米，连同 50 多万平方千米的戈壁在内总面积为 128 万平方千米，占全国陆地总面积的 13%。因此，长期以来防沙治沙是我国政府的一项重要工作，是沙区人民的头等大事。2021 年 4 月 22 日，习近平主席在"领导人气候峰会"上明确提出："山水林田湖草沙是不可分割的生态系统。"首次将"沙"列入生态系统。2021 年 3 月 12 日发布的《中华人民共和国国民经济和社会发展第十四个五年规划和 2035 年远景目标纲要》在专栏 14 中，规划了"北方防沙带"，提出"以内蒙古高原、河西走廊、塔里木河流域、京津冀地区等为重点……新增沙化土地治理 750 万公顷、退化草原治理 270 万公顷。"在"新增沙化土地治理 750 万公顷"中，具有可持续治理沙漠优势的"肉苁蓉及其寄主植物的大规模种植"将成为最重要的项目。

2020 年 9 月，习近平主席在第 75 届联合国大会上提出："我国二氧化碳排放力争于 2030 年前达到峰值，努力争取 2060 年前实现碳中和。"并列入"十四五规划"。在双碳工程实施中，通过造林实现降碳是一个重要的途径。我国土地资源非常紧张，现有的荒山和荒地造林非常有限，利用荒漠化土地尤其是沙漠造林，不仅可利用土地资源丰富，而且生态效益更佳。因此，"肉苁蓉及其寄主植物的大规模种植"在双碳工程的实施中也将发挥重要的作用。

我国"一带一路"发展战略的实施，为肉苁蓉产业发展开拓新的市场。"一带一路"沿线国家，包括中东、中亚、非洲和南欧各国以及俄罗斯、蒙古、巴基斯坦、印度等国都拥有大面积荒漠化和沙漠化土地，而且都有使用传统药物的习惯。一方面，我们可以通过推广肉苁蓉及其寄主植物的种植，帮助"一带一路"治理沙漠和荒漠，同时，也为肉苁蓉健康产品市场开拓提供新的途径。2018 年 9 月，由国家林草局组织的"一带一路"荒漠治理国际大会上，屠鹏飞教授做了"发展肉苁蓉生态产业，促进荒漠地区生态文明和经济发展"的报告。报告后以及在民勤考察期间，来自中东和非洲国家的代表纷纷找屠鹏飞了解有关情况，希望进行深入合作。蒙古国政府提出种植10亿棵树，其中分配给我国在蒙古国的公司南戈壁资源公司种植1500万棵树，南戈壁公司已经与屠鹏飞教授签订了框架协议，希望屠鹏飞教授团队指导该公司种植梭梭，接种肉苁蓉，实现可持续治理沙漠的目标。

荒漠肉苁蓉新寄主四翅滨藜的发现，为肉苁蓉生态产业的发展注入新的动力。四翅滨藜是一种原产于美国西南部沙漠的多年生灌木，根系发达，适应盐碱地、重金属、干旱和高温等条件，是荒漠化治理和土壤修复的优良树种。四翅滨藜含有丰富的营养物质和良好的口感，可作为牛、羊、骆驼、马等食草动物的饲料。我国1989年从美国引种，目前已广泛应用于防风固沙、水土保持、盐碱地修复等领域。2017年4月，浙江趋衡公益基金会员工王帅等在甘肃民勤沙生植物园种植的四翅滨藜上接种肉苁蓉，发现其在次年5月出土开花。2019年，屠鹏飞课题组对其进行了基原鉴定，确定为荒漠肉苁蓉，并对其含量进行了测定，发现有效成分含量明显高于梭梭上寄生的荒漠肉苁蓉。这是一项很有意义的工作，其一，四翅滨藜的适应性比梭梭更强，尤其是盐碱地和湿度更大的土壤；其二，四翅滨藜根系发达，地上部分可以间年平茬或每年修剪，不仅可以生产饲料，而且提高肉苁蓉的接种率和产量；其三，有效成分含量明显提高。2021年5月，在第十一届国际肉苁蓉学术大会上，大会主席屠鹏飞教授在主题报告中将研究结果在大会上公布，倡导大规模发展四翅滨藜种植和接种肉苁蓉，并安排浙江趋衡公益基金会负责人乐可锡做了四翅滨藜接种肉苁蓉的学术报告，在全国掀起了发展四翅滨藜肉苁蓉的热潮，2年内，在全国种植四翅滨藜约40万亩。可以预见，发展四翅滨藜接种肉苁蓉，将有效提升肉苁蓉生态产业的效益。

肉苁蓉及其寄主植物浑身是宝，综合利用效益显著。除了目前作为药材使用的肉苁蓉肉质茎外，其茎尖和初花序可以作为保健产品开发利用，肉苁蓉提取后的药渣可以作为饲料或肥料利用，管花肉苁蓉的寄主柽柳可以加工成高品质的重组木，四翅滨藜的茎叶可以加工成各种饲料。

综上所述，随着我国政府对中医药事业的重视以及健康中国建设、荒漠化治理、沙区乡村振兴和"一带一路"等战略的实施，肉苁蓉作为拥有"五大资源"优势的中药，必将迎来前所未有的发展机遇，相信不久的将来，肉苁蓉产业定能成为继人参、三七之后的第三个千亿元中药产业。

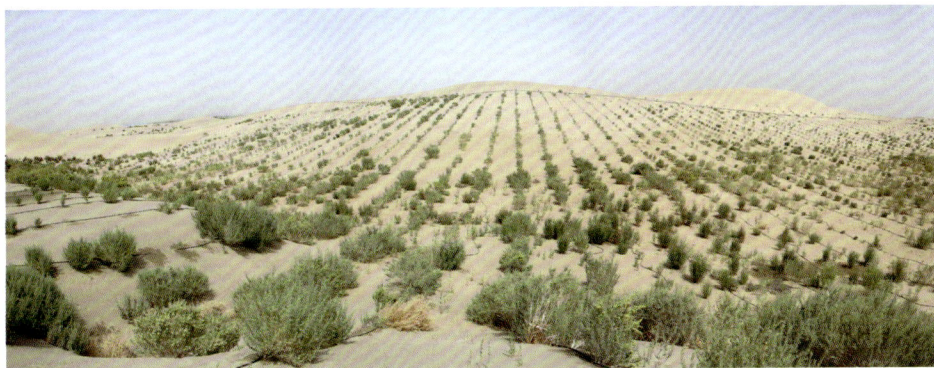
和田县万亩四翅滨藜栽培基地全景图

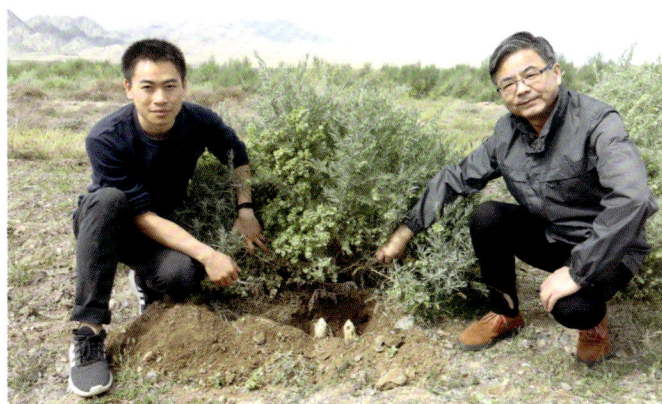
四翅滨藜寄生荒漠肉苁蓉的发明人浙江趋衡公益基金科技人员王帅（左）和基金负责人乐可锡先生

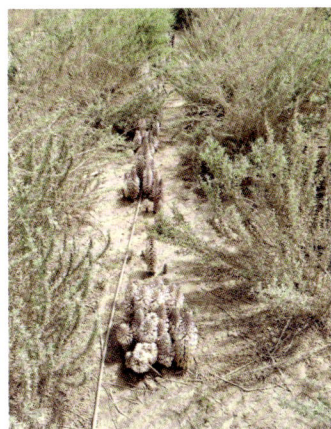
四翅滨藜接种肉苁蓉的开花状况

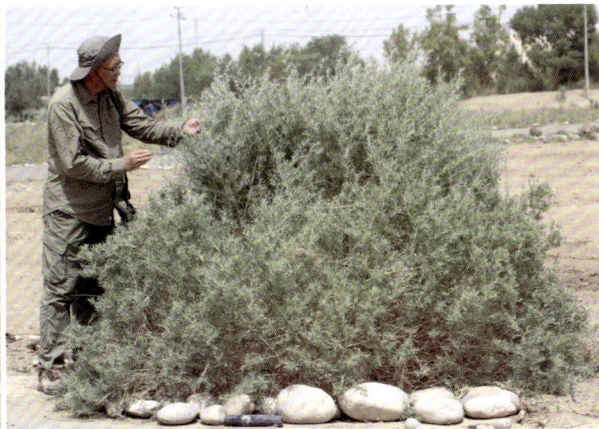
屠鹏飞检查四翅滨藜的生长状况

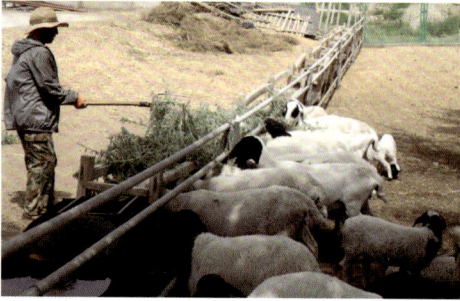

四翅滨藜是牛、羊、马、骆驼等牲畜喜食的青饲料。图为给羊群喂食四翅滨藜

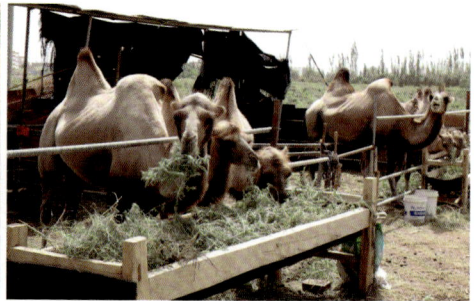

给骆驼喂食四翅滨藜

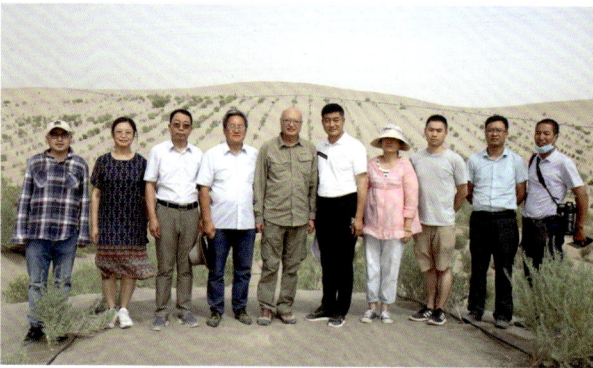

项目团队在基地合影

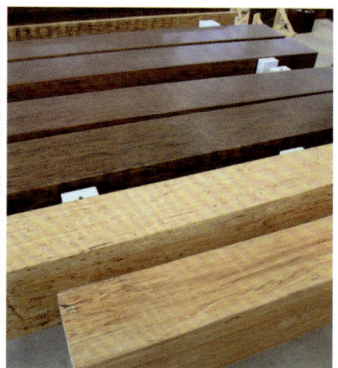

柽柳加工的重组木

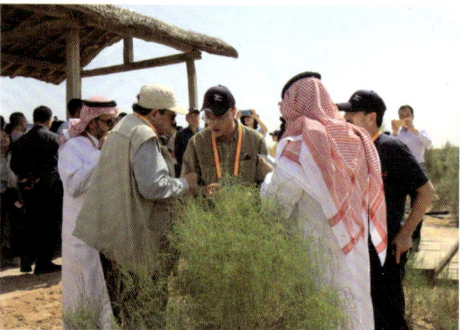

2018年9月12日，国家林草局组织召开一带一路荒漠化治理学术大会，与会代表考察了民勤县的梭梭和肉苁蓉栽培基地，与会嘉宾对于肉苁蓉的种植表现出极大的兴趣，认为可以在全球荒漠化地区推广。图为屠鹏飞教授给沙特嘉宾介绍肉苁蓉和梭梭栽培技术

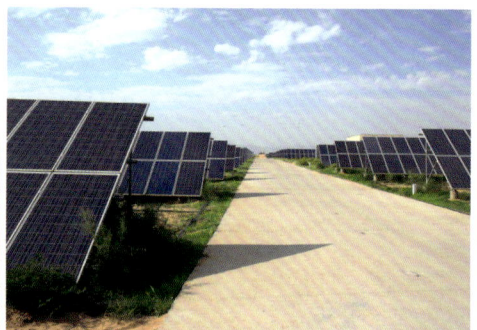

在沙漠中发展光伏发电是最好的清洁能源项目之一，但是每天的风沙和浮尘会给光伏板盖上一层厚厚的沙尘，大大降低了光伏板的效能，需要定时用水清洗。在光伏板中间种植四翅滨藜或柽柳，接种肉苁蓉，不仅可以大大降低沙尘的量，同时利用清洗光伏板的水可以维持寄主植物和肉苁蓉的生长。一举多得，效益非常明显